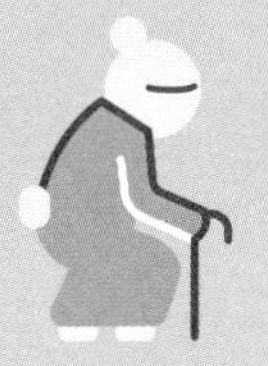

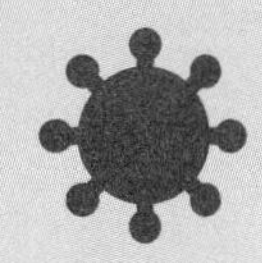

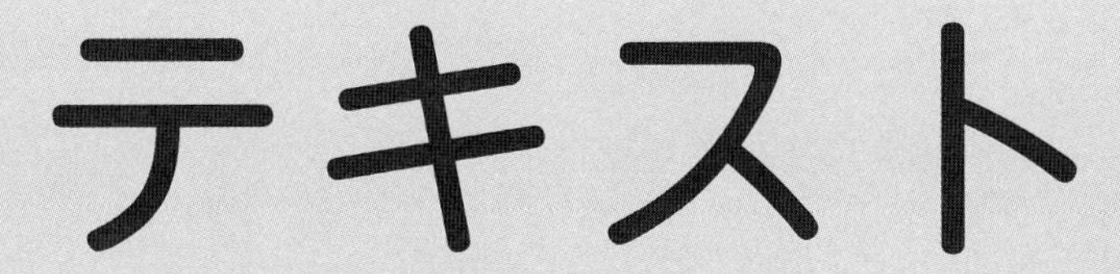

テキスト

TEXTBOOK OF HEALTH SCIENCE

健康科学

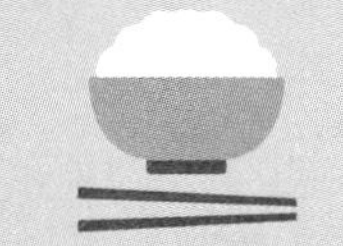

改訂第3版

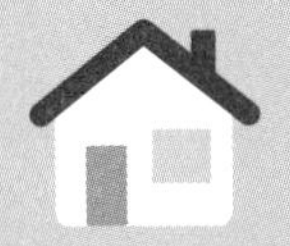

｜監修｜

佐藤 祐造

｜編集｜

柴田 英治　松原 達昭　八谷 寛

南江堂

監修

佐藤祐造　名古屋大学名誉教授

編集

柴田英治　四日市看護医療大学学長

松原達昭　愛知みずほ大学・大学院特任教授

八谷　寛　名古屋大学大学院医学系研究科教授

執筆（執筆順）

八谷　寛　名古屋大学大学院医学系研究科教授

稲垣幸司　愛知学院大学短期大学部教授

松原達昭　愛知みずほ大学・大学院特任教授

鈴江　毅　静岡大学名誉教授

中杤昌弘　名古屋大学大学院医学系研究科准教授

和田耕治　国立国際医療研究センター臨床研究センターインターナショナルトライアル部

脇田隆字　国立感染症研究所所長

荒川宜親　名古屋大学名誉教授/藤田医科大学医学部客員教授

法月千尋　修文大学医療科学部講師

大野民生　名古屋大学大学院医学系研究科准教授

柴田英治　四日市看護医療大学学長

北村伊都子　愛知学院大学教養部准教授

宇野智子　愛知学院大学健康科学部教授

佐藤祐造　名古屋大学名誉教授

清水卓也　中京大学保健センター長

久保智英　労働安全衛生総合研究所上席研究員

太田充彦　藤田医科大学医学部教授

沼口　敦　名古屋大学医学部附属病院講師

吉川　徹　愛知県尾張福祉相談センター児童専門監

大澤　功　愛知学院大学健康科学部教授

久永直見　労働安全衛生総合研究所フェロー

梅垣宏行　名古屋大学大学院医学系研究科教授

榎原　毅　産業医科大学産業生態科学研究所教授

安井　謙　愛知工科大学工学部総合教育センター講師

東　賢一　近畿大学医学部教授

改訂第３版の序

本書改訂第２版が上梓されたのが2017年２月であった．第２版は医療，スポーツ科学，栄養，介護・福祉などを学ぶ学生，さらに社会人として必要な健康にかかわる幅広い視野を身につけようとする読者にご好評をいただいた．

その後世界の健康を巡る出来事として特筆しなければならないのは新型コロナウイルスの世界的な蔓延である．わが国では再三の緊急事態宣言により経済活動，人々の移動が制限された結果，これらが感染に加えて新たな心身の健康課題を生むなど社会全体が大きく揺さぶられることになった．このことは感染症が現在も人類にとって脅威であり，その克服が容易ではないこと，今後もその予防とパンデミック対策が極めて重要であること，さらにパンデミックが新たな健康問題を生むことを浮き彫りにした．

一方，この７年あまりの間に少子高齢化の進行，ICT技術の発展，新たな国際紛争の発生など，国内のみならず世界的な情勢の変化も我々の心身の健康に直接的・間接的に影響を及ぼすことになった．

このような状況を受けて第２版の見直しを監修，編集担当の４名で2022年から始めた．第２版の各執筆者の担当章・節は独立した内容としていたこともあり，通読するといくつかの重複があった．特に感染症に関連する健康問題については記述が散在することになり，系統的なものとは言い難かった．

改訂第３版ではこの点を改め，「感染症の脅威」として章を起こし，新型コロナウイルス感染症の報告からその後の社会的な感染対策を含めて詳述することとした．執筆者には当時の感染症対策専門家会議，アドバイザリーボードなど最前線で感染症対策にあたった専門家をお迎えした．その結果，本章の記述はわが国の新型コロナウイルス感染対策の貴重な記録としての資料的な価値を有するものになった．

今回の改訂で本書はより大部なものになり，入門書としてはもちろん，健康にかかわる諸分野の専門書としての性格も加わることになった．教科書として使用していただく場合には講義の構成，授業時間数，学生に求める学修内容などに合わせて取捨選択することも十分に可能である．

これからのわが国の健康を巡る情勢の変化は加速することが予想され，発生する問題への対応を考えるうえで本書は繰り返し参照されるべきものとなるであろう．

最後に，ご多用中にもかかわらずご執筆をいただきました先生方に心より感謝申し上げる．また，改訂第３版刊行の実現をお引き受けいただいた南江堂，並びに編集作業に多大なお世話をいただいた内田慎平氏，野村真希子氏，松本岳氏に御礼申し上げる．

2024年７月

監修者・編集者を代表して
柴田　英治

初版の序

本書は大学における健康教育の教科書として編集した．

戦後の大学教育は4年間の前半を教養教育，後半を専門教育とする制度が長らく維持されてきた．それが1980年代から1990年代にかけての大学改革のなかで雪崩を打つように崩壊した．多くの大学で教養部が姿を消し，教養教育の科目や単位数が削減された．この変化にはそれなりの理由があったことは確かである．しかし，編者の経験を振り返ると，教養部の講義は，科目名は高校と同じであっても内容的には多くのものが新鮮で，思考や興味の世界を広げてくれたように思う．当時に比べ，学問，とりわけ科学の進展と細分化は目覚ましい．それらを俯瞰したり，それらの関係を考えたりする教養的教育の必要性はむしろ高くなっている．

編集にあたっては2つの点を重視した．1つは現代においては「多くの人が職業を通して他者の健康に関わりを持つ」という視点であり，もう1つは現代の人々の健康に科学の果たしている役割である．

現在の大学教育は職業教育の側面が強く，その傾向は今後も続くと思われる．したがって，教養教育も職業人としての教養という視点を持つべきであろう．最近の大学における健康教育（保健体育）の中心は「生涯スポーツによる健康づくり」である．スポーツによる健康づくりという側面を軽視する訳ではないが，それはどちらかと言えば「自分自身の健康に目を向ける」という側面の強い教育になりがちである．大学教育を受ける多くの人が，将来，職業を通して他者の健康と関わりを持つ．すなわち，現在，私たちの健康は様々な人の職業活動の上に成り立っている．この認識を育てることが大学における健康教育では重要と思われる．

現代の健康に科学が寄与していることは言うまでもない．しかし，今，私たちが直面している多くの健康問題もまた科学の所産である．社会のあらゆる場面において科学の役割は今後ますます重要になると思われる．科学と健康の複雑な関係を様々な事例をとおして考えることは，大学における健康教育として不可欠な視点と考えられる．

全体をとおして用語などはできるかぎり統一したが，内容および表現に関しては分担執筆者の意志を尊重するように心掛けた．章・節の構成はある程度の脈絡を考えて配列したが，各々の執筆者の担当章・節は独立した内容となっている．したがって，教科書として利用していただく場合には，講義の構成や時間にあわせて取捨選択することも十分に可能である．

力不足で意図した内容を十分には伝えきれていない感は否めないが，本書が学生諸君の健康に関する認識を広げることに少しでもお役に立てれば幸いである．また，是非ご批評をお寄せいただきたい．

最後に，本書の出版をお引き受け下さった南江堂，ならびに行き届いた編集作業をして下さった同社の中村一・猪狩奈央・松本岳氏にお礼申し上げる．

2005年7月

編　者

目　次

第1章 現代の健康観と健康問題概観

健康科学とは，健康にかかわる科学であり，心身の正常な機能とその破綻に関する基本的事項，現代社会における疾病の予防と健康づくりについて体系的に学ぶものである．

健康科学を学ぶ目的には，個人として，健康に関する情報を吟味・利用し，行動に結びつけるためのヘルスリテラシー（自身の健康を確保し高めることに関する個人の基本的能力）を身につけること，そして生涯にわたって適切に，健康度向上のための意思決定をしていくことができるようにすることがあるであろう．しかし，健康科学を「教科」として学ぶ目的は，個人としてのヘルスリテラシー修得にとどまらず，職業としてさまざまな立場から他者の健康とかかわりをもち，それを高めていくのに必要な科学的視点や知識を獲得することである．健康科学を学ぶにあたって，健康とは何か，そして健康問題を概観してみよう．

1 健康の定義（健康の概念）

ⓐ 人類が共有する健康に関する価値観

健康（health）の概念は，世界保健機関（World Health Organization，WHO）が1946年に採択，1948年に発効したWHO憲章で採用された定義が一貫して用いられている．すなわち，「病気でないとか，弱っていないということではなく，肉体的にも，精神的にも，そして社会的にも，すべてが満たされた状態（well-being）にあること（日本WHO協会訳）」とされている．

さらに，WHO憲章では，健康の享受は，人種，宗教，政治信条，経済的あるいは社会的状況にかかわらず与えられる生来の権利であり，加盟国政府は適切な保健政策によって，国民の健康を確保する責任があるとされている．WHO加盟国は，このWHO憲章を守るよう法律や制度を国内に整備する必要がある．

ⓑ 日本国憲法第25条

わが国はWHOに1951年に加盟したが，1947年に施行された日本国憲法第25条第1項で「すべて国民は，健康で文化的な最低限度の生活を営む権利を有する」と生存権が規定されている．そして，それに続く第2項で，「国は，すべての生活部面について，社会福祉，社会保障及び公衆衛生の向上及び増進に努めなければならない」として，すべての国民が健康で文化的な最低限度の生活を営みうるように国政を運営すべきことを国の責務とすることを定めている．

ⓒ Quality of Life（生活の質）

「健康」の概念をより具体的に定義したものとして，QOL（quality of life），すなわち生活の質がある．

WHOはQOLを，ある人の目標や期待，基準あるいは心配事との関連においてなされる「生活あるいは人生（life）」の状況の自己評価であり，その人が生活する社会の文化や価値観の文脈が影響すると定義した．1998年にWHOQOLとして提唱された質問紙による測定方法は現在も広く使用されている．

ⓓ マズローの基本的欲求の階層図

このような健康の概念を，人間の欲求（あるいは必要とするもの，need）という側面から説明するものとしてマズロー（Abraham Maslow）の基本的欲求の階層図がある（**図1-1**）．生物としての基本的・本能的な「生理的欲求（physiological need）」を第1階層，危機を回避し，安全・安心を求める「安全欲求（safety need）」を第2階層，そして社会のグループや集団に属したい，あるいは仲間が欲しいという欲求で孤独感や社会的不安と関係がある「所属と愛の欲求（belonging and love）」という社会的欲求を第3階層，他者から認められたい，尊敬されたいという「承認欲

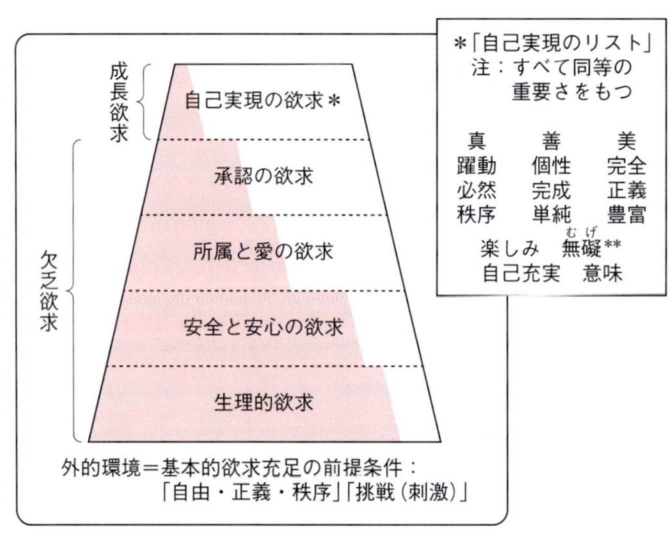

図1-1　マズローの基本的欲求の階層図

＊＊無礙：自由自在であること．

［廣瀬清人，菱沼典子，印東桂子：マズローの基本的欲求の階層図への原典からの新解釈．聖路加看護大学紀要 35：28-36，2009より引用］

求(esteem)」を第4階層に，そして最上位の第5階層に自分の可能性を最大限に発揮したいという「自己実現欲求(self-actualization)」を配置した考え方である．現在のわれわれが考える健康的，QOLの高い状態は，これらの欲求(need)がより満たされた状態と一致すると考えられる．

ⓔ 国際生活機能分類と健康

健康が「肉体的にも，精神的にも，そして社会的にも，満たされた状態(well-being)にあること」とWHO憲章で定義されているように，WHOによる国際生活機能分類(International Classification of Functioning, Disability and Health，ICF)でも，健康を単に病気の有無や心身の機能あるいは構造の不具合という観点からだけでなく，社会環境や社会参加と相互に影響し合うものとしてとらえられている(**図1-2**)．

人が満たされた良好な状態(well-being)にあるためには，社会的活動に参加すること(仕事をする，学校へ行く，結婚する等)が重要である．それには確かに心身の「部分」である種々の生理的機能や解剖学的構造の問題(例：視機能がない，心機能が弱い，下肢がない等)や，個人の生活動作(例：歩くこと，排泄すること，食事をとること等)の問題が強く関係しているが，特定の機能がないために一定の動作ができず，社会参加が一律に制約されるという単純な関係でもない．実際の社会参加の状況は，その人の住んでいる地域の地形，バスや鉄道といったインフラの状況，また家族や友人，さらに制度や法律など諸々の社会的環境と，その人の年齢や性別，さらに教育歴，過去の経験，性格，行動パターンなどの個人的要因の状況によって変化しうるものである．

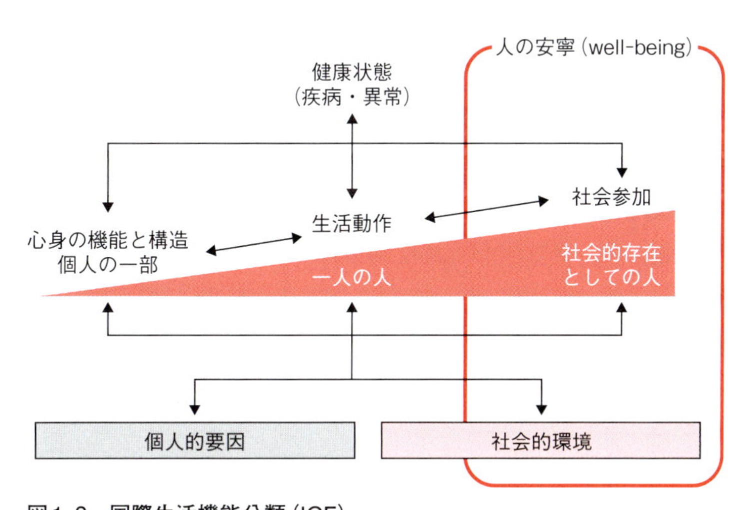

図1-2 国際生活機能分類(ICF)
健康状態は心身の機能・構造のみで決まるものではなく，生活動作や社会参加の可否にも影響される．社会的存在としての人として健康であるためには，その人の個人的要因だけでなく，社会的環境を整えることが望まれる．
[WHO：Towards a Common Language for Functioning, Disability and Health：ICF，https://cdn.who.int/media/docs/default-source/classification/icf/icfbeginnersguide.pdf(2024年4月5日アクセス)を参考に作成]

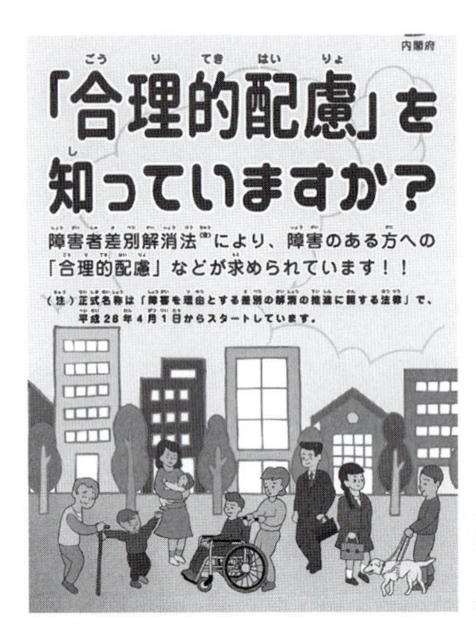
内閣府
「合理的配慮」を
知っていますか？
障害者差別解消法(注)により、障害のある方への
「合理的配慮」などが求められています！！
（注）正式名称は「障害を理由とする差別の解消の推進に関する法律」で、
平成28年4月1日からスタートしています。

図1-3　合理的配慮への理解を促す内閣府リーフレット
［内閣府：障害を理由とする差別の解消の推進，https://www8.cao.go.jp/shougai/suishin/sabekai.html（2024年4月3日アクセス）より引用］

ICFは，社会環境の整備などによって社会参加が可能となる状況を増やすことができ，それがひいては個人の健康を規定する社会福祉（social well-being）を高めることにつながりうることを示唆している．

ⓕ すべての人の自己実現を可能にする健康的な社会：ノーマライゼーション

ノーマライゼーションとは「障害のある人もない人も，互いに支え合い，地域で生き生きと明るく豊かに暮らしていける社会を目指す理念」のことで，この理念に基づき障害者の自立と社会参加の促進を目指す施策が行われてきている．ノーマライゼーションの考えは，障害者が施設などに隔離され，権利や尊厳が著しく損なわれていた実態に対する問題意識に基づき欧州で起こり，国際的には1975年の障害者権利宣言，2006年の障害者権利条約につながっていった．わが国ではその後，障害者差別解消法（障害を理由とする差別の解消の推進に関する法律）を制定するなどの諸改革が行われ，2014年に障害者権利条約を批准，発効した．

障害者差別解消法では，サービス提供の拒否・制限などの不当な差別的取扱いの禁止のみでなく，合理的配慮の義務を定めている．合理的配慮とは障害者が他の者と平等な機会を確保するために求められる社会的障壁の除去のことで，社会的障壁を除去する側に過重な負担とはならないものをいう．合理的配慮の具体例を示したwebサイト「合理的配慮サーチ」の活用が有用である（**図1-3**）．

話題1　ユニバーサルデザイン

できる限り多くの人々に利用可能なように最初から意図して機器，建築，身の回りの生活空間などを設計することを「ユニバーサルデザイン」という．

類似の概念にバリアフリーがある．社会的障壁とは「障害がある者にとって日常生活又は社会生活を営む上で障壁となるような社会における事物（施設や設備の利用しにくさ），制度，慣行（障害者の存在を意識していない慣習や文化），観念（障害者への偏見）その他一切のもの」（障害者基本法）

とされており，その障壁を除去して，障害者の社会参加を可能とすることがバリアフリーである．
　路面の点字ブロックは視覚障害者にとってはバリアフリーに関係するが，車いす利用者にはバリアとなりうる．このようにすべての人に利用しやすいというユニバーサルデザインの理念は重要であるが，達成は難しい．当事者の声を聴き，当事者の立場に立って，真剣に考えることが重要である(第6章C4，p.285参照)．

2 現代の健康問題

　新型コロナウイルス感染症のような新興・再興感染症の脅威は今後も続くが，それでも感染症が主要な死因であった時代から，戦後の生活環境や国民の栄養状態の改善，医療の進歩により現代は非感染性疾患(non-communicable diseases，NCDs)の時代となったといってもおそらく過言ではないであろう(**図1-4**)．
　NCDsはわが国で生活習慣病と呼ばれる疾患群(後述)と重なる概念であり，成人期以降に有病率や死亡率が高くなるため成人病と呼ばれたこともあった．すなわち結核を含む感染症により命を落としていた若年世代の多くがもはや早世，すなわち通常であればまだ十分に長く生きて，さまざまな活動ができたはずの年齢で死ぬことなく，無事に加齢し生活習慣病にかかりやすい年齢である中年期以降の人生を迎えることができるようになったことがNCDsの「流行」と関係している．

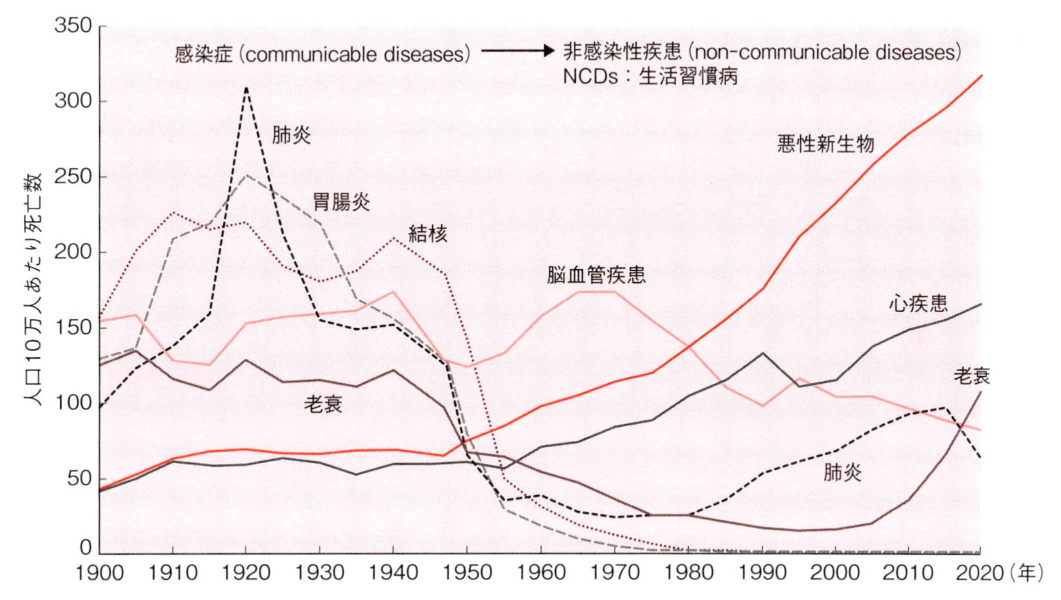

図1-4　主な死因別にみた死亡率(人口10万対)の年次推移
近年の肺炎死亡率の急激な低下は2017年の原死因選択ルールの明確化(死亡統計の集計方法の変更)によるものである．すなわち肺炎や誤嚥性肺炎で最終的に死亡した場合でも，それらを引き起こす認知症やパーキンソン病等の神経系の疾患，慢性閉塞性肺疾患，心不全や骨折・損傷等の後遺症等の死亡数として集計されるようになったためである．
[厚生労働省：人口動態統計を参考に作成]

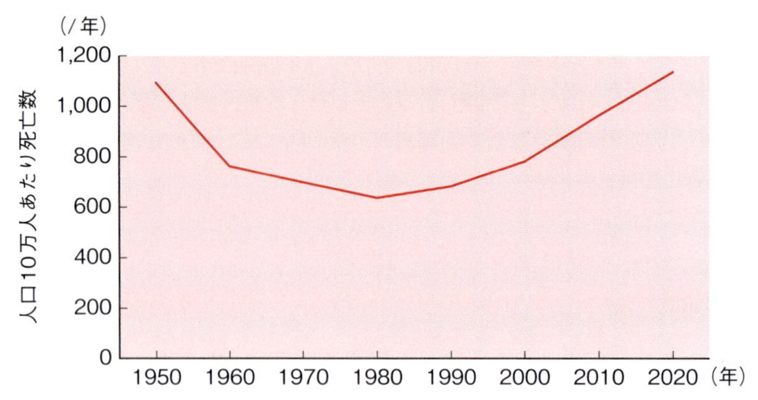

図1-5　(粗) 死亡率の推移 (1950〜2020年)
[厚生労働省：人口動態統計を参考に作成]

ⓐ 死亡数，粗死亡率，年齢調整死亡率

健康問題の具体的な内容に入る前に，健康問題の大きさを測る指標について考えてみたい．X人からなる集団で1年間にm人が死亡したとき，m/Xをその集団の死亡率 (/年) という．死亡率は集団の全般的な健康状態を表す代表的な指標である．日本人の死亡率は1980年頃に最も低くなり，それ以降上昇傾向にある (**図1-5**)．このことは，日本人の健康状態が悪化していることを示しているのだろうか．直感とは異なるこの事実をどのように解釈すべきか考えるために，死亡率の経年変化を年齢階級別に示した図をみてみたい．

例示したいずれの年齢階級においても死亡率は1950年から2020年まで減少傾向にあることがわかる．また，ある年 (たとえば2020年) に着目すると高齢になるほど死亡率が指数関数的 (縦軸は対数目盛) に高くなることがわかる (**図1-6**)．わが国の人口に占める高齢者の割合は増加していることから (**図1-7**)，1980年以降の死亡率の上昇傾向は，人口の高齢化によるものであることが推察される．人口の高齢化が進むような場合に死亡率を経年的に比較する場合には，年齢構成が変わらないと仮定して (具体的には特定の年の年齢構成に合わせて) 計算する年齢調整死亡率という指標が用いられる (**図1-8**)．また地域間や国際比較のように年齢構成が異なる集団間の比較にも年齢調整死亡率は用いられる．なお，年齢調整していない死亡率を年齢調整死亡率と区別しやすいよう粗死亡率と呼ぶ．

ⓑ 死亡率からみた健康問題

令和2 (2020) 年において，死亡率の高い疾患は悪性新生物 (27.6%)，心疾患 (15.0%)，老衰 (9.6%)，脳血管疾患 (7.5%)，肺炎 (5.7%)，誤嚥性肺炎 (3.1%) [*1] であった．

NOTE

[*1] 2017年から死因分類に誤嚥性肺炎が追加され，定型的な細菌やウイルス等によって起こる市中肺炎・院内肺炎から分離された．

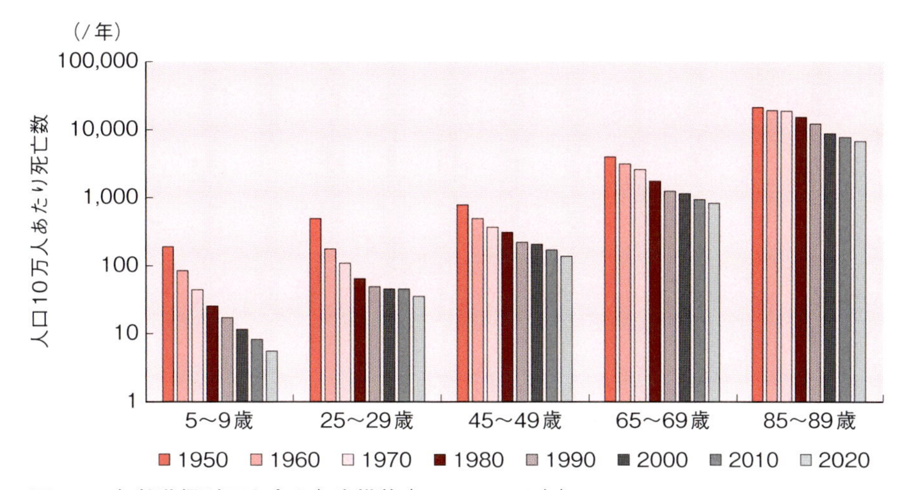

図1-6 年齢階級別死亡率の年次推移(1950〜2020年)
注:すべての年齢階級の結果は示していない.
[厚生労働省:人口動態統計を参考に作成]

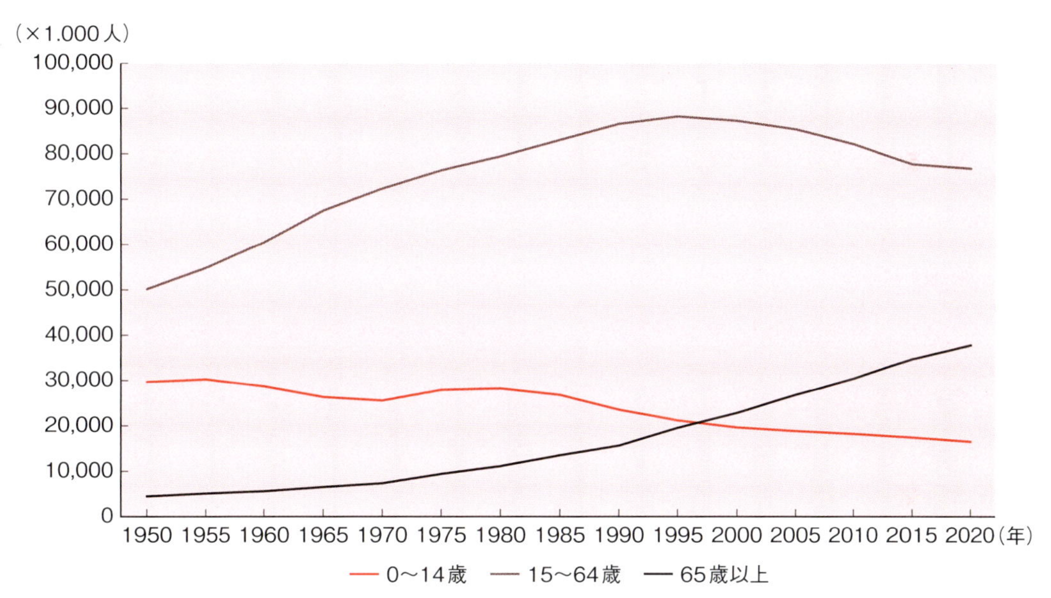

図1-7 年齢階級別人口の推移(1950〜2020年)
[総務省統計局:国勢調査を参考に作成]

悪性新生物,いわゆるがんは1981年以降の死因順位1位を占めているが,1980年までは脳血管疾患が,1950年までは結核が1位であった.一方,脳血管疾患は1985年からは2位となった心疾患に代わって3位に,2018年からは3位となった老衰に代わって4位となっている.脳血管疾患による死亡率の低下には,その主要な原因である高血圧の減少が寄与していると考えられている.とくに,重度の高血圧の減少は致死率の高かった脳内出血(脳内の血管が破綻して出血する

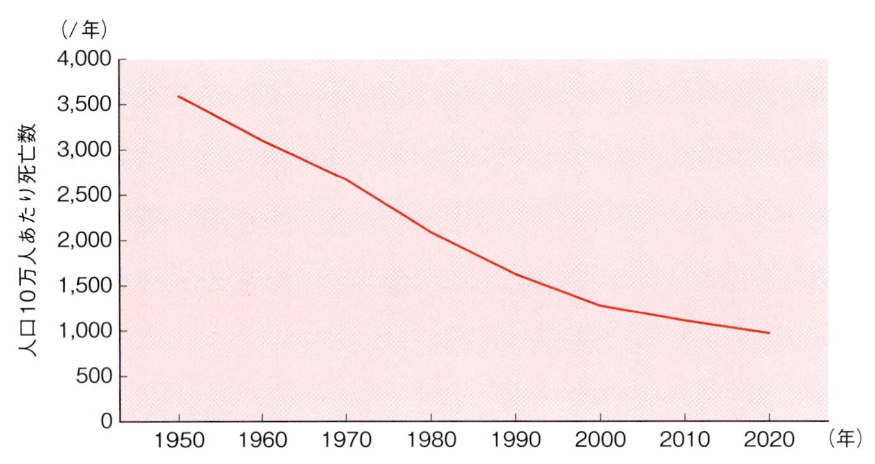

図1-8 年齢調整死亡率の推移(1950〜2020年)
注:平成27(2015)年基準人口に対する.
[厚生労働省:人口動態統計を参考に作成]

こと)による死亡率低下に大きく貢献したとされる.

結核は結核菌による感染症で,結核を発病して排菌している患者の咳などで飛び散った空気に含まれる結核菌を他人が吸うことで感染する.20世紀前半の都市への人口の集中により蔓延したが,衛生環境や栄養状態の改善,有効な抗生物質の出現,健診制度の確立などにより死亡率は大きく低下した.

ⓒ 障害調整生存年

死亡率だけで健康問題の大きさは判断できない.たとえば気分障害(うつ病)のように多くは命にはかかわらないが,日常生活へ顕著な影響のある疾患による問題の大きさを評価できないからである.障害調整生存年(disability-adjusted life years, DALY)は早世と日常生活へ影響する程度(障害や痛み)を同時に考慮した疾病による負担の大きさを表す指標で,WHOが各国のデータを公開している.

わが国のDALYの1〜5位は脳卒中,虚血性心疾患,頸背部痛,アルツハイマー型認知症,肺がんの順になっている(**図1-9**).脳卒中は脳血管疾患のことで,脳の血管が閉塞したり(脳梗塞),脳内出血により脳の特定の部位の機能が障害されて麻痺などの症状が出現するものである.死亡を免れてもこうした障害が残ることが多い.虚血性心疾患は,心筋梗塞や狭心症のことで,心筋に血液を送り酸素やエネルギー源を供給する冠動脈という血管が狭窄・閉塞することによって起こるものである.認知症とは,記憶と場所や時間など今,置かれている状況を把握する能力である見当識の障害を中核的な症状とする疾患のことである.

ⓓ 有病率(有訴者,受療率,国民医療費)

有病率とは,ある時点で疾病を有している人の割合のことである.健康問題の大きさを測る指

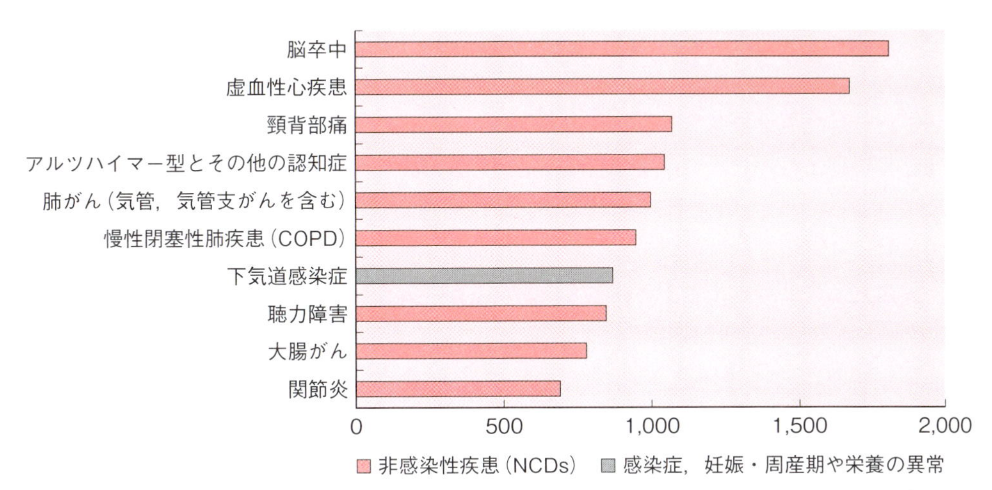

図1-9 2019年のわが国の人口10万人あたりのDALY（男女，全年齢）（訳出は著者による）
下気道感染症とは肺炎，気管支炎を指す．
［WHO：Global health estimates：Leading causes of DALYs, https://www.who.int/data/gho/data/themes/mortality-and-global-health-estimates/global-health-estimates-leading-causes-of-dalys（2024年5月20日 アクセス）より引用］

標には，自覚症状のある者の割合（有訴者率），医療機関に通院している者の割合（通院者率），患者数（受療率）のほか，国全体としてどのくらいの費用が傷病の治療に用いられたか（国民医療費）などもある．

国民生活基礎調査によると国民の約3割に何らかの自覚症状があり，男女とも腰痛や肩こりが上位を占めている．また，医療機関やあんま，はりなどに通院している者の割合（通院者率）は約4割である．男女とも通院理由の1位は高血圧症，男性の2位は糖尿病，女性の2位は脂質異常症で，その他に歯の病気，眼の病気が男女とも上位5位に含まれる．

患者調査によると入院受療率（入院している割合）は人口の約1%，外来受療率[*2]は人口の約5%と推計されている．入院の原因となっている疾患は，統合失調症，脳血管疾患，悪性新生物の順に多く，外来では歯の疾患，高血圧の受療率が高い．

国民医療費とは，医療機関などにおける傷病の治療に要した費用（医療機関に支払われた総額）を推計したもので，1位は循環器系の疾患，2位が新生物（腫瘍）となっている．

ⓔ 平均余命・平均寿命・健康寿命

ある年齢の人がその後平均して生きる年数のことを平均余命（よみょう）といい，0歳児の平均余命をとくに平均寿命という．ある集団（たとえば日本人）のある時点での（たとえば2020年の）平均余命の

NOTE

*2 **外来受療率**：病院および診療所を対象に3年に1度実施される患者調査で推計した人口10万人あたりのわが国の外来患者総数．よく似た指標に通院者率があるが，こちらは，3年に1度実施される国民生活基礎調査の大規模調査において医療機関に通院していると回答した者の数から推計する．外来受療率は，患者調査が実施される特定の1日の外来受診者数から推計するものであるため，調査日に関係なく通院治療の有無を調査する通院者率より小さい値となる．

計算はその時点の年齢別死亡率から定義される生命表（生命関数）を用いる．平均余命は集団の年齢構成に左右されない指標であり，国際比較によく用いられ，平均寿命はとくにその国の保健医療水準を総合的に表す指標とされている．日本人の平均寿命は乳児死亡率，結核死亡率，脳血管疾患死亡率の低下などにより上昇し，女性は2002年に，男性は2013年に80年を超え，世界有数の長寿国となっている．死亡率や有病率が特定の健康問題の大きさを評価するのに適した指標であるのに対し，平均寿命は集団全体の健康状態の地域間比較に適した指標といえる．

また，健康寿命には，さまざまな算出方法があるが，わが国で政策指標として報告される健康寿命は「日常生活に制限のない期間の平均年数」のことである．具体的には，3年ごとに実施される国民生活基礎調査（大規模調査）*3の健康票における「あなたは現在，健康上の問題で日常生活に何か影響がありますか」という質問に対する，「ない」という回答を「健康」とし，「ある」という回答を「不健康」として算出している．また，欧米の主要国でも，わが国と類似の指標や測定方法が採用されているため国際比較は妥当とされる．なお，「日常生活に制限のない」ことは，単に身体的に良好な状態だけでなく，精神的な状態，社会的な状態も包含していると考えられ，「健康」の状態を表す指標として，現在活用可能な健康寿命の指標の中で，最も妥当であるとされている．平均寿命と健康寿命の差は日常生活に制限のある不健康な期間であり，その縮小，すなわち平均寿命の伸びを上回る健康寿命の延伸が目指されている．

3 生活習慣病

死亡率，有病率といった指標からがん，心臓や脳の病気，高血圧症など生活習慣病と呼ばれる疾患群が大きな健康問題となっていることがわかった．生活習慣病とは生活習慣，すなわち食習慣，運動習慣，休養，喫煙，飲酒等が，その発症・進行に関与する疾患の総称で，心臓病，脳卒中，がん，糖尿病など多彩な疾患が含まれ，国際的には非感染性疾患（non-communicable diseases，NCDs）と呼ばれる疾患群と重なる．生活習慣病という用語は，1996年に，生活習慣改善による予防の重要性を啓発することを目的に政策的に導入された（公衆衛生審議会による意見具申「生活習慣に着目した疾病対策の基本的方向性について」）．それまでは，成人病という語が用いられていた（1957年の成人病予防対策協議連絡会）．これは，主として脳卒中，悪性腫瘍（がん），心臓病などの重大な疾病を指すが，40歳前後から急に死亡率が高くなり，しかも全死因の中で高位を占め，40から60歳くらいの働き盛りに多い疾患という意味であった．成人病は，加齢とともに起こる疾患であり，発症は避けられないので，早期発見・早期治療（健診）に対策の重点が置かれていた．一方，生活習慣病という概念の導入は，生活習慣の改善による発症予防を推進する目的で行われた．同時に，健康増進のための個人の生涯を通じた努力を社会全体が支援する体制を整備することの重要性も定められた．

NOTE

*3 国民生活基礎調査は毎年実施されるが，健康や介護に関する事項は3年に1度の大規模調査年のみに調査される．

表1-1 がんと循環器疾患を例にした医療と予防

	医療		予防
がん	・手術療法 ・放射線療法 ・薬物療法 ・免疫療法 ・新規有効治療（薬剤等）の開発 ・ゲノム医療 ・公的医療保険の適応拡大 ・緩和ケア	・質の高い医療の提供 ・質の均てん化 ・国民皆保険	・発症予防 生活習慣の改善 ・早期発見・早期治療 がん検診
循環器疾患	・救急医療 ・高血圧や脂質異常症等の危険因子のコントロール（予防的医療） ・狭心症に対するカテーテル治療や頸動脈硬化の手術		・発症予防 生活習慣の改善 ・健診（特定健診）

ⓐ 生活習慣病の対策

死亡率も有病率も高い生活習慣病は現代社会の主要な健康問題である．生活習慣病にかかる人を少なくする（予防）とともに，すでに罹患した人には適切な治療が提供され（医療），生活の質の高い状況を確保することが重要である．したがって，本項では，生活習慣病対策を医療と予防に分けて，さらに健康問題（疾患）の種類としてがんと循環器疾患に分けて考えてみたい（**表1-1**）．

(1) が ん

がんについては，がん対策基本法に基づくがん対策推進基本計画により対策が進められている．がん医療を評価する指標に5年相対生存率がある．これは，あるがんと診断された人のうち5年後に生存している人の割合が，日本人全体で5年後に生存している人の割合に比べてどのくらい低いかで表した指標で，100％に近いほど治療による生命を救えるがん，0％に近いほど治療で生命を救い難いがんであることを意味する．2011～2013年に治療が行われたがん（全部位）の5年相対生存率は68.9％で，2006～2008年に診断されたが全がんの62.1％から大きく上昇しており，がん医療の継続的な進歩を示している．一方，同時期（2011～2013年）の膵がん，肝がん，肺がんの5年相対生存率は，その5年前（2006～2008年，括弧内に記載）より上昇しているもののそれぞれ，12.1％（7.7％），38.6％（32.6％），47.5％（31.9％）となっており，5年相対生存率が低いがん種もある．

がん対策推進計画では，5年相対生存率の向上を1つの指標として，がん医療の充実を図っている．がん医療には手術療法，放射線療法，薬物療法，免疫療法があり，拠点病院を整備するなどして医療の充実と全国どこにいても質の高いがん医療が等しく受けられるようがん医療の均てん化（平等に利益・恩恵を享受できるようにすること）が進められている．さらに，ゲノム情報等を活用し，治療選択などにおいて個々のがん患者に最適な医療を提供するゲノム医療も重点事項とされている．また，救命だけでなく，痛みやその他の身体的・心理社会的・スピリチュアルな苦痛[*4]を予防したり和らげ，患者とその家族のQOLを高めるための緩和医療・緩和ケアの充実も図られている．

(2) 循環器疾患

心筋梗塞（虚血性心疾患）や脳卒中（脳血管疾患）などの循環器疾患は，発症時の病態が急激であるという特徴を有し，突然死の主要な原因でもある．急性期を乗り切り生存した場合も，重篤な後遺症を残すことが多く，脳卒中では，手足の麻痺，言葉の障害，認知機能の低下など多様な障害が，心筋梗塞においては不整脈や心不全が問題となる．そのため，発症後早期に適切な治療を行う救急医療，急性期の医療の充実が重要で，脳卒中では発症後4.5時間以内に，虚血性心疾患では6時間以内に治療を開始すると，後遺症が少なくなる可能性が高いとされている．実際，救急車の出動件数の約1割は循環器系疾患に対するものと報告されており，重症や重篤な救急患者を24時間受け入れる体制の確保や救急搬送の円滑な受け入れの推進等，救急医療体制の整備が図られている．

外来受療率や国民医療費に占める割合が高い高血圧や脂質異常症は，とくに自覚症状のない疾患で，その治療は脳卒中や虚血性心疾患の発症や再発の予防を目的とした予防的医療である．日本高血圧学会や日本動脈硬化学会などの専門学会から，最適な予防的治療となるよう治療ガイドラインが出されているが，せっかく健診を受けても異常を放置する患者側あるいは受診を勧奨する側の問題，またせっかく受診しても最適な管理がなされない医療機関側の問題がある．たとえば，高血圧では健診後に半数以上が何もせず放置し，治療者のうち血圧が正常範囲にコントロールされている割合も半数を下回っている．さらに高血圧が実際にあってもそのことを知らない者が高血圧者の3割ほどに上ることも知られている．このように循環器疾患の予防的治療のためには薬剤や医療技術の進歩のみでない多様な問題への対応が必要であることがわかる．

ⓑ 健診・検診による予防対策

(1) がん

がんの予防対策としては「がん検診」が実施されている（**図1-10**）．がん検診は，がんの疑いが

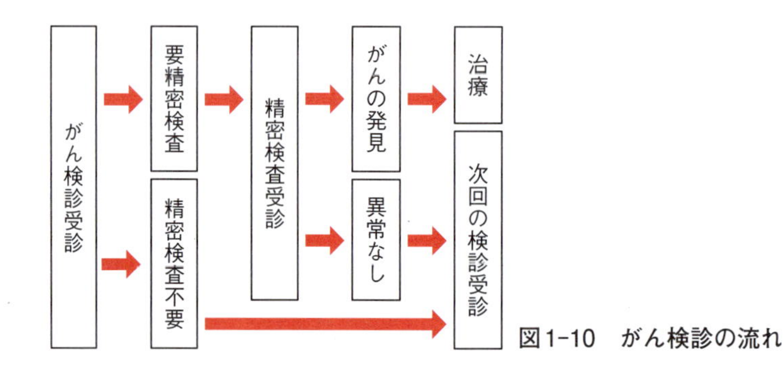

図1-10 がん検診の流れ

NOTE

*4 痛み（苦痛）には，身体の痛みやだるさなどの身体的苦痛，不安・いらだち・うつ状態などの精神的苦痛，仕事・人間関係・家庭の問題などの社会的苦痛，そして人生の意味や罪の意識，死の恐怖などのスピリチュアルペインの4つの側面があるとされる．それらを包括的に評価し，ケアするのが緩和医療・緩和ケアである．

あるか異常がないかを判定する検査で，がんの疑いがあると判定された場合は，医療機関でがんかどうかをより詳しく調べる精密検査の受診が必要となる．そうして早期発見されたがんに対して早期治療を行う．現在，胃がん，肺がん，大腸がん，子宮頸がん，乳がんの5つのがん検診が，死亡率低下に対する効果があるものとして，健康増進法に基づき市町村が実施している．

(2) 循環器疾患

循環器疾患や糖尿病などの予防対策として「特定健康診査(特定健診)・特定保健指導」が40～74歳の者に対して実施されている．特定健診は，肥満，とくに内臓脂肪型肥満に加え，循環器疾患リスク因子(その因子を有することで将来の循環器疾患発症危険度が高くなるもの)である高血糖，脂質異常，高血圧のすべてまたは複数を同時に呈し，循環器疾患リスクが高い状態であるメタボリックシンドロームに着目した健診制度である．肥満の有無によって対象者を選別し，肥満の改善を重視した保健指導を行う．この制度の問題点は肥満をともなわないリスク因子保有・集積者が保健指導の対象となりにくいことである．

特定健診・特定保健指導は，高齢者の医療の確保に関する法律に基づき，医療保険者(p.37参照)がその被保険者に対して実施する．医療保険者には，健診受診率や健診・保健指導の効果を高めるためにデータ分析を行い，根拠に基づく事業の展開が求められている．なお，特定健診の「健」の字とがん検診の「検」の字の違いに注意を要する．

一般に検診は，がん検診，歯周病検診のように特定の疾病を早期に発見するものについて用い，健康診断あるいは健康診査を略した名称からも示唆されるように全身の健康状態を総合的に調べる健診と区別される．

ⓒ 生活習慣の悪化防止・改善

生活習慣病とは生活習慣，すなわち食習慣，運動習慣，休養，喫煙，飲酒等が，その発症・進行に関与する疾患であるとされている通り，これらの習慣の改善あるいは悪化防止は，生活習慣病の予防や進展防止にきわめて重要である．ブレスローは1972年に①適正な睡眠時間をとる，②喫煙しない，③適正体重を維持する，④過度の飲酒をしない，⑤定期的に運動をする，⑥朝食を毎日食べる，⑦間食をしない，の7つの生活習慣と身体的健康度の関係を調査し，これら「健康習慣」の数が多いほど疾患の罹患が少なく，寿命が長いことを示した．

日本人を対象とした研究結果から厚生労働省によって定められた「科学的根拠に根ざしたがん予防ガイドライン『日本人のためのがん予防法(5＋1)』」では禁煙(たばこを吸わない，他人のたばこを避ける)，節酒する，食生活を見直す(減塩する，野菜と果物をとる，熱い飲み物や食べ物は冷ましてから)，身体活動をする，適正体重の維持(太りすぎやせすぎに注意)，感染症の検査を受けるの6つの健康習慣を提唱している(**図1-11**)．2010年に米国心臓協会は，循環器疾患による死亡率を10年間で20％減少させることを目標に，禁煙，健康的な体重の維持，運動，適正な食事・栄養素摂取(野菜・果物をとる，魚介類をとる，食物繊維の豊富な全粒穀物(玄米，雑穀，大麦など)をとる，食塩を制限する，清涼飲料水を制限する)の健康習慣を含む行動指標を定めた．これらの例のように健康的な生活習慣はおおむね共通している．具体的な内容をこれから学んでいくが，生活習慣のうち，食事・栄養，身体活動，休養については第4章で詳しく述

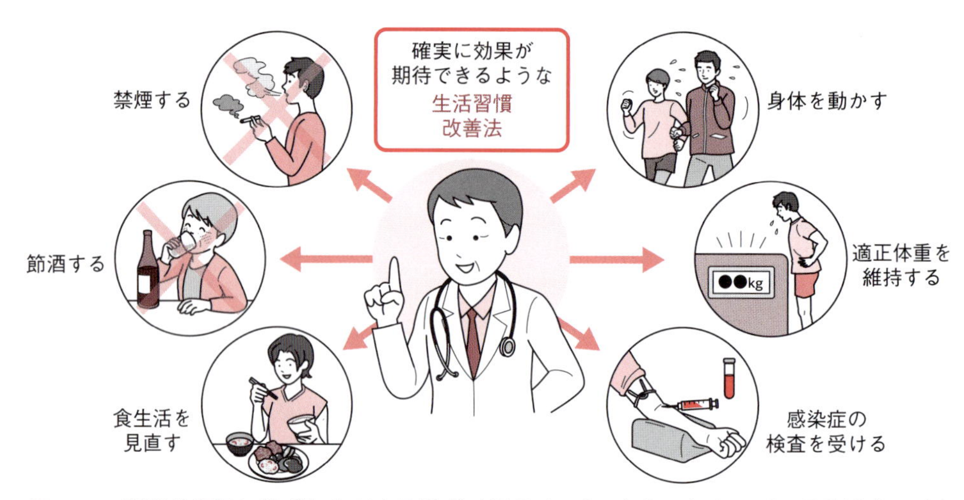

図1-11　科学的根拠に根ざしたがん予防ガイドライン「日本人のためのがん予防法(5+1)」での6つの健康習慣

［国立研究開発法人国立がん研究センター：科学的根拠に基づくがん予防，https://ganjoho.jp/public/pre_scr/cause_prevention/evidence_based.html (2024年5月27日アクセス) を参考に作成］

べられるので(第4章B～E参照)，本項では喫煙と飲酒について考えてみたい．

ⓓ 大学生の生活習慣の重要性

予防のための生活習慣改善にかかわる取り組みとして，すべての国民に対し，40歳以降では特定健診・特定保健指導が制度化されているが(75歳以上の後期高齢者においては「健康調査」)，喫煙，飲酒，身体活動不足，過食，食塩過剰摂取，睡眠・休養不足といった好ましくない生活習慣は，それに至る前の20～30歳代に定着するという実態がある．したがって，大学における健康教育を強化して，壮年期以降の生活習慣病対策の効果をより高めていくことは重要であろう．

4 胎児プログラミング仮説とトラッキング

生活習慣病の基盤となる生活習慣の乱れや代謝等の変化は新生児期，乳幼児期あるいは胎児期にまで遡ることが知られるようになってきている．また，幼小児期に獲得した生活習慣等が生涯にわたって維持されるトラッキング現象が知られている．保健分野においてトラッキングとは，長期間にわたって健康に関連した生活習慣が維持され，集団内における行動に関する相対的順位(栄養素摂取量，身体活動量など)が変化しないことと定義される．

ⓐ 胎児プログラミング仮説と低出生体重児の現状

第二次世界大戦末期の冬にオランダで起きた飢餓時に胎児期を過ごした児は，その後さまざまな疾患(生活習慣病)の発症リスクが上昇していた．それらの観察から提唱された，出生体重が小さいことが成人期以降の生活習慣病と関連するとした胎児プログラミング仮説は，その後「受

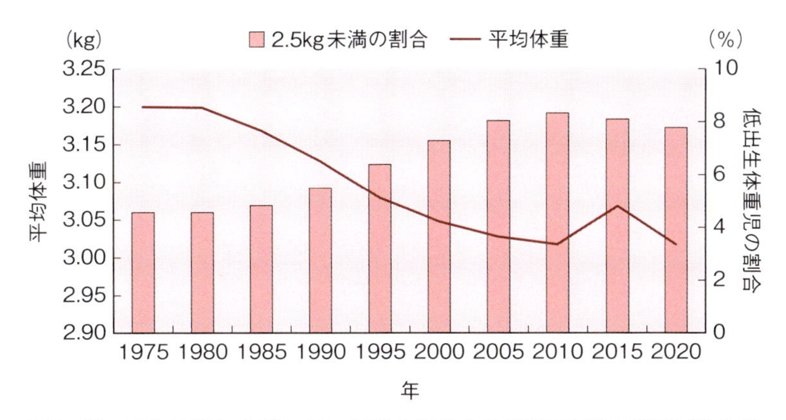

図1-12 平均体重および2.5 kg未満の低出生体重児の割合の推移(多胎児の出産を含まない)
[厚生労働省：令和3年度 出生に関する統計の概況を参考に作成]

精時，胎芽期，胎児期の子宮内および乳幼児期の望ましくない環境がエピゲノム変化*5を起こし，それが疾病素因となり，出生後の環境との相互作用によって生活習慣病等の多因子疾患が発症する」とするdevelopmental origins of health and disease (DOHaD) として発展している．

なお，わが国の低出生体重児は1970年代から2010年頃まで増加傾向にあり(**図1-12**)，その頻度は先進国の中で最も多い(2022年に9.4%)(**図1-12**)．ただし，この割合には全出産の約2%を占める多胎児の出産における低出生体重児の割合(70.6%)を含む．医学の進歩(早期産児の増加)，多胎児妊娠，妊娠前の母親のやせ，妊娠中の体重増加抑制，喫煙等が低出生体重児の要因として知られている．

ⓑ 生活習慣のトラッキング

幼小児期からの生活習慣指導・教育の重要性を示唆するもう1つの概念がトラッキングである．すなわち，幼小児期に獲得した生活習慣等が生涯にわたって維持されることを意味し，幼小児期・若年世代からの生活習慣病予防の重要性を示している．

5 喫 煙

ⓐ たばことは

いわゆる「たばこ(製造たばこ)」とは，たばこ事業法第2条でタバコ属の植物であるたばこの葉(葉たばこ)を原料として，喫煙用，噛み用または嗅ぎ用に製造したものとされており，紙巻たばこ，葉巻たばこ(葉巻)，噛みたばこ(chewing tobacco)，嗅ぎたばこ(snuff)，刻みたばこ

NOTE

*5 **エピゲノム変化**：DNAの塩基配列(ゲノム)の発現がDNAのメチル化やヒストンタンパク質の修飾によって後天的に変わること．

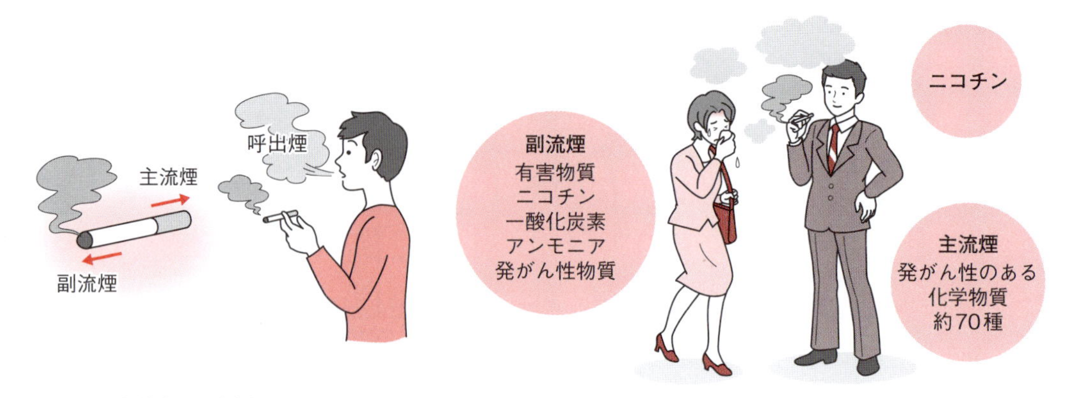

図1-13　主流煙と副流煙

(パイプや煙管(キセル)，水たばこを用いて使用)がある[*6]．英語のcigarette(シガレット)は紙巻たばこを指す．いわゆる加熱式たばこは非燃焼・加熱式たばこ(heat-not-burn tobacco)のことで，加工されたたばこ葉を携帯型の装置で加熱することによって発生するエアロゾル(ニコチンのほか，ニトロソアミンやホルムアルデヒドなどの発がん性物質を含む蒸気)を吸引するたばこ製品のことをいい，とくにわが国での利用が広がっている．電子たばこと呼ばれることがある製品(vape)は，香料などを含んだリキッド(溶液)を電気的に加熱し，発生させたエアロゾルを吸入する製品で，海外ではニコチンを含むものが流行しているが，わが国ではニコチンを含むものは現在販売されていないとされる(実際には含まれているものが流通している)．ニコチンの有無にかかわらず，電子たばこの使用により間質性肺炎などの深刻な健康被害が報告されている．

紙巻たばこの煙には数千種類に上るきわめて多くの化学物質が存在し，現在判明しているだけでも約250種類の有害物質が含まれ，そのうち約70種類が発がん性物質である．火のついたたばこの先端から立ちのぼる副流煙は，燃焼温度が約500～600℃と低いため，不完全燃焼が起こりやすく，その結果として，火のついたたばこから喫煙者自身が吸う煙である主流煙より副流煙の方が種々の有害物質の濃度が高い．環境たばこ煙(85～90%は副流煙が希釈された成分で，10～15%は喫煙者が主流煙を吸いこんだ後で吐き出す煙である呼出煙で構成)は，環境汚染，受動喫煙の原因となる(**図1-13**)．

加熱式たばこの主流煙(エアロゾル)中の有害化学物質の数は紙巻たばこに比べそれほど低減されておらず，依存を引き起こすニコチンの含有量は紙巻たばこと同等である．日本呼吸器学会等の学会は非燃焼・加熱式たばこは，依存性物質であるニコチンやその他の有害物質を吸引する製品であるため，その使用は推奨できないこと訴えている．

NOTE

[*6]「たばこ」または当て字の「煙草」という表記により，その使用がわが国古来の文化であるという誤解を与え，また有害性を連想しにくいとして，tobaccoのカタカナ表記の「タバコ」を用いるべきとする意見があるが，ここでは，「たばこ事業法」や「たばこの規制に関する世界保健機関枠組条約」と国の公的文書が「たばこ」の表記を用いていることにならいひらがな表記とする．

ⓑ 喫煙者の状況

現在，習慣的（毎日または時々）に喫煙している者の割合である喫煙率は，男女とも漸減している（**図1-14**）．2019（令和元）年度の国民健康・栄養調査における喫煙率は，男性が全年齢で27.1％とその前年の29.0％からさらに減少した．また女性は7.6％で，その前年の8.1％と同等であった．喫煙者のうち紙巻たばこを使用する者が男女とも約8割，加熱式たばこが25％程度だが，加熱式たばこの使用は男性では30歳代，40歳代，女性では20歳代，30歳代で40～50％と高い（**図1-15**）．

ⓒ 喫煙による健康被害

喫煙は多くのがん，脳卒中や虚血性心疾患，末梢動脈疾患，大動脈瘤等の循環器系の疾患，慢性閉塞性肺疾患（COPD），2型糖尿病，歯周病，さらに妊婦では児の早産や低出生体重児，乳幼児突然死症候群の原因である（**図1-16**）．喫煙は死亡やがん，心血管疾患の原因として最も主要なもので，喫煙に由来する医療費負担も大きい．2019年における世界の疾病負荷研究（Global Burden of Disease）の報告（2021年）によると喫煙による年間死亡者数（受動喫煙を除く）の推計は，わが国では19万9,000人で，総死亡数の14.2％，全世界では769万人（総死亡数の13.6％）であった．また厚生労働省の研究費による研究班報告による2015年度の超過医療費は1兆6,888億円で同年の国民医療費42兆3,644億円の約4％を占める．

ⓓ たばこ対策

喫煙対策は，21世紀における国民健康づくり運動（健康日本21，健康日本21（第二次））において，重点課題に位置づけられている．また国際的にも，「たばこの規制に関する世界保健機関枠組条約（WHO FCTC）」が2003年にWHO総会で採択され，受動喫煙防止，未成年者の喫煙防止対策，禁煙支援，たばこ製品の包装や広告に関する基準などを条約締約国に義務づけた．わが国はFCTCを2004年に批准し，公共の場所における受動喫煙の防止，たばこ製品の包装・ラベルの健康警告表示，たばこの広告禁止や制限，未成年者に対するたばこの販売禁止，禁煙支援など国内のたばこ対策を推し進めてきた．

未成年者の喫煙防止（防煙）対策として，未成年者喫煙禁止法が1900（明治33）年にすでに施行されていたが，2001年に販売者も罰せられる両罰規定，年齢確認措置の義務化，2008年に成人識別機能付き自動販売機が導入された．

また，禁煙支援の普及のため，2006年の診療報酬改定により禁煙治療が保険診療で可能となり，2016年には若年者の禁煙治療を可能とするため，喫煙年数と1日あたりの喫煙本数の積であるブリンクマン指数に関する要件が若年者では喫煙年数が短いため高値になりにくいため廃止され，さらに，禁煙後の離脱症状を緩和する禁煙補助薬であるニコチンガムやニコチンパッチが薬局で市販されるようになった．ニコチンを含まない禁煙補助薬であるバレニクリンは，離脱症状を緩和するとともに，喫煙による満足感を抑制する．ニコチンパッチよりも効果が高く，医療機関の禁煙外来で処方される．

わが国ではメディアにおける喫煙の危険性に関する啓発やたばこの包装（パッケージ）での危

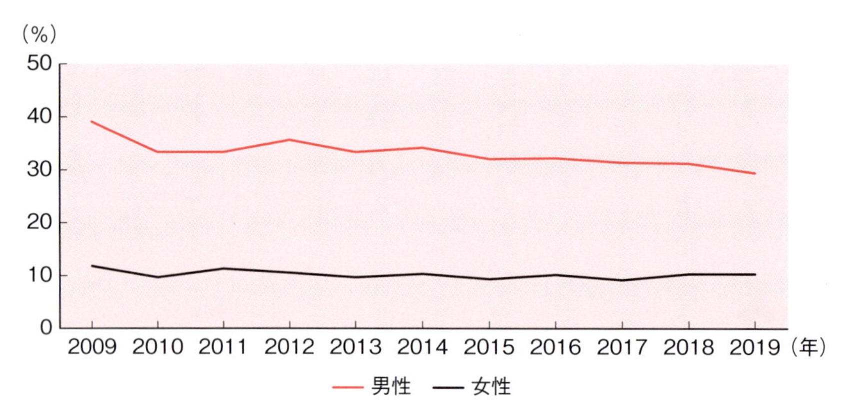

図1-14 喫煙率の推移
[厚生労働省：国民健康・栄養調査結果を参考に作成]

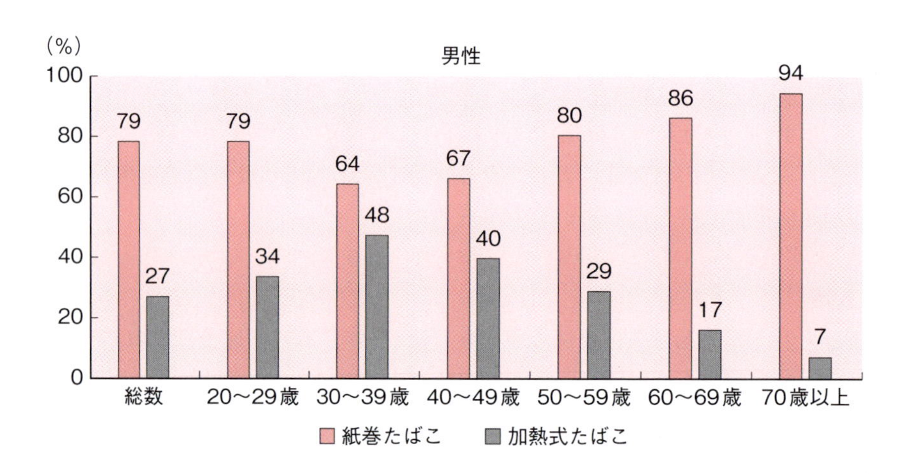

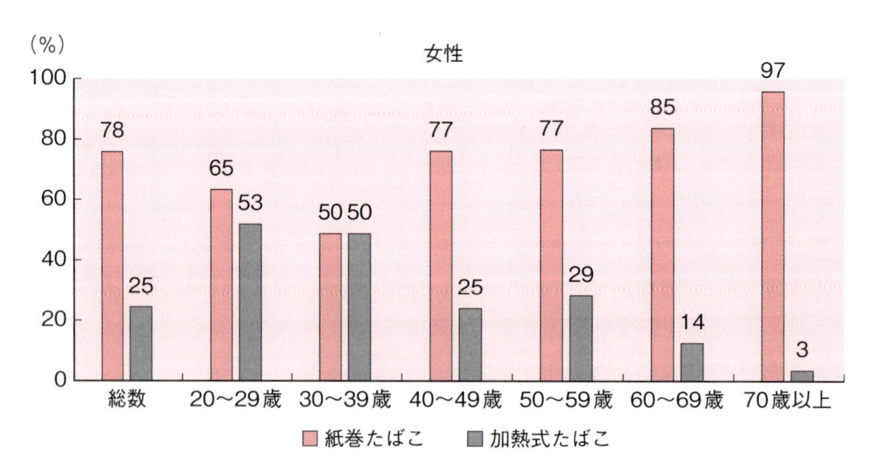

図1-15 現在喫煙者におけるたばこ製品の種類
[厚生労働省：令和元(2019)年 国民健康・栄養調査結果を参考に作成]

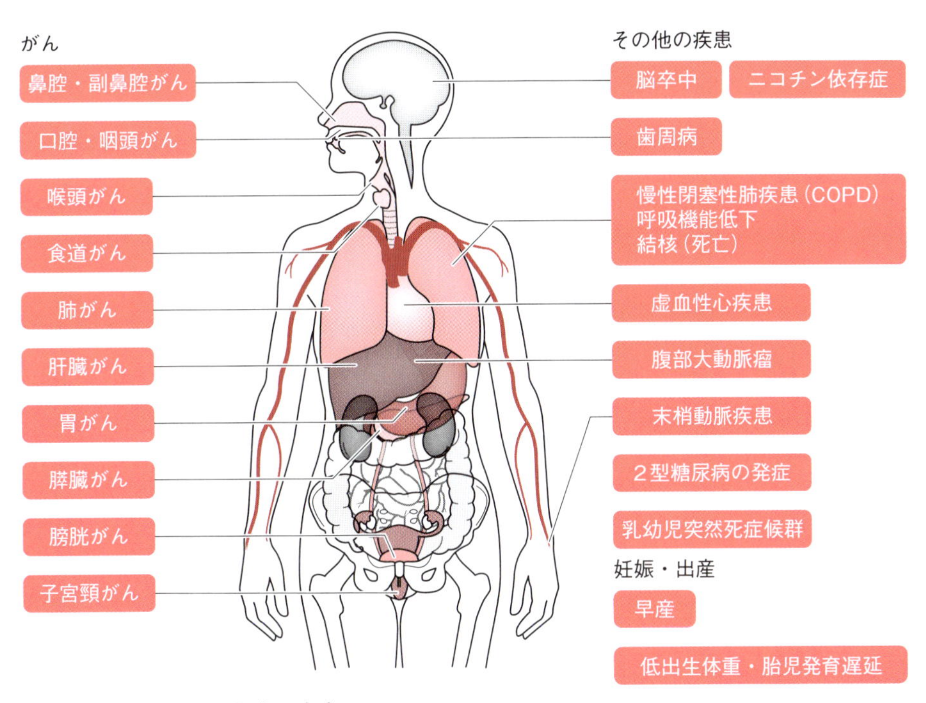

図1-16 喫煙を原因とする疾患
［国立研究開発法人国立がん研究センター：喫煙と健康，https://ganjoho.jp/public/qa_links/brochure/leaflet/pdf/tabacoo_leaflet_2020.pdf（2024年5月20日アクセス）を参考に作成］

険性の警告表示が諸外国に比べて少なく，取り組みが遅れており，たばこ使用者の喫煙の有害性に対する意識の低さにつながっている．画像入りの警告表示は喫煙者の禁煙に効果があることが示されている（**図1-17**）．

ⓔ 受動喫煙

受動喫煙とは「環境たばこ煙」に曝露されることをいう．環境たばこ煙は喫煙者が喫煙時に火のついたたばこの先端から出る副流煙と喫煙者が吐き出す呼出煙が主要なもの（二次喫煙）であるが，喫煙者の呼気には，喫煙終了後もかなり長時間たばこ煙の成分が含まれており，たとえば屋外で喫煙しても，その後の室内にたばこ煙の成分を吐き出すことになる．また家庭等において換気扇の下で吸うような場合でもたばこ煙の一部は室内に残る．さらに，たばこを消した後に家具の表面，喫煙者の衣服・毛髪等に発がん性物質を含むたばこ由来の化学物質が長く残留し，これを吸入することを，三次喫煙（残留受動喫煙）という（**図1-18**）．

WHOは，受動喫煙による死者が全世界で年間60万人に達し，そのうち約16万5,000人が5歳未満の子どもであると推計している．その中でも，1歳未満のとくに基礎疾患のない子どもが，睡眠中に突然死亡する乳幼児突然死症候群は，妊娠中の母親の喫煙，非喫煙妊婦の受動喫煙，生後の児の受動喫煙といった受動喫煙との関連が強い．出生6,000〜7,000人に1人の発生頻度，わが国の乳児死因の第4位で，1年間に約70名の乳幼児が乳幼児突然死症候群で亡くなっている．

外国のたばこのパッケージは
健康警告表示が大きく，写真付きでインパクト大

香港のたばこパッケージは，画像を含む健康警告表示が上部の85％を占めて目立つデザインとなっている．クイットラインと呼ばれる禁煙電話相談の電話番号も表示されている．

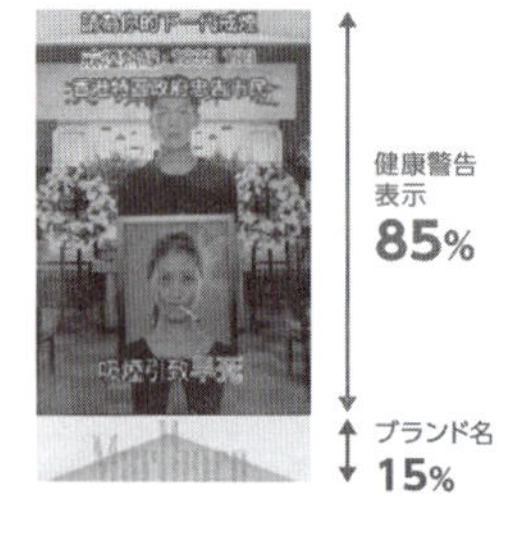

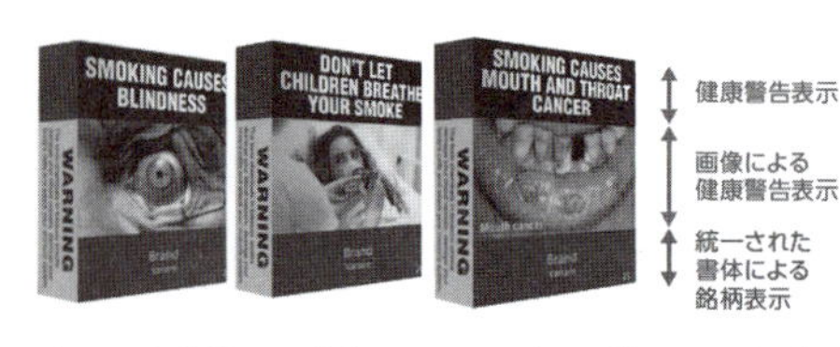

オーストラリアの「プレーンパッケージ」では，たばこ製品特有の色使い・画像・マークなどの使用が禁じられ，画像を含む警告表示以外は，統一された書体の銘柄表示のみとなっている．

図1-17　外国のたばこのパッケージ
［国立研究開発法人国立がん研究センター：喫煙と健康，https://ganjoho.jp/public/qa_links/brochure/leaflet/pdf/tabacoo_leaflet_2020.pdf（2024年5月20日アクセス）より引用］

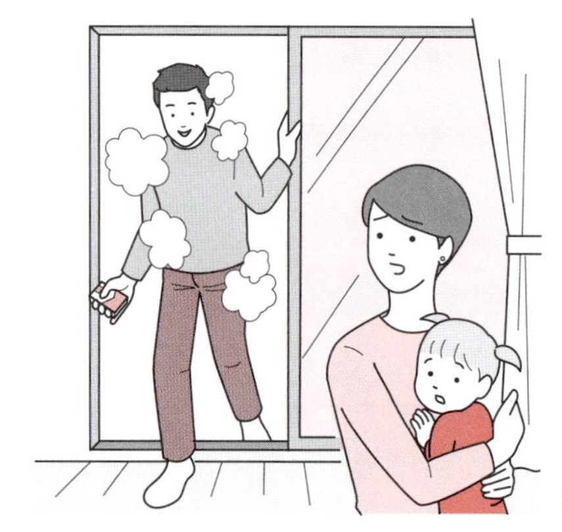

図1-18　三次喫煙のイメージ

乳幼児突然死症候群のほか，子どもの受動喫煙の健康影響として，喘息，呼吸機能低下，中耳疾患，う蝕（虫歯）などが知られている．妊婦の受動喫煙についても，乳幼児突然死症候群のほか，子宮内胎児発育遅延，出生体重の減少（低出生体重児）との関連が報告されている．成人では受動喫煙が脳卒中や虚血性心疾患，肺がんの原因となりうるとされている．

受動喫煙の危険性に関するメディアによる啓発やたばこの包装での警告表示の取り組みもわが国では遅れており，たばこ使用者の受動喫煙に対する意識の低さにつながっている．たとえば，親の喫煙による子どもの受動喫煙の健康影響や，胎児や新生児の受動喫煙の健康影響に関する画像をたばこの包装に採用している国も多い．

ⓕ 改正健康増進法

2015年に改正された労働安全衛生法により，事業場（職場）での受動喫煙の防止措置が努力義務とされていたが，2020年4月に施行された改正健康増進法は，公共・非公共にかかわらず，多くの人が利用するすべての施設における屋内の原則禁煙を定めた．また，室外への煙の流出防止

措置を講じた喫煙専用室であっても20歳未満の従業員の立ち入りが禁止となった．さらに，違反した事業者に対する罰則規定が設けられた．ただし，既存の経営規模の小さな飲食店では，喫煙可能と明示することにより店内での喫煙が継続して認められている．

6 飲 酒

アルコールは，大脳皮質の高次機能（理性による抑制）を麻痺させ，大脳辺縁系（本能）の活動を前面に出す（脱抑制）．アルコールによる脱抑制により，解放感や，疲労感の除去，快活な気分がもたらされる一方，感情や欲求が抑えられず，酔いが進むほど適切な判断ができにくくなる．

さらに酔いが進み，ろれつが回らなくなったり，千鳥足になっている状態は，大脳辺縁系まで麻痺が及んでいる状態を表し，吐き気や嘔吐も出現する．脳全体に麻痺が広がると，意識が混濁し，言葉も支離滅裂となる（急性アルコール中毒）．麻痺が延髄にまで至ると，呼吸が障害され，失禁し，死亡に至る（**表1-2**）．

ⓐ アルコールの代謝

アルコールは主に小腸から，一部は胃から吸収され，血中アルコール濃度を上昇させ，「酔い」をもたらす．その後，肝臓で徐々に代謝され，最終的に水と二酸化炭素に分解される．胃からのアルコールの吸収は小腸からの吸収に比べ緩徐で，血中アルコール濃度の上昇速度も遅い．したがって，食事等を同時に摂取して，胃から小腸へのアルコールの移行を遅くさせる方が飲酒後の血中アルコール濃度の上昇は緩やかとなる．アルコール濃度の高い飲料を急速に摂取することも急峻な血中アルコール濃度の上昇につながる．血中アルコール濃度のピークは個人差があるが飲酒後1時間程度とされている．体内水分量が少ないと血中濃度が高くなりやすいため，体格（小>大），性別（女性>男性）によっても血中濃度の上昇の程度が異なる．

アルコールの代謝は前述の通り肝臓で行われる．すなわち，肝臓に局在するアルコール脱水素酵素（alcohol dehydrogenase, ADH）によってアセトアルデヒドになり，アルデヒド脱水素酵素（aldehyde dehydrogenase, ALDH）によって酢酸となる反応を基本とする（**図1-19**）．「酔い」はアルコールによって生じる，顔面紅潮，動悸，嘔気，頭痛などの不快な症状をフラッシング反応といい，アセトアルデヒドによって起きる[*7]．フラッシング反応が起きる（フラッシャー）かどうかは2型ALDH（ALDH2）酵素の活性の強さに依存し，飲酒できるかどうかを規定することが多い．またアルコールをアセトアルデヒドに変換するADHにも活性の異なるタイプが存在し，酔い方や酔いが持続する時間の個人差に関係している．とくに，1B型ADH（ADH1B）の活性が低いとアルコール濃度が高い状態が長時間持続し，アルコール依存となりやすいことが知られて

NOTE

[*7] **簡易フラッシング質問紙法**：「現在，ビールコップ1杯程度の少量の飲酒ですぐ顔が赤くなる体質がありますか」「飲み始めた頃の1～2年間はそういう体質がありましたか」のいずれかに該当する場合，ALDH2の活性が低い（弱い）タイプと判定する．

表1-2　アルコール血中濃度と酔いの状態

	血中濃度(%)	酒量	酔いの状態	脳への影響	
爽快期	0.02～0.04	ビール中びん(～1本) 日本酒(～1合) ウイスキー・シングル(～2杯)	・さわやかな気分になる ・皮膚が赤くなる ・陽気になる ・判断力が少しにぶる	軽い酩酊	網様体が麻痺すると，理性をつかさどる大脳皮質の活動が低下し，抑えられていた大脳辺縁系(本能や感情をつかさどる)の活動が活発になる． 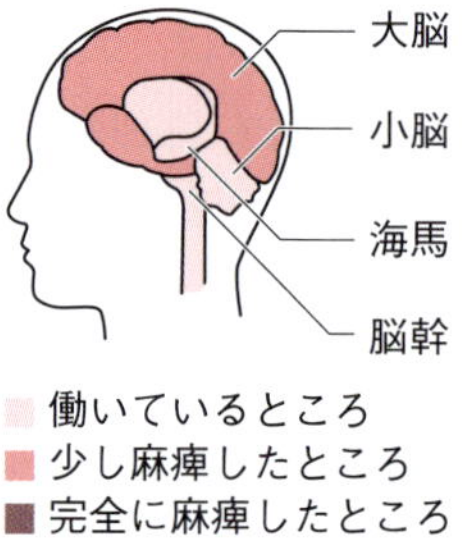 大脳 小脳 海馬 脳幹 働いているところ 少し麻痺したところ 完全に麻痺したところ
ほろ酔い期	0.05～0.10	ビール中びん(1～2本) 日本酒(1～2合) ウイスキー・シングル(3杯)	・ほろ酔い気分になる ・手の動きが活発になる ・抑制がとれる(理性が失われる) ・体温が上がる ・脈が速くなる		
酩酊初期	0.11～0.15	ビール中びん(3本) 日本酒(3合) ウイスキー・ダブル(3杯)	・気が大きくなる ・大声でがなりたてる ・怒りっぽくなる ・立てばふらつく		
酩酊期	0.16～0.30	ビール中びん(4～6本) 日本酒(4～6合) ウイスキー・ダブル(5杯)	・千鳥足になる ・何度も同じことをしゃべる ・呼吸が速くなる ・吐き気・嘔吐が起こる	強い酩酊	小脳まで麻痺が広がると，運動失調(千鳥足)状態になる． 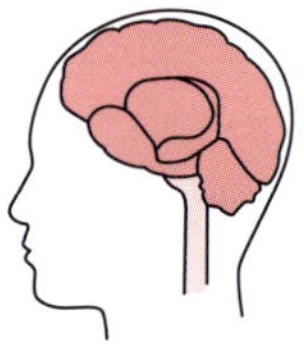
泥酔期	0.31～0.40	ビール中びん(7～10本) 日本酒(7合～1升) ウイスキー・ボトル(1本)	・まともに立てない ・意識がはっきりしない ・言語がめちゃめちゃになる	麻痺	海馬(記憶の中枢)が麻痺すると，今やっていること，起きていることを記憶できない(ブラックアウト)状態になる． 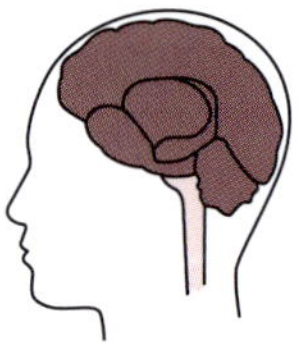
昏睡期	0.41～0.50	ビール中びん(10本超) 日本酒(1升超) ウイスキー・ボトル(1本超)	・ゆり動かしても起きない ・大小便はたれ流しになる ・呼吸はゆっくりと深い ・死亡	死	麻痺が脳全体に広がると，呼吸中枢(延髄)も危ない状態となり，死にいたる． 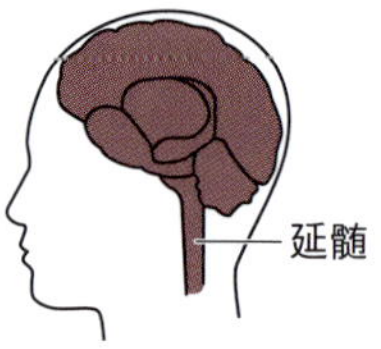 延髄

[(公社)アルコール健康医学協会：お酒と健康 飲酒の基礎知識，https://www.arukenkyo.or.jp/health/base/index.html (2024年5月20日アクセス)より引用]

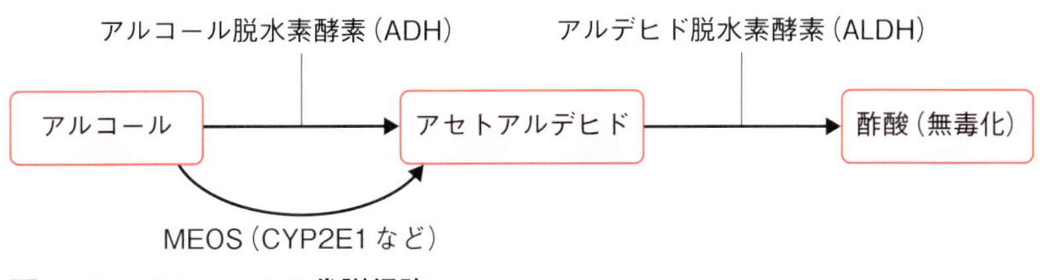

図1-19 アルコールの代謝経路

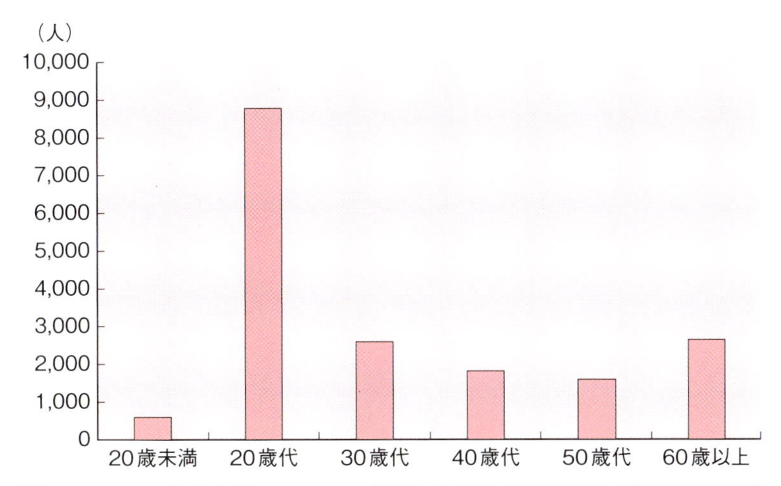

図1-20 2019年の急性アルコール中毒による救急搬送者数（東京都消防庁）
［東京都消防庁：他人事ではない「急性アルコール中毒」，https://www.tfd.metro.tokyo.lg.jp/lfe/kyuu-adv/201312/chudoku/（2024年5月20日アクセス）より引用］

いる．

フラッシング反応は不快なものであり，フラッシャーは飲酒を控える傾向にあるが，それでも長期間飲み続けるとアルデヒドによる不快な症状が起こりにくくなる耐性が生じ，飲酒できるようになる．また，慢性的に多量の飲酒を続けるとADHに加えMEOS（microsomal ethanol-oxidizing system）と呼ばれるアルコール代謝経路が生じ，アルコールが代謝される速度が速くなり，酔いにくくなる．このときに活性が高まる酵素はCYP（チトクロームP450）と呼ばれる酵素で，とくにCYP2E1という薬剤の代謝にかかわるタイプとされる．

ⓑ 急性アルコール中毒

血中アルコール濃度が0.3％を超え意識がもうろうとした泥酔期以上の状態を一般に指す（**表1-2**）．泥酔期には，嘔吐，血圧や呼吸数の低下なども起こり，さらなる血中濃度の上昇した昏睡期には呼吸・循環中枢が抑制されて死に至る．また，吐物による窒息や転倒，事故，溺水等により死亡に至る事例もある．

東京消防庁が発表した急性アルコール中毒による救急搬送者数は，20歳代が最も多い（**図1-20**）．これは，若年者は自分の限界をまだ知らないこと，慢性飲酒によって賦活化するMEOS

の活性はまだ低いこと，飲ませられを含む危険な飲み方が多いことが関係していると考えられる．急性アルコール中毒の疑いがある場合，絶対に1人にせず，毛布などをかけて体温低下を防ぎ，吐物による窒息を防ぐため，横向きに寝かせ，実際に吐く場合も，抱き起こさずに横向きの状態で吐かせるようにする．また，大いびきをかいて反応がなく，身体が冷たくなっている，失禁している，呼吸状態が不安定などの徴候が現れた場合はすぐに救急車を呼ぶ．

(1) 大学生の飲酒は危険

イッキ飲みなど，短時間で多量の飲酒をすると，血中アルコール濃度が急激に高くなり，急性アルコール中毒の危険性が高まる．危険な酒量の認識が十分でない大学生など若年者が被害にあいやすく，死亡事故も後を絶たない．飲酒時には，周囲も本人も飲酒により判断力が低下しており，場の雰囲気や上下関係から断りづらい状況が発生しやすい．また，性暴力被害（望まない性的体験）の危険も増す．米国における調査では，女子大学生の5人に1人が性暴力被害の経験があり，その約3分の2が飲酒時に起きていた．性暴力被害を受けた者ではその後のうつ病，アルコール依存症，自殺などの精神疾患のリスクが大幅に高まる．わが国は飲酒に寛容な文化を有しているように思われるが，飲酒には，イッキ飲みによる重大事故，性暴力被害，飲酒運転を含む交通事故，迷惑行為など一生消すことができない事件・事故のリスクが潜んでいる．

ⓒ 飲酒による健康障害と適量飲酒

1日1合以上，週に3日以上飲酒する「飲酒習慣のある者」の割合は男性33.9%，女性8.8%（2019年，国民健康・栄養調査）である．健康日本21（第二次）では，純アルコール量[*8]で男性40 g，女性20 g以上を1日に摂取する者を生活習慣病のリスクを高める量と定義し，その割合を男性13%，女性6.4%にまで低下させることを目標値に定めている．なお，2019年に同割合は男性14.9%，女性9.1%であった．適量を超えた飲酒は高血圧，脂質異常症（高中性脂肪血症）などの生活習慣病，アルコール依存症，肝臓病を引き起こす．国際的にも年間300万人以上が飲酒に起因する疾病や事故で死亡しており，喫煙や高血圧に次ぐ危険因子であることが報告されている．

さらに，飲酒は口腔，咽頭，喉頭，食道，大腸，肝臓，乳房のがんのリスクを高めると報告されている．アセトアルデヒドに発がん性があることが原因と考えられており，フラッシャーの飲酒により食道がんリスクはとくに高くなることも知られている．また，飲酒が喫煙や非健康的な食生活あるいは，免疫機能やエストロゲン代謝へ影響することを介してがんリスクを高めるメカニズムも想定される．飲酒に関する問題は健康障害だけでなく，問題飲酒による遅刻・欠勤などの生産性の低下，酩酊下での事故，家族機能の低下や人間関係のトラブルなどにも及ぶ．

ⓓ アルコール依存症

アルコール依存症とは，アルコールを繰り返し多量に摂取した結果，アルコールが身体から切

NOTE

[*8] 酒類の純アルコール量（g）は以下の式で算出できる．
酒類の量（mL）×［アルコール度数（%）÷100］×0.8
（例）ビールのロング缶（500 mL）×［5%÷100］×0.8＝20 g

れてくると手指のふるえや発汗などの離脱症状（禁断症状）が出現する，以前と比べて酔うために必要な酒量が増える（耐性の出現）などのアルコールに対する身体依存，飲酒したいという強烈な欲求（渇望），飲酒のコントロールがきかず節酒ができない，飲酒やそれからの回復に1日の大部分の時間を消費し飲酒以外の娯楽を無視する，精神的身体的問題が悪化しているにもかかわらず断酒しないなどの精神依存を形成し，心身の健康を害し，社会生活に支障をきたした状態のことをいう．長期間多量に飲酒をすれば誰でもアルコール依存症になる可能性があるが，その場合断酒（以後の人生で1滴もアルコール飲料を飲まないこと）を基本とする専門的治療が必要で，断酒会といった自助グループや家族会に参加することも有用とされる．

7 社会的な健康規定要因

ⓐ 社会的な健康規定要因（social determinants of health）

ここまで，喫煙や飲酒による健康障害について学んだ．また別の章では，栄養と食生活，身体活動と健康の関係，さらに健康を規定する遺伝的要因についても学ぶ．生活習慣は究極的には個人的なものである．しかしたとえば，青少年が喫煙を始めやすい要因として，学業成績，保護者や兄弟，友人など身近な人が喫煙していること，保護者の収入や学歴，喫煙シーンを目にする機会が多いことが知られている．言い換えれば喫煙習慣を開始したり維持することは，所得，教育，就業，生活環境，社会環境等により規定されている．すなわち，多くの生活習慣は個人が好んで選択したと必ずしも言い切れず，身体活動が困難な環境での居住あるいは仕事，貧困による不健康な食生活，若年期からの喫煙など，社会的な対応が必要なより上流の原因があると考えることができ，それらを社会的な健康規定要因[*9]と呼んでいる．

生活習慣の改善にあたっては，個人の行動変容を後押しすることに加え，課税による禁煙の誘導，受動喫煙規制，運動を促進する環境の整備などの有用性が期待できる．

ⓑ 健康格差

健康格差とは地域や人種・民族，教育歴，職業・雇用形態や所得など個人の社会経済状況や生活環境，さらに社会の制度などによって健康状態が異なることをいう．米国では黒人における肥満者割合は白人に比し高く，循環器疾患のリスクも高いことが知られている．新型コロナウイルス感染症による死亡率と関係する米国におけるコロナ禍の超過死亡は，黒人などで白人の2倍超と人種間の健康格差が改めて明らかとなった．この健康格差は人種による遺伝的な素因というより，黒人の多くが置かれている社会経済的に不利な状況によると考えられている．

健康格差の解決にあたっては，社会的要因の格差を是正することが本質であるが，困難でもある．居住地により健康的な食事の入手が困難であったり，身体活動に安全な環境を確保すること

NOTE

[*9] 健康の社会的決定要因と表現されていることも多いが，健康を規定する一要因であることをより明示するために社会的な健康規定要因の表記を用いた．

が困難な場合，たとえば，食事の提供・費用負担や安全な運動施設の建設など是正可能なレベルでの改善により健康格差を縮小することも現実的で重要である．

後述するヘルスプロモーションとは健康を規定する因子を自身で制御できるようにし，健康を改善することである．そこで，貧困，教育歴，居住地など，自身ではコントロールできない社会的な因子によって健康格差が生じていることに対する問題意識からジャカルタ宣言（1997年・第4回健康づくり国際会議）では，社会的な健康規定要因，とくに貧困をヘルスプロモーションの新たな課題として強調した．

健康格差の放置は，人権や社会不安の観点から望ましくないが，社会は病気によって困窮する個人を，医療保障を含む社会保障制度によって救済する側面もある．現代は生活習慣病の時代であり，その経過は長期間に及ぶ．使われる医療技術も高度で，薬剤の種類も多く，費用は高額となる．こうした特徴を有する生活習慣病の治療に社会は責任を負うのであれば，その予防にも積極的な役割を果たすべきといえよう．

8 ヘルスプロモーション（健康づくり）

WHOがカナダのオタワで1986年に開催した国際会議（第1回健康づくり国際会議）で採択されたオタワ憲章は，ヘルスプロモーション（health promotion，健康づくり）とは何かを明確に定めたものとして重要である．すなわち，健康状態に影響する要因を自身でコントロールして，健康を改善することがヘルスプロモーションであるが，その一連の取り組みを通して，われわれが「健康」を改善することの重要性を述べつつ，健康は最終目標ではないとしている点が特徴である．言い換えれば「健康」は重要であるが，それはその人が人生の目標に向かって生活していくのに必要な資源であるためである．ヘルスプロモーションにおいては，以下の5つの戦略が重要であるとされた（**図1-21**，**表1-3**）．それらは，①保健医療サービスの方向転換，②個人技術の開発，③地域活動の強化，④健康を支援する環境づくり，⑤健康的な公共政策づくりである．

ヘルスプロモーション活動の大きな特徴は，個人がよりよい健康のための行動をとることができるよう，政策も含め環境を整えることに重点が置かれていることである．

9 環境整備と積極的な健康づくり施策

ⓐ 国民健康づくり対策の歴史と健康日本21

1978年から第1次国民健康づくり対策が始まり，妊産婦・乳幼児～老人保健事業に至る生涯を通じた予防健診体制の確立，市町村保健センターの整備や保健師などのマンパワー確保が進められた．

ヘルスプロモーションの考え方が広まった1988年には第2次国民健康づくり対策が始まり，長寿化を支えるアクティブ80ヘルスプラン，生活習慣の改善による疾病予防・健康増進の考え方の普及が進められた．

2000年に第3次国民健康づくり対策として，国民が主体となって健康づくりを行う社会の実現

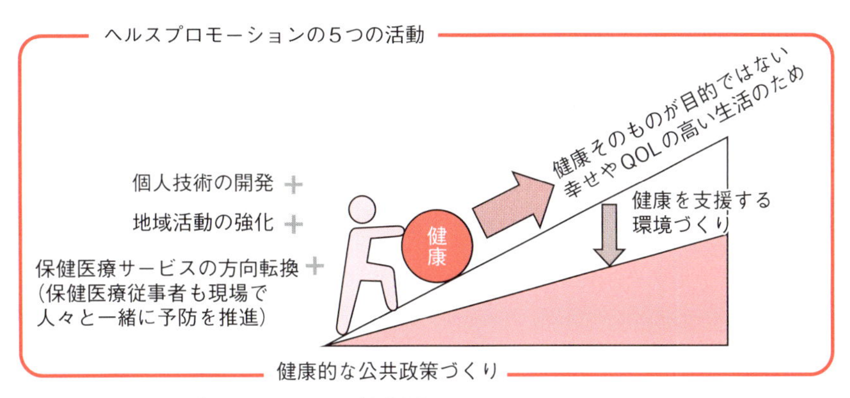

図1-21　ヘルスプロモーションの概念図

表1-3　ヘルスプロモーションの具体的な活動内容

ヘルスプロモーションの５つの活動項目	具体的な活動内容の例
保健医療サービスの方向転換	①治療・二次予防から一次予防・健康増進の重視 ②保健医療従事者が地域や職域の現場へ出かけていき人々とともに予防活動
個人技術の開発	①健康に関する情報を適切に判断し，必要に応じ専門家に相談できるヘルスリテラシー ②行動変容を支える認知行動療法的アプローチの習得 ③家庭で使用できる保健医療機器の開発 ④ライフログのように日常生活パターンや身体活動を記録し，健康管理に役立つツールの開発
地域活動の強化	①食生活改善推進員のようなボランティア組織を育成，強化する ②地域や職場でのウォーキング教室 ③学校で保護者を巻き込んだ食育・健康料理教室 ④地域住民への健康教育
健康を支援する環境づくり	①身体活動を促進する環境づくり（歩道，自転車道，街灯，体育館など） ②健康マイレージ事業のように行政と飲食店，スーパーなどの協力店が連携して住民の健康づくりを支援する制度を拡充する ③ワークライフバランスを維持し，健康的な生活習慣を確保できるようにする制度 ④食品のカロリー・アレルギー表示 ⑤治安の維持
健康的な公共政策づくり	①保健・福祉部門だけでなく，教育・土木・商工などあらゆる部門の政策決定に健康という視点を加える ②雇用，都市開発などの領域において健康影響予測評価（health impact assessment, HIA）を行う ③たばこの課税強化 ④公共の場での禁煙 ⑤不健康な食品の規制

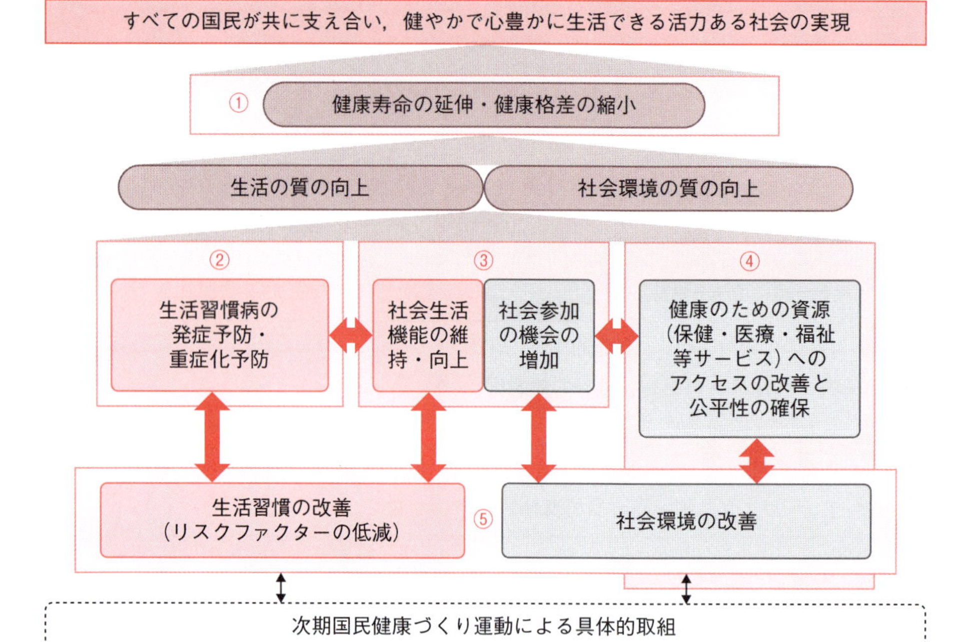

図1-22　健康日本21（第二次）の概念図
［厚生科学審議会地域保健健康増進栄養部会 次期国民健康づくり運動プラン策定専門委員会：健康日本21（第二次）の推進に関する参考資料，https://www.mhlw.go.jp/bunya/kenkou/dl/kenkounippon21_02.pdf（2024年5月20日アクセス）より引用］

という国民運動である「21世紀における国民健康づくり運動（健康日本21）」が始められ，健康寿命の延伸，健康づくり支援のための環境整備が進められた．

2013年に第4次国民健康づくり対策として，「21世紀における第2次国民健康づくり運動（健康日本21（第二次））」が進められ，①健康寿命の延伸と健康格差の縮小，②生活習慣病の発症予防と重症化予防の徹底，③社会生活を営むために必要な機能の維持および向上（乳幼児期から高齢期までのライフステージを通じた心身機能の維持および向上），④健康を支え守るための社会環境の整備，⑤栄養・食生活，身体活動・運動，休養，飲酒，喫煙および歯・口腔の健康に関する生活習慣および社会環境の改善が掲げられた（**図1-22**）．またソーシャルキャピタル*10を高める

NOTE

*10 **ソーシャルキャピタル**（social capital）：社会関係資本と訳され，地域や職場，学校など人々の集団（コミュニティ）における相互の信頼や規範，人同士のつながり（ネットワーク）など，そのコミュニティ（社会）における人と人との関係性の豊かさに関する特徴を指す．日本語において社会資本という語は道路や橋といった社会インフラのことを指すため，ソーシャルキャピタルの訳として使用しない．ソーシャルキャピタルの高い社会は，人々が互いに信頼し，規範を守り，結束し助け合う社会で，そのような社会の構成員の健康状態は，そうでない社会の構成員に比べよいとされ，ソーシャルキャピタルに着目した健康づくりが進められている．一方，村八分やいじめはソーシャルキャピタルの負の側面として取り上げられることがある．ソーシャルキャピタルを測ることは難しいが，ある人が所属するコミュニティについて，人々が信頼できるか，助け合うか，愛着があるかなどの程度を尋ねることによって定量化が試みられている．

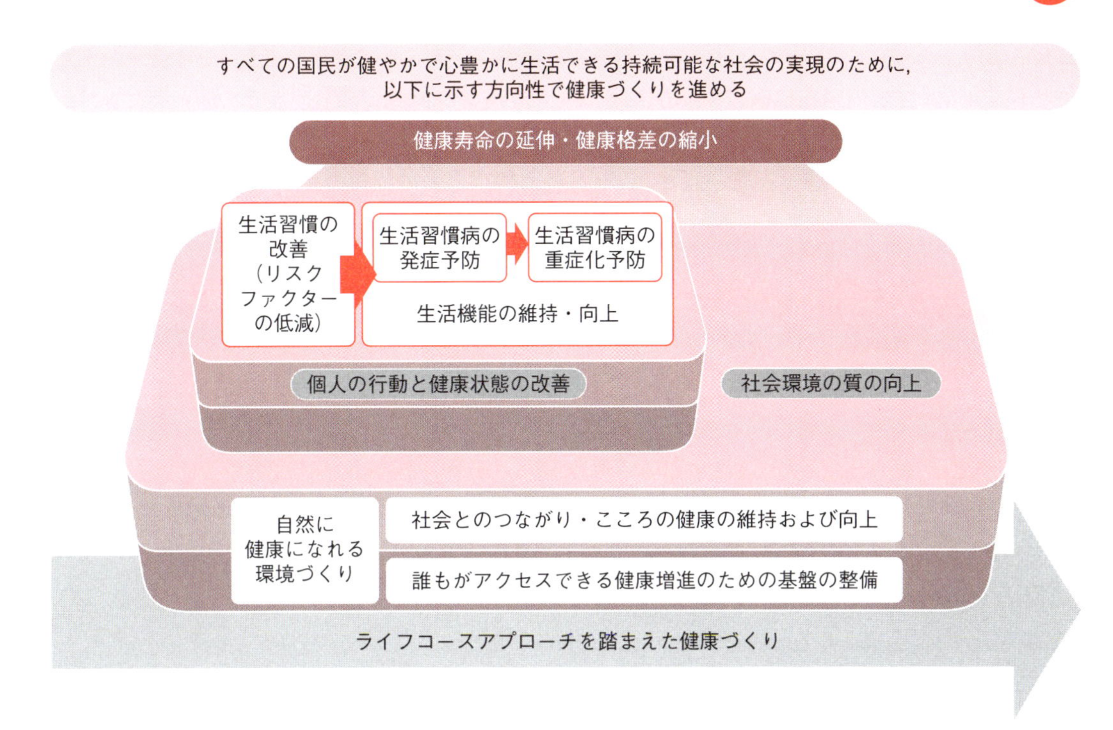

図1-23　健康日本21（第三次）の概念図
［厚生労働省：健康日本21（第三次），https://www.mhlw.go.jp/content/001234702.pdf（2024年5月21日アクセス）より引用］

こと，健康を支援する社会環境の整備，健康格差の縮小など健康づくりに関係する社会的要因への取り組みが重視された．

健康日本21（第二次）（2013～2023年度）の最終評価において，主目標である健康寿命は着実に延伸し，2010（平成22）年の男性70.42歳，女性73.62歳から，2019（令和元）年には男性72.68歳，女性75.38歳となった．しかし，一次予防に関する一部の指標（メタボリックシンドロームの該当者および予備群の割合）や，一部の性・年齢階級における健康指標（適正体重の子どもの割合）は悪化した．一方，この間，ICT技術の発展や，スマートフォンやウェアラブル端末の普及など健康づくり分野においても最新のテクノロジーを活用する動きが広まっていること，さらに，自然に健康になれる環境づくりや行動変容を促す仕掛けなど新たな手法の活用も提唱されるようになった．

そうした状況を踏まえ，第5次国民健康づくり対策である「健康日本21（第三次）」が2024年度から開始された．そのビジョン（将来像）は「すべての国民が健やかで心豊かに生活できる持続可能な社会の実現」とされ，その実現のため，①健康寿命の延伸・健康格差の縮小，②個人の行動と健康状態の改善，③社会環境の質の向上，④ライフコースアプローチを踏まえた健康づくりの4つが基本的な方向として設定された（**図1-23**）．

②の個人の行動と健康状態の改善の具体的項目としては，生活習慣の改善，がん・生活習慣病

の発症予防や重症化予防に加え，ロコモティブシンドローム（運動器症候群），やせ，メンタル面の不調等の生活習慣病とは直接関係なく起こりうる状態の予防，また，すでにがんなどの疾患を抱えている人の生活機能の維持・向上などが含まれる．すなわち，生活習慣病の発症予防・重症化予防だけでなく，「誰一人取り残さない」という観点からの健康づくりの重要性を鑑みたものである．また，「生活習慣病」という用語が，「生活習慣が悪いから発症した」という偏見・差別や，自己否定といったスティグマを生んでいる可能性もあることから，将来的な用語のあり方についても付記された点も特筆に値する．

③の社会環境の質の向上に関し，就労，ボランティア，通いの場等の居場所づくりや社会参加の取り組みに加え，社会とのつながり・こころの健康の維持および向上のための環境整備，健康な食環境や身体活動・運動を促す環境のように自然に健康になれる環境づくりなどが推進されることになった．この社会環境の質の向上は，②の個人の行動と健康状態の改善を促すことによってのみでなく，それ自体が健康寿命の延伸・健康格差の縮小に寄与するとされ重視されている．また，こうした健康づくりの取り組みを，人の生涯を胎児期から高齢期に至るまで経時的にとらえたライフコースアプローチに基づき行うべきとされた．

10 行動科学

ⓐ 行動科学

生活習慣病は，生活習慣がその発症や進行に関与する疾患と定義されている通り，それを予防したり進行を防いだりするためには，われわれの行動を変えたり，悪化しないよう維持する必要がある．非感染性疾患（NCDs）とも呼ばれる生活習慣病だけでなく，感染症にも人々の行動は大きく関与している．新型コロナウイルス感染症の世界的流行に対して，人と人の接触を避ける行動制限が求められた．性感染症は性行為という人の行動を介して感染する．予防や医療の技術の活用に際しても，予防接種を受ける，薬剤を決められたように使用する，がん検診を受診するなど人の行動がその成否に関与している．このように，保健医療に関する知識や技術を，実際に適用し，効果的・効率的に疾病の予防，健康増進を行っていくには，人の行動に関する科学的な理解が必要となる．またわれわれは，日常的には種々の変化が，また時に大きな出来事が起こる環境の中で生活している．これらの外的な刺激（ストレッサー）が与える心身への影響（ストレス反応）に対して適切な行動をとることがその健康の保持に重要である．

行動科学（behavioral science）とは，人の行動に関する法則を明らかにし，行動の予測や制御に活かす学問のことで，学習理論，ストレス，認知行動療法，行動変容のステージモデル，ヘルスビリーフモデル，行動経済学など広範な内容が含まれる．ここでは健康科学に重要な項目をいくつか選択し，概説する．

ⓑ 学習理論

行動心理学において，学習とは経験によって比較的永続的に行動が変化することで，行動の直前の環境変化が行動を誘発することを古典的条件付け，行動の直後に随伴する環境変化によって行動を起こす頻度が変化することをオペラント条件付けという．環境変化が好ましい場合，行動の頻度は増加し（強化），逆に嫌悪的な環境変化が随伴すると行動は減少する（弱化）．モデルとなる他者の行動とその結果を観察し，模倣することを観察学習やモデリングという．自己効力感（セルフエフィカシー）は行動変化を成し遂げられそうという期待で，強化を伴う環境変化の観察学習によって得られ，行動の動機付けに影響を与える．

ⓒ ストレス

セリエは外的刺激により生じる生体の反応のことをストレスと呼んだが（1936年），外的刺激をストレッサー，生体に起きる反応をストレス反応と分けて表記することが一般的である．ストレスは心身の機能の恒常性を破壊し，健康の維持に有害な影響を及ぼすことが多いが，適度なストレスは人の成長を促し，「人生を豊かにするスパイス」であるともいわれる．ストレス反応には，視床下部下垂体副腎皮質系の活性化による生体影響，また抑うつ，不安，怒り，不機嫌，無気力などの心理的影響がある．ストレスコーピングとはストレッサーへの対処の仕方であり，ストレッサーそのものに働きかけて，それ自体を変化させて解決を図ろうとする問題焦点型（例：対人関係がストレッサーである場合，相手の人に直接働きかけて問題を解決する）や，ストレッサーそのものに働きかけるのではなく，それに対する考え方や感じ方を変えようとする情動焦点型（例：対人関係がストレッサーである場合，それに対する自分の考え方や感じ方を変える）などがある．

ⓓ 行動変容のステージモデル（トランスセオレティカル・モデル）

行動変容とは，問題行動を変化させることで，不健康行動を停止したり，健康行動を獲得したりすることである．行動変容には前熟考，熟考，準備，実行，維持という5つのステージがあり，個人の属すステージに応じた介入が必要であることを行動変容のステージモデルは示している．低いステージにおいては，健康行動の獲得あるいは不健康行動の停止による損失を，行動変容により将来得られると期待される恩恵よりも高く見積るという特徴がある．また上位のステージへの移行には，セルフエフィカシーを増加させる介入が有用とされる．

ⓔ ヘルスビリーフモデル

個人がとる健康に関連する行動を説明する理論（健康行動理論）を理解し活用することは，健康相談，保健指導，患者教育などの健康教育において重要である．健康行動理論の1つであるヘルスビリーフモデルは，自身の疾病に対する易罹患性や疾病の重大性の認識，健康行動の結果得られる利益の認識，さらに健康行動をとるにあたって生じる時間や金銭的なコストや不快感などの障害に対する認識により，個人の健康行動が規定されるとするものである．たとえば，自身ががんにかかりやすく，検診を受ければ早期に発見できるとの認識ががん検診の受診に関係していることはヘルスビリーフモデルにより説明される．

ⓕ 行動経済学とは

人間の意思決定には，合理的意思決定から系統的に，かつ予測可能な形でずれるバイアスが存在するという行動特性を扱う学問である．たとえば，確実なものとわずかに不確実なものでは，確実なものを強く好む傾向（確実性効果）や，利得を得ることよりも損失を避けるような意思決定をする損失回避がある．さらに現在バイアスとは，近い将来の選択になると，すぐに手に入るものが魅力的に感じてしまうバイアスで，先延ばし行動の原因の1つとされる．現在バイアスの傾向をもっている人は多く，先延ばし行動をしないように「宣言する」，「将来の選択を変更できないようにする」，「締切を細かく設定する」など，自分の将来の行動にあらかじめ制約をかけるコミットメント手段を利用して先延ばし行動を防ぐ人を行動経済学では賢明な人という．現在バイアスがあるにもかかわらず，自分には現在バイアスがないと思っている人を単純な人という．単純な人は，計画を立てることはできても，計画を実行する時点になると反故にしたり，先延ばしして，近視眼的行動をとる．

その他，人間の意思決定には，精神的・肉体的に疲労しているときには意思決定能力そのものが低下する意思力の限界，選択肢が多いと，結局意思決定そのものをしなくなる選択過剰負荷，情報が多すぎると，情報を正しく評価して，よい意思決定ができなくなる情報過剰負荷，身近な情報や即座に思い浮かぶ知識をもとに意思決定をし，正確な情報を手に入れない，あるいはそうした情報を利用しない利用可能性ヒューリスティックス（近道による意思決定）などの特徴がある．

ⓖ ナッジ：行動経済学理論に基づく支援・環境整備

人の意思決定における行動経済学的特性を用いて，よりよい意思決定に導くことをナッジ（軽く肘でつついて促す）という．法的規制や罰則により選択を禁じることや，税や補助金によって経済的インセンティブを大きく変えることではなく，行動経済学の理論に基づき人々の行動を予測し，ナッジで行動変容へ導くしくみが注目されている．たとえば，重要な情報をわかりやすく提示し，選択肢を減らして選択行動を促進することはナッジである．逆に，行動経済学的知見を用いて，人々の行動を私利私欲のために促したり，よりよい行動をさせないようにしたりすることをスラッジという．意思決定のプロセスを理解し，それにかかわる行動経済学的なバイアスとその影響を推測し，それに対応したナッジの候補を選び，実施可能なものを決めるというプロセスを経て支援・環境整備を行う．

11 新たな健康問題

近年，現代社会に特徴的な多様な健康問題が起きてきている．WHOは，温室効果ガスの排出抑制が不十分なまま高成長が続き温暖化が進むと，2030から2050年の間に年間約25万人の超過死亡が発生すると推定している．気候変動による健康への直接的影響の具体例として，熱中症や暑熱関連死亡，暴風雨や洪水による外傷や死亡，間接的影響として，水や食物由来感染症の増加，蚊やマダニなど病原体媒介生物の生息域拡大による感染症の拡大，生活用水や食料の不足による栄養関連疾患の増加，気温上昇と大気汚染物質による呼吸器疾患の増加などが想定されている．

新興感染症は，新たな病原体の出現という側面はあるが，それも森林等の破壊による野生動物と人間の接触機会の増加等が関係している．さらに国境を越えた高速でスケールの大きな人や物の移動が主要な要因となって広がるため，国際的な監視体制と協力体制が不可欠である．大気中の微小粒子状物質（PM2.5）（p.268参照）等の環境汚染によっても，世界中で超過死亡が起きているとされる．さらに，残留性有機汚染物質（POPs），マイクロプラスチック，内分泌かく乱化学物質，重金属，核廃棄物などの化学物質汚染（第6章参照）も地球上の至るところで起きている．

12 災害と健康

ⓐ 災害の定義と健康課題

災害とは，地域や社会の機能を障害する自然あるいは人為的な有害事象で，人的，物的，経済的，環境的な損失や影響をともなうものと定義されている．またその程度は，有害事象の規模の大きさだけでなく，地域や社会の脆弱性，予備力の程度などにより異なるとされる．人的な影響は死亡や傷害の数，健康（身体的，精神的，社会的に良好な状態）への負の影響として測られる．災害の影響は瞬時に現れ，局地的な場合もあるが，しばしば広範で長期に及び，災害からの回復には，当該地域や社会のみの力で対応できず，外部からのとくに緊急の支援を必要とすることが多い．一方，災害対策基本法においては，災害は，「暴風，竜巻，豪雨，豪雪，洪水，崖崩れ，土石流，高潮，地震，津波，噴火，地滑りその他の異常な自然現象又は大規模な火事若しくは爆発その他その及ぼす被害の程度においてこれらに類する政令で定める原因により生ずる被害」と定められている．

1923年に起きた関東大震災は死者・不明者が10万5,000人超の甚大な災害であったが，その多くは火災による犠牲者であった．1995年の阪神淡路大震災では全半壊家屋が24万戸以上に上り，主に家屋倒壊で6,400人超が死亡した．また，2011年の東日本大震災は日本国内観測史上最大規模のマグニチュード9.0の地震で，主に巨大津波により1万9,000人超が死亡・行方不明となった．阪神淡路大震災では急性期医療の提供，東日本大震災では避難所における健康管理などが課題となった．

わが国は，地震，火山活動が活発な環太平洋変動帯に位置しており，世界の地震の約2割がここで発生している．また，国土の約7割を山地・丘陵地が占めており，主要河川の河口まで距離が短く，急勾配で，大雨による洪水や土砂災害がしばしば発生する．気候変動，温暖化による気象災害の多発が今後も懸念される．

ⓑ 避難所における健康管理

避難所とは，災害の危険があり避難した住民等が，その危険がなくなるまでの期間滞在する施設，または災害によって自宅に戻れなくなった住民等が一時的に滞在することを想定した施設のことである．学校・体育館，公民館等の公共施設が市町村により避難所として指定される．なお，避難場所とは災害から身を守るために緊急的に避難する場所で，土砂災害，水害，津波，地震などの災害種別ごとに指定されており，災害に対し，安全な構造である堅牢な建築物，災害の危険がない学校のグラウンド・駐車場等が該当する．

東日本大震災では，ピーク時には全国で合計約47万人が避難所生活をしていた．原発事故の被害の大きかった福島県双葉町住民の避難先である埼玉県加須市で2年9ヵ月，岩手県で7ヵ月，宮城県で9ヵ月にわたって避難所が開設された．

このように災害時には長期間にわたって住民等の生活の場となる避難所であるが，水，食料，トイレ，寝床，冷暖房等の基本的な生活の条件，プライバシー確保，衛生環境，さらに避難者の健康維持管理体制などについて課題は多く，平時（非災害時）の準備を含め改善のための取り組みが行われている．

ⓒ 避難所生活を過ごされる方々の健康管理に関するガイドライン

「避難所生活を過ごされる方々の健康管理に関するガイドライン（厚生労働省）」では，一般的な留意事項として，「生活・身の回りのこと」，「病気の予防」，「こころの健康保持」に分類し，避難所運営の管理やその支援者が留意すべき事項を解説している．生活・身の回りのこととしては，①居住環境，空調・換気の重要性，②水分・飲料水，③栄養管理，④食中毒予防，⑤入浴ができない場合，⑥避難所周りの環境，について具体的なポイントを述べている．たとえば，トイレを清潔に保つことは，避難所生活の質に大きく影響する．トイレが不潔であるとトイレを避ける心理が水分摂取を控えさせ，脱水やエコノミークラス症候群などの二次的な健康被害につながるため，非常に重要である．避難所での生活が一定期間に及ぶ場合，提供される食事の種類や栄養管理は重要である．汁の廃棄を避けるために，カップ麵等の汁を飲み続けることが血圧上昇につながる可能性等にも気を配る必要がある．

また，病気の予防としては，①感染症予防，②粉じん吸入予防，③慢性疾患の悪化予防，④エコノミークラス症候群予防，⑤生活不活発病予防，⑥熱中症予防，⑦低体温症予防，⑧口腔衛生管理，⑨一酸化炭素中毒予防，⑩アレルギー疾患の悪化予防，⑪健康診査等，⑫救急受診体制についての留意点を述べている（**図1-24**）．一般的な感染予防対策に加え，避難者の体温や症状など体調の確認とデータに基づく対策が望ましい．家屋等が倒壊した災害現場では，コンクリートや壁材，土砂等の粒子を吸引する恐れがあるため，防護具等を用いたその予防が必要となる．エコノミークラス症候群は水分摂取が十分でない状態で，狭い空間に同じ姿勢で長時間座って足を動かさないと，血行が不良となってできた血栓が足から血流に乗って肺などの血管を詰まらせ重篤な症状をきたす疾患のことで，予防には，十分な水分を摂取し，定期的に身体を動かすことが必要となる．生活不活発病は筋力の低下や関節の拘縮などにつながる動かないことによって起こる状態を指す用語で，積極的に身体を動かすはたらきかけが予防には重要となる．

こころの健康保持として，災害や避難というストレスに対して起こる不安などの症状（反応）の存在を認識し，休息や睡眠を十分とるようにしてもらう．長引く不眠や食欲不振に対しては，専門家への相談や医療機関受診につなぐ．また，避難所の規律やコミュニケーションをとりやすい雰囲気づくりを通して，ストレスの少ない避難生活をサポートすること，悩みや不安があれ

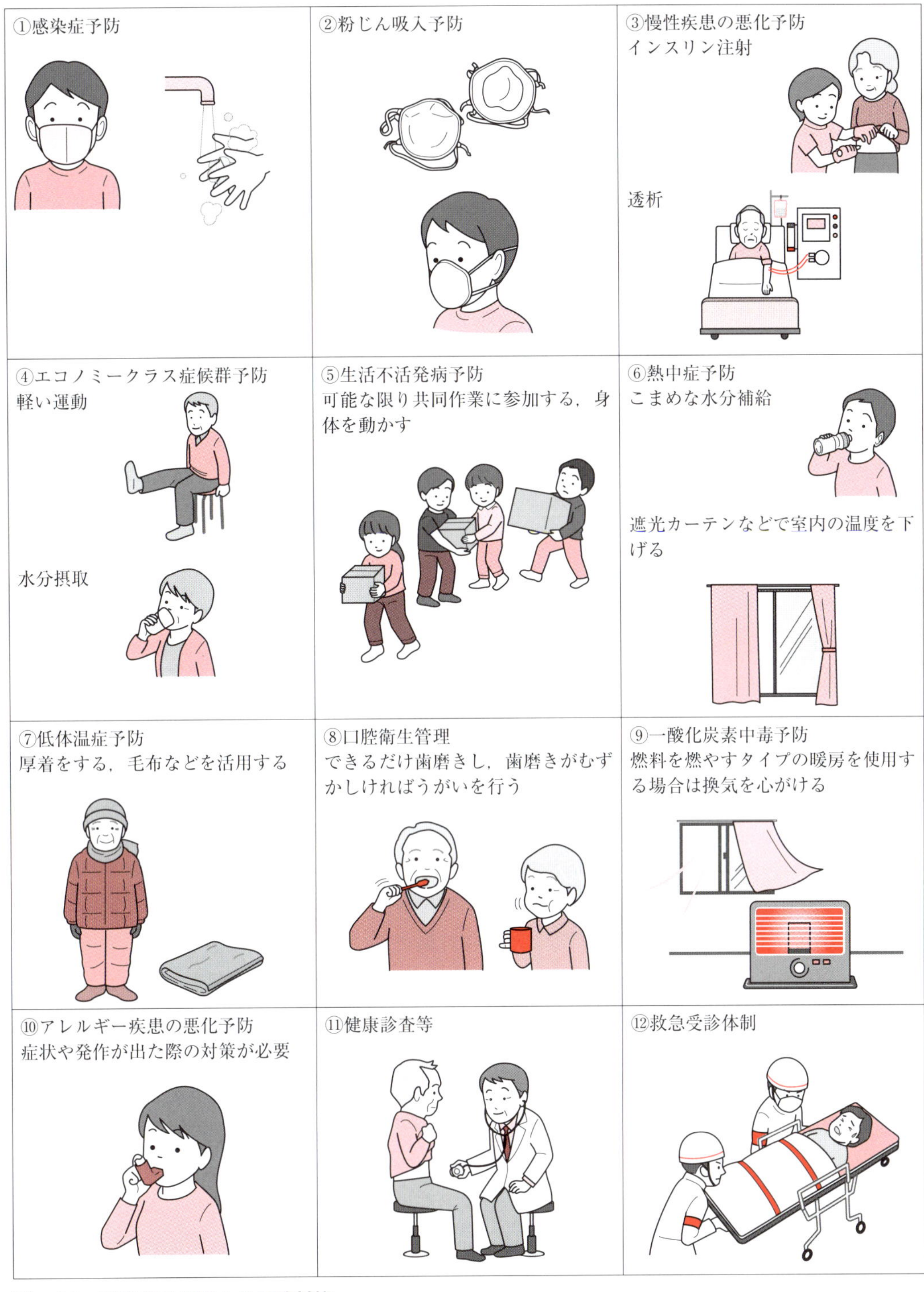
①感染症予防
②粉じん吸入予防
③慢性疾患の悪化予防
インスリン注射
透析
④エコノミークラス症候群予防
軽い運動
水分摂取
⑤生活不活発病予防
可能な限り共同作業に参加する，身体を動かす
⑥熱中症予防
こまめな水分補給
遮光カーテンなどで室内の温度を下げる
⑦低体温症予防
厚着をする，毛布などを活用する
⑧口腔衛生管理
できるだけ歯磨きし，歯磨きがむずかしければうがいを行う
⑨一酸化炭素中毒予防
燃料を燃やすタイプの暖房を使用する場合は換気を心がける
⑩アレルギー疾患の悪化予防
症状や発作が出た際の対策が必要
⑪健康診査等
⑫救急受診体制

図1-24 避難所での種々の予防対策

ば，保健師や専門の相談員へ相談を促すことも重要である．

これらは「避難所運営ガイドライン（内閣府）」においてもチェックリスト形式で説明されており，有用である．

その他，妊婦，乳幼児，子ども，高齢者などさまざまなライフステージ，慢性疾患や障害を有する児・者，医療的ケアを必要とする児・者などさまざまな状態の児・者が避難の対象となり，避難所の利用自体が困難な状態の児・者もあることにも留意する必要がある．また男女によるニーズや困難な状況も大きく異なる．避難所運営に女性が参画することは重要である．スペースの確保や，見守りの体制づくり，情報共有の体制確保が必要となる．状態によって生活環境の改善が必要となったり，福祉避難所や専門施設への移動も検討する．

ⓓ 災害関連死およびその予防対策

統計資料上の災害関連死とは，「当該災害による負傷の悪化または避難生活等における身体的負担による疾病により死亡し，災害弔慰金の支給等に関する法律に基づき災害が原因で死亡したものと認められたもの」（内閣府政策統括官（防災担当）付参事官（被災者行政担当）事務連絡，平成31（2019）年4月3日）と定義されている．内閣府の災害関連死事例集には，以下のような事例が例示されている．

・74歳女性が，避難中の車内で疲労による心疾患で死亡
・78歳男性が，地震後の疲労等による心不全で死亡
・83歳女性が，慣れない避難所生活から肺炎状態となり，入院先の病院で死亡
・32歳男性が，地震による疲労が原因と思われる交通事故により死亡
・43歳女性が，エコノミークラス症候群の疑いで死亡
・88歳男性が，地震による栄養障害および持病の悪化等により死亡
・83歳女性が，地震のショックおよび余震への恐怖が原因で，急性心筋梗塞により死亡と推定

災害関連死は，避難生活等の場で死亡するものであり，避難所の生活環境の改善が予防対策として重要である．避難所の生活環境の改善は，市町村が責任をもつもののため，市町村向けの指針において簡易ベッドの整備など生活環境の改善対策が述べられている．しかし，災害発生時には，対応が困難な市町村に対して，政府が必要な物資を迅速に調達し，被災者の命にかかわる生活必需品等のプッシュ型支援[*11]が実施されるとしている．災害関連死は，高齢者，慢性疾患や障害を有する者，医療的ケアを必要とする者など予備力の少ない者に起こりやすいと考えられる．避難所においては，一般的な健康管理対策に加え，避難者1人ひとりの状態やニーズを把握・認識したきめ細かい対策が重要となる．

NOTE

[*11] **プッシュ型支援**：国が被災都道府県からの具体的な要請を待たないで，避難所避難者への支援を中心に必要不可欠と見込まれる物資を調達し，被災地に物資を緊急輸送すること．

⑬ 健康を守る社会のしくみ：社会保障制度

ⓐ 医療保険制度

われわれは，いつどんな病気になるか，事前にはわからない．ならないかもしれないが，なるかもしれない．なりやすいかどうか，ある程度予測することができたとしても，その予測も完全ではない．また病気になったときの重症度や，治るのかどうかなどもわからない．このように病気になるかどうかは不確実で，それに対して個人で事前に備えておくことは容易ではない．収入の多い者は事前に備えることができるかもしれないが，収入の少ない者は備えることをあきらめざるをえないのだろうか．支払い能力がないことを理由に受診を断ることが許される国であれば，備えがないということは病気の治療をあきらめざるをえないということになる．また，病気になったら，治療にお金がかかるが，同時に今までやってきた仕事をすることができなくなるなどの理由で，収入も減るかもしれない．病気になった途端に家族も含め路頭に迷うこともありうる．また，病気になるかならないかは，すべて個人の責任とはいえない．たとえば，先天性疾患，遺伝性疾患，環境汚染による病気などは，個人の努力だけで罹患を避けることは困難である．

医療保険とは，いつ，誰に，どのような疾病が，どのように起こるかわからないが，疾病が起こったときに生じる経済的負担に備えて多数の者が保険料を共同出資し，その資金を使って疾病が発生した者に対して医療サービスや金銭を給付する制度である．現在のわが国では公的な医療保険のしくみが採用され，世界に誇る国民皆保険制度が維持されている．国民皆保険制度とは，すべての国民がいずれかの医療保険制度に加入していることを指す．わが国では，国民皆保険制度は1961（昭和36）年に実現した．ここで，共同出資された資金を管理し，保険事故（医療保険の場合は病気やけがなど）が起きたときに保険金を支払う（医療保険の場合は医療機関へ支払う）といった事務手続きを行うものを保険者という．その保険に出資することにより加入するのが被保険者あるいは加入者である．わが国では，被保険者は保険者を選ぶことはできず，年齢（75歳以上かどうか）や勤務先によって自動的に決まる．すなわち75歳以上の者は都道府県広域連合を保険者とする後期高齢者医療保険に加入し，75歳未満で大企業などに雇用されている場合はその企業が設立した健康保険組合の医療保険に，独自に健康保険組合を設立できないような中小企業に雇用されている場合は全国健康保険協会（協会けんぽ）が運営する医療保険に，公務員や学校の教職員は共済組合が運営する医療保険に加入する．自営業や無職の場合は，その自治体が運営する国民健康保険に加入する．また，世帯主などに扶養されている配偶者や子どもは，世帯主の加入する医療保険に加入する．

水道の蛇口をひねれば水が出る，スイッチを入れれば電気がつくのと同じように，ほとんどの日本人にとって，当たり前の存在となっている国民皆保険制度であるが，国外に目を向ければ，それがいかに恵まれたものであるかわかる．

ⓑ 保健医療サービスの資源とその提供体制

すべての人々が基本的な保健医療サービスを，必要なときに利用できるためには，前項で述べたように費用負担を可能にするシステムが整っていることに加え，病院や診療所などの医療機関や設置される医療機器，そこで働く医療従事者，また薬剤や種々の消耗品などの保健医療サービスを行うのに必要な医療提供体制が整っている必要がある．

へき地を例に考えてみたい．へき地とは交通条件および自然的・経済的・社会的条件に恵まれない山間地・離島などで，当然人口も少なく，医療の確保が困難な場所である．しかし，そうしたへき地のような場所であってもわが国であるならば，そこに住んでいる人が医療を受けられるようにすべきという政策をわが国が有しているからこそ，採算性の悪さにもよらず，医療機関の整備・支援，医療従事者の確保に努めるといった対策がとられるのである．

つまり，わが国においては，へき地など地域差はあるものの，どこに住んでいても，誰でも，どんな医療機関にも24時間受診することができる．医療機関には医師や看護師といった医療従事者がいて，必要な医療資材，薬品も備わっている．こうしたしくみ（医療提供体制）は，日本政府がそこに住む人の健康に責任をもつという政策を堅持しているからである．このような健康を守るしくみは，社会のあり方によって規定されているといえる．

話題 2 ユニバーサル・ヘルス・カバレッジ

すべての人々が基本的な保健医療サービス，すなわち医療や疾病予防のためのサービスを，必要なときに，負担可能な費用で利用できる状態をユニバーサル・ヘルス・カバレッジ（universal health coverage，UHC）という．WHOはあらゆる国と地域におけるUHCの実現を目指している．1978年にWHOはアルマ・アタ宣言で「すべての人々に健康を（Health for All）」を掲げ，その実現手段として，プライマリ・ヘルス・ケアを推し進めた．プライマリ・ヘルス・ケアの推進により，予防接種拡大計画の成功など世界の健康水準の向上に大きく貢献したが，疾病構造が変化し，国や地域による健康格差も持続した．すべての人々と地域が，経済的困難にさらされることなく，質の高い保健医療サービスを受けられること，すなわちUHCがHealth for Allに必要不可欠であると位置づけられるに至った．国連の持続可能な開発目標（sustainable development goals，SDGs）においてもUHCの達成が目指されており，わが国はそのための国際協力に力を入れている（図参照）．

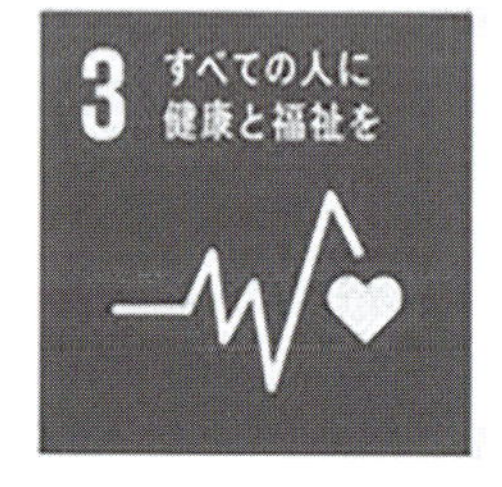

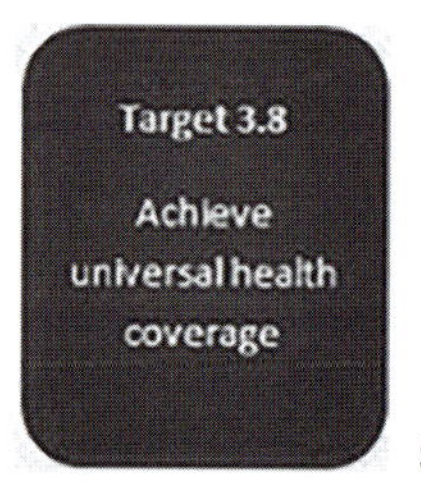

SDGs17の目標3とターゲット3.8

14 公衆衛生とは

米国のウィンスローは1920年に公衆衛生とは「人々のコミュニティ（学校・職場・地域等）が，

その構成員の疾病予防・健康増進のための取り組みを，当該コミュニティの人的・物的資源を費やして組織的に行うこと，またそのための学問」であると定義し，今も使用されている．すなわち，公衆衛生は，人々の生命と健康を守るための，社会をあげての取り組みや活動であるといえる（公衆衛生の定義については第3章Bも参照）．

ⓐ 保健所・保健センター

1994年に保健所法が改正されて成立した地域保健法では，住民に身近な市町村保健センターにおいて妊娠・出産・育児・乳幼児保健から老人保健サービスに至る保健サービスを一元的に提供すること，感染症や精神保健などの広域的・専門的・技術的拠点として保健所の機能強化を図ることが定められた．これら2つの機関が，わが国の公衆衛生の第一線機関として人々の健康を守り，増進するための活動を行っている．

ⓑ ボランティアや非営利組織による公衆衛生活動：いのちの電話

保健所と保健センターは公的な公衆衛生にかかわる機関であるが，公衆衛生は人々の生命と健康を守るための社会的なしくみであり，多様な活動が疾病予防・健康増進にかかわっている．たとえば，いのちの電話は，自殺予防を目的として1971年に東京で創設され，その後全国に拡大整備された取り組みである．ボランティアによって始められたが次第に組織化され，今では自殺予防に欠かせない団体とされている．全国各地のいのちの電話相談員はボランティアである．2001年からは厚生労働省の補助金交付を受けて，行政や民間の諸機関と連携して自殺予防に関する相談活動や啓発活動を展開している．このように民間あるいはボランティアによる活動が健康や命を支えていることも忘れてはならない．

15 口腔とからだの健康

ⓐ 口腔の構造と役割

口腔は，消化器系の最初の部分で，口腔から肛門に至る消化管は上皮組織でおおわれている．口腔には，食べる機能や会話をしてコミュニケーションをとる機能などがある．食べるためには，歯で食物を噛み砕き，すりつぶし，唾液と混ぜ合わせ（咀嚼），その食塊を咽頭へ送り込み（嚥下），食道を経て胃まで移送する摂食嚥下過程を担う．また，会話をする際，口腔は，発音にかかわるとともに，表情をつくり，きれいな歯や歯肉，整った歯並びは，美しさ（審美性，見た目）を保つ．口腔は，このような機能を営むために，歯，歯周組織，舌および口腔腺（唾液腺）などを備えている．

口腔の前方は口唇，側方は頬，上方は口蓋（前方　硬口蓋，後方　軟口蓋），下方は口腔底で構成され，後方は咽頭との境界（口峡（こうきょう））で囲まれ，口唇粘膜，頬粘膜と上下の歯列との間の空間を口腔前庭，その内側の空間を固有口腔という．

口腔の内面は，歯を除いて粘膜によりおおわれ，粘膜上皮，粘膜固有層，粘膜下組織からなり，他の部位の粘膜と異なり，粘膜筋板を欠く．また，口腔粘膜上皮は重層扁平上皮で，皮膚と

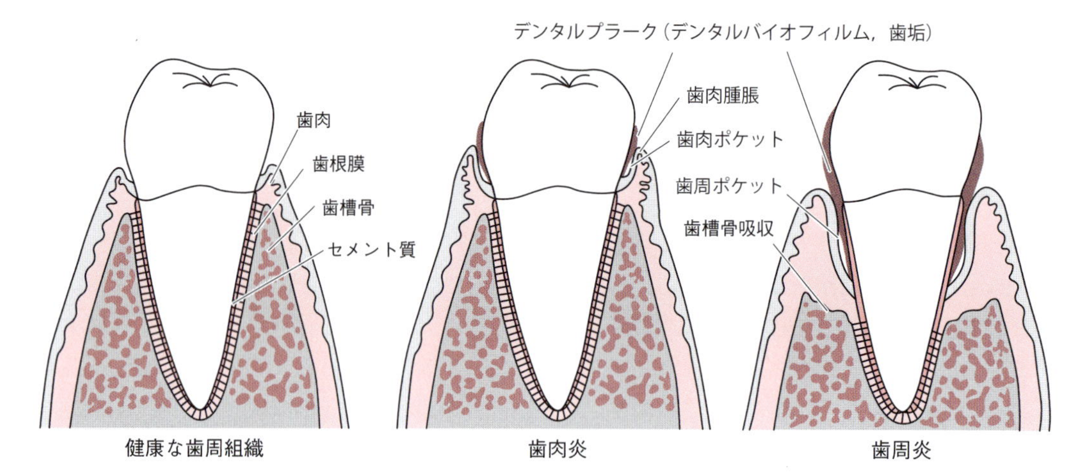

図1-25 健康な歯周組織と歯肉炎および歯周炎の模式図

異なり，毛，汗腺や脂腺はない．

ⓑ 口腔疾患

代表的な口腔疾患には，抜歯の2大原因であるう蝕（むし歯）と歯周病がある．その両疾患の原因は，デンタルバイオフィルム（デンタルプラーク，歯垢）という細菌性因子であるが，とくに歯周病はそこに不適切な噛み合わせなどの外傷性因子，糖尿病などの全身疾患，喫煙や口腔にかかわる習癖などが修飾因子として関与し，進行する．また，歯周病は，世界中で蔓延している病気の1つで，重度な歯周炎は，15歳以上の人々のおよそ19％で，世界中で10億人以上が罹患していると推定されている（WHO，2022年）．

(1) 歯周病とその有病状況

歯周病は，消化器である歯を支持する機能を果たす歯周組織（歯肉，歯根膜，歯槽骨，セメント質）にみられる疾患群の総称で，病態は多様であるが，歯肉に限局した歯肉炎と歯周組織全体に炎症が波及した歯周炎に大別される（**図1-25**）．

2022年歯科疾患実態調査によると，歯肉炎の初期症状である歯肉出血のある者の割合は，15～19歳の段階で30％以上を示し，その後，増加し，20～24歳の年齢層では，40％以上となっている．次に，歯周炎の初期徴候である歯周ポケットが4 mm以上の者は，各年齢層とも増加傾向にあり，35～79歳の年齢層で30％以上を占めている．さらに，進行した歯周炎を示唆する6 mm以上の歯周ポケットを有する者は，54歳の年齢層までは10％以下であるが，徐々に増加し，55歳以降の年齢層では，10％以上となっている．

(2) 歯周病の影響

歯周炎における組織破壊の本態は口腔内細菌叢の量的・質的構成異常の結果誘発される炎症反応で，歯周炎罹患組織では歯周ポケットが形成され，嫌気性細菌が増殖している．細菌の出す病原因子により免疫担当細胞の浸潤を伴う炎症が誘発される．炎症性サイトカインなどの刺激によ

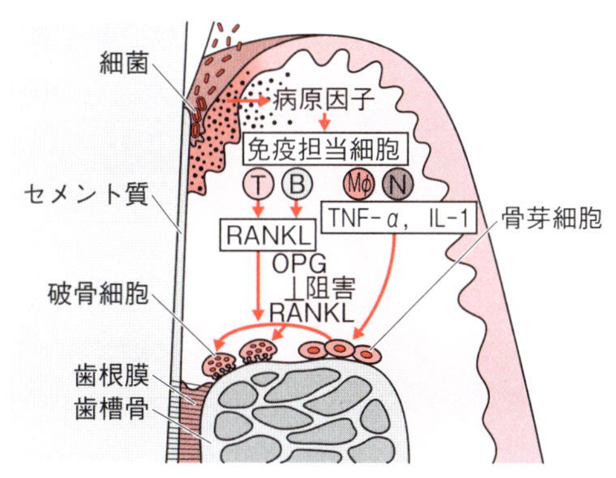

図1-26　歯周炎による炎症の波及
T：T細胞，B：B細胞，Mφ：マクロファージ，N：NK細胞（ナチュラルキラー細胞），RANKL：receptor activator of NF-κB ligand（破骨細胞分化誘導因子），OPG：osteoprotegerin（破骨細胞分化抑制因子），TNF-α：tumor necrosis factor-α，IL-1：interleukin-1
［野口俊英，林潤一郎：慢性疾患としての歯周病へのアプローチ，医歯薬出版，p.28，2014を参考に作成］

り，T細胞，B細胞，破骨細胞分化誘導因子（receptor activator of NF-κB ligand, RANKL）発現が誘導される（**図1-26**）．歯周ポケット内面の一部では上皮細胞の連続性が破壊されることにより潰瘍面が形成されて，出血しやすくなり，歯周組織だけでなく全身的に，慢性の炎症状態を引き起こし，さまざまな疾患の発症・進行リスクを高めると考えられている．その機序として，局所の歯周ポケット内の炎症により産生される毒素，アレルゲン，細菌などが，血液やリンパ液の流れに沿って遠隔の臓器に影響を及ぼすと考えられている．

逆に，全身の健康状態が歯周組織の健康維持に密接に関与している可能性もあり，これらを統合して歯周医学として学問体系化されてきている．必ずしも因果関係が証明されているものばかりではないが，糖尿病，妊娠合併症，心血管疾患，代謝性疾患や肥満，関節リウマチ，特定のがん，呼吸器疾患，アルツハイマー病を含む認知症など，50以上の全身疾患が歯周炎と関連していることが判明してきた．

口腔を健康に保つことは，単に食物を咀嚼するという観点からだけでなく，全身の健康に関連し，食事や会話を楽しむなど，より豊かで快適な人生を享受するために必要不可欠である．

(3) どうしたら口腔を健康に保てるのか

2022年歯科疾患実態調査によると，毎日歯を磨く者の割合は，97％以上で，毎日複数回歯を磨く者の割合も年々増加し，79％となっている．一方，う蝕をもつ者の割合は，25歳以上の各年齢階級では，どの年齢層も80％以上である．次に，歯周病所見は，15歳以上ですでに約70％，30歳以降から約80％の者が歯肉に所見がみられ，およそ80％の国民が歯肉炎を含めて歯周病に罹患している．さらに，4 mm以上の歯周ポケットをもつ者の割合（歯周炎）は，35歳以降で30％以上，55歳以降で40％以上となり，30～60歳代では前回調査より低くなる傾向を示したが，

75歳以上の高齢者層ではより高値を示している．すなわち，多くの国民がう蝕や歯周病にならないために，毎日歯を磨いているにもかかわらず，う蝕や歯周病の罹患率は高く，むしろ増加傾向にある．

口腔を健康に保つためには，歯周病とう蝕の共通の好発部位である歯間部を含めた適切な口腔清掃が重要である．その歯間部の清掃は，歯ブラシだけでは不可能であり，歯間清掃用具（デンタルフロス，歯間ブラシ）の適切な使用が必須となる．すなわち，歯間部歯肉はコルと呼ばれ，形態的には鞍状形態（凹面形態）をしている．このくぼみに細菌が停滞しやすく，かつ歯肉は構造的に角化が粗な弱い上皮組織で被覆されていることから，細菌が停滞，侵入しやすく，歯ブラシだけでは，除去できないため，歯間清掃用具を適切に用いると，う蝕，とくに，歯周病に罹患しにくいことになる．

(4) オーラルフレイル

オーラルフレイルはフレイルの1つで，健康と機能障害との中間にあり，可逆的であることが大きな特徴の1つである．すなわち，老化にともなうさまざまな口腔の状態（歯数・口腔衛生・口腔機能など）の変化に，口腔の健康への関心の低下や心身の予備能力低下も重なり，口腔の脆弱性が増加し，食べる機能障害へ陥り，さらにはフレイルに影響を与え，心身の機能低下にまでつながる一連の現象および過程（日本歯科医師会，2019年）と定義されている．したがって，早めに気づき適切な対応をすることでより健康な状態を維持することができる．しかし，その始まりは滑舌低下，食べこぼし，わずかなむせ，噛めない食品が増える，口の乾燥などほんの些細な症状であり，見逃しやすく，気がつきにくいため注意が必要である．

(5) 8020運動

厚生省（当時）と日本歯科医師会が1989年から展開してきた「8020運動」は，80歳で20本以上の歯を保ち，何でも噛んで食べられることを目指して推進してきた運動である．歯の本数と食品を噛む咀嚼能力に関する調査によると，20本以上の歯が残っていれば，硬い食品でもほぼ満足に噛めることが明らかになっている．8020達成者は，1989年時，ほんの数％であったが，2022年時点では，50％を超えるほどになっている．

第2章 人の心身と健康を知る

A 身体と健康

1 身体の構造と機能

人体を構成する構造と機能の基本的な最小単位は数十兆個の細胞である．ヒトでは，精子と卵子が結合した1つの受精卵が分裂を繰り返し，さまざまな形や機能をもつ細胞に分化していく．特定の形態や機能をもつ細胞が集まって組織がつくられ，いくつかの組織が組み合わさって器官が形づくられる．協同ではたらく器官群が系統（器官系）であり，これらの系統が集まって個体が形成される．

ここでは，身体の構造と機能を理解するために各系統を概説する．

ⓐ 循環器系

循環器系は，心臓と血管，リンパ管で構成されており，血液やリンパ液によって全身に酸素や栄養素を送り，二酸化炭素などを運び出すための輸送機関として作用している．

心臓は胸部のほぼ中央，やや左寄りに位置し，大きさは握りこぶしほどで，重さは250～300 gである．左右の心房，心室で形成され，心房と心室の間にある房室弁（左：僧帽弁，右：三尖弁）と心室の出口にある動脈弁（左：大動脈弁，右：肺動脈弁）は，血液の逆流を防いでいる．

血液は**図2-1**のように，上下の大静脈から右心房，右心室を経て肺動脈へ流れ，肺を通過して酸素が補充され，肺静脈から左心房に流入する．そして左心室から大動脈に出ていき，頭部や末梢臓器・組織の毛細血管に達し，酸素や栄養素を供給し二酸化炭素や老廃物を回収する．心臓は，24時間一定のリズムで血液を送り出すポンプであるが，その動きは，電気的興奮の伝達経路である刺激伝導系によって調節されている．また，冠（状）動脈が心臓を取り囲むように走行し，心筋に酸素と栄養を供給している．

血圧とは心臓から送り出された血液が血管壁に与える内圧のことである．心臓が収縮する際に最も高くなるのを収縮期血圧（最高血圧），心臓が拡張する際に最も低くなるのを拡張期血圧（最

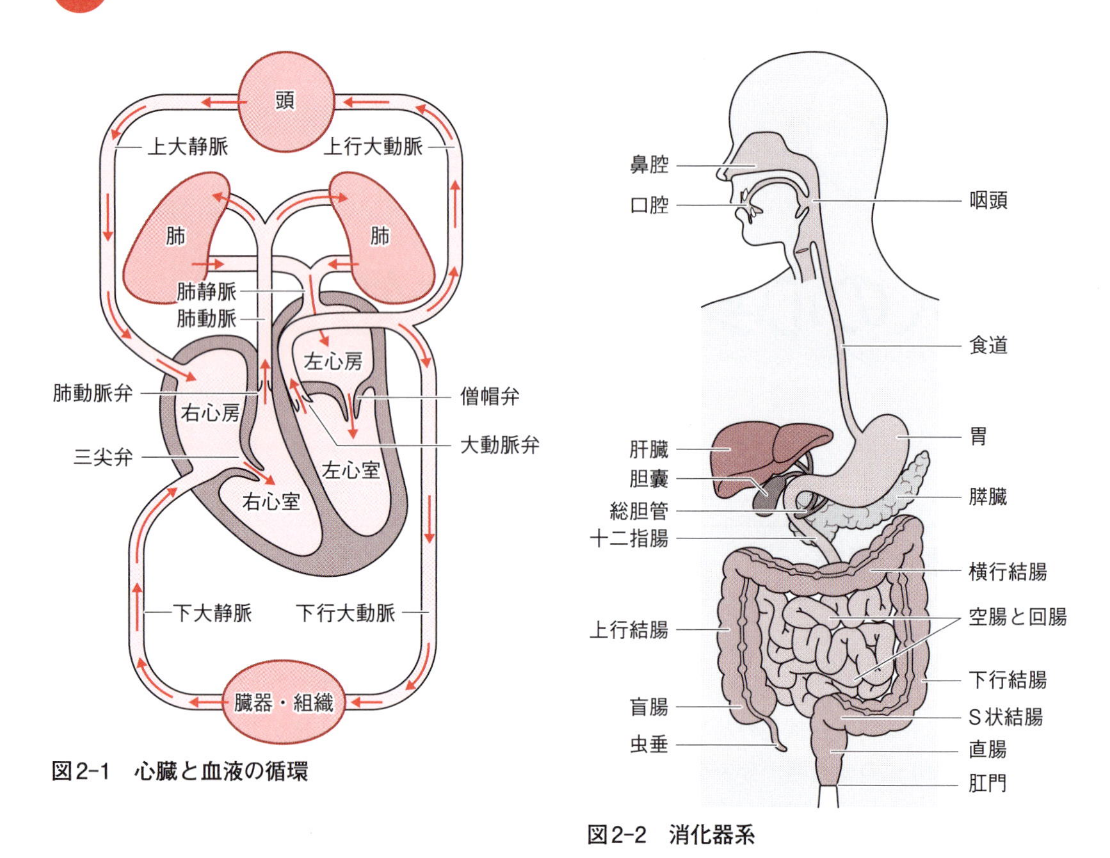

図2-1　心臓と血液の循環

図2-2　消化器系

低血圧）という．「血圧」＝「心拍出量」×「末梢血管抵抗」で表される．心拍出量は体液量，心収縮力が主な因子であり，末梢血管抵抗は細(さい)動脈の形態と血管の緊張が主な因子である．これらは自律神経系による神経性調節や内分泌系の調節を受けている．たとえば，運動中は骨格筋が酸素やエネルギー源を必要とするために心拍出量が増え，あるいは緊張や興奮により自律神経のはたらきで心拍出量が増えると血圧は上昇する．また，寒冷のため血管が収縮し末梢血管抵抗が増大すると血圧が上昇し，加齢にともなう血管壁の硬化により血圧は高くなる．

リンパ液の輸送路であるリンパ系のリンパ管は脂肪や老廃物を運び，リンパ節には細菌やウイルスなどの病原体やがん細胞を処理し生体防御機構を担うリンパ球やマクロファージが存在する．

ⓑ 消化器系

消化管は，口腔・咽頭から始まり，食道，胃，小腸（十二指腸，空腸，回腸），大腸（上行結腸，横行結腸，下行結腸，S状結腸，直腸）から肛門に至る1本の管になっている．消化器系は，消化管と消化液を産生，分泌する唾液腺，肝臓，胆嚢および膵臓で構成される（**図2-2**）．

消化には，咀嚼(そしゃく)や蠕動(ぜんどう)運動などの消化管運動による機械的消化と，唾液・胃液・膵液などが含む消化酵素および小腸粘膜の膜酵素による化学的消化がある．摂取した飲食物を消化し体内で吸収することによりヒトが生きていくためのエネルギーが生み出される．

口腔に入った食物は歯で咀嚼（噛み砕き）され，唾液腺からは炭水化物を分解するアミラーゼを含む唾液が分泌される．その後食物は嚥下（飲み込み）され，蠕動運動により食道から胃に送られる．胃では，胃液の成分である胃酸（塩酸）やタンパク質を分解するペプシンのはたらきと蠕動運動によって食べものが粥状になり，十二指腸に送られる．

肝臓は人体で最大の臓器で，成人では1.2～1.5 kgほどの重さがある．その機能として，三大栄養素（炭水化物，脂質，タンパク質）の代謝，薬やアルコールなど有害物質の解毒作用，アルブミンや止血物質の合成，胆汁の生成と分泌等があげられる．胆嚢は胆汁から水分を吸収し濃縮してたくわえる．なお，胆汁は脂質の消化吸収を助ける．膵臓で分泌される膵液には，アミラーゼ，トリプシン，キモトリプシン，リパーゼなどの消化酵素が含まれ，三大栄養素の消化を担う．

十二指腸には，胆汁と膵液が注ぎ込まれ，また，空腸や回腸の粘膜から分泌される腸液によってさらに消化が進む．消化された栄養素は小腸で吸収され，炭水化物（糖質），タンパク質は門脈によって肝臓に運ばれ，脂質は主にリンパ管で運ばれる．小腸で消化と吸収が済んだ内容物は大腸に到達し，大腸において内容物の水分が吸収され糞便が形成される．

なお，これらの消化・吸収は，自律神経系などによる神経性調節と消化管ホルモンなどによる体液性調節を受ける．

ⓒ 呼吸器系

呼吸器系は，空気の通り道となる気道と，ガス交換（後述）を行う肺からなり，上気道は鼻腔，咽頭，喉頭，下気道は気管と気管支で構成される（**図2-3**）．気道では，空気中の異物を取り除き，加湿・加温を行う．肺にはぶどうの房のような形をした肺胞が多数存在し，右肺は上葉・中葉・下葉の3葉，左肺は上葉・下葉の2葉からなる．横隔膜や外肋間筋などの呼吸筋により胸腔

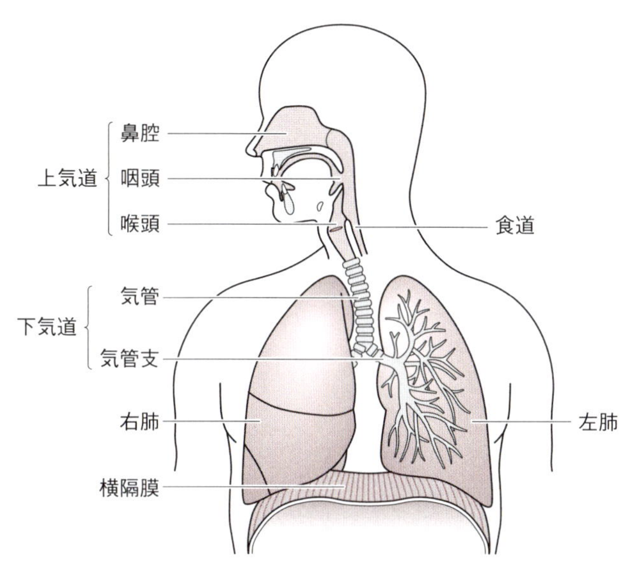

図2-3 呼吸器系

が拡張し，肺は受動的に膨らむ．

ヒトは呼吸をすることにより酸素を取り込み，肺を通して血液に酸素を供給し，それと摂取した栄養素が反応して得られるエネルギーを利用して生命活動を営んでいる．呼吸によって酸素と二酸化炭素が交換されることをガス交換というが，血液が酸素を組織の細胞に送り届け，細胞から排出された二酸化炭素を回収するガス交換を内呼吸という．一方，肺において行われるガス交換を外呼吸と呼び，拡散現象によって行われる．その際，酸素が肺胞から血液に取り込まれ，二酸化炭素が血液から肺胞に放出される．

酸素は赤血球中のヘモグロビンと結合し，血液によって運搬され，組織や細胞に供給される．組織などにおいて代謝が亢進し酸素の需要が増えると，ヘモグロビンと酸素との結合力が減って組織に多くの酸素が供給される．

肺機能検査においては，肺活量と1秒率が重視される．最大吸息レベルから最大限の呼息を行って吐き出すことができる空気量を肺活量といい，呼出開始から1秒後までに呼出された空気量が肺活量全体に占める割合を1秒率という．%肺活量（性，年齢，身長から推定した予測肺活量に対する実測肺活量の割合（%））は肺の伸展性の低下によって減少し，1秒率は気道の狭窄で減少する．

ⓓ 腎・尿路系

腎・尿路系は，体内で産生される老廃物や有害物質を処理する器官系であり，左右1対の腎臓と1対の尿管，膀胱と尿道で構成されている（**図2-4**）．

腎臓の機能単位は腎小体（糸球体とボウマン嚢）と尿細管により構成されるネフロンである．

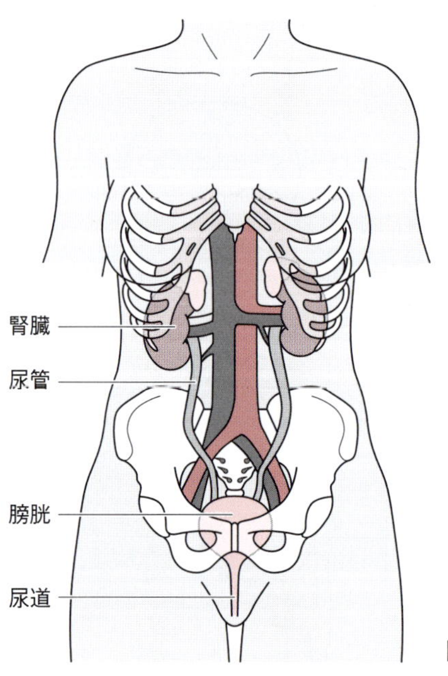

図2-4 腎・尿路系

腎臓には心拍出量の20％ほどの血液量が供給されている．腎臓に入った血液は毛細血管の糸玉様構造である糸球体で濾過され，1日約150～180 Lの原尿が生成される．その際，老廃物以外にも水分，ブドウ糖やミネラルなど生体にとって必要なものまで濾過されるため，99％が尿細管で再吸収され生体に戻される．再吸収されなかった水分と溶け出した老廃物や電解質あるいは異物（薬物など）の成分が尿となるが，通常，タンパク，糖，血液は含まれていない．尿は尿管から膀胱に入り，一定量たまったところで尿道を通って排出される．

腎臓は血圧を調整する機能をもっている．血圧が低下すると腎臓からレニンが分泌され，血圧を上昇させるアンジオテンシンⅡが生成される．また，副腎皮質に作用してアルドステロン分泌も促進される．これら血圧を維持する生体の重要なシステムは，レニン-アンジオテンシン-アルドステロン系と呼ばれる．

さらに，体液量や電解質の調整，血液のpHの調節も腎臓の役割である．低酸素や貧血の際，赤血球の新生を促進するエリスロポエチンも腎臓で産生される．

ⓔ 神経系

人体の機能を調節するための神経組織は全身に張りめぐらされており，中枢神経系と末梢神経系に分けられる．中枢神経系は脳と脊髄から構成されており，全身の情報を受け取り，知性や記憶，情緒などの高度な機能を調節する（**図2-5**）．末梢神経系は，全身からの情報を中枢に伝達し，また，中枢からの指令を全身に伝える役割があり，脳とつながる脳神経と，脊髄とつながる脊髄神経からなる．

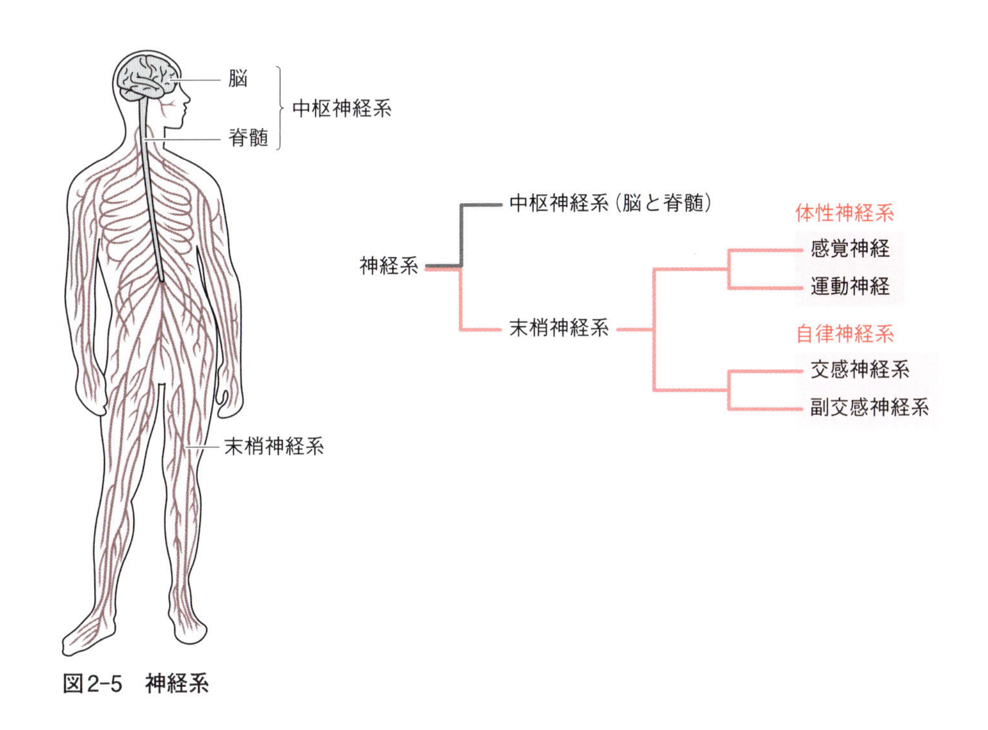

図2-5 神経系

神経系を構成しさまざまな情報を伝達する細胞を神経細胞という．神経細胞は活動電位を発生して，神経伝達物質を放出し，神経細胞の接合部であるシナプスを介して興奮性または抑制性の信号を伝達する．

脳は，大脳，小脳，間脳，脳幹に分けられる．大脳皮質においては，運動の指令や感覚の情報など特定の機能によってそれぞれ対応する部位が異なっている．大脳辺縁系は本能や感情，記憶などに関与している．小脳は運動機能の統合的な調整を行っている．間脳の視床下部は，自律神経系や内分泌系の中枢としてはたらいている．脳幹は呼吸，循環，体温調節など生命活動の中枢である．また，脊柱管の中を通っている脊髄は情報の中継拠点であり，脳からの運動の指令は脊髄の前角から出ていき，感覚などの情報は脊髄後角から脳へ入る．なお，熱いものに手を触れると思わずひっこめるなど，刺激に対し意識とは無関係に起こる反応を脊髄反射という．

末梢神経系は機能的には体性神経系と自律神経系に分けられる．体性神経系は，中枢神経系で出された運動の指令を骨格筋に伝える運動神経と末梢の感覚器からの情報を中枢に伝える感覚神経とに分けられる．自律神経系は交感神経系と副交感神経系からなり，互いに拮抗する作用をもち，意志にかかわりなく内臓などのはたらきを調整する（**図2-5**）．交感神経系は主に身体を緊張あるいは興奮状態にもっていき，副交感神経系は休養や消化管機能上昇の際にはたらく．

ⓕ 内分泌系

内分泌系は前述の神経系とともに生体の調節を行っており，成長，成熟，生殖機能，エネルギーの産生・利用，内部環境の維持にかかわっている．これら身体の機能を調節するホルモンを分泌する特定の内分泌器官は各部に点在している．分泌されたホルモンは血管に入って血流とともに運ばれ，標的器官にだけ作用する（**図2-6**）．

標的器官の機能が低下するとホルモン分泌量は増加し，反対に機能が亢進するとホルモン分泌量が減少することにより，標的器官の機能を一定に保っている（フィードバック機構）．下位ホルモンの血中濃度が上昇し，上位ホルモンの産生・分泌が抑制される場合をネガティブフィードバックという．

視床下部は，下垂体前葉ホルモンの産生・分泌を促進または抑制するホルモンと，下垂体後葉から分泌されるホルモンを産生する．視床下部は下垂体と連携をとってホルモンを制御してい

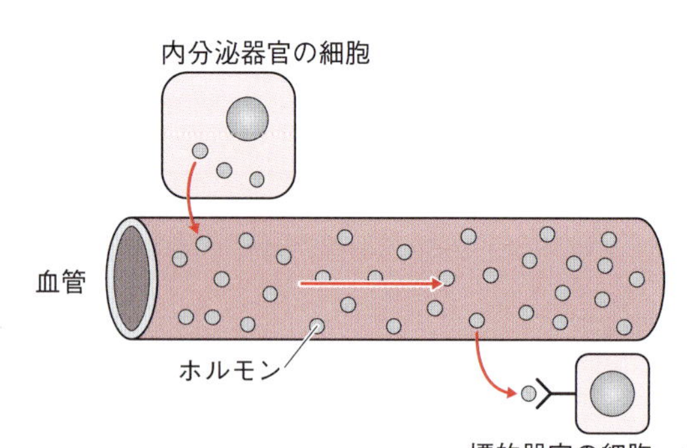

図2-6 ホルモンによる調節

る．下垂体前葉からは成長を促す成長ホルモンや乳汁の産生にかかわるプロラクチン以外にも，甲状腺や副腎皮質など他の内分泌腺を刺激するホルモンが分泌される．

甲状腺から分泌される甲状腺ホルモンは，組織での酸素消費量を増大させ代謝を活発にする．ほかに成長の促進や神経系の発達にも影響を及ぼす．副甲状腺（上皮小体）から分泌されるパラソルモンは，カルシウムイオンの腸管からの吸収，骨からの動員などを促し，甲状腺から分泌されるカルシトニンと拮抗作用をもつ．

副腎は皮質と髄質からなり，皮質からはステロイドホルモン（糖質コルチコイド，電解質コルチコイド，アンドロゲン）が，髄質からはアドレナリンなどが分泌される．

膵臓に存在するランゲルハンス島β細胞から分泌されるインスリンは，血糖値を下げる唯一のホルモンであり，筋組織や脂肪組織へのブドウ糖の取り込みを促進し，肝臓などでのグリコーゲン合成を促す（すなわち血糖値を低下させる）．一方，α細胞からは血糖値を上昇させるグルカゴンが分泌される．

ⓖ 感覚器系

感覚には特殊感覚，体性感覚，内臓感覚があり，身体の内外からの情報を受け取る器官を感覚器という．

視覚，聴覚，平衡覚，嗅覚，味覚を特殊感覚と呼び，これらを受け取る眼，耳，鼻，舌は特殊感覚器という．視覚の情報として眼球に入った光は，網膜に存在する視細胞が感知する．視細胞には，弱い光でも感知でき主に明暗を認識する杆体と色覚を認識する錐体とがある．聴覚は，空気中の音の振動が外耳を通り鼓膜に伝わり，中耳にある耳小骨（ツチ骨，キヌタ骨，アブミ骨）から内耳に存在する蝸牛で感知するしくみとなっている．内耳は平衡覚の感覚器でもあり，半規管の膨大部の中にあるクプラが回転運動を感知し，卵形嚢，球形嚢にある耳石が傾きを感知する（**図2–7**）．嗅覚は原始的な感覚器であり，においは鼻腔上部の嗅上皮で感知し，その情報が嗅細胞から大脳辺縁系や大脳皮質前頭葉の一部に伝達される．甘味，酸味，塩味，苦味，うま味といった味覚は，舌に分布する乳頭中の味蕾で感知される．

体性感覚として，痛覚，触覚，圧覚，温度感覚（冷覚，温覚）など皮膚で感じるものは皮膚感覚と呼ばれる．皮膚は，表皮，真皮，皮下組織からなり，さらに，毛，爪，汗腺などの皮膚付属器が存在している．皮膚は感覚受容器以外に，生体防御，体温調節などの機能を担っている．関節の動きや筋や腱の伸展などを感じる深部感覚も体性感覚である．

空腹感，口渇感，尿意，便意，吐き気，内臓の痛みなどは内臓感覚と呼ばれる．

ⓗ 生殖器系

生殖とは子孫を残し，種を存続させることである．生殖にかかわる器官群を生殖器系といい，男性と女性では機能や構造が異なる（**図2–8**）．

男性における精巣は，精子を産生するとともに，男性ホルモンを産生・分泌する．精巣でつくられた精子は精巣上体に集められ，精管を通って陰茎から精液として射精される．女性における卵巣は卵子を成熟させるとともに，女性ホルモン（エストロゲン，プロゲステロン）を産生・分

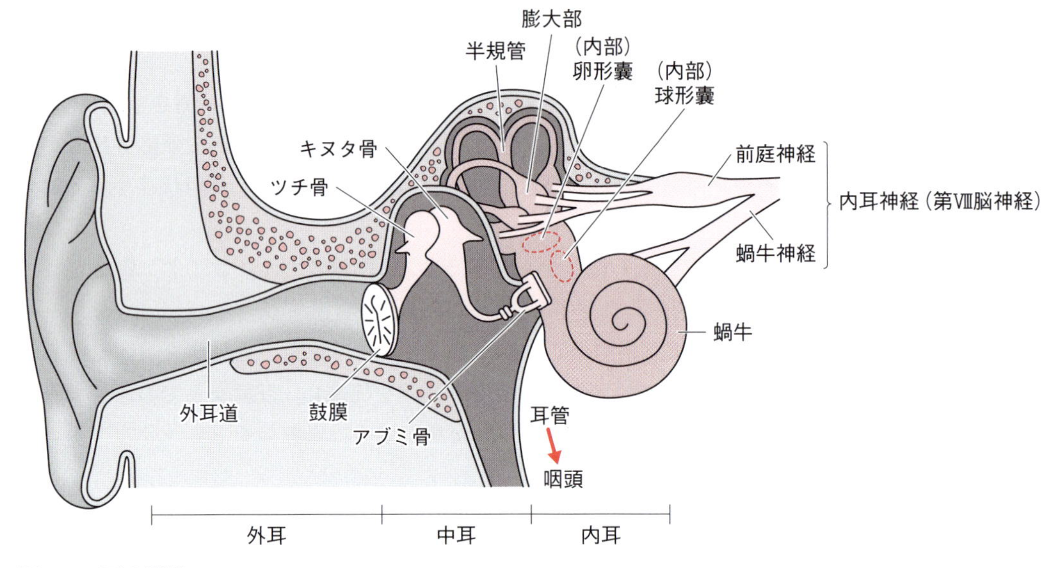

図2-7　耳の構造

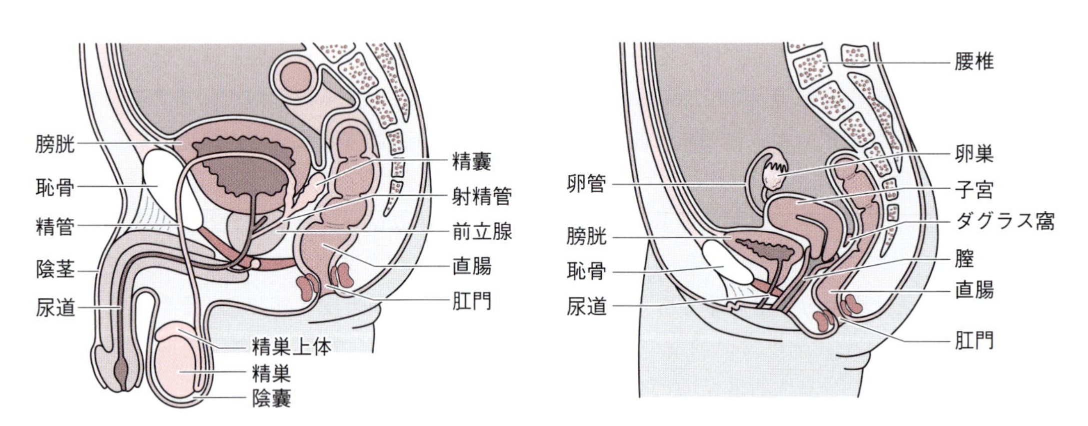

図2-8　生殖器(左：男性，右：女性)

泌する．卵巣と子宮内膜は，下垂体や卵巣から分泌されるホルモンのはたらきを受けて，周期的な変化を繰り返す．

精子と卵子が合体することを受精といい，卵管内部で行われる．受精卵が子宮内に着床してから胎児が発育し，分娩されるまでの期間を妊娠という．

ⓘ 運動器系

運動器は，骨，筋肉，関節などで構成される．

人体の骨格は，身体の中心部を支える頭蓋骨，胸郭(胸骨，肋骨)，脊柱と，それ以外の腕や足を支える上肢および下肢の骨に分けられる(**図2-9**)．骨は生体の支持という重要な役割のほか

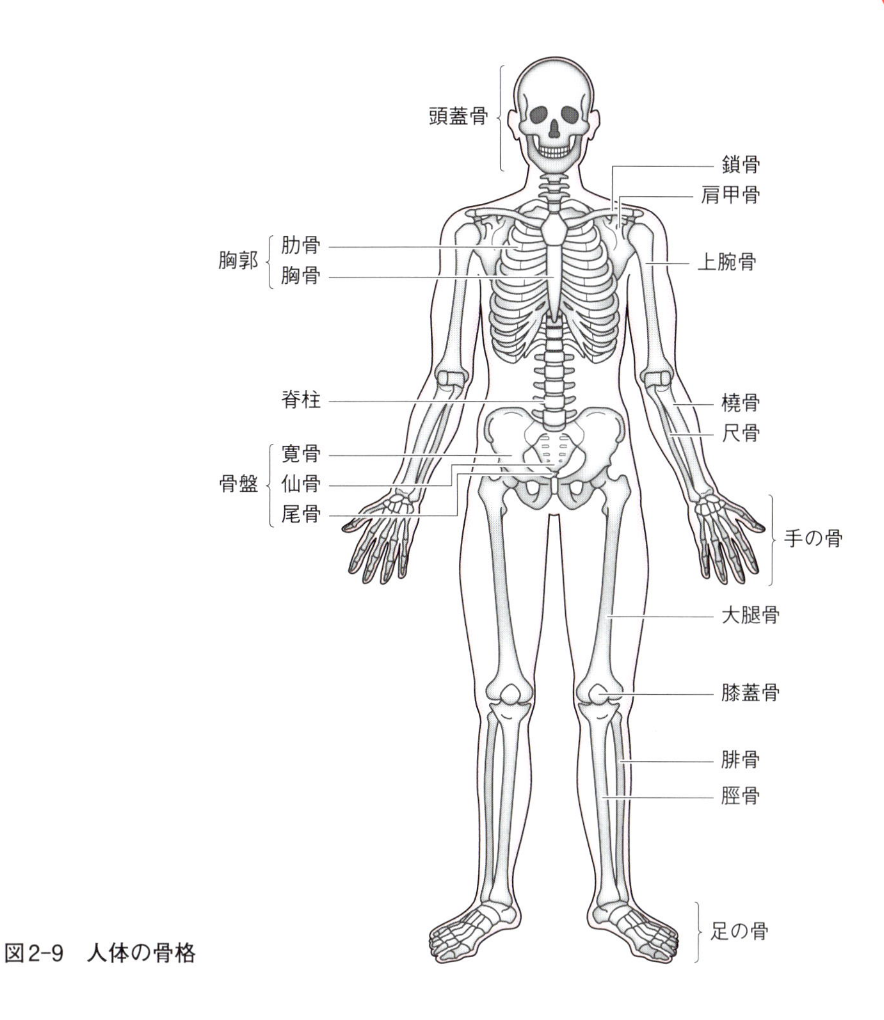

図2-9 人体の骨格

に，内臓を保護し，カルシウムの貯蔵と代謝に関与し，また骨髄腔内の赤色骨髄が造血組織としてはたらく．なお，骨組織では，古くなった骨基質が破骨細胞により吸収され，骨芽細胞により骨基質が置換され，骨は絶えず新しくつくり変えられている．

身体を動かすための筋肉を骨格筋といい，筋細胞内に存在する筋原線維の2種類の筋フィラメントが滑走することにより筋収縮が起こる．筋肉は，骨格筋のほか，心臓を動かす心筋，内臓の壁や血管などを形成する平滑筋がある．骨格筋は意識的に動かせるが(随意筋)，心筋や平滑筋は自律神経が支配しており意識的に調整することはできない(不随意筋)．なお，骨格筋と心筋には横紋がみられ，両者を横紋筋と呼ぶ．

B 心と健康

1 心の健康・不健康とは

近年，心の問題はますます注目され，医学分野，教育分野，産業保健分野など多くの分野で最も重要な問題の1つに数えられている．学問的には，精神医学，心理学，教育学，学校保健学，社会学などさまざまな立場から臨床・研究活動が行われている．心の問題，なかでも心の健康・不健康には多大な関心が寄せられており「われわれの心は健康なのか」「より健康になるにはどうすればよいのか」「どのようにすれば心の不健康を予防できるのか」「万一心が不健康となった場合，どのようにすれば回復するのか」，真剣な議論が交わされるようになっている．

心の健康・不健康は，社会・環境とのかかわりの中で発現し，経過および予後についても，それらに大きな影響を受ける．その点では他の健康事象と変わらない．心の健康・不健康はそれ単独では存在しないということ，すなわち，心の健康・不健康を社会・環境と一体となって捉えることが，心の健康あるいは不健康を理解する第一歩であると考える．

この項ではまず，精神的健康の定義について触れ，次に心の健康・不健康と社会・環境との関係について，公衆衛生学的視点から，「疫学的3要因」と「疾病対策の5段階」の考え方を採用して，全体像を描き出すこととする．

ⓐ 精神的健康の定義

精神的健康は，WHOが2007年にこう定義している．「精神的健康とは，単に精神障害でないということではない．それは，一人ひとりが彼または彼女自らの可能性を実現し，人生における普通のストレスに対処でき，生産的にまた実り多く働くことができ，彼または彼女の共同体に貢献することができるという，十全にある状態である」．すなわち精神的健康を非常に広く，深くとらえ，理想の生き方を述べているかのような内容になっている．心の健康の問題は，何かの不具合や欠如がないことをいっているのではなく，全人的性格のものであり，全人類の課題ともいえることをこの定義は示している．

ⓑ 心の不健康とは？

それでは，逆に心の不健康とはどのような状態であろうか．上記の定義に従えば，非常に広い概念となるが，ここでは少し範囲を狭めて心の不健康の代表的なものを精神障害として記述することとする．**表2-1**は現在わが国でも一般的に用いられている国際疾病分類（ICD-10）による精神障害の分類である．これ以外にもいくつかの精神障害の分類がある．これらの障害の一部は後述の**2**「心の不健康」で概略を述べる．

それではそのような心の不健康はどのような形で現れるのであろうか．**表2-2**には心の不健康（メンタルヘルス不調）の早期症状を，身体的症状，心理的症状，行動的症状に分けて列挙している．心の不健康の早期症状の特徴は，それが心の症状とはわからない肩こりなどの身体症状や

表2-1　心の不健康：精神障害（ICD-10による分類）

F0	症状性を含む器質性精神障害	認知症その他のいわゆる脳器質性精神障害
F1	精神作用物質使用による精神および行動の障害	アルコールや麻薬・覚せい剤などに関連した障害
F2	統合失調症，統合失調症型障害および妄想性障害	統合失調症やその類縁疾患
F3	気分障害（感情障害）	双極性感情障害，うつ病エピソードなど
F4	神経症性障害，ストレス関連障害および身体表現性障害	恐怖症性不安障害，パニック障害，強迫性障害，外傷後ストレス障害（PTSD）など
F5	生理的障害および身体的要因に関連した行動症候群	摂食障害，睡眠障害，性機能不全など
F6	成人の人格および行動の障害	いわゆる人格障害や性行動に関する問題など
F7	精神遅滞	精神発達遅滞
F8	心理的発達の障害	学習能力の特異的発達障害や広汎性発達障害など
F9	小児期および青年期に通常発症する行動および情緒の障害	多動性障害や行為障害，チック障害など
F99	特定不能の精神障害	以上の分類にあてはまらないものすべて

表2-2　心の不健康（メンタルヘルス不調）の早期症状

身体的症状	心理的症状	行動的症状
肩こり 疲労感 腰痛 めまい 目の疲れ 頭痛，頭重感 不眠 下痢 性欲減退	不安感 イライラ 気力・集中力低下 うつ気分 落ち込み 怒り	生活の乱れ 飲酒・喫煙量の増加 暴言・暴力 ギャンブル 遅刻欠勤

［愛知県：職場のメンタルヘルス対策ガイドブックより引用］

遅刻・欠勤などの日常行動に埋没した症状として現れることも多く，判別しにくくなっている点である．したがって早期発見・早期対応のためには詳細な観察力が必要とされる．

ⓒ 心の健康維持・不健康の予防

(1)「疫学的3要因」からみた心の健康・不健康

世の中のあらゆる健康事象を研究する学問として，疫学という分野がある．ここでは少しだけ疫学の考え方を借りて，心の健康・不健康に迫ってみよう．

疫学とは，「集団の中で出現する健康関連のさまざまな事象の頻度と分布およびそれらに影響を与える要因を明らかにして，健康関連の諸問題に対する有効な対策樹立に役立てるための科

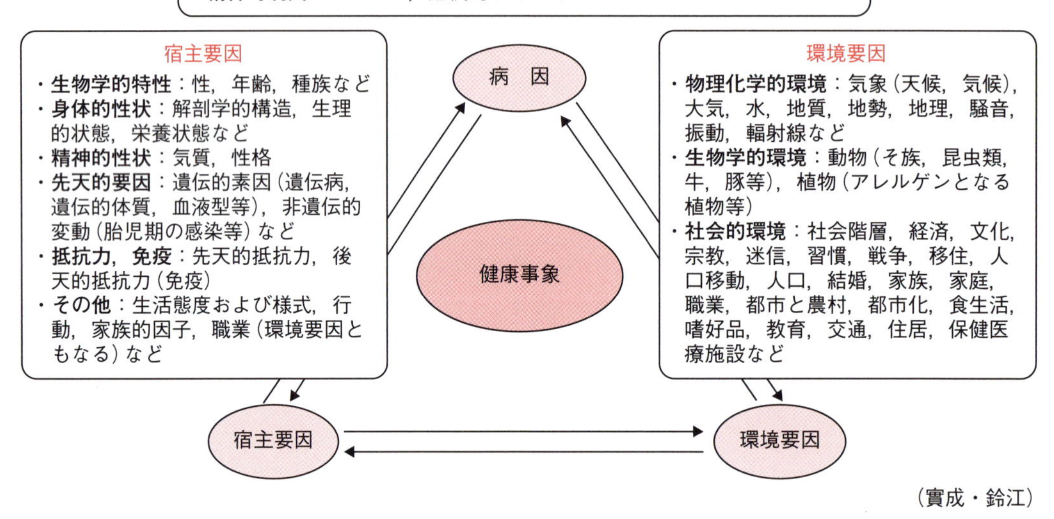

図2-10 疫学的3要因

学」であり，保健・医療・福祉など諸活動の背景にある公衆衛生学の基本となる概念である．実践においては，まず現象を客観的に評価することから始まる．その際に，部分と全体を両方みる，言い換えれば分析と統合を同時に行うことが要求される．心の健康・不健康といえども他の健康事象と同じく，この疫学の視点からみることが重要である．

健康事象を，病因・宿主（しゅくしゅ）要因・環境要因に分類・分析し，全体を合わせて統合し，対策面を考えに入れ，全体像を描くのが疫学的3要因の考え方である．健康事象には必ず3要因が存在する．病因は病原菌や化学物質など，宿主要因はヒトの生物学的特性や先天的要因，免疫低下など，環境要因は物理的・社会的環境などを指す．あらゆる健康事象は3要因がそろわないと発現することはなく，またこれら3要因が影響しあって健康事象は重症化することもあれば，軽快することもある（**図2-10**）．

心の健康・不健康に関連する事象を，疫学的3要因にあてはめると，病因としては，ストレス，危機的なライフイベント，化学物質など，宿主要因としては，精神的脆弱（ぜいじゃく）性（性格），低いストレス耐性，遺伝的素因など，環境要因としては，交友関係，家族・学校・職場などの環境，文化などが想定される．これらの3要素は互いに影響し合っている（相互矢印）．主な予防法・対策を3要因との関係性の強い項目をその要因の近くに配置し（矢印の場所），それらすべての予防法・対策を底から支えるものとして「教育・啓発・キャンペーン」「社会制度・法的整備」「公衆衛生・保健活動」の3つの大項目を配置した（最周辺部矢印）（**図2-11**）．しかしながらこの図がすべてを網羅しているわけではない．状況に応じてまだまだ多くの要素が追加されるべきと考える．

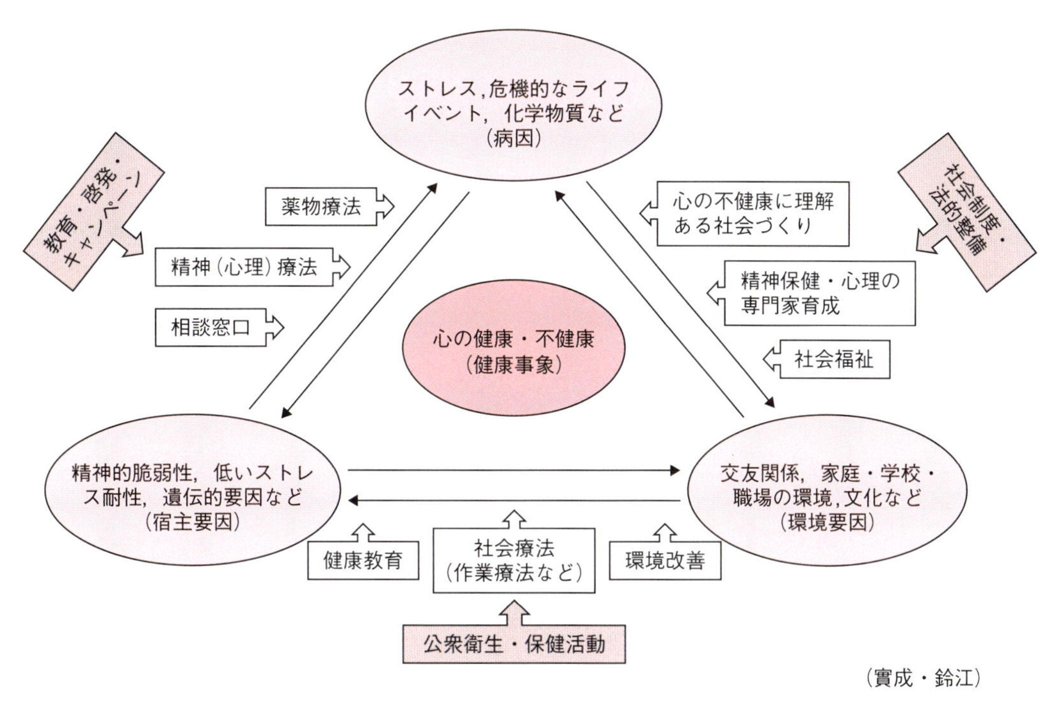

図2-11　疫学的3要因と対応する保健・医療等の枠組み(心の健康・不健康の場合)

表2-3　疾病対策の5段階

一次予防	①健康増進	健康や疾病に関する十分な知識をもち，健康を保持し増進していく態度や行動をとる
	②特異的予防	危険因子を認識し，除去したり，身を守ったり，発病の予防に努める
二次予防	③早期発見・早期治療	心身の異常に早期に気づいたり，無自覚の場合でも早期発見につながるような行動をとり，早期の治療に努める
	④重症化防止	重症化防止のために専門家の援助を求める，また自らも努力する
三次予防	⑤リハビリテーション(再統合)	機能の回復に努力し，心身の状態を整え，社会復帰に努める

(實成・鈴江)

(2)「疾病対策の5段階」からみた心の健康・不健康

次に心の健康・不健康という健康事象を予防の観点から捉えてみよう．予防は一般的に，一次予防・二次予防・三次予防に分けられる．さらに一次予防は①健康増進と②特異的予防に，二次予防は③早期発見・早期治療と④重症化防止に，三次予防は⑤リハビリテーション(再統合)に分けられる．これらが「疾病対策の5段階」といわれるものである(**表2-3**)．

これを心の健康・不健康にあてはめると，①健康増進とは「心の健康の健康教育，環境衛生，生活習慣の見直し，専門家の育成・訓練」，②特異的予防とは「ハイリスク者を把握し援助するこ

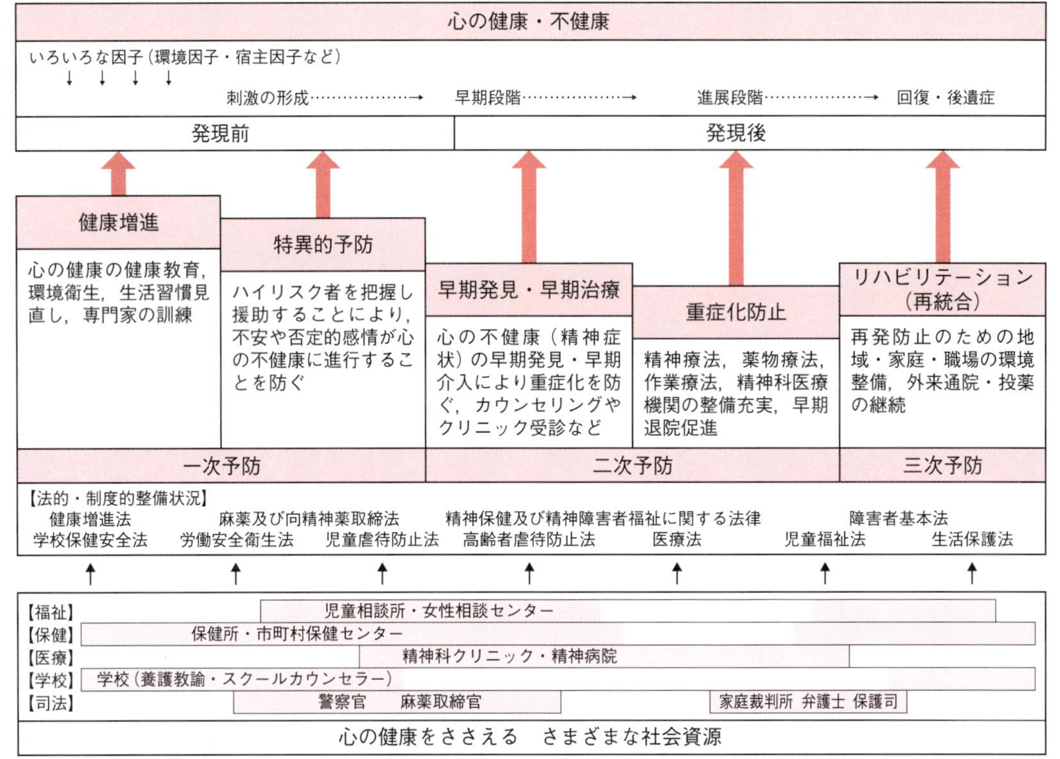

図2-12　心の健康・不健康における「疾病対策の5段階」全体図

とにより，不安や否定的感情が心の不健康に進行することを防ぐ」，③早期発見・早期治療とは「心の不健康（精神症状）の早期発見・早期介入により重症化を防ぐ，カウンセリングやクリニック受診など」，④重症化防止とは「精神療法，薬物療法，社会療法，精神科医療機関の整備充実，早期退院の促進」，⑤リハビリテーション（再統合）とは，「外来通院・投薬の継続，再発防止のための地域・家庭・職場の環境整備」といえる．**図2-12**には，それぞれの段階に対応した予防・対策の詳細とともに，法的・制度的整備状況と，対応すべきさまざまな社会資源（の一部）を示した．いずれも必要とされる多くの予防・対策とその連携，またそれらに対応した各種制度・法律，地域における多くの社会資源とその協力関係（保健と医療と福祉，および地域保健と学校保健と産業保健，さらには行政と住民の協力など）が不可欠なことがわかる．

ⓓ 若年層への自殺予防教育（あなたもゲートキーパー！）

わが国の自殺者数は，1998年より年間3万人を超えるようになり，自殺は深刻な社会問題となっている．その後自殺者数は2010年から2019年までは減少傾向となったが，2020年からは増加に転じ，若年者の自殺者数も増加し，若年層の自殺予防は喫緊の課題になっている．

筆者はこれまで，高校生を対象に自殺予防を目的とした心の健康について理解を高めるメンタルヘルスリテラシー教育を実践してきた.「セルフケアの重要性」「知識・技術習得の重要性」「ゲートキーパー活動の実践」「理解しやすい授業内容」「自殺予防活動の推進」「普段からの人間関係の重要性」「逃げることの重要性」などの各点について学ぶことができるよう，教育プログラムは開発された．メンタルヘルスリテラシー教育は，さまざまな年代に対して実践することが可能であると示唆されている.

自らの心の健康を保つ方法を学び，またゲートキーパー[*1]として他者の悩みに対して相互に配慮し合うことで，心理的にも安心して生活することのできる社会の構築が期待される.

話題 1 レジリエンスってなんだ？

心理学におけるレジリエンス(resilience)とは，社会的ディスアドバンテージ(社会的に不利な立場)や，己にとって不利な状況に自身のライフタスク(人生で取り組むさまざまな課題)を対応させる個人の能力と定義される．自己に不利な状況，あるいはストレスとは，家族，人間関係，健康問題，職場や金銭的な心配事，その他から起こりうる．レジリエンスは「脆弱性(vulnerability)」の反対概念であり，「精神的回復力」「抵抗力」「復元力」「耐久力」などと訳される場合もあるが，近年では訳語を用いずそのままレジリエンス(レジリアンス)と表記して用いることが多い.

米国心理学会がまとめたリーフレットによると，レジリエンスを築くには，「親戚や友人らと良好な関係を維持する」「危機やストレスに満ちた出来事でも，それを耐え難い問題としてみないようにする」「変えられない状況を受容する」「現実的な目標を立て，それに向かって進む」「不利な状況であっても，決断し行動する」などの方法があるとされている.

レジリエンスを構成する要素は多く，かつきわめて複雑な相互関係をもつ．また，生得的なものからその人自身によって獲得されるもの，感じ方や考え方までを含んでいる.

2 心の不健康

以下，心の不健康について，いくつかを各論的に述べる．もとより，これらがすべてというわけではなく，先に述べたように，世の中には多くの心の不健康，あるいは精神障害に分類されるものが存在している.

ⓐ ストレス関連障害

ストレス関連障害とは，かつて「心因反応」と呼ばれたもので，ストレスがあり，それに反応してさまざまな精神症状を示すものをいう.

(1) 急性ストレス反応

症状としては，不安，焦燥感，抑うつ，無気力，睡眠障害，食欲不振などの漠然とした身体的不調(不定愁訴)などがみられる．もともと心が健康な人が大きなストレスに遭ったときに生じ

NOTE

[*1] **ゲートキーパー**：悩んでいる人に気づき，声をかけ，話を聞いて，必要な支援につなげ，見守る人のこと.

る．ストレスから数日以内に出現し，多くは短期間で軽快する．

(2) 適応障害

重い身体の病気や転居・転校，親しい人との離別・死別など，長く続くストレスや生活の変化などに適応できなくなることで生じる．ストレスから3ヵ月以内に出現し，ときに長期化する．

(3) PTSD（心的外傷後ストレス障害）

死や重大な外傷，災害，暴力状況（犯罪，戦争など）など，身体や心の安全性が強くおびやかされる出来事を体験したあと，不安と抑うつを中心とした特有の精神の不安定状態が持続するものをPTSD（post traumatic stress disorder）という．出来事を体験した後に出現し，通常長期間持続する．もともとはベトナム戦争帰還兵の心の問題から始まり，わが国でも1995年の阪神・淡路大震災の被災者の心のケアに関して注目されるようになった．

事例1）39歳，女性，主婦 【PTSD】

主訴：夜眠れない．落ち着かない．すぐに泣いてしまう．

現病歴：大地震の被災者で，倒壊した家の中から救急隊によって12時間後に助けだされた．仮設住宅に移り住んでから，テレビドラマで救急車が走る場面を観ていて突然いいようもない不安に襲われ，「こわい，こわい」と叫ぶことがあった．その日から救急車やパトカーの音を聞くと不安発作（動悸・呼吸困難・手足の震え・吐き気）が起こるようなった．ぼーっとしていることが多くなり，夜も眠れず，家族が話しかけてもビクッとするばかりで，家事もできなくなってしまった．地域の保健師に相談し，家族に連れられて病院を受診した．

経過：PTSDと診断され，薬物療法と精神療法が開始された．自分が感じた不安や恐怖感を話していく中で，夫婦仲が悪く離婚の話がでていることも語られるようになった．夫や家族の支援も得られるようになり，症状は徐々に落ち着いていった．

ⓑ 摂食障害

摂食障害自体は，食欲という欲動の障害によって呈される食行動異常全般を指す．ここでは，神経性無食欲症（神経性やせ症）と神経性過食症（神経性大食症）を取り上げる．ともに女性に発症しやすい．

(1) 神経性無食欲症

患者は若い女性に多く，やせ願望が強く，ひどくやせるが，摂食や体重，体形に対して歪んだボディイメージの障害を抱いている．拒食が多いがときに過食となる．やせても活発で腋毛，恥毛の脱落はない．症状としては，体重減少（標準体重の85％以下），無月経，うぶ毛が目立つようになる．進行すると，栄養失調から，腎不全や低血糖，不整脈や感染症といった重大な合併症を起こし，死亡することもまれではない．

(2) 神経性過食症

発作的に繰り返されるむちゃ食いと自己誘発嘔吐，下剤・利尿薬の乱用などの排泄行動，月経異常，電解質異常をともなうが，正常体重を維持することが多い．

これらの患者には病識（自分が病気であるという認識）がなく，歪んだ考えを是正するのは困難なことが多い．やせ方があまりにも極端で体重減少が激しい場合は入院も必要になる．抗不安薬，抗うつ薬，抗精神病薬などの投薬とあわせて，認知行動療法などカウンセリングや栄養指導が行われる．認知行動療法では，体型や体重に関する過剰な関心や歪んだ信念や価値観（認知）の修正を行うことで，摂食行動異常が改善されると考えられる．

事例2）21歳，女性，大学生　【摂食障害】

主訴：体重減少

現病歴：高校2年生時，失恋をきっかけに「やせてキレイになれば，彼を取り戻せるかもしれない」と考え，ダイエットを始めた．1ヵ月で4 kg近くやせ，友達から「キレイになったね」といわれ，さらに極端なダイエットに走った．我慢できずにむちゃ食いをしては口に指を入れて吐いたり，下剤を使ったりした．1年も経たないうちに体重が30 kg台になって生理も止まり，肌もガサガサになった．それでも鏡に映った自分をみるとものすごく太ってみえた．もっとやせなくてはと思い運動を始めたが，ジョギング途中で倒れてしまった．翌日母親とともに病院を受診した．

経過：摂食障害と診断され，抗うつ薬の投薬とカウンセリングが開始された．一時は点滴による栄養補給が行われたが，徐々に自分の体形に対する認知が修正され，アルバイトもできるようになった．現在就職を目指して勉強中である．

ⓒ 発達障害（成人期）

成人期の発達障害（ADHD（注意欠如多動症））では，PTSD，ひきこもり，うつ病，適応障害，パーソナリティ障害，依存症，薬物乱用などの二次障害に陥りやすくなる．また就労に問題を抱える例も多く，周囲の理解や就労支援などが必要とされることが多い．発達障害全般（児童期）については第5章A 9「発達障害」に解説されている．

いずれも，環境調整，社会生活技能訓練（social skill training，SST），心理療法，治療教育など非薬物療法が優先される．日常生活に深刻な影響がある場合には薬物療法も行われる．

事例3）18歳，男性，定時制高校生　【ADHD】

主訴：授業に集中できない．思ったことをすぐいってトラブルを起こしてしまう．

現病歴：保育園・幼稚園の時代から多動が目立ち，じっとしていることができなかった．小学校入学後は文房具や傘をよくなくし，宿題をいつも教室に置き忘れていた．整理整頓が苦手で，低学年次に担任教師から授業中の騒がしさや落ち着きのなさを指摘されていた．遊びもすぐ飽きてしまうが，ゲームなどに熱中すると何時間でも夢中になっていた．定時制高校に入学してからは，昼間はアルバイトを始めていたが，3年次になって，やる気が出ずアルバイトも勉強も辛く苦しいと訴えるようになった．担任と相談し，母親とともに近隣の児童精神科外来を受診した．

経過：ADHDと診断され，薬物療法が開始された．学校では担任を中心に主治医・母親との連携のうえで，管理職および全教員，スクールカウンセラーなどによる支援体制が組まれた．学校外からもジョブサポーターや地域の保健師などの支援を受け，無事卒業した．現在は，本人なりのペースでアルバイトを続けながら社会生活を送っている．不注意傾向は残存しているものの過活動および衝動性はかなり改善され，自分自身を肯定的に捉えられるようになっている．

ⓓ うつ病

初発年齢は20歳代後半が最も多く，もう1つのピークは50歳前後の初老期にみられる．生涯有病率は6％前後といわれる．男女比では女性の方が多い．

初期症状としては，心の不調ではなく身体の不調や行動の問題として現れることが多い．食欲低下や不眠だけでなく，体がだるい，生気がない，頭痛・めまい・吐き気といった身体の症状，ひきこもりやリストカット，暴力や攻撃的な行動などとして表現されることもある．また，抑うつ症状は，朝の調子が最も悪く，午後から夕方にかけて改善してくることが多い．

治療としては，主に抗うつ薬や，抗不安薬などによる薬物療法が行われる．精神療法としては，認知行動療法やカウンセリングなどが行われる．

事例4）46歳，男性，会社従業員　【うつ病】

主訴：疲労感がひどくて物事に集中できない．「なんだかすべてが嫌になってきた．いっそ死んで消えてしまえば楽なのかなと思う」．

現病歴：妻と二人の息子との4人暮らし．1年前に部長に昇進し，地方支社から都内本社へ栄転した．しかし息子が不登校となり，自分の無力感に悩んでいる．真面目な性格である．その頃，会社でトラブルが発覚し事後処理に追われる．残業時間は毎日5時間以上で，土日もなく，集中力や視力の低下を感じ始めた．本当は休養をとりたかったが，無理して仕事を続けていた．4ヵ月前から食欲不振で，無理して食べても下痢するようになり，2ヵ月で体重が8kg減った．胸部圧迫感，胸痛，首・肩こりなど身体症状を訴え，2週間前からは全身疲労を強く感じるようになった．欠勤や早退が多くなったので，職場の健康相談室（産業医）を受診した．

経過：産業医から紹介され，近所の精神科クリニックを受診したところうつ病と診断され，抗うつ薬の投薬およびカウンセリングが開始された．産業医と主治医・家族らの支援を得て，半年間の休業を経て，現在は段階的に復職を試みている．

ⓔ 統合失調症

統合失調症は，以前は「精神分裂病」と称されていた疾患であり，生涯有病率は1％前後といわれる．その原因は諸説あるが，現在のところ不明である．

統合失調症の症状は，知覚，思考などさまざまな面にわたっている．まず知覚の異常として，幻覚（対象のない，実在しないものを知覚すること）があり，幻聴・幻視などが認められる．思考過程の異常として滅裂思考（思考過程の関連性のない観念同士が結びつき，まとまりがなくなる状態）があり，連合弛緩，支離滅裂とも表現される．重症になると言葉の概念が崩壊し，単語の羅列となる（言葉のサラダ）．思考内容の異常としては，妄想（間違った確信，訂正不能，ありえない内容によって特徴づけられる）があり，主に妄想気分，妄想知覚，妄想着想，被害・関係妄想などがある．

治療としては，抗精神病薬が用いられる．統合失調症の服薬は継続することが重要であり，急に服薬を中止すると再発することが多い．ほかに精神療法や作業療法なども併せて行われる．最近ではグループホームや援護寮などの中間施設も整備されつつある．長期的にはリハビリテーションを行い社会復帰を目指す．

事例5) 17歳，男性，高校生　【統合失調症】

主訴：幻聴(男の人の声が聞こえる).

現病歴：中学の頃から，なんとなく体が変な感じがして，時々急に頭痛がしたり，だるくなったりしていた．高校に入学してからは，新しいクラスになじめず，孤立するようになった．そのうちみんなにバカにされて，廊下ですれ違いざまちらっとこちらをみてはこそこそ言い合っているように感じた．授業にもまったく集中できず成績も下がり，高校も休みがちとなった．あるとき自室でゲームをしていたら，急に「オマエはダメなヤツだ！」という知らない男の声が聴こえてきた．まわりを見渡しても誰もいないので，恐ろしいのとイライラで訳がわからなくなった．不眠も続くため，母親とともに精神科クリニックを受診した．

経過：統合失調症と診断され，外来で投薬が開始された．学校は半年ほど休んだが，症状も安定してきたので登校を再開した．しかし友達付き合いをはじめとして学校生活には苦労している．担任は保護者・主治医・養護教諭などと連携をとりながら対応している．

3 薬物(物質)依存

従来，「薬物依存」という用語が一般的であったが，依存を起こす化学物質には大麻や有機溶剤(シンナー)など薬物とは呼べないものも含まれる．したがって，最近は「薬物依存」の代わりに「物質依存」という用語も使用されている．現在わが国では，覚せい剤を中心とした薬物依存症が増加・蔓延傾向にあり大きな社会問題になっている．

ⓐ 薬物乱用とは？

薬物乱用とは，社会規範から逸脱した目的や方法で，薬物を自ら使用するという「行為」である．覚せい剤，麻薬(コカイン，ヘロイン，LSD，MDMAなど)は，製造，所持，売買，自己使用が法律によって禁止されている．また未成年者の飲酒・喫煙は法律で禁止されているため，使用は乱用となる．有機溶剤(シンナー，接着剤など)の吸引は目的の逸脱であり，睡眠薬・鎮痛薬などの医薬品でも「遊び」目的で使うことは目的の逸脱であり，1回でも使用すると乱用となる．

ⓑ 薬物依存とは？

薬物乱用を繰り返した結果，薬物依存という「状態」に陥る．繰り返す薬物乱用の結果生じた脳の慢性的な異常状態であり，その薬物の使用を止めようと思っても，渇望(薬物が欲しいという強い欲求)を自己コントロールできずに薬物を乱用してしまう状態のことである．

このうち，身体依存とは，薬物乱用の繰り返しの結果，身体症状(自律神経症状，痙攣，意識障害など)が起こる状態である．急な断薬により離脱症状(不安，抑うつ，不眠など)を起こす．そして，離脱症状の苦痛を避けるために，薬物探索行動をとり，薬物を手に入れ乱用が繰り返される．

一方，精神依存とは，物質(薬物)に対する制御困難な強い欲求，あるいは強迫感をもつことである．それゆえ渇望にあらがえず，さらに薬物探索行動をとり，結果として乱用の繰り返しに

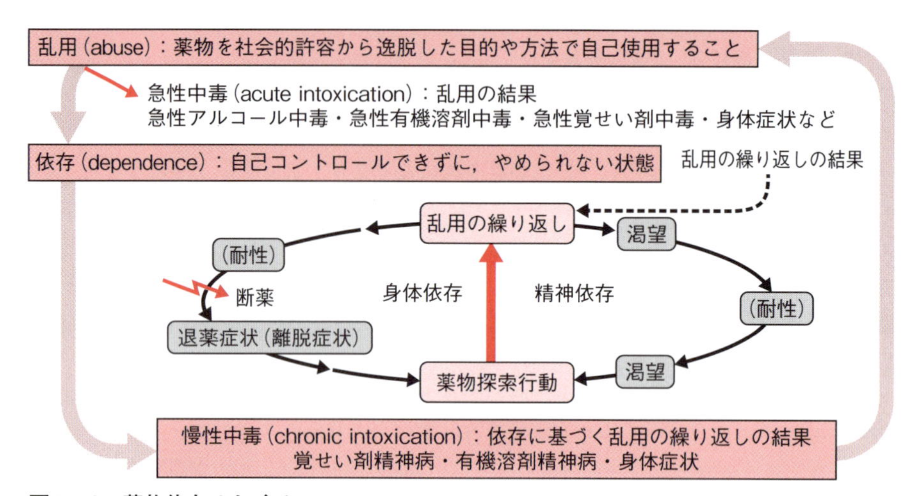

図2-13　薬物依存のしくみ
［厚生労働省：ご家族の薬物問題でお困りの方へ，2021より引用］

なる．精神依存はどの薬物依存にも存在する（**図2-13**）．

ⓒ 薬物中毒とは？

急性中毒は，乱用による薬物の直接的薬理作用の結果である．急性アルコール中毒，急性有機溶剤中毒，急性覚せい剤中毒，身体症状などがあり，乱用すれば誰でもいつでも急性中毒に陥る危険性がある．急性中毒は迅速かつ適切な処置により回復することが多いが，時には死亡することもある．

一方，慢性中毒とは，薬物依存に陥っている人が乱用を繰り返した結果として発生する慢性的状態である．原因薬物の使用を中止しても，症状は消失せず，時には進行・悪化していく．幻覚や妄想を主症状とする覚せい剤精神病，有機溶剤精神病などがある（**図2-13**）．

ⓓ 薬物依存の症状・経過

薬物依存を起こす薬物には大きく分けて，興奮作用をもたらす覚せい剤やコカイン，抑制作用をもたらすあへんや大麻，幻覚作用をもたらすLSDやヘロイン，モルヒネなどがある．それぞれを取り締まる法律などの概要は**図2-14**の通りである．

ほんの好奇心や仲間意識から薬物を使用し始めた瞬間から，依存症は深く静かに進行していく．薬物乱用を繰り返すうちに，少しずつ依存が形成されて，コントロールできなくなり，薬物乱用の頻度がどんどん高くなる．この時点では依存に基づく慢性中毒のない乱用者であるが，そのうち幻覚や妄想などの精神病の症状が現れ慢性中毒となり，薬物依存の状態となる．精神病状態になると，かえって乱用自体の頻度は低下しがちとなる．幻覚や妄想自体は薬物乱用を中止し，向精神薬の処方など適切な医学的処置を受けると，通常は1～3ヵ月以内に治まることが多い（**図2-15**）．

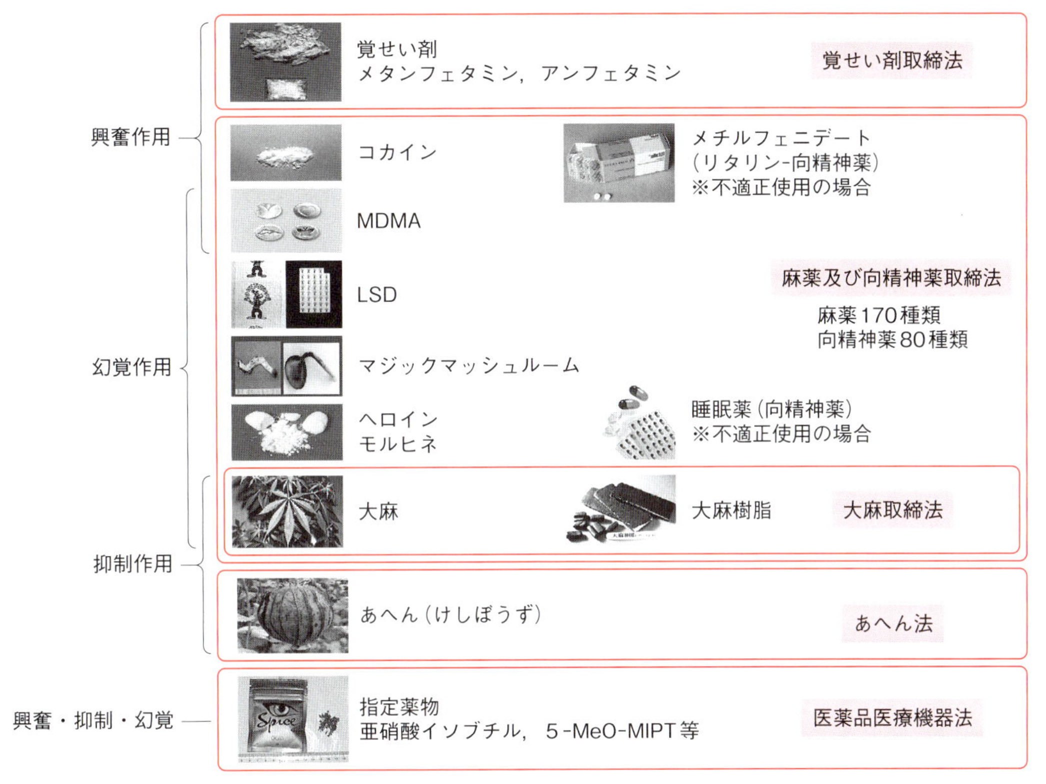

図2-14 乱用薬物の種類と作用
［厚生労働省：薬物乱用の現状と対策，2015より引用］

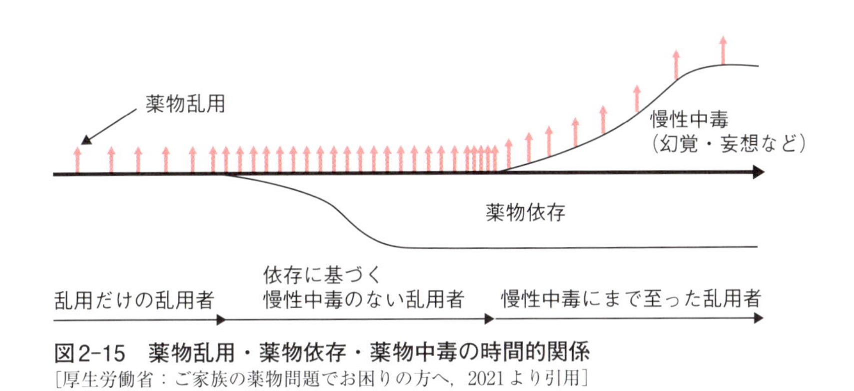

図2-15 薬物乱用・薬物依存・薬物中毒の時間的関係
［厚生労働省：ご家族の薬物問題でお困りの方へ，2021より引用］

ⓔ 薬物依存の治療

幻覚・妄想や興奮状態には抗精神病薬を使用する．外来治療が基本であるが，重症の場合は入院して使用物質を中断させる．退院後も薬物を完全に断つ以外に根本的に治療する方法はない．薬物を使用しない生活を維持していくために社会復帰療法を活用する．専門の医療機関や相談施設，体験者がお互いに支えあうセルフヘルプ(自助)グループを利用する．

近年，麻薬に指定されていない，いわゆる危険ドラッグの乱用が拡大している．合法ハーブ，お香，アロマなどと称して販売されている．このような幻覚などの作用を有する未規制薬物についても，麻薬及び向精神薬取締法の麻薬指定とは別に医薬品医療機器等法の指定薬物制度を適用し，迅速に指定薬物とすることで，これら未規制薬物の所持，使用，製造，輸入，販売等を禁止している．

事例6) 24歳，男性，専門学校生 【覚せい剤による薬物依存症】

主訴：意味不明の言動

現病歴：地方の高校卒業後，東京の専門学校に入学し一人暮らしを始めた．しばらくは真面目に通学していたが，友人から面白半分で覚せい剤をすすめられ，断り切れずに，1回だけなら，と使用したのが始めであった．最初は気持ちよくなっていたが，そのうち「誰かが殺しに来る」などと騒ぐことが多くなった．覚せい剤を手に入れるために借金を繰り返すようになり，父親に連れられ地元の精神病院を受診した．

経過：覚せい剤による薬物依存症と診断された．幻覚や妄想は抗精神病薬で消失したが，なかなか覚せい剤をやめることができず，治療途中で近くのセルフヘルプグループに駆け込んだ．その後も，自殺を図ったり，危険ドラッグに手を出したりして，全国のセルフヘルプグループを転々としている．

C 遺伝情報と健康

ヒトでも他の生命でも，容貌や生活習慣などさまざまな面で親子に共通点が見受けられることがある．これは親から子へ，生命の設計図である遺伝情報が受け継がれたためである．遺伝情報は，疾患発症の原因になることもある．自身の遺伝情報をもとに，その遺伝情報にあったライフスタイルを送り，疾患発症を予防すること，そして疾患を発症した場合には適した治療を受けることができれば有用である．

本項では，最初に遺伝情報の担い手となる分子，デオキシリボ核酸（deoxyribonucleic acid, DNA）と遺伝のしくみを概説し，その後DNAと疾患や体質の関係を紹介する．最後に現在急速に進んでいる遺伝情報をもとにした健康づくりの方策について紹介する．

1 遺伝情報の担い手DNA

遺伝情報は親から子へ伝わり，生命の設計図といえる役割をもつ．

ⓐ 遺伝情報の所在

ヒトは多数の細胞で構成された多細胞生物である．ヒトを構成する細胞の1つひとつの中には，**図2-16**に示す通り核やミトコンドリアなどの細胞内小器官がある．核の中には，染色体と呼ばれる巨大な分子が入っており，その染色体をほどいた鎖状の分子がDNAである．このDNAに遺伝情報が記録されている．また，DNAは核以外にミトコンドリアの中にも存在している．そこで核にあるDNAを核DNA，ミトコンドリアにあるDNAをミトコンドリアDNA

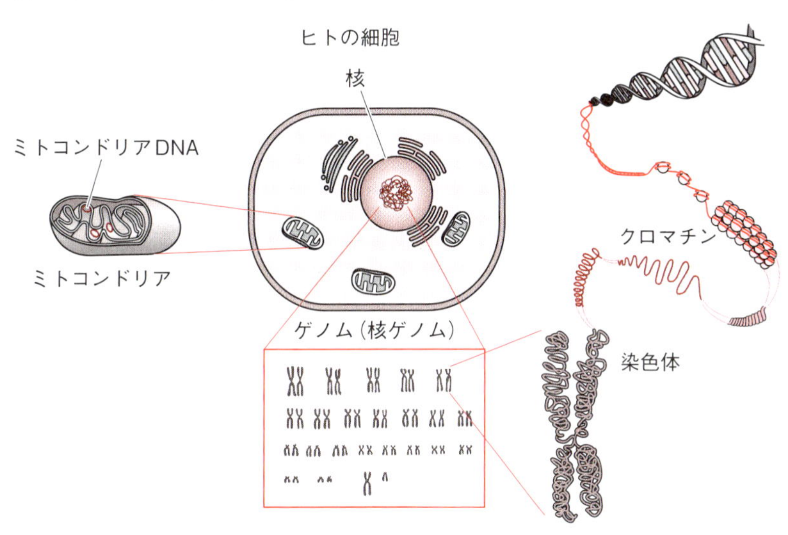

図2-16　染色体とDNA
［渡邉　淳：診療・研究にダイレクトにつながる遺伝医学，p.13，羊土社，2017より許諾を得て改変し転載］

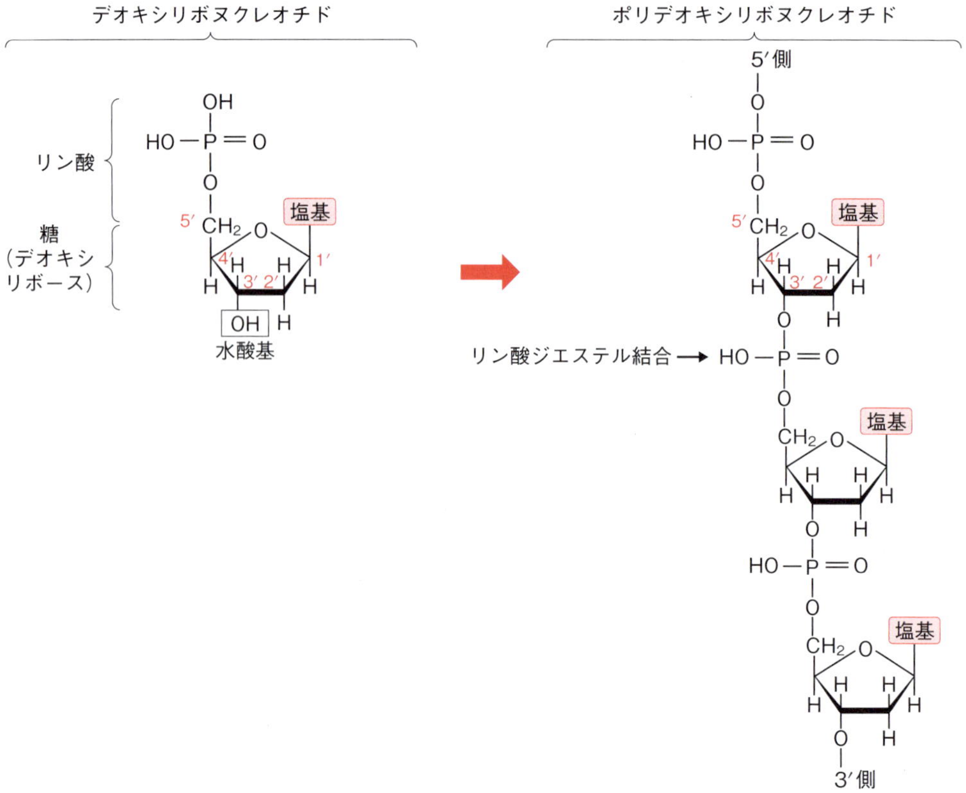

デオキシリボヌクレオチド

ポリデオキシリボヌクレオチド

リン酸

糖（デオキシリボース）

水酸基

リン酸ジエステル結合

5′側

3′側

図2-17　DNAの構成単位

(mitochondrial DNA, mtDNA) と呼ぶ．

ⓑ DNAは遺伝情報を記録する分子である

ここでは，遺伝情報がどのようにDNAに記録されているのか説明する．DNAの分子構造を**図2-17**と**図2-18**に示した．DNAは，デオキシリボヌクレオチド（以降，簡単のためヌクレオチドと記載）を構成単位とする分子である．ヌクレオチドの構造は**図2-17**に示すように，5つの炭素からできた糖（五炭糖，デオキシリボース）とリン酸，塩基の3つの要素で構成されている．五炭糖の各炭素には，1′, 2′, …, 5′と番号がつけられており，5′にあるリン酸基と3′にある水酸基がリン酸ジエステル結合することで，ヌクレオチド同士が結合できる．多数のヌクレオチドが1本の鎖としてつながったものをポリデオキシリボヌクレオチド（以降，簡単のためポリヌクレオチドと記載）と呼ぶ．ヌクレオチドを構成する塩基は4種類（アデニン（A），シトシン（C），グアニン（G），チミン（T））存在している．DNAはいずれかの塩基をもったヌクレオチドがさまざまな順番で結合しており，その5′側から塩基を順番に記載したもの（例：5′-ACGTGTA……-3′）を塩基配列と呼んでいる．この塩基配列がまさに遺伝情報を記録したものである．

DNAの塩基のうち，AとT，CとGが水素結合によって塩基のペア（塩基対と呼ぶ）を形成す

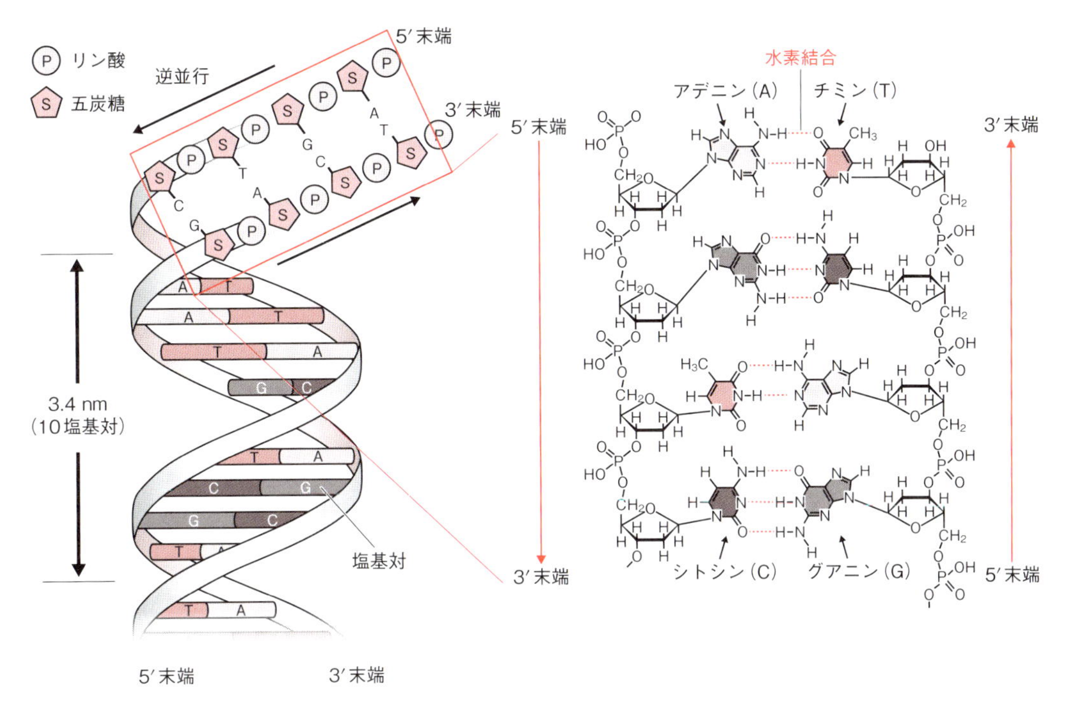

図2-18　DNAの構造

る．塩基対を形成する塩基の組み合わせは決まっている．この特徴を塩基の相補性と呼ぶ．DNAは，**図2-18**のように2本の相補な塩基をもつポリヌクレオチドがより合わさって二重らせん構造をとった分子として存在している．二重らせん構造において2本のポリヌクレオチド鎖は，それぞれ5′から3′と，3′から5′というように反対の向きに水素結合して並んでいる．

ⓒ ヒトゲノム

ある生物種がもつ遺伝情報（すなわちDNAの塩基配列）一式をゲノムと呼ぶ．ヒトのゲノムは，ヒトゲノムと呼ばれる．ヒトゲノムは，核DNA由来の核ゲノムとmtDNA由来のミトコンドリアゲノムで構成されている．mtDNAは環状のDNAとして存在しており，核DNAは折りたたまれて**図2-19**のように複数の染色体として細胞核に存在している．染色体は細胞分裂の中期に観察することができる．**図2-19**に示した通り，ヒトの染色体は23対46本の染色体として存在している．

ヒトの核内にある染色体には1～22番までの常染色体とX染色体またはY染色体の性染色体が存在する．ヒトは，父親由来の精子と母親由来の卵子からそれぞれ23本の染色体（1～22番染色体と性染色体）を受け継いで23対46本で構成されている．常染色体は同じ番号の染色体が2本ずつ対となっており，22対で合計44本ある．常染色体は男性でも女性でも同じ構成をしている．一方で，性染色体は男性と女性で構成が異なっている．男性は，X染色体とY染色体を1本ずつ（XY）保有し，女性はX染色体を2本（XX）保有している．生まれてくる子どもの性別は，両親

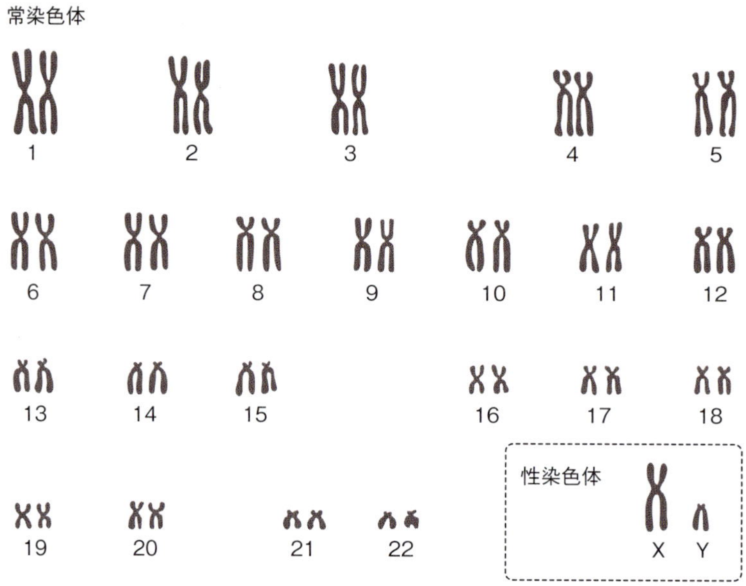

常染色体

1 2 3 4 5

6 7 8 9 10 11 12

13 14 15 16 17 18

19 20 21 22

性染色体

X Y

図2-19 ヒトの染色体
［渡邉 淳：診療・研究にダイレクトにつながる遺伝医学，p.16，羊土社，2017より許諾を得て転載］

から引き継いだ性染色体の構成で決まる．

ヒトゲノムのうち，核ゲノムは約30億塩基対，ミトコンドリアゲノムは1万6,569塩基対で構成されており，ヒトゲノムの大部分は核ゲノムが占めている．このようにヒトゲノムは膨大な情報量をもっている．

ⓓ 同じヒトの細胞は同じ遺伝情報をもつ

ヒトは多細胞生物であり，多数の細胞から構成されている．これらの細胞1つひとつがヒトゲノムをもっている．そしてその塩基配列は原則としてどれも同じである（後述する体細胞変異による違いはここでは考慮しない）．そのため，ヒトの遺伝情報を調べたい場合，どの細胞のDNAを調べても同じである．

ⓔ 遺伝情報は子孫へ受け継がれる

両親から子への核ゲノムにある遺伝情報の伝達は，父親と母親から染色体を受け継ぐことで行われる．この過程は**図2-20**に示す通り，父由来の配偶子である精子と母由来の配偶子である卵子を介して行われる．配偶子の染色体は，減数分裂によって体細胞の半数（23本）になる．受精によって，受精卵では配偶子の染色体が合わさり，元の23対（46本）となり，ヒトの染色体数が保たれる．このように，親から子，子から孫へと核ゲノムの遺伝情報は代々受け継がれる．

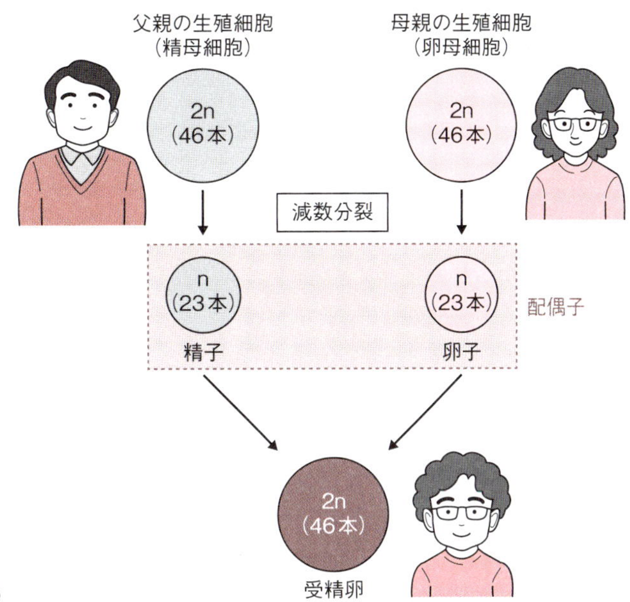

図2-20 親から子へ遺伝情報が伝わる

2 ヒトゲノムの多様性

一卵性双生児を除き，同じ塩基配列をもつヒトはまずいない．個人間の塩基配列の違い，すなわちヒトゲノムの多様性は，疾患へのかかりやすさを含むヒトのさまざまな体質に影響を及ぼし，ヒトの個人差(多様性)をもたらしている．一卵性双生児は同じヒトゲノムをもつため互いによく似ているが，まったく同じヒトとならないのは，それぞれが異なる環境因子にさらされて発育成長していくからである．

ヒトの標準塩基配列と比べて異なっている塩基配列の違いをバリアントと呼ぶ．さらにバリアントは，一般集団における頻度が1%以上ならば多型と呼んで区別することもある．バリアントは，ⓐ塩基配列レベルのバリアントとⓑ染色体レベルのバリアントに分けられる．

ⓐ 塩基配列レベルのバリアント

塩基配列レベルのバリアントにはいくつか種類がある．**図2-21**に例を示した．たとえばAがCに置き換わるようなタイプを“塩基置換”と呼ぶ．他のタイプとして，塩基配列が失われる“欠失”，存在しなかった塩基配列が加わる“挿入”，元の塩基配列が増える“重複”などがある．後述する染色体レベルのバリアントと比べてわずかな違いであるが，バリアントによっては疾患発症の原因となる等，ヒトの体質に大きく影響することもある．

塩基置換のバリアントの中でも一塩基多型(single nucleotide polymorphism, SNP(スニップと呼ぶ))は，塩基配列中の特定の1ヵ所のみが他の塩基に置き換わったもので，その出現頻度が一般集団において1%以上のものを指す．SNPはヒトの塩基配列の500〜1,000塩基ごとに平均して1つ存在し，ヒトゲノム全体で数百万ヵ所存在している．SNPは，このようにヒトゲノム全体に

標準塩基配列	5′- A G C T G C A T G C G A A A T -3′
塩基置換	5′- A G C T G C C T G C G A A A T -3′
欠失	5′- A G C T G C T G C G A A A T -3′
挿入	5′- A G C T G C A T A T G C G A A A T -3′
重複	5′- A G C T G C A G C A T G C G A A A T -3′

図2-21 塩基配列レベルのバリアントの例

存在していることや測定が比較的容易なことから，後述のゲノムワイド関連解析などでも注目されている．

ⓑ 染色体レベルのバリアント

染色体レベルのバリアントは，染色体異常と呼ばれる．染色体異常は大きく数的異常と，構造異常に分類できる．数的異常は，さらに倍数性と異数性に分けられる．染色体異常は塩基配列レベルのバリアントよりも規模が大きい．したがって，微細なものでも人体に大きな影響をもたらすことがある．

倍数性について説明する．配偶子に含まれる染色体23本を1セットと考え，1倍体と呼ぶ．ヒトは両親の配偶子からゲノムを受け継いでいるため，2セットのゲノムをもつことから2倍体である．1倍体と比べて1つの細胞が何セットのゲノムをもつかを倍数性と呼ぶ．仮に3セット，3対69本の染色体をもつ場合は3倍体と呼び，4対92本ならば4倍体と呼ぶ．染色体異常症でも後述するが，2倍体以外の受精卵は流産の主な原因となる．

続いて異数性について説明する．ヒトは各種染色体を通常1対2本保有している．その状態をダイソミーと呼ぶ．異数性は，特定の染色体が1対2本から増減した状態である．異数性としては同種の染色体が3本存在するトリソミーと，1本しか存在しないモノソミーの事例が多い．後述する通りトリソミーは，確認された染色体の種類によっては流産するか，染色体異常症の原因となる．

構造異常は，名前の通り染色体の構造の変化である．**図2-22**のように，欠失，重複，挿入，逆位，転座等がある．構造異常は，塩基配列と遺伝情報が変化するため，人体へ影響を及ぼす可能性がある．

ⓒ 生殖細胞系列変異と体細胞変異

バリアントはⓐやⓑで紹介した分類とは別に，生殖細胞系列変異と体細胞変異に分類できる．生殖細胞系列変異は，受精卵のときに存在した変異であり，発生の過程でその個体の細胞すべてに受け継がれ，その後一生変わらない．体細胞変異は，受精卵のときには存在しなかったが，その後生じた変異である．体細胞変異が生じた個体は体細胞変異をもった細胞ともたない細胞が混在することになる．生殖細胞系列変異は，精子または卵子を経由して親から子へと次の世代へ受け継がれる可能性がある．一方，体細胞変異は1世代限りである．特定の細胞に存在するだけな

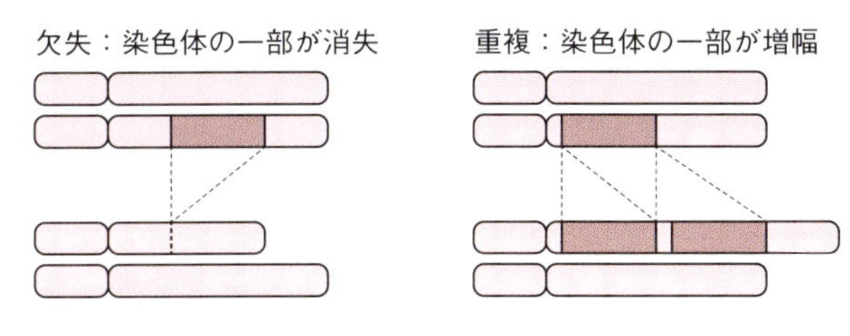

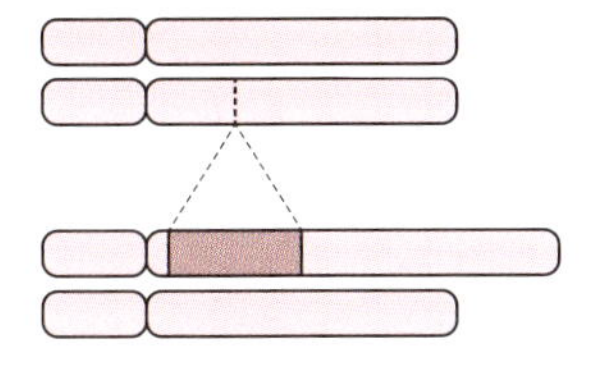

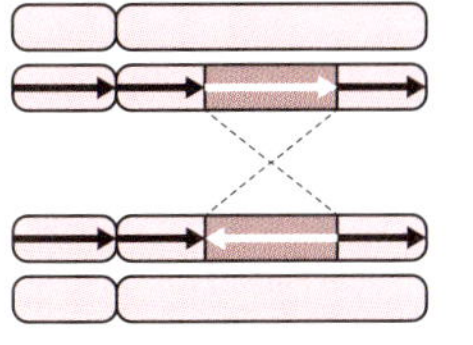

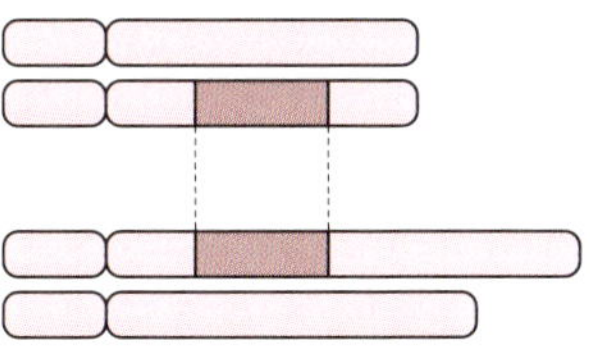

図2-22 染色体の構造異常

［Nakatochi et al：Implications of germline copy-number variations in psychiatric disorders：review of large-scale genetic studies. J Hum Genet 66：25-37, 2021を参考に作成］

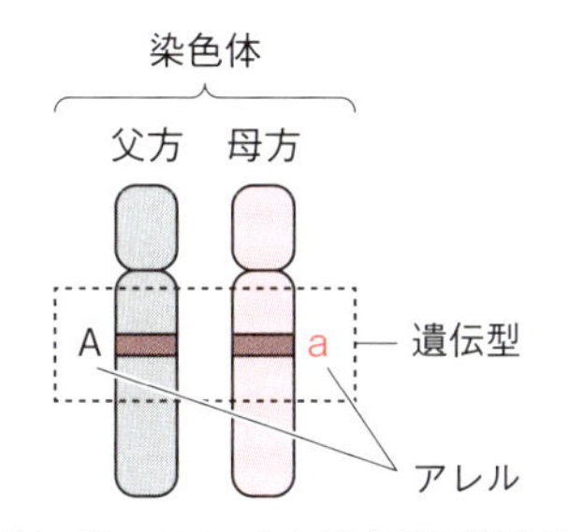

図2-23 アレルと遺伝型（遺伝型がAaの場合）

ので，親から子に受け継がれない．ヒトの生殖細胞系列変異を調べたい場合，ヒトのどの細胞から得たDNAでも調べられるが，体細胞変異を調べたい場合は，どの細胞のDNAを調べるのか検討する必要がある．

ⓓ アレルと遺伝型

バリアントを理解するには，「アレル」と「遺伝型」という用語を理解する必要がある．ヒトゲノム上の特定の位置（座位と呼ぶ）におけるDNA配列をアレル（対立遺伝子とも呼ぶ）と呼ぶ．**図2-23**に示す通り，ヒトの細胞には1番から22番の常染色体が父親と母親由来の2本ずつあるため，同じ座位には父方と母方の2つのアレルがあることになる．**図2-23**の場合，濃い色で示した座位にはAとaの2つのアレルがあることになる（ここでのAやaはアデニンのAではなく記号として示している）．遺伝型（遺伝子型とも呼ぶ）は，ある1つの座位に存在するアレルの組み合わせのことである．ある座位のアレルがAとaの2種類ある場合，遺伝型はAA，Aa，aaの3種類が考えられる．**図2-23**は濃い色で示した座位の遺伝型がAaの場合を示している．

3 遺伝性疾患の分類

2 で紹介した通り，バリアントには疾患発症にかかわっているものもある．ゲノムが発症にかかわっている疾患を，総称して遺伝性疾患と呼ぶ．遺伝性疾患は主に，(a) 単一遺伝子疾患，(b) ミトコンドリア遺伝病，(c) 多因子疾患，(d) 染色体異常症，(e) 体細胞遺伝病に分類できる．

ⓐ 単一遺伝子疾患（メンデル遺伝疾患）

核ゲノムにある1つの遺伝子の病的バリアントが原因で発症する疾患を単一遺伝子疾患と呼ぶ．原因となるバリアントは生殖細胞系列変異であり，親から子へ（次世代）に受け継がれる．バリアントの次世代への伝わり方がメンデルの法則に従うことから，メンデル遺伝疾患とも呼ばれる．

単一遺伝子疾患には，予防や治療が現在のところ困難な疾患もある一方で，適した健康管理によって発症を予防したり症状を緩和・治療したりできる疾患もある．たとえば，血友病Aや血友病Bは，血液を凝固させるタンパク質（血液凝固因子）が正常に働かなくなり，出血時に血液が凝固しなくなる疾患である．どちらもX染色体上の塩基配列レベルのバリアントによって引き起こされる．この疾患は凝固因子を含む製剤（凝固因子製剤）の補充療法により止血が可能である．

あるヒトが特定の病的バリアントを有する場合に，遺伝性疾患をどの程度の確率で発症するかを浸透率と呼ぶ．単一遺伝子疾患の中には，浸透率が100％の疾患もあり，その病的バリアントの有無によって発症するかどうかがわかる．予防や治療可能な疾患の場合，バリアントの有無を調べることによって疾患発症の予防へつなげることができる．原因となるバリアントが生殖細胞系列変異であることから，次世代の子どもが同様の疾患をもつ確率（再発率）を計算することも可能である．

ⓑ ミトコンドリア遺伝病

ミトコンドリアは，細胞のエネルギー産生を担っている細胞内小器官の1つである．ミトコンドリアの働きが低下することで発症する疾患を総称してミトコンドリア病と呼ぶ．ミトコンドリアを構成するタンパク質の情報は，ミトコンドリアゲノムと核ゲノムに記録されている．ミトコンドリア病は，核ゲノム上のバリアントやミトコンドリアゲノム上のバリアントによって発症することがあり，前者のミトコンドリア病は，単一遺伝子疾患の1つである．また，後者をミトコンドリア遺伝病と呼ぶ．

mtDNAは1つの細胞内に複数個存在し，細胞によってバリアントをもつmtDNAの割合が異なっている．異常なmtDNAの割合が一定以上になるとミトコンドリアの機能の障害が顕在化し，ミトコンドリア病の発症に至る．ミトコンドリア脳筋症（MELAS）等のミトコンドリア遺伝病を発症した患者は通常，異常mtDNAの割合が高い傾向にある．mtDNAは母親からのみ遺伝する．遺伝の仕方が特殊であり，母と子で異常mtDNAの割合が一致するとは限らない．そのため，母親がミトコンドリア遺伝病を発症しても，子どもも発症するとは限らず，逆に母親が発症してなくても子どもで発症することもある．

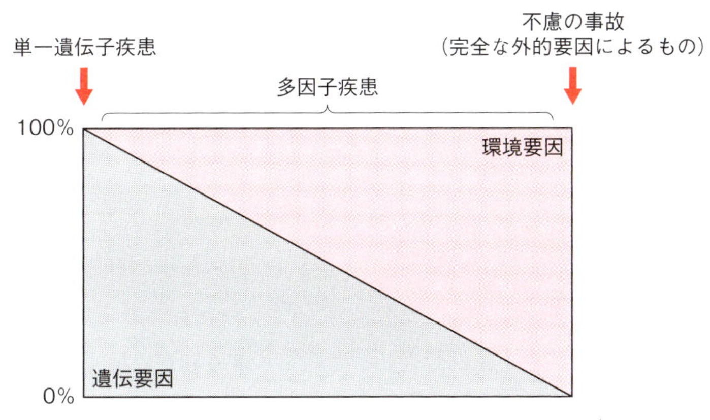

図2-24 疾患の発症と遺伝要因と環境要因

ⓒ 多因子疾患

遺伝性疾患の多くは遺伝要因(1つのバリアントとは限らない)と生活習慣などの環境要因の組み合わせで発症する多因子疾患である．複合疾患(complex disease)とも呼ばれる．遺伝要因と環境要因の関与の程度は疾患によって異なる(**図2-24**)．単一遺伝子疾患は遺伝要因の占める割合が高い疾患ともとらえられる．2型糖尿病や高血圧，肥満等の生活習慣病など身近にあって有病率も高い疾患(common disesase)は多因子疾患の代表例といえる．

なお，これら多因子疾患の遺伝要因としてSNPが注目されている．疾患によっては数百近いSNPが関係しているとされる．ただし1つひとつのSNPの疾患発症に対する影響力は一般に小さく，それらを総合した遺伝要因全体としての影響力も決定的なものではないのが多因子疾患の特徴である．すなわち多因子疾患において遺伝要因は疾患が発症する可能性(リスク)を高める(または低くする)要因に過ぎない．

ⓓ 染色体異常症

染色体異常によって発症する疾患を総称して染色体異常症と呼ぶ．2 ⓑ で述べた通り，染色体異常は数的異常(倍数性，異数性)と構造異常に分けられる．それぞれで発症する疾患が異なっている．

ヒトの倍数体(3倍体，4倍体等)は，多くの場合流産となり，出生に至ることはほとんどない．常染色体の異数体は，13番染色体，18番染色体，21番染色体を1本多くもった場合，流産の可能性があるものの出生に至ることがある．それぞれ13トリソミー，18トリソミー，21トリソミー(ダウン症候群)と呼ばれる．次に性染色体の場合，通常はXYかXXの2本の性染色体をもつところだが，異数体としてX染色体1本(ターナー症候群)，XXY(クラインフェルター症候群)，XXX(トリプルX症候群)で出生することがある．常染色体異常症の場合，発達遅滞，多発奇形をともなう一方で性染色体異常症は，症状に幅がある．数的異常の多くは，卵母細胞の減数分裂における誤り，すなわち染色体不分離が起こったことにより生じる．これらは遺伝しない．

構造異常の場合，どのような疾患を発症するかは，**図2-22**で示した異常の種類と，異常が生じた領域によって異なる．構造異常の種類と領域によっては症状を呈するとは限らない．代表的な例として，5p欠失症候群があげられる．5p欠失症候群は5番染色体の一部領域（短腕）が欠失した状態である．生まれた子どもがネコのような声で泣くことから，猫鳴き症候群とも呼ばれる．構造異常は，生殖細胞系列変異として生じる場合とそれ以外の変異として生じる場合があり，前者は遺伝するが，後者は遺伝しない．

ⓔ 体細胞遺伝病

体細胞変異が原因で生じる疾患を体細胞遺伝病と呼ぶ．とくにがんは，体細胞遺伝病の場合が多い．体細胞遺伝病は生殖細胞系列変異が原因ではないため，原因となるバリアントは子孫に伝わらないのが特徴である．がんはがん関連遺伝子に病的バリアントが加わり，過剰な細胞増殖を引き起こして発生する．通常は1つの病的バリアントのみでがんを発症するのではなく，同一の細胞で複数の遺伝子に病的バリアントが重なって生じることでがん化する．

なお，がんの中には，生殖細胞系列変異が原因で発症するものもあり，全がんの5～10％は遺伝性腫瘍である．ほかにも多因子疾患として発症するがんもある．そのため，たとえば同じ肺がんであっても，体細胞変異由来のもの，単一遺伝子疾患として発症するもの，多因子疾患であるものがある．

4 遺伝と体質

ここまででバリアントがさまざまな疾患の発症にかかわっていることを述べたが，身長や生活習慣などさまざまな体質の個人差にもかかわっている．その例として血液型とアルコールの代謝（飲酒）について詳しく述べる．

ⓐ 血液型と遺伝

ヒトの血液型にはさまざまな分類方法があるが，とくに赤血球膜上の抗原（A抗原，B抗原，AB抗原）と血清中の抗体（抗A抗体，抗B抗体）を指標として分類されたABO式がよく知られている．

ABO式血液型は，A，B，Oの3種類のアレルを組み合わせた遺伝型で決まり，その遺伝型から**表2-4**の通りに血液型が決まる．なお，アレルA，B，Oは塩基そのものではなく記号として記載している．遺伝型で血液型が決まるため，両親の遺伝型から生まれてくる子どもの血液型を予測することができる．たとえば**図2-25**のように父親の遺伝型がAO型（血液型：A型），母親の遺伝型がBO型（血液型：B型）の場合，その両親から生まれてくる可能性がある子どもの遺伝型はAB，AO，BO，OOの4種類あるとわかる．そして，血液型としてはAB型，A型，B型，O型の子どもがそれぞれ25％の確率で生まれてくると予想できる．

表2-4 遺伝型と血液型

遺伝型	血液型
OO	O
AA，AO	A
BB，BO	B
AB	AB

表2-5 rs671の遺伝型と酒に対する体質

遺伝型	ALDH2	酒に対する体質（相対的）
GG	活性型	強い
GA	低活性型	弱い
AA	不活性型	非常に弱い

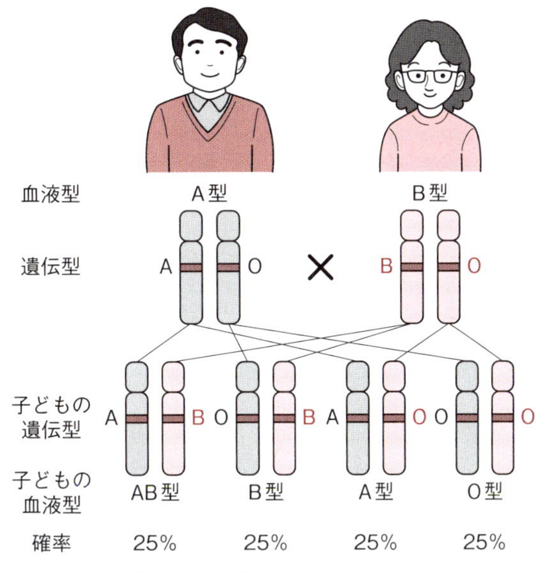

図2-25 血液型の遺伝例

ⓑ 飲酒習慣と遺伝

生活習慣に影響を及ぼすバリアントも存在する．たとえば，rs671や後述のrs1229984はrs番号（reference SNP number）というSNPのIDである．ヒトゲノム中にはさまざまな位置のSNPが存在する．異なる位置のSNPを区別するため，dbSNPというデータベースが規定したrs番号がSNPのIDとして用いられている．お酒に含まれるアルコールの代謝機能（p.21参照）に影響を与え，結果としてそのヒトの飲酒習慣に影響する．このrs671にはGアレルとAアレルがあり，**表2-5**に示す通りGG，GA，AAの遺伝型が存在する．これらの遺伝型の違いは，アルコールの代謝（無毒化）にかかわる2型アルデヒド脱水素酵素（ALDH2）の活性の強さに影響を及ぼす．GGの場合，強い活性をもつが，GAやAAの場合，活性が低下する．そのためGGのヒトと比べてGAやAAのヒトはアルコールの代謝された有毒なアセトアルデヒドが代謝しきれずお酒に弱い体質となる．日本人の場合，約40％がGAまたはAA保有者である（保有者の割合は地域による）．このSNPのAアレルは日本人を含む東アジア人特有のものであり，欧州，アフリカ，南・北米など他の人種ではみられない．これは過去に，東アジア人でAアレルが生じ，時間とともにその保有者が増えていったためだと考えられる．

また，遺伝型によって疾患発症に対する環境要因の影響が異なるという事実が確認されている．たとえば，食道がんに対する飲酒の影響はALDH2 rs671の遺伝型によって異なっており，GGよりもGAのヒトの方が飲酒の影響をより強く受けることがわかっている．

話題 ②　飲酒習慣に影響するバリアント

上記で紹介したrs671は飲酒習慣に影響を及ぼすSNPとして非常に有名であるが，ほかにも飲酒習慣に影響を及ぼすSNPが判明している．たとえば，rs1229984というSNPも飲酒習慣に影響することがわかっている．このSNPは1B型アルコール脱水素酵素（ADH1B）というエタノールの代謝酵素の活性に影響して，飲酒習慣に影響する．ほかにも，ヒトゲノム中で複数のSNPが，飲酒習慣に影響するSNPとして同定されている．飲酒習慣は，多因子疾患と同様に複数のバリアントの影響を受けて決まる体質なのである．

5 オーダーメイド医療とファーマコゲノミクス

従来の医療では，疾患ごとに同じ治療が行われてきた．このような医療はレディメイド医療と呼ばれる．同じ疾患の患者に同じ治療を適用した場合，治療効果や副作用の出現には個人差があることがわかっている．個人差の要因として，年齢，性別，体格，また生活習慣のような環境要因に加え，遺伝要因の存在が知られている．すなわち，患者がどのようなバリアントをもっているかによって，同じ治療でも治療効果が変わるのである．そこで，ゲノム情報に基づいた薬剤への応答（薬剤応答）を調べる研究が進められている．このような研究領域をファーマコゲノミクス（pharmacogenomics, PGx）と呼ぶ．ファーマコゲノミクスは薬理学（pharmacology）とゲノム学（genomics）を組み合わせた造語であり，薬理ゲノム学とも呼ばれる．ファーマコゲノミクスの検査対象とするバリアントは，①生殖細胞系列変異と②体細胞変異に分類できる．

ⓐ 生殖細胞系列変異と薬剤

ここでは生殖細胞系列変異が薬剤応答に関与している例としてまずワルファリンをあげる．ワルファリンは血栓塞栓症の治療や予防に使用される薬剤である．ワルファリンの投与量が少なすぎると薬の効果が出ず，逆に多すぎると出血してしまう恐れがあり，最適な量を患者に投与する必要がある．ここで，ワルファリンの効果はCYP2C9とVKORC1という酵素にかかわるバリアントの遺伝型によって決まる．そこで，患者のバリアント情報を事前に知ることができれば，患者ごとに最適な投与量をあらかじめ予測することができるようになる．

続いて副作用の例をあげる．カルバマゼピンはてんかんや三叉神経痛に対する薬剤であるが，副作用として発疹（薬疹）が出る恐れがある．この薬疹の発生率はHLA-BとHLA-Aというタンパク質にかかわるバリアントの遺伝型によって異なる．そこでカルバマゼピンによる治療が必要な患者に対して，投与前にこれらのバリアントを検査することで，薬疹の発生確率の高さを事前に予測できるようになる．

ⓑ 体細胞変異と薬剤

体細胞変異により発症する疾患として，主にがんがあげられる．がん細胞は，正常細胞にない特有の体細胞変異や特有の分子をもっている．そこで，これらを標的とする薬剤（分子標的治療薬）が開発されている．分子標的治療薬は，がん細胞だけを狙うため，他の正常な細胞にダメージを与えることなく，治療が可能となる．これまでにさまざまな分子標的薬が開発されており，がん細胞特有の体細胞変異を調べることで，最適な分子標的薬の選択が可能となってきている．コンパニオン診断は分子標的薬の標的となる体細胞変異の有無を検出するためのもので，がんの治療にともなうものとして行われるようになっている．

6 ゲノム研究の潮流

ⓐ ヒトゲノムの塩基配列決定

ここではヒトゲノムの全塩基配列がいつ頃決定されたのか紹介する．ヒトゲノムのうちミトコンドリアゲノムは，1981年には全塩基配列が決定された．全長約30億塩基に及ぶ核ゲノムの塩基配列の決定は，国際プロジェクトヒトゲノム計画（Human Genome Project）によって試みられた．このプロジェクトは2003年に完了し，ヒトの全ゲノム塩基配列がほぼすべて決定できた．これによって，ヒトゲノム全体の位置関係がわかり，遺伝性疾患の研究は飛躍的に促進した．ただし，“ほぼすべて”と書いた通りすべての塩基配列が決定できたわけではなかった．測定方法の限界により，どうしても塩基配列を決定できない箇所があったのである．その後，技術的課題が解決し，2022年にT2T（Telomere-2-Telomere）コンソーシアムによって完全なヒトゲノム塩基配列が決定された．実はヒトゲノムの全塩基配列が決定できたのはごく最近のことなのである．

ⓑ ゲノムワイド関連解析

3 ⓒでも説明した通り，多くの生活習慣病は複数の遺伝要因と環境要因が関与する多因子疾患である．このようなありふれた疾患は，頻度の高いバリアント（多型）の影響を受けて発症するという仮説（common disease-common variant仮説，CDCV仮説）をもとに，ヒトゲノム全体にわたって疾患とかかわりのあるSNPを探索するアプローチが進められるようになってきた．これはヒトゲノム計画以降，ヒトの塩基配列がほぼ明らかになり，また測定技術の発達により多数のヒトゲノムの情報が取得できるようになったから実施できるのである．なかでも代表的な方法が，ゲノムワイド関連解析（genome-wide association study, GWAS）である．

具体的には数千～数万人の患者や一般人のDNAを収集し，数十万個のSNP情報をSNPアレイ（SNP情報を一度に測定できる基盤）によって測定し，遺伝型を決定するものである．このデータを用いて，さまざまな疾患や体質にかかわるSNPを探索することができる．

また，複数の研究グループが協力体制（コンソーシアム）を構築し，互いのGWASの結果を統合して数百万人規模でゲノムワイドメタ解析（genome-wide meta-analysis, GWMA）が行われることで，より高精度に体質にかかわるSNPを探索することができるようになった．その結果，さまざまな体質に対して関係するSNPが同定されてきた．たとえば糖尿病に関連する領域は600ヵ所以上同定されている．また，身長，血圧，脂質代謝などに関連するSNPも多数同定されている．しかし，3 ⓒで述べた通り，同定された多くのSNPの影響は弱い．ほとんどのSNPが疾患に罹患するリスクを1.05～1.2倍に引き上げる程度であり，2倍以上に引き上げるSNPといったものはほとんどない．

話題 3　COVID-19に関するGWAS

測定技術が急速に進歩しヒトゲノムの測定が容易になった．また，ヒトゲノムに関する理解も進みつつある．その結果，さまざまなヒトゲノム研究が加速している．たとえば，新型コロナウイルス感染症（COVID-19）は，2019年末から感染者が報告されるようになった新しい疾患（感染症）である．最近になって出現した新しい疾患であるにもかかわらず，2020年後半には，GWASを実施しCOVID-19感染や重症化にかかわるSNPが報告されはじめてきた．そして，2023年時点でCOVID-19の発症や重症化に関するSNPが40ヵ所以上みつかっている．このように，新型の疾患に対してもゲノム研究の面から，迅速に研究を進めることができる時代になってきたのである．

第3章 感染症の脅威

A 感染症との戦いの歴史

人類の寿命の延長や健康の維持において感染症の征圧は大きな課題であった．まず，感染症との戦いの歴史について，一部であるが紹介する．

20世紀に入って治療薬やワクチンが開発されるまでは，感染症に対する公衆衛生対策として，たとえば，14世紀にペスト菌と考えられる感染症によって欧州の多くの人々が死亡した際の対応が有名である．1377年にペストがイタリアのベニスに持ち込まれるのを防ぐために，海上での検疫が開始された．ベニスに入港する前に待機期間として最初は30日間であったが，それではペストの感染制御のためには短すぎたということでその後40日に変更されている．イタリア語の「40」に由来してquarantineという言葉が現在の「検疫」を意味する用語となっている．しかし，ペストの潜伏期間は，腺ペストでは3から7日，肺ペストで1から4日である．そのため，40日間も必要としないという考えもあり，ペストではなく，別の感染症であったのではないかという説もある．ただ，40日という長期間を入港前の洋上で求めるというのは公衆衛生対策とはいえ，相当に負担が多かったことが想像される．

ワクチンについては，エドワード・ジェンナーの功績が大きい．ジェンナーは，産業革命のさなかの1749年に英国で生まれた．当時は天然痘により多くの死亡者を出していた．天然痘は痘そうとも呼ばれ，紀元前より，感染力が非常に強く，死に至る疫病として恐れられていた．たとえば，1663年の米国で4万人の人口のインディアンの部落で流行があった際には，天然痘に対する免疫をもった人がほとんどいなかったこともあり生存者は数百人であったとの記録もあるほど影響が大きい感染症である．しかし，有効なワクチンの世界的な接種の展開と，ヒトにしか感染しないなどの病原体の特徴から，1980年5月にWHOは天然痘の世界根絶宣言を行うに至った．わが国では1976年を最後に天然痘のワクチンを中止している．その天然痘のワクチンのきっかけをつくったのがジェンナーである．

実は，ジェンナーの以前から人痘接種法と呼ばれたように天然痘に罹患した患者の膿疱(のうほう)などを健常者に接種することで，人工的に免疫を高める方法が，紀元前1000年頃のインドですでに試されていたといわれている．しかし，接種した2%が重症化して死亡するなど危険性が高かった．ジェンナーは，当時英国の田舎の開業医であった．ジェンナーは，牛の乳搾りをする人は自然に牛の間で広がる天然痘に似た牛痘に感染し，その後は天然痘に感染しない，という農民の言い伝えを聞いた．牛痘の方が天然痘よりも病原性が低いウイルスであった．1778年から18年間に及ぶ研究をし，1796年にジェンナーの使用人の子どものジェームズ・フィリップスという少年に牛痘からつくったワクチンを接種した．若干の発熱などはあったが，深刻な副反応はなかった．6週間後にジェンナーは少年に天然痘を感染させたが，少年は天然痘に発症しなかったといわれている．1798年に「牛痘の原因と効果の調査」という報告をし，その方法は，欧州中に広まった．しかし，牛に由来したことから，「接種すると牛になる」などといわれたり，感染症を予防することが，神や自然に反抗するとして反対意見もあり，接種の展開に苦労も多かった．しかし，その後の天然痘の大流行においてこの手法が広がり，今ではジェンナーは近代免疫学の父といわれている．わが国でも江戸時代に伝わり，緒方洪庵などが貢献したが，わが国でもさまざまな反対意見やそれにともなう苦労があったといわれている．このようにワクチンに対しての疑念のようなものは，当時からもある．なお，ワクチンという言葉はパスツールがジェンナーの業績を記念してラテン語の雌牛を意味するvacaからつけたといわれている．

治療薬としては，抗菌薬であるペニシリンの開発により第二次世界大戦では多くの怪我に関連する感染症から命を守れるようになった．結核に対する有効なワクチンであるBCGの開発は1921年であり，その後，結核の最初の治療薬であるストレプトマイシンの開発が1944年であった．多くの若者ですら死に追いやった結核も治療可能な感染症となった．

B 感染症を征圧するための公衆衛生

行政など組織的な力である公衆衛生の取り組みとしては，英国のエドウィン・チャドウィックが有名である．チャドウィックは，弁護士であったが，その後に救貧法に関する王立委員会委員に抜擢され，疾病の原因は貧困であり，生活環境の改善によって予防できることを建議した．とくに労働者の健康状態についての調査は有名である．こうして1848年に公衆衛生法がつくられ，労働者の生活状況を改善することとなった．下水道の整備と清潔な飲料水の確保も目指した．

さらに，同じ時代に活躍したのが，ジョン・スノウである．ロンドンではコレラが大流行していた．スノウは医師で，手術の際にエーテルとクロロホルムを麻酔薬として使用する方法を作り出した医師である．1853年と1857年にビクトリア女王の出産の際にクロロホルムを用いて立ち会った．

当時，コレラなどの病気は有害な悪臭である瘴気(しょうき)が原因と考えられていた．1854年にロンドンのコレラ患者を地図の上に示したことで，特定のポンプの周辺に患者が多いことをつきとめた．瘴気説が主流の中でそのポンプを外してコレラを予防するということには反対する意見も多かったようだが，ポンプが外されたことでその地下水が使用されなくなりコレラの感染の拡大を抑えることにつながった．後に，この井戸が近くの汚水溜め（下水が未整備であったことから汚物をためていた）から汚染され井戸水にコレラ菌が混ざっていた可能性が指摘された．スノウはこうした功績により疫学の創始者とも呼ばれている.

公衆衛生という言葉の定義としては，1920年に講演したイェール大学，ウインスローのものが有名である．ウィンスローは細菌学者であり，水の細菌学のテキストなどの執筆がある．安全な水の確保は優先度の高い課題であった．1915年には，最初の公衆衛生学教室をイェール大学医学部に創設した．当時は第一次世界大戦のさなかであり，また1918年から1920年にはスペインインフルエンザの流行があり，公衆衛生的な対応がより注目されつつある時期であった．なお，当時はインフルエンザのウイルスはまだみつかっておらず，現在インフルエンザ桿菌(*Haemophilus influenzae*)と呼ばれる細菌が原因と考えられ，この細菌に対するワクチンなども作製された．当然ながら効果はなかった．そうした時代の中でウィンスローは「公衆衛生は病気を予防し，寿命を延長し，健康を増進するための科学であり実践活動である．それは社会全体，各組織，公的または私的なコミュニティそれぞれ，各個人が説明に基づく選択をし，組織化された努力によるものである」と記している.

1 わが国での公衆衛生

ⓐ 公衆衛生という用語について

1875(明治8)年に医務局が内務省に移管されると，衛生局として長与専斎(ながよせんさい)が初代局長に就任した．「衛生」はhygieneの訳語として長与が採用したといわれている．長与は医師であり，東京医学校(現在の東京大学医学部)の校長を務めた．内務省は，地方行財政，警察，土木，衛生など国内行政の大半を担うような強い行政権限をもつ官僚機構であった．1897(明治30)年には伝染病予防法(法律第36号)が制定され，防疫課が設置された．衛生局は，当時コレラや伝染病の流行に主に対応をすることが重要な役割であった.

その後，わが国で「公衆衛生」という言葉が明記されたのは，日本国憲法の第二十五条である.

> 1 すべて国民は，健康で文化的な最低限度の生活を営む権利を有する.
> 2 国は，すべての生活部面について，社会福祉，社会保障及び公衆衛生の向上及び増進に努めなければならない.

1946年11月3日に日本国憲法が公布され，翌年の5月3日から施行された．ここでの「公衆衛生」という言葉は社会福祉，社会保障と並んで使われており，国民の健康を守るための制度と状態を目指したものとして用いられている.

それを踏まえた，医師法(1948年)の第一条においては，「医療及び保健指導を掌ることによつて公衆衛生の向上及び増進に寄与し，もつて国民の健康な生活を確保するものとする」とされている．また，同年に公布施行された保健婦助産婦看護婦法(保助看法)第一条でも，「この法律は，保健師，助産師及び看護師の資質を向上し，もつて医療及び公衆衛生の普及向上を図ることを目的とする」と公衆衛生の向上がその目的として記載されている.

公衆衛生という言葉の使い方には，公衆衛生の「制度」であったり，「みんなの健康」という「目的」であったり，サイエンスとアートである公衆衛生という「手段」であったり，学生においては単位が必要な「科目」としての公衆衛生であったりと，さまざまな使われ方がされている．そのため，文脈に注意して解釈されるべきである．

ⓑ 国内での公衆衛生と感染症の歴史

国民の健康を守るためという大義は大事であるが，感染者に対して厳しい，時に必要以上の措置がとられてきた事実を知っておかなければならない．感染した人は自らが感染したという意味で被害者でもあるが，一方で，他の人に感染させうる加害者にもなるという側面がある．そうしたことから，行政として法律に基づいた感染症対策を行うなかで，多くの人を守るために感染者に対しては私権の制限にもつながる隔離などの対策をとるようになった．とくに感染症の治療法などがない明治から昭和の初期にかけてはそのような対応にならざるを得なかった．

1897（明治30）年には伝染病予防法が制定され，さらに1907（明治40）年に，「らい予防に関する件」という法律を制定し，感染者を療養所に入所させ，隔離する政策をとっていた．法律は患者救済も図るものであったが，らい病（ハンセン病）は伝染力が強いという間違った考えが広まり偏見を大きくしたと考えられていた．

さらに，日中戦争から第二次世界大戦に向かう中で，1940（昭和15）年には厚生省（当時）は，「患者収容の完全を期せん」として，いわゆる無（む）らい県運動（けんうんどう）の徹底を各都道府県に指示し．患者の特定と強制隔離を推し進めた．その後，1949（昭和24）年には国内療養所内でも治療薬が普及していたにもかかわらず，患者の強制隔離を継続する「らい予防法」が1953（昭和28）年に公布されたという歴史がある．ハンセン病の治療法が確立した1960（昭和35）年以降も法律の廃止を含めた改正がなかったことにより，多くの患者の人権を蹂躙し続けることとなった．その後，国立ハンセン病療養所に入所している元ハンセン病患者により提訴された「らい予防法違憲国家賠償訴訟」により，立法の不作為が改めて国家賠償訴訟で問われ，熊本地方裁判所で2001（平成13）年5月11日に法令の違憲性を認める原告勝訴の判決が出た．政府は控訴を検討したが，当時の小泉純一郎首相の政治決断により，控訴を断念し，判決が確定した．なお，らい病については，今日では，原因となった「らい菌」の発見者（ノルウェーのハンセン氏，1873年に発見）の名にちなんで，「ハンセン病」と呼ばれている．

1980年頃には，世界的には治療薬の改善などによって「感染症の時代は終わる」ということさえも語られるようになっていた．しかし，1981年に最初の後天性免疫不全症候群患者が発見され，その後1983年にヒト免疫不全ウイルス1型（HIV-1）がその原因として判明した．1987年1月に神戸市において女性後天性免疫不全症候群患者1号が確定された．その際の教訓が次のように残されている．「不特定多数の男性との交渉が明らかになった初めてのケースであり社会的に大きな反響と衝撃を与えた事例であった．マスコミの報道において，患者のプライバシーは無視され，患者の家族や関係者に対する強制的な検査を主張するなど問題は多かった．県と市の間でも検査の対象を巡って，プライバシーの観点から意見の対立も生じた．県は『患者と接触した可能性のある人には速やかに協力を依頼し，検査をするべきだ』とし，市は『患者をめぐる人たちの実態もつかめていないのに，患者の身辺調査を強行し，限られた人に検査をすると，患者のプライバシーは守れない』と主張した．後に，社会的にも大きな議論となった．伝染病予防法が全面見直しされている今，あらためて人権・プライバシー保護は最優先されなければならないことを教えている.」(http://www.niph.go.jp/h-crisis/archives/82940/より引用. 2023年10月26日アクセス).

その後，神戸市には，血液検査を含む相談件数が1日に1,000件を超え，2週間で8,400件に上るなど急激な検査の増加や，血液検査を受けた後に自殺を図ったりするなど市民に大きな衝撃があった. 今では，HIV感染も，治療薬の開発などにより，慢性疾患の1つとなったが，当時のこうした報道に触れた年齢群においては今でもHIVについての差別偏見が残っていることが調査でも示唆されている. HIVに対しては，1989(平成元)年には，後天性免疫不全症候群の予防に関する法律が施行された. 後天性免疫不全症候群の予防に関し，必要な措置を定めることにより，後天性免疫不全症候群のまん延の防止を図り，もって公衆衛生の向上および増進に寄与することを目的とするとされた.

1999(平成11)年に従来の伝染病予防法，性病予防法および後天性免疫不全症候群の予防に関する法律を廃止・統合して感染症の予防及び感染症の患者に対する医療に関する法律が制定された. 1897年に制定された伝染病予防法が約100年間にわたって使われてきたが，こうした感染症をとりまく環境の変化に対応をすることが求められるようになっていた. 感染症法においては，従来の伝染病予防法が集団の感染症予防に重点を置いてきたのに対し，個々の国民の予防および良質かつ適切な医療の積み重ねによる社会全体の感染症の予防の推進に基本方針を転換した. また，感染症が発生し，その広がりの可能性に行政的に備えることの重要性が強調された. たとえば感染症の監視としてのサーベイランスの実施，ならびに感染力や罹患した場合の重篤性，公衆衛生上の重要性などから類型が定められた. そうしたことを反映して感染症法の前文は次のように示されている.

前　文

人類は，これまで，疾病，とりわけ感染症により，多大の苦難を経験してきた. ペスト，痘そう，コレラ等の感染症の流行は，時には文明を存亡の危機に追いやり，感染症を根絶することは，正に人類の悲願と言えるものである.

医学医療の進歩や衛生水準の著しい向上により，多くの感染症が克服されてきたが，新たな感染症の出現や既知の感染症の再興により，また，国際交流の進展等に伴い，感染症は，新たな形で，今なお人類に脅威を与えている.

一方，我が国においては，過去にハンセン病，後天性免疫不全症候群等の感染症の患者等に対するいわれのない差別や偏見が存在したという事実を重く受け止め，これを教訓として今後に生かすことが必要である.

このような感染症をめぐる状況の変化や感染症の患者等が置かれてきた状況を踏まえ，感染症の患者等の人権を尊重しつつ，これらの者に対する良質かつ適切な医療の提供を確保し，感染症に迅速かつ適確に対応することが求められている.

ここに，このような視点に立って，これまでの感染症の予防に関する施策を抜本的に見直し，感染症の予防及び感染症の患者に対する医療に関する総合的な施策の推進を図るため，この法律を制定する.

感染症法においては，疾患の感染力と症状の重篤性に基づいて一類から五類感染症と，新型インフルエンザ等感染症，指定感染症，新感染症に分類をし，それぞれに対して行政的な対応措置を定めている．新型コロナウイルスは，当初は指定感染症とされ，その後に，新型インフルエンザ等感染症に分類された．2023年5月8日には五類感染症とされた．このような類型の変更が短期間でされるのはまれである．一類感染症は，エボラウイルス感染症などがあるが，感染者の入院や，消毒等の対物措置など厳しい対応が法的にとれるようになっている．一方で五類感染症には，季節性インフルエンザなどが含まれるが，法的な対応としては，感染症発生状況の収集・分析とその結果の公開や提供などであり，個人の自由を制限するような対応は行えない．

2009年には新型インフルエンザH1N1の流行など10～40年周期であるという新しいインフルエンザの流行があった．そろそろ10年経ち，新型インフルエンザが来るかと予想していたところに発生したのが新型コロナウイルスである．感染の広がりやすさ，死亡する可能性を考慮すると，100年前のスペインインフルエンザのような世界を揺るがすパンデミックであった．新型コロナウイルスの感染者に対しても，7～10日の隔離が求められたり，同居家族も含めて隔離が求められたりした．

差別偏見も感染者ならびに医療従事者に対して向けられ，大きな課題となった．小さな町であれば個人が特定され，引っ越しを余儀なくされた事例もある．国民や市民を守ることは重要な公衆衛生としての働きである．しかし，感染者の人権の保護は決して大義名分としてのものではなく，本当にどのように守るのかを真剣に考えなくてはならない．また，差別偏見を避けるために，皆が検査などをしなくなると，感染の制御がより難しくなる．むしろ，感染者が復帰した際などには優しく接する，感染して買い物にも行けないなら電話で連絡をとるなどして買い物の支援や声かけをするなど，お互いに困ったときに支え合えるような社会づくりが必要である．

2 EBPHとEBMの違いについて

新型コロナウイルス感染症の流行を受けて，さまざまな施策が行われた．たとえば，接触機会の減少として人が集まる機会，とくに大勢での飲食の機会を減らすなどの対策があげられる．緊急事態宣言やまん延防止等重点措置などで，夜間の外出について控えるように呼びかけられるようなこともあった．学校においては一時的に遠隔授業や学校閉鎖が行われた．こうした施策はエビデンスに基づく公衆衛生（evidence based public health，EBPH）によって決められている．

エビデンスに基づく公衆衛生とエビデンスに基づく医療（evidence based medicine，EBM）の違いを**表3-1**に示した．

公衆衛生は，施策として行うかを検討するにあたって，根拠となるエビデンスが少ないことが多い．とくに感染症，たとえば新型コロナウイルス感染症の場合には波によって感染の広がる場面や年代が異なったこともあり，それらに応じた対策を考えていく際は，少ない中で最善のエビデンスを集めて，委員会などで判断することになる．厚生労働省の新型コロナウイルスのアドバイザリーボードは感染の状況などに基づくリスク評価を行い，内閣官房の分科会と呼ばれる委員会で医療，経済などの専門家が社会的にどのような対策をするかを検討し，最後は政治として政

表3-1 エビデンスに基づく公衆衛生とエビデンスに基づく医療の違い

	エビデンスに基づく公衆衛生	エビデンスに基づく医療
エビデンスの質	横断研究，時系列分析等によるためやや質が弱い	実験研究等によるため質が高い
エビデンスの量	より少ない	より多い
介入から結果までの時間	より長い	より短い
判断	チーム（委員会など）	医師と患者個人

［矢野栄二，高木二郎（訳），Browson Rほか（著）：EBM公衆衛生，p18，篠原出版新社，2003を参考に作成］

府や厚生労働大臣，総理大臣などが判断をして実行される．実行されたとしても，自治体によりその効果に違いがあるし，地方都市に東京でのやり方が同様に通じるかというと必ずしもそうではない．

一方で，エビデンスに基づく医療は，糖尿病治療薬などさまざまな研究が世界中で行われており，日本人だけに効果がないということもあまりない．また，最後は患者と医師で決めることになるため，第三者が不満に思うこともない．

こうした判断を支えることは，公衆衛生の醍醐味とはいえるが，一方で難しさでもある．そのため，関係者を交えてコンセンサスをとるなどの調整や，医療以外の経済や社会といったさまざまな側面まで考慮することが重要になってくる．

新型コロナウイルスの感染者数や死亡者数を国別でみると，米国や英国のような国で多くの死亡者を出すなど，国によって差が認められた．わが国では多くの人が感染対策を組織的努力として実行したこともあり，諸外国より感染者数は少なくできた．政府への不満が強かったり，ワクチンに関するデマなどが制御できなかった国では死亡者が多く，接種が十分に行き渡らないことで感染者が多く出た国もある．

このように，公衆衛生は，市民と政府や自治体そして保健当局への信頼感に大きく左右される．そのため，普段からの活動がとても重要といえる．なお，医師法や保助看法の条文に示されているように，医療従事者であれば，医療だけを行うのではなく，公衆衛生という広い視野をもって，普段からの業務を行うことが期待される．

C ウイルス感染症

1 新型コロナウイルス感染症(COVID-19)

ⓐ 新型コロナウイルスによる感染者や死亡者の状況

2023年9月24日までに世界で感染が確認された人は約7億7千万人,死亡者は695万人である.

図3-1に新型コロナウイルスによる感染者数と死亡者数について,日本,韓国,英国,米国での推移を示した.それぞれ実数ではなく,人口100万人単位での数である.2020年の流行当初においては,英国や米国で多くの死亡者が出ている.一方で感染者数の報告が少ないのは,当時は検査によって感染者が十分に把握できていなかったためである.

図3-2に,わが国の2023年5月までの重症者と新規陽性者数の動向を示した.

新型コロナウイルスについては,時が経つにつれ,従来のウイルスの特定の遺伝子が変異してより伝播性(感染の広がりやすさ)が高まるウイルスが出現し,それが優位となって,従来の株を駆逐して広がる事象が出現した.アルファ株は2020年の冬に英国で最初に確認され,世界中に広がった.英国ではその際に多くの死亡者を経験している.2021年の夏にはデルタ株と呼ばれるようになったウイルスがインドで猛威を振るい,わが国でも東京オリンピック開催前に広がり,国内でも働く年代の40歳代や50歳代でも死亡者が出るなど影響が大きかった.医療が受けられないなどの逼迫(ひっぱく)した状態となり,救急患者の搬送が困難になるなどの事象が起きた.その後

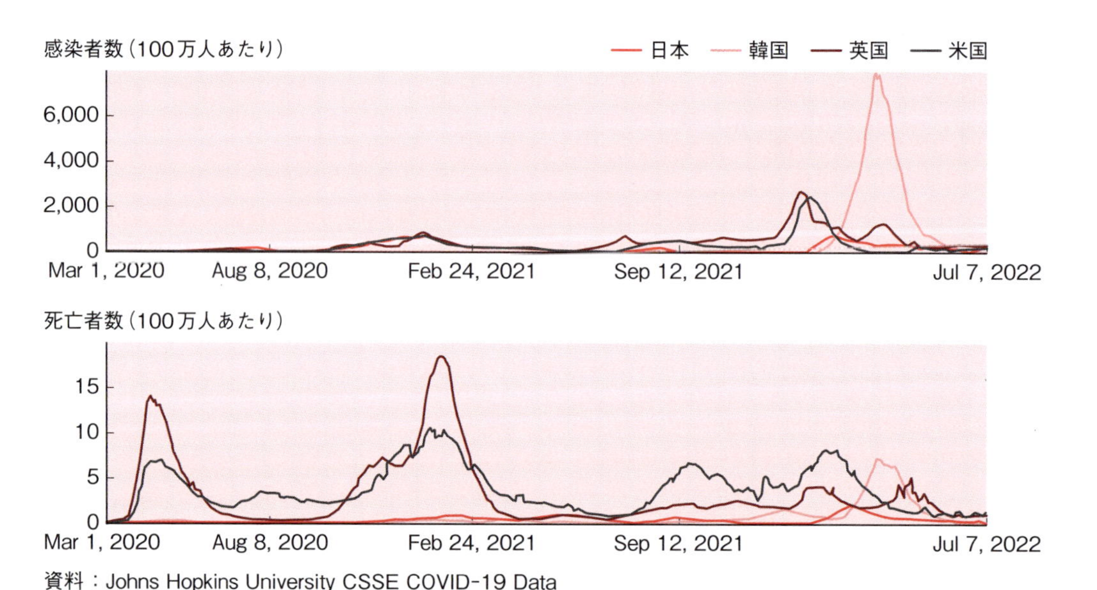

図3-1 新型コロナウイルスの新規感染者数と死亡者数(人口100万人あたり)の推移(日本,韓国,英国,米国)
[Our world in dataより引用]

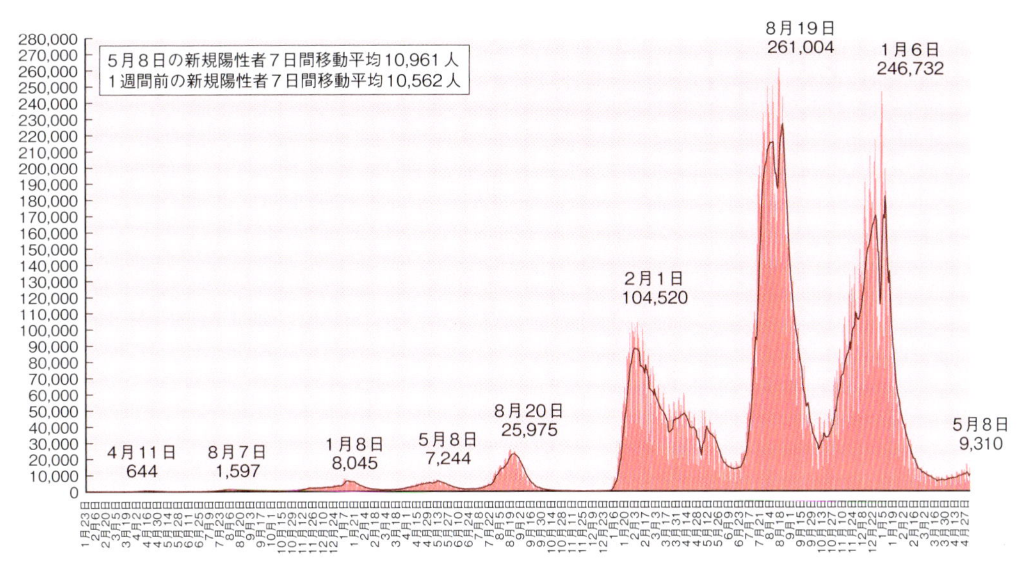

図3-2　新型コロナウイルス感染症の国内発生動向（報告日別新規陽性者数　2023（令和5）年5月8日0時時点）

※1 都道府県から数日分まとめて国に報告された場合には，本来の報告日別に過去に遡って計上している．なお，重複事例の有無等の数値の精査を行っている．

※2 2020（令和2）年5月10日まで報告がなかった東京都の症例については，確定日に報告があったものとして追加した．

※3 各自治体のプレスリリースおよびHER-SYSデータをもとに集計しているため，自治体でデータの更新が行われた場合には数値が変動することとなる．

※4 広島県においては，HER-SYS入力時間が他の都道府県と異なることから，厚生労働省の集計値と広島県の発表値とで1日ずれが生じていることに留意．

［厚生労働省：新型コロナウイルス感染症の国内発生動向，https://www.mhlw.go.jp/content/10906000/001094012.pdf（2024年5月20日アクセス）より引用］

は，ワクチン接種が加速し，効果も十分に得られたことから，2021年の秋は比較的感染が抑えられた．2021年の末にはオミクロン株が出現した．さらに感染の伝播性が高まり，多くの感染者を出した．病原性はデルタ株よりも低くなり，またワクチン接種も進んでいたことから，働く年代での死亡者は減った．しかし，感染者の数が増加したことから，高齢者への感染が波及し，死亡者の数自体はオミクロン株の流行によって多くなった．

国際的にみても，感染者数や死亡者数が低く抑えられた．**表3-2**には2022年6月21日現在でour world in dataをもとにした，人口あたりの累計の感染者数割合と人口100万人あたりの累積死亡者数について，国別での1位から5位と，日本，韓国，英国，米国の順位を掲載した．累積感染者数割合の多い国では，国民の半数に相当する陽性者が報告されている．これは報告によるものなので，軽症であれば受診をしていないと考えられる．わが国は，医療へのアクセスが他の国と比較してよいが，人口あたりの感染者数のランクは73位であった．なお，同列の国の多くが検査や報告する能力が十分ではないいわゆる途上国であった．また，人口あたりの死亡者数は，比較的報告されやすいと考えられるが，医療へのアクセスが難しい国が上位に上がってい

表3-2 2022年6月21日現在の人口あたりの累計感染者数，累計死亡者数（人口100万人あたり）

累計感染者数割合（%）		累計死亡者数	
順位		順位	
1. デンマーク	51.4	1. ペルー	6.30
2. スロベニア	49.5	2. ブルガリア	5.44
3. ポルトガル	49.4	3. ボスニアヘルツェゴビナ	4.87
4. オーストリア	47.4	4. ハンガリー	4.85
5. オランダ	47.2	5. 北マケドニア	4.47
14. 韓国	35.6	15. 米国	3.10
18. 英国	32.7	25. 英国	2.62
27. 米国	26.2	79. 韓国	0.48
73. 日本	7.2	93. 日本	0.25

［Our world in dataより引用］

る．わが国は国別では93位であった．

わが国では感染を抑えるために，マスクの装着の割合が多い，また接触機会を減らすような要請があった場合には多くの人が応じたこと，そしてワクチンの確保ができ，さらに接種に多くの人が参加したことが感染を低く抑えることにつながったと考えられる．諸外国では，政治のリーダーが非科学的な話をしたことなどにより，市民が正しい判断ができずに混乱するようなケースも生じていた．

ⓑ 社会への影響

新型コロナウイルスの感染拡大による社会への影響はさまざまな部分に及んだ．年単位で長期的になったことから，教育機会としての修学旅行や文化祭などの実施ができなかった．また，高齢者施設や医療機関では，面会ができないことがあった．さらには，感染者への差別偏見や，医療者が感染しているのではないかとの推測からその子どもが学校や保育園に行けないといったことが起こった．

経済にも大きな影響があり，2020年度の実質GDP成長率はマイナス4.5%であった．失業率も2020年1月頃は2.2%であったが10月には3.1%と上昇した．とくに旅行や飲食にかかわる産業への影響が大きかった．一方で，国の税収は2020年，2021年と2年連続に過去最高を更新した．2021年はコロナ禍からの景気回復などがあったことによる．

出生数は2021年は過去最少の81万人と想定より6年早く少子化が進んだ．結婚や出産を控える動きが顕著であった．

感染対策と社会経済活動のバランスをとることは重要である．しかし，感染が拡大すれば社会経済への影響が大きくなるため，感染者数はできるだけ少ないに越したことはない．今後まだ数年単位で新型コロナウイルスの影響は続く可能性があるが，感染対策と社会経済の両立を引き続き模索する必要がある．

ⓒ 新型コロナウイルス感染症と新型コロナウイルスについて

新型コロナウイルス感染症（COVID-19）は当初は中国武漢市の海鮮市場周辺で確認され，その後世界に広まったとされている．また，新型コロナウイルス（SARS-CoV-2）はCOVID-19の原因ウイルスとして同定された．ウイルスや感染症などには地名などに由来する名称が用いられることがある．しかし，その名称が差別や偏見などにつながることも懸念されることから，新型コロナウイルスはSARS-CoV-2，新型コロナウイルス感染症はCOVID-19という名称が用いられた．

新型コロナウイルス感染症は，2020年2月1日，感染症法に基づく指定感染症に指定された後，2021年2月13日，新型インフルエンザ等感染症に変更され，全数把握対象疾患として対策が講じられた．さらに，2023年5月8日からは，感染症法上の五類に分類されることとなり，全数把握から定点把握に変更された．

ⓓ コロナウイルスについて

風邪の病原体となるコロナウイルス（human coronavirus, HCoV）は4種類あり，HCoV-229E，HCoV-OC43，HCoV-NL63，HCoV-HKU1と命名されている．流行のピークは冬期であり，ヒトは何度も繰り返し感染することが知られている．しかし，感染しても軽い風邪症状のみで終わることが多く，重症肺炎を起こすことはほとんどないとされている．

重症肺炎を引き起こすコロナウイルスとしては，重症急性呼吸器症候群コロナウイルス（SARS-CoV）と中東呼吸器症候群コロナウイルス（MERS-CoV）がある．それぞれ，重症急性呼吸器症候群（SARS）と中東呼吸器症候群（MERS）の原因ウイルスである．SARSは2002年に中国広東省で発生し，2003年まで多くの国に流行が拡大した．WHOによればSARS患者は疑い例を含めて8,098例で致死率は9.6％であった．SARS-CoVの自然宿主はコウモリと考えられているが，ヒト-ヒト感染により流行拡大した．しかし，感染者の診断と隔離により流行は収束し，2003年以降ウイルスは検出されていない．また，MERS-CoVはヒトコブラクダの風邪ウイルスと考えられているが，ヒトに感染すると重症肺炎を引き起こす．サウジアラビアで最初の症例が2012年に診断された．致死率は30％を超えるとする報告もあるが，一方で報告されない不顕性感染も多く存在する可能性も指摘されている．重症化する症例は基礎疾患を有する場合が多い．また，市中感染はまれであるが，医療機関で感染拡大したことが報告されている．2015年には韓国において，輸入症例を発端として，医療機関で感染が拡大した．中東地域での散発的な流行が継続している．

新型コロナウイルス（SARS-CoV-2）は新型コロナウイルス感染症（COVID-19）の原因ウイルスである．2019年末から流行が始まり世界中に流行は拡大し，これまでのコロナウイルス感染症とは明らかに異なる次元のインパクトを人類の健康のみならず社会にももたらしている（ⓐ 参照）．

ⓔ コロナウイルスのウイルス学的性質

コロナウイルスはエンベロープをもち，約3万塩基長のプラス鎖RNAをゲノムとするウイルスである．脂質二重膜であるエンベロープを有するため，アルコールや界面活性剤（石けんを含

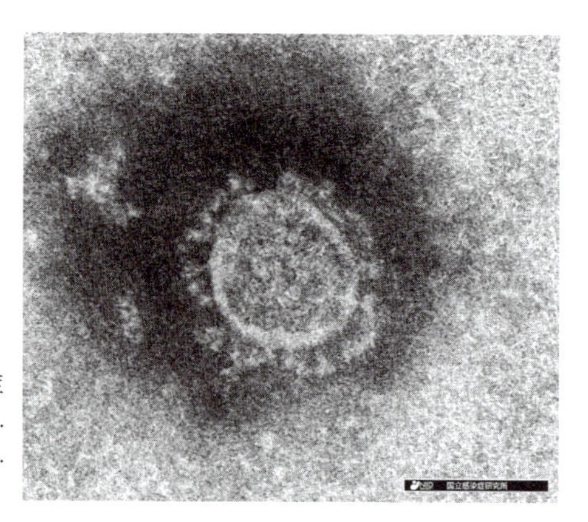

図3-3 新型コロナウイルスの電子顕微鏡写真像
［国立感染症研究所HP：新型コロナウイルス：国立感染症研究所が開発した細胞で分離に成功，https://www.niid.go.jp/niid/ja/basic-science/virology/9369-2020-virology-s1.html（2024年5月20日アクセス）より引用］

む）による消毒が有効なことがわかる．また，電子顕微鏡で観察すると，その直径は約100 nmの球状で，表面にはスパイクタンパク質による突起がみられることが，コロナウイルス粒子の特徴で，王冠（ギリシャ語でコロナ）のようにみえることがその名前の由来である（**図3-3**）．SARS-CoV-2は変異株が次々と出現しているが，ウイルスゲノムの変異速度は8.0×10^{-4}～1.3×10^{-3}変異/サイト/年程度，つまり2週間に1アミノ酸置換程度の速度で変異すると考えられている．コロナウイルスはRNAポリメラーゼが変異を修復する校正機能をもち，RNAウイルスの中では変異速度は速い方ではない．しかし，これまでに変異株では多くの変異がスパイクタンパク質に集積しており，自然感染やワクチン接種による中和抗体から逃避する方向での進化が進んだと考えられる．

ⓕ 国内での流行状況

2019年末に中国湖北省武漢市に原因不明の肺炎が流行した．当初は海鮮市場に関連した集団発生だったが，その後全世界に流行が拡散した．わが国では，公表されたウイルスゲノム配列に基づき開発されたウイルス遺伝子検査系により，2020年1月14日から国内症例の検査を開始した．1月15日に武漢に滞在歴のある国内初症例が確認された．1月29日から，武漢市および湖北省から邦人がチャーター便で計829人帰国，宿泊施設で14日間の健康観察を実施し，815人にPCR検査を実施，14人（1.7％）が陽性となり，現地の日本人コミュニティでの流行状況が推測された．また，症状からは，4名は無症状病原体保有者，7名は肺炎，3名は軽症であった．帰国者の多くは比較的若い世代が多かったこともあり，重症者，死者はいなかった．また，14日間の健康観察は有効に機能し，チャーター便による帰国者から国内への感染伝播はなかった．

横浜港に入港したクルーズ船対応では2月5日から2週間の船上隔離による検疫が実施された．乗員乗客合計3,711名中712人の感染が確認された．そのうち331人が無症状病原体保有者だったが，13人が死亡した．隔離開始後から乗客の感染拡大は収束していったが，クルーズ船の乗務員は乗客へのサービスの継続を求められ，個室隔離もできないため，乗務員における感染がしばらく続いた．また，感染者では無症状者および軽症者から中等症，重症，死亡まで幅広い病態がみられた．国内外からさまざまな批判があったが，クルーズ船の船上隔離により，その後の感染拡大はなかった．また，感染者の診療と入院治療に国内の多くの医療機関の協力もあり，その後の流行対応への準備にもなり，多くの教訓が得られた．

WHOの緊急委員会は1月31日にCOVID-19を国際的に懸念される公衆衛生上の緊急事態に該当すると発表した．さらに，3月11日にCOVID-19の世界的な感染拡大の状況，重症度からパンデミックとみなせると表明した．

クラスター対策，接触者調査を基本とした流行対策が進められたが，3月以降は状況が明らかに変わった．その後の変異株の流行にもつながった海外からの流入である．イタリアが最初に，続けて他の欧米諸国でも感染爆発した．わが国はちょうど春休みにさしかかる海外旅行シーズンで，多くの旅行者が感染して帰国したと考えられ，3月上旬から海外旅行との関連が疑われる事例が国内で増加した．さらに3月下旬には都市部で感染者数が急増した．このため，従来の対策では流行拡大の抑制が困難になり，より広範な接触の削減が必要となることが考えられた．COVID-19は無症状者からの感染伝播があるため，封じ込めは困難であるが，感染者の病態は幅広く，とくに高齢者では一定の割合で重症化や死亡するリスクがある．感染が拡大するとわが国の医療提供体制を超える重症患者が発生する可能性があるため感染者数を抑制することが明らかに必要な状況であった．

3月28日には「新型コロナウイルス感染症対策の基本的対処方針」が，4月7日には緊急事態宣言が発出され，接触の8割削減，外出自粛，営業自粛，テレワーク推進，移動の自粛などが要請された．その後感染者数は減少し，5月25日に緊急事態宣言はすべての都道府県で解除された．しかし，6月中旬以降，主に大都市およびその周辺自治体において，20〜30歳代を中心として感染者が増加に転じた．とくに東京都新宿区の接待をともなう飲食店を起点とした感染拡大が顕著であった．その後7月下旬をピークとして新規感染者数は再び減少に転じたが，9月以降首都圏での感染者数が下げ止まり，地方でもクラスターが散発する状況が続いた．

その後は経済活動の活性化のためのさまざまな事業も実施されたが，年末を迎え非常に大きな感染拡大となり，2021年の初めには再び緊急事態宣言が発出された．2020年末からは変異株の出現による感染拡大を繰り返した．アルファ株の侵入と流行，さらに2021年5月以降にはデルタ株の流行があり，緊急事態宣言やまん延防止等重点措置による対策が繰り返された．9月以降感染状況が急速に改善したが，年末には海外からオミクロン株の侵入があり，2022年2月初旬には新規感染者の報告数が全国で10万人を超える日もあった．その後徐々に感染者数は減少した．オミクロン株の亜系統として当初BA.1が流行の主流だったが，その後BA.2に置き換わりが進み，そのため減少速度は緩やかであった．6月末まで減少は続いたが7月初めから新たな亜系統，BA.5への置き換わりにより再度感染者数が急速に増加した．夏休みやお盆の影響もあり，8月中旬には全国で新規感染者が25万人を超えるピークとなった．それ以降再度減少傾向が続いている（**図3-2**参照）．オミクロン株の流行ではデルタ株と比較して重症者数は少ないが，高齢者の感染による死亡者数が多い．高齢者が感染した場合，ウイルス性肺炎よりも基礎疾患の増悪によって重症化や死亡につながる．また，基礎疾患がなくても，そもそも体力が低下している高齢者は感染により全身状態が悪化して短期間で死亡することもある．

ⓖ COVID-19の臨床症状について

SARS-CoV-2に曝露してから発症するまでの潜伏期間は従来株では約5日（最長14日間）とされている．しかし，オミクロン株では潜伏期間は約3日間に短縮した．さらにオミクロン株は世代時間が約2日（従来株は約5日）に短縮，倍加時間も短縮し，感染後の再感染リスクや二次感染リスクが高く，感染拡大の速度も非常に速いことが確認されている．なお，これまでの株と同様に発症前の伝播は一定程度起きていると考えられる．

発症時は発熱，呼吸器症状，倦怠感，頭痛，消化器症状，鼻汁，味覚異常，嗅覚異常，関節痛，筋肉痛などの症状がみられる．嗅覚・味覚障害がCOVID-19の特徴と考えられてきたが，オミクロン株による感染では，嗅覚・味覚障害の症状の頻度が低下し，鼻汁・鼻閉，咽頭痛などの感冒様症状の頻度が高くなった．

COVID-19では，発症から1週間程度で症状が軽快することが多いが，一部の患者では肺炎を発症し重症化することがある．さらに，急性呼吸窮迫症候群（ARDS）を含め重症の呼吸不全に至る患者もある．2020年前半の流行初期には入院症例の約30％で酸素が投与された．また，9％の症例では人工呼吸器による補助呼吸療法が必要であった．

COVID-19の病態は，無症状から軽症，中等症，重症，死亡まで幅広いことが特徴である．重症の患者は重症化するリスク因子を有することが多く，その重症化リスク因子についてさまざまな調査研究がある．悪性腫瘍，慢性閉塞性肺疾患，慢性腎臓病，心血管疾患，喫煙，高血圧，糖尿病，肥満，臓器移植，妊娠などがあげられる．また，ワクチン接種を受けることで重症化予防効果が期待できる．デルタ株までの流行と比較して，オミクロン株が主体の流行では肺炎を発症する症例の割合が低下し，酸素投与や人工呼吸管理を必要とする割合も低下した．オミクロン株の流行で致死率の低下も報告されている．しかし，死亡者において高齢者の割合が高くなっており，基礎疾患の増悪や心不全・誤嚥性肺炎などの発症にも注意が必要と考えられる．一方で，オミクロン株の流行において，小児の感染割合が増加した．小児の感染は一般に軽症だが，重症化する症例も報告されている．

また，COVID-19において，急性期から継続する症状や，経過の途中から新たに生ずる症状，さらにいったん回復した後再び生じて持続する症状などが，罹患後症状（いわゆる後遺症）として問題となっている．診断あるいは退院後6ヵ月以上でも何らかの症状を有する割合が54％とする報告がある．主な症状としては倦怠感，息切れ，嗅覚障害，不安，咳，味覚障害，抑うつなどである．罹患後症状の発生機序は明らかではなく，不明な点が多い．

ⓗ SARS-CoV-2の感染経路

SARS-CoV-2は，感染者の鼻や口から放出される感染性ウイルスを含む粒子に，感受性者が曝露されることで感染する．その経路は主に3つあり，①空中に浮遊するウイルスを含むエアロゾルを吸い込むこと（エアロゾル感染），②ウイルスを含む飛沫が口，鼻，目などの露出した粘膜に付着すること（飛沫感染），③ウイルスを含む飛沫を直接触ったか，ウイルスが付着したものの表面を触った手指で露出した粘膜を触ること（接触感染）である．

感染者の呼吸により粒子が放出されるが，大声や歌うことで粒子の放出量が増えるとされている．また感染者との距離が1〜2 m以内と近くなると感染する可能性が高くなる．また，室内で換気が悪く閉じた環境では，感染性ウイルスを含む粒子が空中に漂う時間が長く，距離も長くなる．さらに，狭い空間に多くの人が集まり，お互いの距離も近く，会話し，歌うような場面，つまり，こうしたいわゆる三密と呼ばれる環境（密閉，密集，密接）に感染者が一定時間滞在することで，感染者との距離が遠いにもかかわらず感染が発生した事例が報告されている

ⓘ COVID-19の流行対策

感染症の流行対策は①感染源対策，②感染経路対策，③感染感受性対策があげられる．つまり，感染源である病原体を取り除き，感染経路を遮断し，感染に対する抵抗性を高めることにより流行拡大を抑止できる．感染源とはウイルスや細菌などの病原体そのものと，感染し病原体を排出する動物やヒト，また病原体に汚染された手指，器具，機材などを指す．宿主であるヒトの感染感受性（感染しやすさ）は基礎疾患や年齢（高齢者や乳幼児など）やワクチン接種などにより規定される．異なる感染症には，それぞれ感染源，感染経路，感染感受性に特徴があり，その特徴に対して適した対策が必要となる．

COVID-19における感染源対策として，検査および積極的疫学調査による感染者と濃厚接触者の同定と隔離，接触確認アプリの普及促進，クラスター調査と対策が行われた．また，感染経路対策として，マスク着用，手指衛生，三密回避，換気，接触機会の削減，流行地との往来自粛などが実施された．また，強力な感染経路対策として，市民の行動制限がある．流行制御のために海外の多くの国では外出禁止による都市封鎖（ロックダウン）が実施された．わが国でも新型インフルエンザ等対策特別措置法に基づき緊急事態宣言や重点措置が実施された．感受性対策としては，新型コロナワクチン接種が2021年2月頃から始まり，全国民の約8割が2回の接種を終えている．接種後半年程度で予防効果が減弱するため，3回目および4回目の接種も実施され，2022年9月末で高齢者ではそれぞれ約9割と約7割，全人口でも約7割と約3割が接種を終えた．このほかに，流行の規模やその状況により医療提供体制の拡充が重要となる．COVID-19の初期の流行においてはウイルス性肺炎による重症者の呼吸管理ができる重症者病床の拡充が重要であった．オミクロン株流行以降はウイルス性肺炎の発症は少なくなり，高齢者や基礎疾患を有する感染者の一般状態や基礎疾患の増悪が問題となり，救急医療の応需体制の逼迫が問題となった．

2024年4月現在，COVID-19の流行が始まってから4年以上が過ぎた．ウイルスは変異を繰り返し，その感染性，病原性などはまだ固定化されておらず今後も変化する可能性がある．また，自然感染とワクチン接種による免疫は，感染後および接種後に時間の経過により減衰する．さらに，わが国では年末年始，年度替わり，ゴールデンウィーク，夏休みなどの年中行事の時期に流行拡大がみられてきた．これらの要素により今後もCOVID-19の流行はすぐに収束せず継続することが見込まれる．しかし，集団レベルで免疫を獲得することにより，流行を制御し，重症化と死亡を抑制することができる．ワクチン効果の減衰と新たな変異株の出現などを考えると今後もワクチン接種を繰り返すことを検討する必要がある．また，検査体制やワクチン・治療法の拡充により重症化を予防することが求められている．感染拡大を抑え，医療逼迫を防ぐための行動抑制や，感染症指定医療機関中心の医療体制をどのように変化させていくかが，今後の対策にお

ける課題である.

話題1　COVID-19のまん延防止対策のいろは

新たな感染症が流行した場合の対策の立案には,感染性・病原性の見極めがきわめて重要となる.COVID-19の流行初期にも,いわゆるFF100(first few hundreds)と呼ばれる最初の数百例が,わが国でも丁寧に収集され,詳細に分析された.驚くことに,接触者調査の結果では,約8割程度の感染者は二次感染を起こしていなかった.二次感染しなければ感染は拡大しない.しかし実際には,一部の感染者から多くの二次感染者を生じていた.単純化すれば,5人の感染者がいるとそのうち4人は感染を伝播させず,残りの1人が10人に二次感染させる.その二次感染者10人中8人は感染伝播させず,残りの2人が20人に三次感染させる.これで平均すると1人の感染者から2人の二次感染者が生ずるという図式である.この観察からCOVID-19は,いわゆるクラスター感染により感染拡大していることがわかった.クラスター感染の生じる理由だが,考えられるのはウイルス,宿主,環境の3つのいずれかである.最初の約100症例を調べると,二次感染者を多く生じた症例の多くは前述の密閉された環境で二次感染が起きたことが明らかとなった.つまり密閉,密集,密接という,いわゆる三密環境でこの感染症はクラスター感染により拡大することが明らかとなった.

以上のような事実から,クラスター対策によりCOVID-19の感染拡大を抑制するという戦略が立てられた.全国のクラスターの情報を収集した.このクラスター対策によりわが国では,海外でみられたような大規模クラスター(メガクラスター)の発生やクラスターの連鎖は一定程度抑制された.また,このクラスター調査で明らかになったのは,都市部ではない地方においてもCOVID-19はしっかりと診断され,感染者および濃厚接触者の診断と隔離により,欧米のように感染爆発にすぐには至らなかったことである.

また,COVID-19の検査戦略が問われた.感染症診療における検査の目的は診断である.まず,症状があるなどのCOVID-19疑い症例の確定検査が優先される.しかし,流行当初からPCR検査能力は限られており,民間検査会社も含めて検査能力拡大にはさまざまな課題があり時間がかかった.また,流行抑制には検査と隔離が重要といわれたが事実だろうか.デルタ株までのCOVID-19の感染から発症までの潜伏期間は平均約5日間,感染から次の感染までの世代時間(発症間隔とほぼ同じ)も平均約5日間とされた.潜伏期間と世代時間がほぼ同じであり,発症するまでの無症状の時期にもある程度感染が起こり,発症する2日前頃から感染性があると報告されている.また感染性の高い期間は発症日をはさんで前後5日間程度で,発症日から2週間でほぼ感染性はなくなる.しかし,PCR検査では発症後3週間程度陽性が続き,長期間陰性化しない.最初の感染例を発端者とすると,発端者は発症してから診断まで,平均3日間程度かかる.その時期にはすでに感染性が低下し始めるので,発端者を隔離しても二次感染予防効果は限られる.発端者に接触して起こる二次感染の多くは,発端者が診断される前にすでに起きてしまっているので,接触者をみつけて行動自粛してもらうことが,次の感染,接触者からの三次感染を防ぐことにつながる.これが,検査と接触者調査による感染拡大防止効果である.市中で無症状者を広く検査して,感染性の有無のわからない陽性者を隔離するだけでは感染拡大防止効果は限定的であり,接触者調査が感染拡大防止に重要なことがわかる.

2 その他のウイルス感染症

ウイルスの分類は核酸情報に基づいたボルティモア分類が一般的に用いられている．通常生物は二本鎖のDNAを染色体として有しており，それを複製しながら増殖する．それに対しウイルスはDNAの代わりにRNAのみを保有しているものがあり，またその本数も二本鎖に限らず1本しか保有しないことがある．この核酸の保有状況をもとに国際ウイルス分類委員会が発見されたすべてのウイルスを階層的に分類・命名している．

本項では，日常で感染する可能性の高い身近なウイルスや病原性や致死率が高いものに関してDNAウイルス，RNAウイルスの順番で解説する．

ⓐ DNAウイルス

(1) 痘瘡ウイルス (variola virus)

感染症：痘瘡（感染症法：一類感染症）

感染経路：経気道感染，接触感染

特徴：人類が初めて根絶に成功した病原体で，1980年にWHOによって撲滅が宣言された．感染力が非常に高く，患者に近距離で接すると80％以上が痘瘡を発症するといわれる．1796年にエドワード・ジェンナーが世界初のワクチン（種痘ワクチン）の開発に成功した．2022年に国際的に問題となったサル痘（Mポックス）のウイルスは，ヒトの痘瘡ウイルスと近縁の関係にある．

(2) 単純ヘルペスウイルス (herpes simplex virus，HSV)

感染症：口内炎，角結膜炎，ヘルペス湿疹，ヘルペス脳炎など（多くは単純ヘルペスウイルスⅠ型），性器ヘルペス（多くは単純ヘルペスウイルスⅡ型）

感染経路：Ⅰ型は上半身，Ⅱ型は下半身に感染し病原性を示すといわれるが，絶対的ではない．

特徴：抗ウイルス薬の服用で治療した後にもウイルスは神経節の細胞内に潜伏するため，宿主の免疫低下の際に再活性化する．初感染時に比較すると軽症のことが多い．Ⅰ型の初感染の多くは乳幼児期に起こりほとんどが不顕性感染であるが，数％は感染局所の粘膜で発症する．Ⅱ型は性交により感染し性器ヘルペスを発症する．

(3) 水痘・帯状疱疹ウイルス (varicella zoster virus，VZV)

感染症：水痘（水疱瘡ともいわれる．感染症法：五類感染症），帯状疱疹

感染経路：初感染では上気道粘膜に吸着し，免疫細胞に感染することでリンパ節，肝臓，脾臓，さらに上皮へも感染し皮膚に発疹や水疱を形成する．

特徴：小児期の初感染が多く，わが国での成人の抗体保有率は90％である．小児ではかゆみをともなう発疹や水疱を形成した後，痂皮化する（かさぶた状になる）．成人になっての初感染は小児に比べると重症化しやすい．ウイルスは脊髄後根神経節に潜伏し，宿主の免疫低下時にウイルスが再活性化し，身体の片側に水疱が分布する帯状疱疹を発症する．

(4) エプスタイン・バーウイルス (Epstein-Barr virus，EBV)

感染症：伝染性単核球症など

感染経路：唾液を介して感染することからkissing diseaseと呼ばれる．

特徴：小児期の初感染の多くは不顕性感染であるのに対し，思春期以降の初感染では約45%が伝染性単核球症を発症する．その後B細胞[*1]，リンパ組織，唾液腺に潜伏するため，既感染者は唾液からの感染源となりうる．

(5) ヒトパピローマウイルス（human papillomavirus，HPV）

感染症：粘膜に感染し尖圭コンジローマや子宮頸がんなどの原因になる．

感染経路：主に性交によって感染し，粘膜の微小な傷から侵入する．

特徴：20～40歳代女性の子宮頸がんの原因の95%以上はHPVによるものである．WHOはワクチン接種を推奨しているが，わが国ではその副作用や有用性が問題になったことから積極的な接種の推奨（勧奨）は2013年から見合わせられていたが，それらの懸念が科学的な方法により否定されたため，2021年より勧奨が再開されることになった．

(6) ヒトパルボウイルスB19（human parvovirus B19，PVB19）

感染症：伝染性紅斑（リンゴ病）（感染症法：五類感染症）

感染経路：飛沫感染，接触感染と母子感染がある．

特徴：自然界のウイルスで最も小さく，ラテン語の「parvum（小さい）」が語源である．リンゴ病という名称は感染した小児の両頬が赤くなることに由来するが，その時期には，感染性はない．妊娠初期に感染すると，流産などの原因となることがある．また，成人では，関節リウマチに類似した症状が出ることがある．

(7) B型肝炎ウイルス（hepatitis B virus，HBV）

感染症：肝炎（B型肝炎ウイルスによるものは感染症法で五類感染症に指定されている）

感染経路：母子感染，血液や体液による感染

特徴：HBV感染者は国内に130万～150万人いるとされている．成人での血液や体液を介した水平感染では急性肝炎を発症した後に約2%が劇症肝炎を起こし，その致死率は約70%に及ぶため注意が必要である．さらに既感染者では，肝炎が再発し劇症肝炎へ転化することがある．医療従事者は針刺し事故に十分な注意が必要である．免疫が十分でない乳児や小児においては無症候での持続感染となることが多く，また，10%ほどは慢性肝疾患に移行することがある（**図3-4**）．ワクチン接種で感染予防が可能である．

ⓑ RNAウイルス

(1) インフルエンザウイルス（influenza virus）

感染症：インフルエンザ

感染経路：飛沫感染

特徴：ウイルスの内部タンパク質の抗原性の違いによりインフルエンザA，B，Cの3型がある（**図3-5**）．感染力が強く，わが国では毎年冬から春にかけて流行を起こし，感染から回復までは1～2週間程度であるが，高齢者では細菌性肺炎を合併し重症化しやすい．乳幼児ではインフ

NOTE

[*1]**B細胞**：白血球の一種で，抗体を産生したり免疫記憶にかかわる．

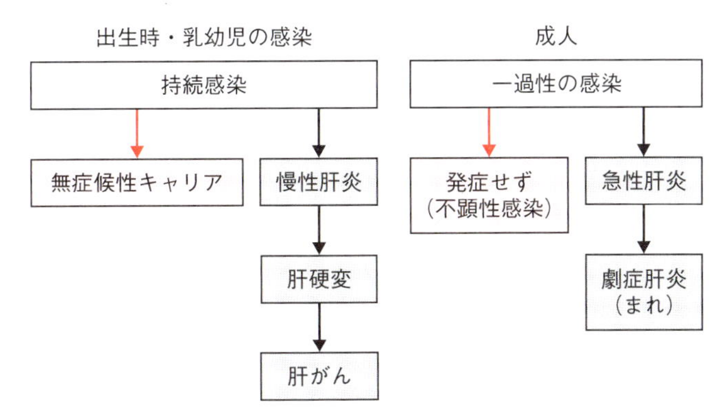

図3-4　B型肝炎ウイルス感染の経過

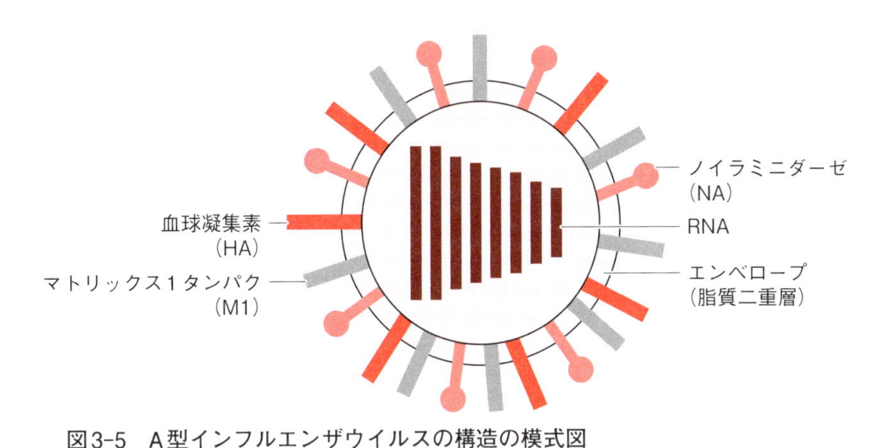

図3-5　A型インフルエンザウイルスの構造の模式図

インフルエンザウイルスはエンベロープを有し，A・B型は8分節，C型は7分節した一本鎖RNAを核酸にもつ．ウイルス内部の膜タンパクとマトリックス1タンパクの抗原性の違いによりA～C型に分類される．

ルエンザ脳症を起こすことがあり，意識障害・痙攣を起こし後遺症を残すことがある．A型とB型はワクチン接種により重症化予防が可能である．

(2) 狂犬病ウイルス (rabies virus)

感染症：狂犬病（感染症法：四類感染症）

感染経路：イヌやタヌキ，キツネなどのイヌ科の野生動物など感染動物に噛まれた際に唾液を介して感染する．イヌ科の動物以外に，近縁のアシカやアザラシやアライグマ，コウモリなども感染源になる．

特徴：人畜共通感染症として重要である．1～2ヵ月の長い潜伏期間の後，全身麻痺が起こり，昏睡状態となる．一度発症すると100％死に至るため，流行国に渡航する際は必ずワクチンを接種する．

狂犬病と呼ぶ由来は，感染したイヌが狂躁状態となり目に入るものすべてに噛みつくようになり凶暴化することに由来する．ヒトでは，水を飲むときにその刺激で咽喉痛や全身の痙縮が起こり苦痛で水が飲めないことから「恐水症」とも呼ばれる.

(3) 麻疹ウイルス (measles virus)

感染症：麻疹(はしか)(感染症法：五類感染症)

感染経路：空気感染により感染し，感染力はきわめて強い.

特徴：約2週間の潜伏期の後に，カタル期，発疹期，回復期の経過をたどる．カタル期は上気道症状や結膜炎症状がみられる最も感染力が強い時期であり，頬粘膜にコプリック斑と呼ばれる特徴的な白い隆起した斑点の出現が診断のポイントとなる.

通常のウイルス感染様式とは異なり，麻疹ウイルス感染後数年から十数年の長い期間を経て発症する「遅発性ウイルス感染」として，SSPE(亜急性硬化性全脳炎)が引き起こされることがある.

(4) ムンプスウイルス (mumps virus)

感染症：流行性耳下腺炎(感染症法：五類感染症)

感染経路：唾液を介しての接触感染，飛沫感染により上気道粘膜細胞に感染する.

特徴：耳下腺の腫脹や痛みで始まり，約1週間で消失するが，膵炎や精巣炎，卵巣炎を起こすことがある．両側の耳下腺が腫れ「お多福」のお面のように頬がふっくらとすることから「おたふく風邪」とも呼ばれる．弱毒生ワクチンが有効である.

(5) ヒトT細胞白血病ウイルス1型 (human T-cell leukemia virus type 1, HTLV-1)

感染症：成人T細胞白血病

感染経路：母乳や性交，輸血など体液を介して感染する.

特徴：国内では九州，四国，沖縄といった南西地域に偏在している.

(6) ヒト免疫不全ウイルス (human immunodeficiency virus, HIV)

感染症：後天性免疫不全症候群(acquired immunodeficiency syndrome, AIDS)(感染症法：五類感染症)

感染経路：体液(血液，精液，唾液など)の接触で感染する.

特徴：感染後は感冒様症状の急性期を迎えるが，無自覚のことが多い．その後軽快すると無症候期となり，数年から10年ほど経過してAIDS期を迎え易感染状態となり，結核を発症して診断に至ることがある.

(7) 風疹ウイルス (rubella virus)

感染症：風疹(感染症法：五類感染症)

感染経路：経気道的に飛沫感染する.

特徴：麻疹に似た症状を呈するも数日で回復することから「三日はしか」とも呼ばれる．妊娠初期の女性が感染すると多くの場合胎児は死産し，生存した場合も「先天性風疹症候群」と呼ばれる先天性心疾患，白内障，難聴などの障害が残ることがある．現在風疹ワクチンは1歳と5歳に2回接種するが，定期接種化される前に小児期を過ごした成人は風疹に対する免疫をもたないことがある．風疹が流行した年には新生児や小児の先天性風疹症候群患者が増加するため，予防のために妊娠を希望する女性とともに1962～1979年に生まれた成人男性にもワクチンを接種する事業が行われている.

(8) ロタウイルス (rotavirus)

感染症：乳幼児の下痢症

感染経路：下痢便を介した糞便の経口感染

特徴：感染力がきわめて強く，微量のウイルスで感染する．乳幼児では，とくに冬期に持続性の水様性下痢便（白痢）により，脱水や血中の電解質の異常が起きて死亡する場合があるので注意が必要である．予防には生ワクチンが有効である．

(9) ノロウイルス属 (norovirus)

感染症：胃腸炎

感染経路：生牡蠣などの飲食物による経口感染，糞便や嘔吐物を介した感染

特徴：成人の非細菌性胃腸炎の90％以上が，ノロウイルスが原因といわれる．近年ではノロウイルスによる食中毒の件数・患者数ともに増加傾向にあり，2021年の厚生労働省の発表によると，ノロウイルスを原因とする食中毒患者は病原性大腸菌による患者を大きく上回り食中毒の原因として最多であった．

エンベロープをもたずアルコール消毒が無効であるため，嘔吐物の処理時には次亜塩素酸ナトリウムを使用する．

(10) ポリオウイルス (poliovirus)

感染症：ポリオ（急性灰白髄炎）（感染症法：二類感染症）

感染経路：経口感染し，咽頭部や腸管で増殖する．

特徴：ウイルスは増殖後，一部が有髄前核細胞に達し運動神経細胞を破壊するため，運動麻痺が生じる．現在では5種混合ワクチン（ジフテリア，破傷風，百日咳，ポリオ，インフルエンザ桿菌）が導入されている．2020年の時点でアフガニスタンとパキスタンで野性ウイルスの局地的流行がみられる．

(11) コクサッキーウイルス (coxsackievirus)

感染症：夏風邪症候群，ヘルパンギーナ，手足口病，流行性筋痛症（Bornholm病）など

感染経路：経口感染し，咽頭部や腸管で増殖する．

特徴：ウイルスの血清型により症状はさまざまである．ヘルパンギーナでは，発熱と口腔粘膜に水疱性発疹がみられるが数日で軽快する．手足口病は，毎年夏期に小児で流行がみられ，手掌，足底，口腔粘膜に水疱性発疹がみられ多くは予後良好であるが，まれに髄膜炎，脳炎，心筋炎を起こすことがある．

(12) エボラウイルス (ebolavirus)

感染症：エボラ出血熱（エボラウイルス病）（感染症法：一類感染症）

感染経路：飛沫感染，血液，体液を介した接触感染

特徴：最初の感染者の出身地であるコンゴ民主共和国を流れるエボラ川がウイルスの名称の由来である．発熱，頭痛，筋肉痛，咽頭痛に始まり，その後出血傾向に至り最終的に多臓器不全を起こし死に至る．致死率は型により50〜90％といわれる．

南米出血熱やマールブルグ病に並ぶウイルス出血熱の1つだが，必ずしも出血症状を主症状とするとは限らず，エボラウイルス病と呼ばれるようになりつつある．

表3-3 肝炎ウイルスの特徴

	A型	B型	C型	D型	E型
ウイルスの核酸	RNA	DNA	RNA	RNA	RNA
エンベロープの有無	なし	あり	あり	あり	なし
アルコール消毒	無効	有効	有効	有効	無効
感染経路	経口感染	血液感染	血液感染	血液感染	経口感染
潜伏期	4週間	1～6ヵ月	6～8週間	7週間	5～6週間
慢性化	なし．まれに劇症化	一部で慢性化し，肝硬変，肝がんの経過をたどる		まれ．※	なし．まれに劇症化
治療薬の有無	なし	あり	あり	なし	なし
ワクチンの有無	あり	あり	なし	なし	なし
感染症法	四類	五類	五類	五類	五類

※D型肝炎ウイルスは単独では複製できず，B型肝炎ウイルスが先行感染している患者で複製し，B型肝炎の症状の重篤化を加速する．

感染で死亡した患者の葬儀や埋葬時，遺体に接触したり，医療器具の使い回しで体液から感染することがある．エボラウイルス病より回復した後に全身性のさまざまな体調不良が継続する症例もあり，“post-Ebola syndrome（エボラ後症候群）”として注目されている．

(13) A型肝炎ウイルス（hepatitis A virus, HAV）

感染症：A型肝炎

感染経路：汚染された水，生牡蠣などの魚介類や野菜，食品などから経口感染する．

特徴：多くは不顕性感染であるが，一部は急性肝炎を発症する．

その他の特徴を他の肝炎ウイルスとともに表に示す（**表3-3**）．

(14) C型肝炎ウイルス（hepatitis C virus, HCV）

感染症：C型肝炎

感染経路：血液を介して感染する．

特徴：無症候性に終わることが多いが，感染者の半分以上は慢性化し，肝硬変，肝がんへと進展する．国内の肝がんの70％はHCV感染者である．近年ではきわめて有効性が高い新規内服治療薬の開発が進み，ほとんどのC型肝炎が治癒するようになった．ワクチンは実用化されていない．

(15) E型肝炎ウイルス（hepatitis E virus, HEV）

感染症：E型肝炎

感染経路：シカ，イノシシなどのジビエ肉や豚レバーなどの生食による経口感染が多いが，輸血による感染や妊婦から胎児への垂直感染もある．

特徴：急性ウイルス肝炎を起こすが，まれに劇症肝炎を起こす．致死率はA型肝炎の10倍といわれ，さらに妊婦では20％と高くなる．

話題② 医療従事者の針刺し事故による感染

患者の採血や点滴の操作後，注射器のリキャップ操作（使用後の注射針にプラスチックのキャップをとりつけること）などから，医師，看護師，臨床検査技師などの医療従事者にHIV，HBV，HCVなどが感染する事故が起きる．採血や点滴などの操作は必ず手袋をし，針を持ったら同時に他の作業はせず，また操作が終了した後は，針のリキャップはせずにその場で廃棄する等心がけねばならない．また患者が暴れた際に誤って針を刺してしまった例もあり，より安全性の高い器具の使用や医療従事者の教育の必要がある．すべての体液は感染源とするように意識し，スタンダードプリコーション（標準予防策）を心がけることが重要である．

話題③ TORCH症候群とは

妊娠中に初めて感染すると胎児に障害を引き起こす病気として，トキソプラズマ（Toxoplasma），風疹（Rubella），サイトメガロウイルス（Cytomegalovirus），ヘルペス（Herpes），リンゴ病・梅毒など（Other）があり，これらの病気の頭文字をとって「TORCH（トーチ）症候群」という．感染すると流産することが多く，出産しても胎児に失明・心疾患・神経障害・難聴・発育遅滞などの重篤な症状を起こすことになる．

妊婦はこれらの病原体の感染を防ぐため，日頃から手指消毒を徹底し，不用意にネコに触る，庭いじりをする，小さな子どもなどの感染リスクのある者との接触など控えることが望ましい．また一度感染すると治療が困難なものもあるため，予防接種のあるものについては妊娠前のワクチンで予防することも重要である．

D 細菌感染症

病原細菌は呼吸器，消化器，皮膚，血液や神経など，体中のさまざまな部位に侵入し増殖することで咳，発熱，下痢などさまざまな症状を引き起こす．原因となるのはヒトの皮膚や消化管，気道などの体表面に存在する身近な細菌であることも多く，症状は気がつかない程度の軽症なものから命にかかわる重篤なものまでさまざまである．毒素を産生することで特徴的な病態を誘発する病原菌も多い一方，高齢者や免疫が低下した易感染患者で発症する日和見感染症も存在する．感染症や原因となる細菌の特徴を理解することで，日頃から感染の予防に取り組むことができるよう，この項ではヒトに感染症を起こす重要な菌種とその感染症について紹介する．

1 細菌の学名

細菌の学名は，「属名＋種名」で表記する．たとえば黄色ブドウ球菌の学名は*Staphylococcus aureus*のようにラテン語2語の組み合わせをイタリック体で表記する．和文の学術雑誌では，黄色ブドウ球菌，緑膿菌，ピロリ菌，セレウス菌，ウェルシュ菌などの和名や俗名で記述されることもある．

2 細菌の生育環境

細菌の発育は酸素や温度，pHによって左右される．発育温度によって低温性細菌（20～25℃），中温性細菌（25～40℃），高温性細菌（55～70℃）に分けられ，病原細菌は35℃孵卵器で良好に発育するものが多い．多くの細菌は中性～弱酸性，真菌はpH5～6程度の酸性でよく発育する．また酸素がないと発育できない偏性好気性菌，酸素の有無にかかわらず発育できる通性嫌気性菌，酸素環境下では死滅してしまう偏性嫌気性菌など，酸素への依存性によっても区別することができる．さらに生育に塩分が必要な好塩菌や，10%以上の高い塩分濃度でも発育可能な耐塩菌もある．また，多くの病原菌は，ブドウ糖などを酸化的に分解あるいは発酵してエネルギー（ATP）を産生できるが，食中毒菌の1つであるカンピロバクターなどは，糖類をエネルギー源として利用できず，アミノ酸の分解でエネルギーを得ているものもある．

3 細菌の大きさや形態

大腸菌の大きさは約1 μmであり，ウイルスより大きく真菌より小さい（**図3-6**）．

顕微鏡で細菌を染色し観察すると，その形態は非常に多様であることがわかる．細菌は大きく球菌と桿菌の2種に分けられる．桿菌の中でも球に近いような球桿菌，紡錘型の菌，らせん菌などさまざまな種類に分けられる．また菌の集まり方もぶどうの房のようなクラスター状になる菌，数珠のように連なるレンサ球菌などさまざまであり，染色性と合わせてこれらの情報が菌の

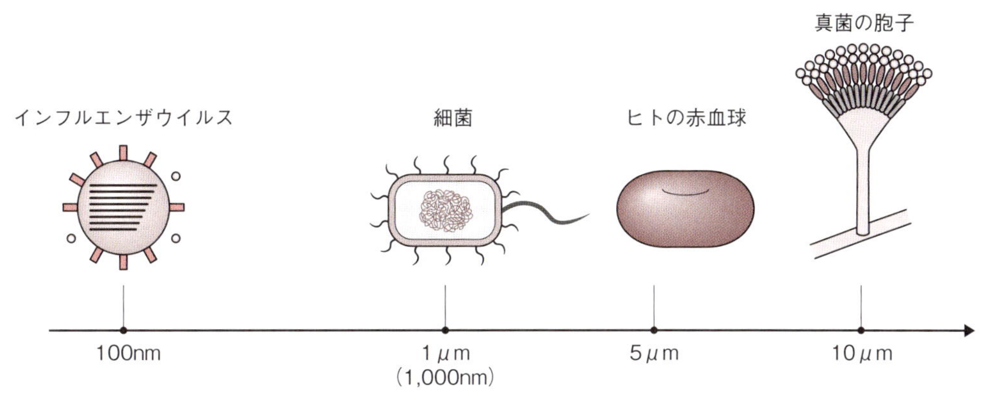

図3-6 細菌の大きさの比較

同定に役立つ.

4 細菌の構造

細菌のような原核細胞がヒトのような真核細胞と大きく異なる点は，染色体DNAが核膜で包まれた核構造をとらないことである．また細菌は細胞膜の外に細胞壁を有するが，これはペプチドグリカンという高分子化合物から成り立っており，真菌や植物の細胞壁とは構成成分が異なる．細菌の種類により，好中球などによる貪食(どんしょく)や補体による殺菌を逃れるための莢膜(きょうまく)，運動性にかかわる鞭毛(べんもう)，粘膜細胞に付着する線毛などを有するものがある．さらに細菌の中にはプラスミドという環状二本鎖構造のDNAを保有するものがあり，これは染色体から独立して複製し薬剤耐性遺伝子などの情報を運んでいる(**図3-7**).

5 通性嫌気性グラム陽性球菌

ⓐ 黄色ブドウ球菌(*Staphylococcus aureus*)

エンテロトキシンによる食中毒，表皮剝離毒素によるブドウ球菌性皮膚症候群，TSST-1(トキシックショックシンドロームトキシン-1)による毒素性ショック症候群など，さまざまな感染症を起こす．食中毒の原因となる菌を**表3-4**に示す.

*Staphylococcus*属の菌種はヒトの皮膚や鼻腔などに生息しており身近な菌であるが，*S. aureus*は最も病原性が高いとされている．ペニシリン結合タンパク(penicillin-binding protein，PBP)2'を産生するMRSA(methicillin-resistant *Staphylococcus aureus*)による感染症が五類感染症に指定されている．近年では市中感染型MRSAも問題となっている.

ⓑ 化膿レンサ球菌(*Streptococcus pyogenes*，A群レンサ球菌)

主に飛沫感染や接触感染による急性咽頭炎，創傷感染を起こし，感染後に急性糸球体腎炎やリ

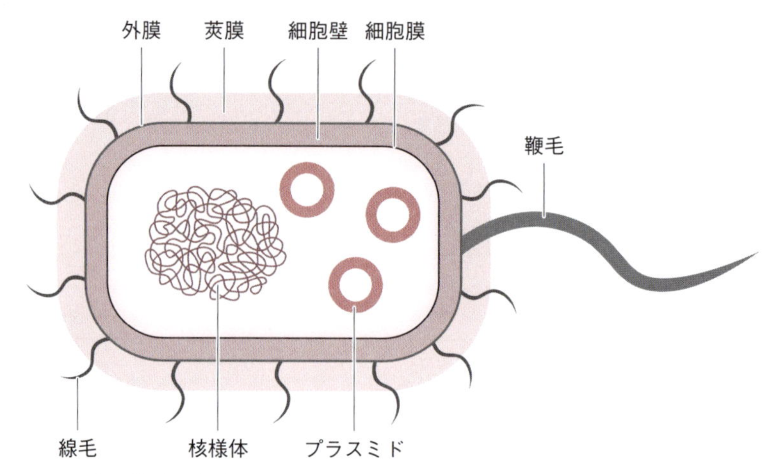

図3-7　細菌の構造の模式図

外膜：グラム陽性菌にはないが，グラム陰性菌に存在するリポ多糖（LPS）を含む脂質の二重膜
細胞壁：グラム陽性菌では厚く，グラム陰性菌では薄いペプチドグリカン層からなる．
細胞膜（内膜）：リン脂質二重層から構成される．
核様体：染色体DNAは細胞質内に存在する．
鞭毛：細菌の運動性にかかわる．鞭毛を保有しない菌，1本だけ保有する菌，周毛性にもつもの，温度などの環境要因により本数が変化する菌などさまざまである．
線毛：粘膜上皮細胞への付着にかかわる．
プラスミド：染色体から独立した環状二本鎖のDNAであり，細胞内で複製し，他の細菌細胞に伝達できるものもある．
莢膜：多糖体で構成されており，細胞外に存在し，好中球などによる貪食や補体による殺菌に抵抗性を与える．なお枯草菌（*Bacillus cereus*）や炭疽菌（*Bacillus anthracis*）の莢膜はポリグルタミン酸で構成されている．

表3-4　食中毒の原因となる主要な菌と原因食品，潜伏期間

タイプ	原因菌	原因食品	潜伏期間
毒素型	黄色ブドウ球菌	汚染した手で加工したもの（おにぎり，肉など調理加工品や菓子） ※毒素は100℃で20分間加熱しても失活しない	1～6時間
	セレウス菌	米や小麦が原料となる食材	30分～5時間（嘔吐型） 6～15時間（下痢型）
感染型	サルモネラ属菌*	鶏卵・鶏肉	2～7日
	腸管出血性大腸菌	肉，ミルクなどさまざま	3～5日
	カンピロバクター*	鶏肉	2～5日
	腸炎ビブリオ	魚介類	6～24時間
	ウェルシュ菌	カレーなど煮込み料理	6～18時間

*サルモネラ属菌とカンピロバクターは，食中毒症状を引き起こす毒素（エンテロトキシン）は産生しない．

ウマチ熱を続発することがある．創傷感染に始まる劇症型A群レンサ球菌感染症（五類感染症）は致死率が高く“人喰いバクテリア”として警戒されている．咽頭から採取した検体のイムノクロマト法による迅速診断キットが日常診療で用いられている．

ⓒ 肺炎球菌（*Streptococcus pneumoniae*）

飛沫感染により肺炎，髄膜炎（侵襲性肺炎球菌感染症），中耳炎などが発症する．

血液や髄液から検出される侵襲性肺炎球菌感染症の場合，五類感染症全数把握疾患として届出の必要がある．ペニシリン耐性肺炎球菌（penicillin-resistant *Streptococcus pneumoniae*，PRSP）による感染症は五類感染症定点把握疾患である．

乳児期から小児の髄膜炎予防のためのPCV13（13価肺炎球菌結合型ワクチン），高齢者の肺炎予防を目的としたPPSV23（23価肺炎球菌莢膜ポリサッカライドワクチン）などがある．

ⓓ B群レンサ球菌（GBS）（*Streptococcus agalactiae*）

産道感染による新生児髄膜炎を起こす．腸管内や女性の膣に常在しているが，出産時に児に髄膜炎を起こすことがあるため，妊婦に対して膣・肛門のスクリーニング検査を行い，GBS陽性の妊婦には，周産期にペニシリン系抗菌薬などの予防投与が行われている．

6 通性嫌気性グラム陰性球菌

ⓐ 淋菌（*Neisseria gonorrhoeae*）

尿道や性器に感染し淋病を起こす．性感染症であり（五類感染症），治療後もパートナーから再感染（ピンポン感染）することがあるため，パートナーと同時に治療を行うことが重要である．最近，都市部で患者が増加し，また淋菌による髄膜炎も報告されている．治療にはペニシリン系抗菌薬，セフィキシムなどが有効であるが，近年，セフィキシムやセフトリアキソンに耐性を獲得した株の増加が警戒されている．

ⓑ 髄膜炎菌（*Neisseria meningitidis*）

淋菌と同様にヒトのみを宿主とする病原菌であり，患者や無症状の保菌者から飛沫感染や接触感染により感染し，髄膜炎を起こす．血液や髄液から検出される侵襲性髄膜炎菌感染症は五類感染症全数把握疾患の対象となっている．アフリカには髄膜炎ベルトと呼ばれる流行地域があり，渡航する際には髄膜炎菌ワクチンの接種が推奨される．ただし，国内で認可されている髄膜炎菌ワクチンは，アフリカなどで多い血清群B型に対する免疫が付与されないという限界がある．治療には，ペニシリンGやセフトリアキソンなどが使用される．

7 通性嫌気性グラム陰性桿菌

ⓐ 大腸菌（*Escherichia coli*）

尿路感染症が最も多いが，時に母親からの産道感染による新生児髄膜炎を起こす．また病原因子を獲得しているものは食中毒の原因となる．

ヒトの腸管内に常在し，消化吸収などヒトが生活するうえで重要な役割を果たしている．血清学的分類の1つにO抗原型（細胞壁を構成する成分）があり，病原性大腸菌の推定をするために検査される．病原性大腸菌は，ヒトの腸管内には常在しないものである．腸管出血性大腸菌は赤痢毒素に類似したベロ毒素を産生し，少量の菌でも感染が成立することもあり，本菌による感染症は，三類感染症に指定されている．焼肉店や学校給食で集団発生することがあるため注意が必要である．

近年，第3世代セファロスポリン系抗菌薬を分解するESBL（基質特異性拡張型β-ラクタマーゼ）やカルバペネム系抗菌薬を分解する株が国際的に増加し大きな問題となっている．

ⓑ 赤痢菌（*Shigella*属菌）

本菌の経口感染により発症する細菌性赤痢は三類感染症に指定されている．

少量の菌（10個前後）でも感染が成立し，腸管粘膜に侵入して発熱，しぶり腹，粘血便，血性下痢を起こす．赤痢毒素（志賀毒素）を産生する志賀赤痢菌の場合はより重篤な症状を引き起こし，発展途上国では致死率が20％を超える．

ⓒ ペスト菌（*Yersinia pestis*）

ペストは感染症法で一類感染症に指定されている感染症の中で唯一の細菌感染症である．ペスト菌を保有したノミがヒトを吸血する際に感染し，病巣と臨床症状から大きく腺ペスト，皮膚ペスト，敗血症型ペスト（肺ペスト）に分類される．中世ヨーロッパで大流行し「黒死病（black death）」と呼ばれていたが，その理由は菌のエンドトキシンによる皮下出血斑にある．とくに肺ペストは飛沫によるヒト-ヒト感染を起こしやすく，未治療の肺ペストは致死率が100％とされている．

海外の流行地や患者と密接に接触する医療従事者，野生動物やペットなどと接触する機会の多い流行地域の獣医師や関係者などに限定して，必要に応じてワクチンの接種が推奨されているが，その効果は定かではない．各種の抗菌薬が有効であるが，ゲンタマイシンなどのアミノ配糖体系，ドキシサイクリンなどのテトラサイクリン系，フルオロキノロン系などの薬剤が治療に用いられる．とくに腺ペストでは発症早期に適切な抗菌薬を投与することで治癒や救命の可能性が高まる．

ⓓ チフス菌（*Salmonella enterica* subsp. *enterica* serovar Typhi），パラチフスA菌（*Salmonella enterica* subsp. *enterica* serovar Paratyphi A）

ヒトの糞便に汚染された食品や水を介した経口感染により，腸チフス症，パラチフス症が発症する（三類感染症）．赤痢菌と同様に腸粘膜に侵入し，さらに血流中にも侵入して全身性の感染症を引き起こす．東南アジアなどで流行しており，典型的な三大症状に徐脈，バラ疹，脾腫があるが，初期症状がマラリアなどと類似しているため鑑別が難しい．また無症状保菌者からの感染に注意する必要がある．胃腸症状のみならず，菌血症，髄膜炎，呼吸器症状をともなうことがある．治療薬は，以前はクロラムフェニコールが第一選択薬とされていたが，副作用や耐性菌の出現などの理由で，現在ではフルオロキノロン系抗菌薬が第一選択薬とされている．

ⓔ 非チフス性サルモネラ菌（*Salmonella* Typhimurium や *Salmonella* Enteritidis など）

鶏卵や鶏肉を介した食中毒が多く，チフス症やパラチフス症に比べると軽症の胃腸炎症状が主である．国内では**表3-4**に示す主要な食中毒の原因菌の1つである．ペットのカメやネコからの接触感染の報告もある．

食中毒や軽症の胃腸炎の治療では，抗菌薬の投与は推奨されていない．

ⓕ コレラ菌（*Vibrio cholerae*）

コレラは三類感染症であり，本菌により汚染した水や食品から経口感染するため，途上国や災害地などで流行することがある．重症患者では1日10L以上もの米のとぎ汁状の激しい水様性の下痢症状があり，脱水症状・電解質の喪失により死亡する危険性が高い．また，塩分を含まない真水中でも発育が可能であるため，井戸水や河川水が感染源になる事例もある．

治療法としては，大量の下痢や嘔吐によって失われた水分やナトリウムやカリウムなどの電解質を補う治療が中心であり，補助的にフルオロキノロン系抗菌薬の投与が行われる場合もある．

ⓖ 腸炎ビブリオ（*Vibrio parahaemolyticus*）

塩分が含まれた環境で発育するため，海産物が汚染され，感染源となることが多い．感染により下痢，嘔吐が起きる．魚の生食の機会が多いわが国では多くみられていたが，近年は食品衛生法で魚介類に関する取り扱い規定が強化されたため，減少傾向にある．腸炎ビブリオによる腸炎の治療では，脱水や電解質異常を補正する対症療法が中心となる．

8 好気性グラム陰性桿菌

ⓐ 緑膿菌（*Pseudomonas aeruginosa*）

環境に広く生息する菌であり，室温程度の温度環境でも発育可能で湿潤環境を好むため病院の汚物室やシンクなどが感染源となった院内感染がしばしば報告されてきたが，最近は対策の強化で減少傾向がみられる．健常者にはほぼ無害な菌であるが，感染防御能力が低下した入院患者などで呼吸器感染症や尿路感染症，敗血症などさまざまな日和見感染症の原因となる．

カルバペネム，アミノグリコシド，フルオロキノロン系の3系統の抗菌薬に耐性を示す多剤耐性緑膿菌（multi-drug-resistant *P. aeruginosa*, MDRP）が院内感染を起こすことがあり，五類感染症定点把握疾患に指定されている．

ⓑ レジオネラ（*Legionella pneumophila*）

レジオネラ症は四類感染症全数把握疾患であり，循環式の温泉や浴場，噴水などで発生したエアロゾルの吸入により感染する．ヒト-ヒト感染はしない．肺炎型とポンティアック熱型に大別され，前者は悪寒，発熱，倦怠感など通常の肺炎様の症状であるが，適切な治療がされないと死亡することもある．後者はインフルエンザ様の症状を呈し，数日で自然治癒する．入浴施設における感染事例が散発している．

レジオネラは通性細胞内寄生性(細胞内外どちらでも増殖可能である性質)の偏性好気性菌であり，発育可能温度が約25～50℃と広い．人工培地を用いた培養には時間がかかるため，尿中抗原キットを使用した迅速検査が早期診断に有用である．一般的に使用されるβ-ラクタム系抗菌薬やアミノグリコシド系抗菌薬は細胞内移行性が悪いため使用せず，ニューキノロン系抗菌薬が第一選択薬となる．

9 グラム陰性らせん菌

ⓐ 梅毒トレポネーマ(*Treponema pallidum*)

梅毒は性感染症であるが(五類感染症)，近年，大都市圏を中心に増加傾向がみられ，また，胎児期に母体から感染する先天性梅毒も認められ，母体からの感染の場合の多くは流産・死産を起こす．また，出生後にハッチンソン三徴候(ハッチンソン歯[*2]，内耳性難聴，実質性角膜炎)がみられることがある．後天性梅毒の場合，①第1期，②第2期，③第3期，④第4期と病期による分類を行う．

①第1期では感染後3週間の潜伏期間の後，局所的に硬性下疳(陰茎，膣などにできる痛みのない潰瘍)を生じる．

②約3ヵ月後，菌が血流にのり全身をめぐり，バラ疹など発疹症状が現れる．

③感染から約3年後，種々の臓器にゴム腫(皮膚や臓器などにできる軟らかいゴム状の腫瘤)を生じる．

④感染後10年以上経過すると，中枢神経系が侵され進行麻痺となり，第4期は変性梅毒ともいわれる．

人工培地を用いた培養が困難なため，血清学的に診断が行われる．治療にはペニシリン系抗菌薬の早期投与が有効である．

ⓑ カンピロバクター属菌(*Campylobacter jejuni/coli*)

加熱不十分な鶏肉などを介してカンピロバクター腸炎を起こす．国内では食中毒の原因となる病原体として最近，増加傾向にあるアニサキスやノロウイルスに次いで多い．多くの場合は1週間程度で自然治癒し，死亡することはきわめてまれであるが，時に手足の筋肉の脱力症状(ギラン・バレー症候群)が続発することがある．治療には，マクロライド系抗菌薬が用いられる．

ⓒ ピロリ菌(*Helicobacter pylori*)

経口感染の後に胃の粘液層に侵入し，胃十二指腸潰瘍，慢性萎縮性胃炎，胃MALTリンパ腫[*3]，胃がんの原因となる．また，近年，特発性血小板減少性紫斑病(idiopathic thrombocytopenic

NOTE

[*2] **ハッチンソン歯**：切歯に半月状欠損をともなう形態異常．

[*3] **胃MALTリンパ腫**(mucosa associated lymphoid tissue(MALT) lymphoma)：胃の悪性リンパ腫の1つであり，Bリンパ球に由来する．

purpula, ITP) との関連性も指摘されている. 主に乳幼児期に感染するため, 早い段階で薬剤併用療法にて除菌をすることが推奨されている. しかし, 最近では, 治療に用いるアモキシシリンやクラリスロマイシン, メトロニダゾールなどに耐性を獲得した株の増加が警戒されている.

10 グラム陽性抗酸性桿菌

ⓐ 結核菌 (*Mycobacterium tuberculosis*)

肺結核, 結核性胸膜炎, 結核性髄膜炎, 粟粒結核などがみられる (二類感染症).

空気感染をするため, 感染予防にはサージカルマスクを通過してしまう微小の飛沫核の透過を遮断可能なN95マスクを医療従事者は着用する. ウシ型結核菌を植え継いだ弱毒株, BCGワクチンを新生児期に接種する.

薬剤耐性傾向のあるMDR (multidrug resistant)-TB, 超多剤耐性のXDR (extensively drug resistant)-TBが問題となっており, 耐性菌を生み出さないために保健医療従事者が患者の服用を目視確認するDOTS (directly observed treatment short-course) を行う. 菌の世代時間が長く, 培養に時間がかかるため, 早期検出には定期検診で胸部エックス線検査を行い, 異常陰影がみられる場合は, 喀痰の塗抹検査とともに, 血液検査, PCR検査を行う. 近年ではツベルクリン反応検査に代わり, インターフェロンγ遊離試験 (interferon-gamma release assay, IGRA ; クオンティフェロン) が用いられるようになった. IGRAは, BCGワクチンの接種の影響を受けない点でツベルクリン反応より優れているとされ, 医療従事者の健診時に用いられることもある.

11 偏性嫌気性グラム陽性桿菌 有芽胞菌

ⓐ ウェルシュ菌 (*Clostridium perfringens*)

エンテロトキシンという毒素を産生する菌によって食中毒が起こる. また, 創傷感染が原因となり, 広範囲の急速な筋組織壊死を起こす致死性の感染症 (ガス壊疽) が認められる. 食中毒では悪心や下痢が主症状であるが, 多くは一過性である. ガス壊疽では, 細胞膜を破壊するα毒素などの作用で炎症から始まる急激な筋肉, 組織の壊死が特徴となる.

偏性嫌気性の有芽胞菌であるが, 酸素が若干ある環境でも増殖できるため, カレーやシチューなどを深鍋などで大量に煮込んで夏場などの気温の高い時期に室温で一夜放置すると鍋の底で菌が増殖し芽胞が形成されて食中毒を引き起こすことに注意する.

なお, エンテロトキシンは, 加熱や胃酸により不活化されやすい.

ⓑ ディフィシル菌 (*Clostridioides difficile*)

*C. difficile*感染症 (*C. difficile* infection, CDI), 偽膜性大腸炎による腹痛, 下痢がみられる.

接触感染や, 何らかの基礎疾患治療のための抗菌薬投与により腸内環境が乱れ, 菌交代現象が起きる (抗菌薬関連下痢症). 感染防御能力の低下した高齢者や日頃より抗菌薬に曝露されている長期入院患者に多い. 病原性を有する株はトキシンAやトキシンBという毒素を産生し, 下痢を発症させる．さらに一部の株はバイナリートキシンという毒素を産生するが，症状の重篤度との関連性は不明である．

ⓒ 破傷風菌（*Clostridium tetani*）

破傷風菌はその芽胞が酸素の乏しい土壌中に残存しており，農作業や災害時等の瓦礫の撤去作業などの際の外傷で創傷部から侵入し，破傷風を発症させる（五類感染症）．神経毒素である破傷風毒素（テタノスパスミン）を産生し，脊髄に達した毒素は，腱反射亢進，縮瞳，開口障害，さらに，全身痙攣を起こすことがある．この状態では意識は明瞭にもかかわらず背中が弓形（後弓反張）になり，さらに呼吸筋が痙攣することにより呼吸障害が出ることがある．

5種混合ワクチン（DPT-IPV-Hib）が実施されている．破傷風の可能性がある外傷者や破傷風患者には，ヒト型のγグロブリン製剤（テタガムやテタノブリン）を発症予防や治療目的で投与する．

ⓓ ボツリヌス菌（*Clostridium botulinum*）

乳児ボツリヌス症，食餌性ボツリヌス症（食中毒），創傷ボツリヌス症（四類感染症全数把握疾患に指定）を起こす．

本菌は筋肉の弛緩毒素であるボツリヌス毒素を産生する．乳児ボツリヌス症では腸内細菌叢が未成熟で乳酸菌が優位な嫌気状態で本菌の芽胞を摂取することで感染・発症する．芽胞を含むことがあるハチミツは1歳未満の乳児へ与えないことが勧告されている．食餌性ボツリヌス症では菌や芽胞により汚染され，毒素が産生された食品を摂食することにより，散瞳，眼瞼下垂，胃腸症状，四肢筋力低下が起こる．ただし，ボツリヌス毒素もウェルシュ菌の毒素と同じように加熱に弱いので，食べる前に80℃であれば30分程度，100℃であれば1～2分間の加熱で毒性が失活し，発症を防止できる．重症の場合は呼吸筋の筋力低下や麻痺により死亡する．創傷ボツリヌス症では外傷部位から菌や芽胞が侵入し増殖することにより起こる．

話題 4 芽胞をもつ菌による食中毒

芽胞をもつ菌による食中毒の原因となる菌に，ウェルシュ菌がある．ウェルシュ菌による食中毒は「給食病」とも呼ばれ，カレーなどの粘性の高い食事を大鍋で調理するときや，作り置きをする際には注意が必要である．ただし，ウェルシュ菌の毒素は加熱に弱いため，食べる前に60～90℃で数分間再加熱することと，毒素は胃酸に弱いため毒素の量が少なければ，食中毒の発生をある程度予防できる．一方，芽胞は菌にとってのシェルターのような役割をしており，100℃での加熱にも耐えることができるため，通常の加熱調理では死滅せず，大腸内で増殖し毒素を産生して食中毒症状を引き起こす．ウェルシュ菌は偏性嫌気性菌であり酸素を嫌う傾向があるため，調理後には鍋底からよくかき混ぜ酸素を取り込むことで菌の発育を抑え，食べきれない分は早めに冷蔵庫に入れる必要がある．

話題5 結核の歴史とわが国

世界三大感染症に，AIDS（後天性免疫不全症候群），マラリア，結核があげられる．わが国における結核患者は大正時代から昭和初期にかけて増加し，その間多くの著名人も結核が原因で命を落としており，日本人の死因の第1位を占める国民病として恐れられていた．

結核菌が感染しても発症するのは10人に1～2人といわれており，初感染時に発症しなかった人が高齢化してから初めて発症し感染に気がつくことがある．また一度発症し適切な治療を受けた場合であっても，がんやAIDSなどで感染防御能力が低下したときに再び発症することもあり，若いときに結核に罹患しいったん治癒した患者が高齢化して再燃し，入院・隔離となるケースは多く，わが国は最近まで先進国の中で結核の罹患率が高い国の1つであった．

また高齢患者のみならず，10歳代後半から20歳代のBCGワクチンの効果が弱まった年代において，学校・職場での集団発生があり，今もなお注意しなければならない感染症といえる．

E 真菌感染症

1 真菌の分類

ⓐ 増殖形態による分類

(1) 酵母と酵母様真菌

出芽(1つの細胞から新しい細胞の芽が出て増えること)や二分裂(1つの細胞が2つに分かれて増えること)によって増殖する．カンジダ・アルビカンス(*Candida albicans*)のように出芽後の娘細胞が分裂せずに伸長したものを「仮性菌糸」という．酵母は「仮性菌糸」を形成するものと形成しないものに分けられ，前者を「酵母様真菌」，後者を「真性酵母」と呼ぶ．代表的な「酵母様真菌」には*Candida*属やクリプトコッカス(*Cryptococcus*)属がある．

(2) 糸状菌

発育時に細胞が細く糸状につらなった菌糸を形成する．酵母様真菌に比べ多様で，細胞ごとのしきりである隔壁の有無や分生子(胞子)の形態により分類される．代表的な菌種にアスペルギルス(*Aspergillus*)属がある．

(3) 二形性真菌

温度や水分，栄養などの環境要因により，酵母型と菌糸型との形態変化をする．多くは環境中では菌糸型で増殖し，生体に感染すると酵母型で増殖する．本来国内には定着しておらず諸外国の特定地域で検出される真菌による輸入真菌症の原因となる菌種が多く含まれる．これらは病原性が高く，免疫低下宿主のみならず健常者にも感染することからバイオセーフティレベル[*4] 3(BSL-3)に指定されている．

ⓑ 感染部位ごとによる分類

主な真菌感染症を感染部位別に分けると，①表在性真菌症，②深部皮膚真菌症，③深在性真菌症に分けられる．

2 酵母様真菌

(1) *Candida*属(カンジダ)

口腔カンジダ症，膣カンジダ症，皮膚カンジダ症などの表在性真菌症や，感染防御能力が低下した症例では，肝臓や腎臓などの深部臓器の感染症，カンジダ血症など深在性真菌症などを起こす．

健常なヒトの皮膚，口腔内などの粘膜などに常在しており，宿主の感染防御能の低下によって

NOTE

[*4] **バイオセーフティレベル**：病原体等を研究目的や実験で用いる際に，主にヒトに対する病原性等を考慮し，病原体等の危険度に応じて四段階(BSL-1～BSL-4)に分類した基準で，WHOで定められている．なお，病原体を扱う施設の封じ込めレベル(P1～P4)と混同されやすい点に注意が必要．

発症する．

(2) *Cryptococcus*属（クリプトコッカス）

ハトの糞に多く存在しており，それを吸入することで感染し肺炎や髄膜炎を発症する．健常者では発症せず不顕性感染にとどまることが多いが，AIDS（後天性免疫不全症候群）など免疫能が低下した者では膿瘍（組織に膿が貯留した状態）や播種性感染症（病態が種をまいたように全身に広がり，病原体が肺にとどまらず髄液や血液にも侵入する状態）を併発することもある．

(3) *Pneumocystis jirovecii*（ニューモシスチス・イロベチイ）

ニューモシスチス肺炎（Pneumocystis pneumonia，PCP）を起こす（以前はカリニ肺炎と呼ばれていた）．以前は原虫に分類されていたが，分子生物学的解析が進み現在は真菌のグループに編入された．AIDSなど宿主の免疫低下により間質性肺炎を引き起こす．真菌ではあるが抗真菌薬は無効で，抗菌薬のスルファメトキサゾール・トリメトプリム（ST合剤）や抗原虫薬のペンタミジンが有効である．

3 糸状菌

(1) *Aspergillus*属（アスペルギルス）

土壌など環境中に広く生息しており，易感染者では空中に浮遊している分生子（胞子）を吸入することで感染し肺炎などの侵襲性肺アスペルギルス症を起こすことがあるが，健常者では肺胞マクロファージなどによる貪食により排除される．気管支喘息に続発するアレルギー性気管支肺アスペルギルス症の原因となることがある．

(2) 皮膚糸状菌（白癬菌）

白癬菌という名称は特定の一菌種ではなく，白癬菌属，小胞子菌属，表皮菌属というさまざまな菌種の総称である．白癬とは，白癬菌が皮膚や爪に付着し侵入して起こる感染症で，感染部位ごとに頭部白癬，体部白癬（タムシ），股部白癬（インキンタムシ）そして足白癬，いわゆる水虫など異なる名前がついている．

白癬は接触感染するため，足拭きマットやスリッパを共有することで感染し発症する．真菌は湿度が高い環境を好むため，夏場に感染しやすく注意が必要である．

4 二形性真菌

(1) *Sporothrix schenckii*（スポロトリックス・シェンキイ）

スポロトリコーシスと呼ばれる深部皮膚真菌症の原因菌である．土壌中など自然界に広く生息し，傷口から侵入し皮膚や皮下に結節（しこり）や膿瘍を形成する．

(2) その他

一般の検査室での培養が禁止されている*Coccidioides*属とともに*Blastomyces*属，*Talaromyces marneffei*などがある．*Coccidioides immitis*を培地を用いて培養すると，分節胞子が形成され，分節胞子は容易に飛散するため，吸入して感染する危険性が高い．

F 寄生虫感染症

1 寄生虫感染症とは

寄生虫は真核生物に分類される病原体で，単細胞生物の原虫から多細胞生物の蠕虫(ぜんちゅう)までを含む．さらに，蠕虫は吸虫，条虫，線虫などに分類される．ウイルスや細菌と比較すると，現在，国内での寄生虫感染者は少ないが，世界的には依然として多くの感染者が存在する．とくに，マラリアは熱帯・亜熱帯地域に約2億人の感染者があり，毎年約40万人が死亡している最も重要な寄生虫症である．それ以外にも，WHOが人類が制圧しなければならない熱帯病として指定する20種の「顧みられない熱帯病（neglected tropical diseases）」のうちの約半数が寄生虫症であり，克服すべき感染症である．ここでは，国内で感染するリスクがある寄生虫について概説する．

2 吸　虫

ⓐ 肺吸虫（宮崎肺吸虫，ウェステルマン肺吸虫）

症状：咳，痰，胸水貯留，気胸などの胸部症状，エックス線撮影による肺の陰影．発熱や倦怠感をともなうこともある．

生物学的特徴：成虫はタヌキ，キツネ，イタチ等の終宿主の肺に寄生し，痰や糞便中に虫卵を排出する．虫卵は水中で孵化し第1中間宿主となる淡水性の巻貝に侵入した後，遊出して第2中間宿主である淡水性のカニ類に寄生する．ウェステルマン肺吸虫は第2中間宿主を摂食したイノシシやシカを待機宿主とする（宮崎肺吸虫には待機宿主は存在しない）．ヒトには第2中間宿主や待機宿主から感染する．

予防法：淡水性のカニ類，猪肉，鹿肉の生食を避ける．

疫学：アジアに広く分布し，国内では本州以西に分布している．

ⓑ 横川吸虫

症状：大半は無症状，多数寄生した場合に腹痛や下痢を発症する．

生物学的特徴：哺乳類を終宿主とし糞便中に虫卵を排出する．水中で孵化し第1中間宿主である淡水性の巻貝に寄生した後，遊出して第2中間宿主である淡水魚の鱗(うろこ)に寄生する．第2中間宿主を摂食した哺乳類の小腸で成虫となる．

予防法：淡水魚類の生食を避ける．

疫学：極東地域を中心にアジアに広く分布する．

3 条　虫

ⓐ 日本海裂頭条虫

症状：大半は無症状，まれに腹痛，軟便，膨満感など軽度の消化器症状を示す．

生物学的特徴：ヒグマ・ヒトを終宿主とし，糞便中に虫卵を排出する．虫卵から孵化し第1中間宿主であるミジンコに摂取された後，第2中間宿主とするサケ属魚類に寄生し，それを摂食した終宿主の小腸で成虫となる．

予防法：天然の生鮭の生食を避ける．

疫学：極東地域に分布する．

ⓑ 多包条虫

症状：感染後5年以上，無症状のまま経過するが，徐々に病巣が大きくなっていく．病変部が肝臓の場合，嚢胞による肝肥大を示す．

生物学的特徴：キツネ・イヌを終宿主とし，糞便中に虫卵が排出される．虫卵を摂取したネズミを中間宿主とし，その体内で嚢胞を形成する．中間宿主を摂取した終宿主の小腸で成虫となる．ヒトは本虫の中間宿主となる．

予防法：虫卵が付着した植物の生食や，虫卵が混入している生水を飲むことを避ける．

疫学：寄生虫には珍しく温帯から寒帯地域を流行地としている．国内の流行地は北海道であり，本州への拡大が懸念されている．

4 線　虫

ⓐ ヒト回虫

症状：少数寄生の場合は無症状だが，軽度の消化器症状がみられることもある．幼虫が肺を通過する際に一過性の肺炎症状（レフレル症候群）を示すことがある．雄のみあるいは雌のみしか寄生していない場合に胆管や膵管に迷入して栓塞した場合は開腹手術の適応となる場合がある．

生物学的特徴：幼虫包蔵卵は小腸で孵化した後，肝臓，心臓，肺の順に体内移行し，気管を経由して再び小腸に至り成虫となる．中間宿主は存在しない．

予防法：虫卵が付着している可能性がある野菜を生食しないか，十分洗浄してから食べる．

疫学：国内での感染者はきわめて少なくなったが，全世界で約10億人の感染者がいる．

ⓑ ヒト蟯虫（ぎょうちゅう）

症状：大半は無症状，幼児においては肛門周囲の瘙痒感を示すことがある．

生物学的特徴：成虫は夜間に肛門周囲に産卵する．産卵された虫卵を経口摂取すると，十二指腸で孵化し腸を下降し盲腸で成虫となる．中間宿主は存在しない．

予防法：指くわえの癖をなくすことや手洗い習慣を徹底する．

疫学：世界各地に分布し，とくに衛生状態の悪い人口密集地域に感染者が多い．

ⓒ アニサキス

症状：食後数時間後に強い心窩部痛を発症する(胃アニサキス症).

生物学的特徴：クジラやイルカを終宿主とし，その胃に寄生し糞便とともに虫卵が排出される．孵化した幼虫はオキアミなどの中間宿主や待機宿主となる魚等を経て，終宿主に経口感染する．

予防法：寄生率の高い魚類の生食を避ける(−20℃以下の冷凍で死滅する).

疫学：欧米など世界的に感染例が報告されているが，魚類の生食文化があるわが国では突出して症例が多い(年間7,000例以上)．加熱調理した魚類に付着していたアニサキスが蕁麻疹などのアレルギー症状の原因となることもある．

5 原　虫

ⓐ 赤痢アメーバ

症状：腸アメーバ症の場合は，腸に潰瘍性病変を起こし，腹痛や粘血便などを示す(五類感染症)．腸管外アメーバ症の場合は，肝臓，肺，脳などの組織で膿瘍を形成する．腸管外アメーバ症で最も多い肝膿瘍では，右季肋部痛，発熱，肝肥大などを示す．

生物学的特徴：経口摂取された囊子は小腸で栄養型(運動性があり無性的に分裂増殖する原虫)となり，腸管内で増殖し組織に侵入して潰瘍性病変(腸アメーバ症)を形成する．また，組織に侵入した栄養型の一部は血行性に肝臓などに移行し，肝膿瘍などの腸管外病変を形成する．栄養型の一部は大腸で囊子となる．糞便中に排出される栄養型と囊子のうち，後者が次の感染源となる．

予防法：流行地では生水や生野菜の摂取を避ける．口・肛囲接触をともなう性行為を避ける．

疫学：世界中に分布しており，年間約5万人が死亡している．国内では流行地への渡航による感染(輸入寄生虫症)に加え，男性同性愛者の性交渉による感染(性感染症)もかなり多い．

ⓑ トキソプラズマ

症状：先天性感染の場合は水頭症や網脈絡膜炎，後天性感染の場合は無症状である．免疫機能が低下した感染者ではトキソプラズマ脳炎を発症することがある．

生物学的特徴：ネコ科の哺乳類を終宿主とし，それ以外の哺乳類と鳥類全般が中間宿主となる．中間宿主には，ネコの糞便中に排出されたオーシスト(成熟卵囊子)や中間宿主体内の囊子を経口摂取して感染する．中間宿主体内に入ると急速に増殖するが，抗体が産生され始めると増殖をやめ囊子となる．感染した中間宿主を摂取したネコの腸管内で増殖する．

予防法：生肉の摂取やネコとの接触を避ける．

疫学：世界中に分布している．国内の成人の感染率は10%程度と推定されている．

ⓒ クリプトスポリジウム

症状：激しい水様性下痢が出現する(五類感染症).

生物学的特徴：経口摂取されたオーシストは，腸粘膜上皮細胞の微絨毛に寄生して増殖を繰り返し，糞便中に大量のオーシストを排出する．オーシストは通常の塩素消毒では死滅しない．

予防法：生水を煮沸して飲用する．

疫学：先進国から発展途上国まで世界中に広く分布している．国内でも水道水への混入による集団感染事例が，複数報告されている．

ⓓ ランブル鞭毛虫

症状：下痢（ジアルジア症，五類感染症），無症候性キャリアも多い．

生物学的特徴：経口摂取された嚢子は小腸で栄養型となり増殖を繰り返すが，組織侵入はしない．栄養型の一部は被嚢して嚢子となる．糞便中に排出される栄養型と嚢子のうち，環境耐性がある後者が次の感染源となる．

予防法：流行地では生水や生野菜の摂取を避ける．

疫学：先進国から発展途上国まで全世界に分布しており，数億人の感染者がいると推定されている．

第4章 人間の活動と健康

A 環境と健康

1 環境と人間の健康との関係

人間の健康を考えるうえで，環境からのさまざまな影響を考えることは最も基本的なことであり，人間と環境は相互に影響を及ぼし合いながら，ともに変化することを繰り返してきた．個体発生の過程でも，誕生する前の胎児が母親の胎内環境の影響を受け，誕生後の健康状態に変化が起こることがわかっている．人間はこの世に生を受けたそのときから環境との相互作用を営むことになる．そもそも人間，動物，植物，その他地球上に生息する生物は地球環境に適応しながら進化してきた．ヒトという生物はその複雑な生物の進化の結果誕生し，環境に適応するとともに，文明を発達させ，環境に働きかける能力を獲得したのが人類史の一側面といえる．そしていよいよ地球規模で環境を変化させることになり，それが新たに人類の健康にも影響を及ぼしていることが近年にわかに問題になっているのである．

人間を取り巻く環境にはさまざまな側面があり，温湿度，電磁波，騒音・振動，放射線などの物理的環境，身の周りの天然または人工の化学物質による化学的環境，病原微生物，常在菌などによる生物学的環境，また，人間が生活する社会的環境が健康に影響を及ぼすことが知られている．これらの環境因子はあるときは単独で，あるときは同時に多数の因子が複雑に人間の健康に影響を及ぼしている．これらの健康への影響を理解することは，人間が健康に暮らし，人類が健全に繁栄を続けるうえで不可欠である．

本項では各環境因子が健康に及ぼす影響を明らかにし，今後われわれが個人として健康であり，社会として人々が健康に暮らすことができ，さらに人類がこれからも存続するための条件を考える．なお，生物学的環境については第3章「感染症の脅威」で，社会的環境については第1章「現代の健康観と健康問題概観」で詳述されているので，本項では物理的環境，化学的環境と健康について述べる．

2 物理的環境と健康

ⓐ 温熱環境と健康

わが国は島国であり，他国と比較して決して広い国土を有しているわけではないが，国内の気候にはかなりの多様性がある．それぞれの地域では気候に合わせた生活習慣，生活様式が発達し，生理的温熱環境を維持している．しかし，近年，地球環境の温暖化より世界各地でこれまでなかった猛暑，山火事などの発生が報告される事態になり，わが国でもこの数年は夏期になれば各地での猛暑による熱中症による救急搬送，死亡の発生も常態化している．なお，熱中症の一因としてわが国の湿度が高いことも関連している．一方，冬期には凍死者も毎年一定数発生することも報告されている．温度環境によって生命の危険が生まれることは健康とともに安全の課題としてとらえることが必要である．

(1) 適切な温熱環境とは

適切な室内の環境維持のための法的規制とされる建築物衛生法においては室内の気温設定は17～28℃とされていて，季節によって異なる設定が指定されているわけではない．しかし，2005年から始まった「クールビズ」，「ウォームビズ」ではCO_2排出削減のため，夏期の過剰な冷房，冬期の過剰な暖房を抑制するために，適切な温度設定値として夏期は28℃，冬期は20℃という目標値が設けられている．これらの温度設定は着衣による調節を前提としたものであり，個人差のある温度感覚にも対応しつつ，各自で適切に微調整を行うことを求めている．

(2) 温度の変化が及ぼす健康影響

近年，室内温熱環境を原因とする高齢者の事故に注目が集まっている．夏期には冷房を嫌う高齢者が，夜間就寝中に熱中症を起こして死亡する事故が目立っている（熱中症については第4章D「運動と健康―運動による障害」も参照のこと）．一方，冬期には暖かいリビングにいた高齢者が入浴時，きわめて気温の低い脱衣場で衣服を脱ぐことで一気に血圧が上昇，さらに浴槽に入ることで急激な血圧の降下をきたし，極端な血圧の上昇下降にともなって発生する脳血管障害，虚血性心疾患に起因する死亡事故についても注目が集まっている．高齢者の不慮の溺水および溺死による死亡者のうち，家および居住施設の浴槽における死亡者は7割を超えているが，その原因は多くが入浴時の急激な温度変化にともなう死亡事故（ヒートショックと呼ばれる）と考えられている．いずれも高齢者の温度感覚の鈍化とともに脳や心臓の血管の脆弱化が背景にあり，超高齢社会であるわが国の温熱環境を考えるうえで重要な問題を提起している．

ⓑ 音と健康

われわれが音を聞くとき，空気の振動が鼓膜，あるいは頭蓋骨などを通じて，鼓膜のさらに奥にある内耳の体液の振動として伝えられ，これが聴神経を通り，大脳の聴覚中枢に伝えられることで音として認識される．ヒトが聴覚器で聞き取ることができる音の周波数は約20 Hzから20,000 Hzで，さまざまな周波数の音に対する聴覚の感受性は一様ではなく，4,000 Hz付近の周波数の音に対して聴覚が最も鋭敏である．

(1) 騒音性難聴

われわれは加齢によって高周波数の音から感受性の低下がはじまる(老人性難聴). 一方, 加齢によらない聴力低下も各種騒音によってもたらされることが知られている. 一時的に大きな騒音にさらされた場合, 一過性の聴力低下をきたす. また, 長期にわたり, 持続的な高レベルの騒音にさらされた場合は, 永久的な聴力損失をきたす. 騒音性難聴と呼ばれるこの聴力障害は, 初期段階で周波数4,000 Hz付近の音の聴力低下が起こり, 次第に広い範囲の周波数域に聴力低下が拡大していく. 音の大きさを示す単位はdB(デシベル)で表されるが, ヒトの聴覚特性を考慮した等価騒音レベルとして1日70 dB未満であれば, 騒音による永久的聴力損失はほぼ起こらないとされている. 近年携帯型オーディオ機器およびスマートフォンの普及により, 若い世代を中心にイヤホンまたはヘッドホンで移動中も音楽を聴く習慣が広がっている. WHO(世界保健機関)はこのようなオーディオ機器による聴力損失に警鐘を鳴らし, 成人のオーディオ機器の騒音レベルと騒音曝露時間を80 dBで週40時間以内と勧告している(safe listening devices and systems：a WHO-ITU standard, 2019年).

(2) 低周波音による健康障害

音として通常聞こえる空気振動のうち, 周波数20～100 Hzの周波数の音と, 音としては通常聞こえない20 Hz以下の空気振動を, 低周波音と呼ぶ. また, 20 Hz以下の空気振動を超低周波音と呼んでいる(環境省). 近年, 低周波音にさらされた人々からさまざまな体調不良の訴えが出るようになっている. 症状は頭痛, 疲労感, 圧迫感, 不安感, 集中できない, 息苦しい, 不眠などで症状の出方に個人差が大きく, 症状にはっきりとした特徴がないため, これまで注目されてこなかったが, 訴訟に発展するトラブルが増加している. 発生源は工場の操業, 工事等の事業活動, 空調や電気設備等の機械の稼働, 風力発電施設, 航空機, 鉄道, 道路などの交通にかかわるものなどである.

低周波音でなぜ健康障害が生じるのかについてはまだ十分に明らかになっていない. 鼓膜から伝わった音の振動は前庭という器官を刺激し, 中のリンパ液を振動させる. 前庭は頭の傾き, 頭の振動を検知して身体の平衡機能を保つとともに振動を感じる感覚器官となっている. 低周波音は前庭を通じて平衡機能に影響を及ぼすとともに振動を感じさせている. 低周波音が平衡機能に異常を生じさせていることが上記の症状に関連していると考えられている.

ⓒ 振動と健康

われわれが日常生活で体験する振動には地震を除けば, 乗り物に乗ったときに全身に伝わる振動, 電動工具などを持ったときの局所の振動がある. わが国では1960年代の高度経済成長期にチェンソーを用いて樹木の伐採を行う林業労働者の間で手指の一部が一時的に白色化するレイノー現象が発生することが社会問題となった. これは手指に分布する末梢血管が収縮することによって生じる血行障害であり, 寒冷などの条件が加わることで誘発される. 振動工具の使用にともなって手や腕に伝わる振動はx, y, zの3軸方向を合成した加速度値で評価される(周波数補正振動加速度実効値の3軸合成値). この値に応じた振動曝露限界時間が示されているが(日本産業衛生学会「許容濃度等の勧告」, p.133参照」), 厚生労働省の指針では最高でも2時間以内とさ

表4-1 電磁界の分類

名称	周波数	波長	主な発生源(例)
静電磁界	0 Hz	(無限大)	地磁気，磁気共鳴画像撮影装置(MRI)，鉄道
超低周波電磁界	0～300 Hz	1,000 km～	家電製品，電力設備(50 Hz，60 Hz)，鉄道，電子商品監視装置(200 Hz～14 kHz)
中間周波電磁界	300 Hz～10 MHz	30 m～1,000 km	IH調理器(20～90 kHz)，電子商品監視装置(200 Hz～14 kHz，22～37.5 kHz，58 kHz，1.8～8.2 MHz)，電子タグ(135 kHz以下)，放送局・通信設備(数百kHz～)，鉄道
高周波電磁界	10 MHz～300 GHz	1 mm～30 m	非接触ICカード(13.56 MHz)，電子タグ(13.56 MHz，300 MHz，920 MHz，950 MHz，2.45 GHz)，医用テレメータ(400 MHz)，携帯電話，基地局(700 MHz～数GHz)，無線機器(～数十GHz)，通信設備(～数十GHz)，放送局(～数百MHz)，電子レンジ(2.45 GHz)，電子商品監視装置(2.45 GHz)

*kHz＝1,000 Hz(千ヘルツ)，1 MHz＝1,000,000 Hz(百万ヘルツ)，1 GHz＝1,000,000,000 Hz(十億ヘルツ)
[環境省環境保健部環境安全課：身のまわりの電磁界について，2018より引用]

れている．全身振動が生じるのはバスやトラックの運転手が強い垂直振動を受ける場合であり，内臓下垂，腰痛，骨・関節の障害を起こすことがある．

ⓓ 電磁波と健康

われわれの身の周りにはさまざまな家庭電化製品，電力施設，電気を動力としている電車・電気自動車，電波を発するスマートフォン，電磁波による情報交換を行う非接触ICカードなど電磁波を利用した製品，電磁波を発生する製品が存在している．電気による力が作用する空間を電界という．電気が流れている導体の周りには磁力による力が作用する空間が存在し，これを磁界という．電界と磁界は交互に作用しながら空間に波のように伝わっていく．これを電磁波という．

電界と磁界を総称して電磁界という．電磁界には周波数が低い方から順に静電磁界，超低周波電磁界，中間周波電磁界，高周波電磁界に分けられる．これらの周波数，波長，主な発生源を表に示す(**表4-1**)．

IARC(国際がん研究機関)は静電界，静磁界，超低周波電界をグループ3の「発がん性を分類できない」，超低周波磁界，高周波磁界(ワイヤレス式電話からのものを含む)をグループ2の「発がん性があるかも知れない」に分類している．ただし，IARCの発がん性評価は，その物質や環境ががんの原因となるか(ハザード)を分類したものであり，がんの引き起こしやすさ(リスク)を分類したものではない．WHOは上記の電磁波が現実に生活するヒトの発がんに及ぼす影響は限定的との見解を示している．

高周波磁界よりも周波数が高いものには，赤外線，可視光線，紫外線，放射線(エックス線やガンマ線など)がある．このうち物質中を通過する際に物質を構成する原子から電子をはじき飛ばしてイオン化する作用(電離作用)をもつものを電離放射線といい，遺伝子に直接的な作用をもつ.

これに対して赤外線，可視光線，紫外線は非電離放射線と総称される.

話題 1 化学物質過敏症と電磁波過敏症

嗅覚の閾値にも届かないごくわずかな濃度の化学物質が近くに存在することによって体調不良を訴える化学物質過敏症（特発性環境不耐症とも呼ばれる）が業務上疾病，保険病名として認められるようになった．頭痛，めまい，動悸，不眠，吐き気など症状はさまざまである．正確な診断法，発症の背景にあるメカニズム，治療法などは解明されていない．比較的高濃度の化学物質への曝露をきっかけに発症することが多いとされる．化学物質曝露以外の要因についても発症への関与も疑われている．しばしばシックハウス症候群と混同してこの病名が用いられている.

一方，日常生活で使用されるさまざまな周波数の電磁波にはエックス線など周波数の大きいものから無線LANなど小さいものまであるが，これらに反応して体調不良を訴える事例を電磁波過敏症という疾病としてとらえる考え方がある．症状は頭痛，めまい，疲労感，集中力低下など，特異的といえるものはない．これも診断法，発症に至る電磁波の関与，治療法が確立していない.

化学物質過敏症と電磁波過敏症は合併する例が少なくないといわれる．いずれも症状の訴えについて周囲の理解を得ることが難しく，医療機関を受診しても精神疾患とされる場合もあるが本人は納得せず，治療，職場・学校などでの対応に困難を抱える事例が出ている．多くの医療機関を受診しても対応されなかったこれらの過敏症患者に対して，専門の外来診療を行う医療機関も少数であるが活動している.

(1) 非電離放射線

(i) 紫外線

波長によりUV-A（315〜400 nm），UV-B（215〜320 nm），UV-C（200〜280 nm）に分類されるが，このうち，UV-Bが最も生物的な作用が強く，発がん性を有する波長域とされる．さらにオゾン層破壊の有無によって地表到達線量が左右される特徴があり，健康問題を考えるうえで最も重要である．一方，以下に述べる生体への有害作用とともにビタミンD生成作用という有益な作用もある.

皮膚に対しては皮膚表層で吸収されることにより，炎症を起こし，いわゆる日焼けの原因となる．大量の紫外線照射を受けた場合，遅発性の皮膚がん，また眼に対しては角膜炎が生じる．溶接作業，スキー場，高山では比較的多くの紫外線を浴びることが知られているが，電気性眼炎とも呼ばれる角膜炎が発生するため，溶接面，サングラスなどによる目の保護が必要である．なお，紫外線は非電離放射線の中でもエネルギーが強く，遺伝子に対する影響が認められているため，分類上非電離とすることに慎重な意見もある.

(ii) 赤外線

熱線とも呼ばれ，ヒトの皮膚を透過して熱を発生させる効果をもつ．皮膚の毛細血管が拡張して血流が活発になり，血液に熱を加える作用をもつ．赤外線ヒーターは身近な暖房器具として使用されるが，周りの空気を暖めることなく，人体に直接熱を加えるという特徴をもつ．一方，赤外線は頭蓋骨を透過し，脳組織に達して熱を加えることで，熱中症の原因にもなるため，強い赤

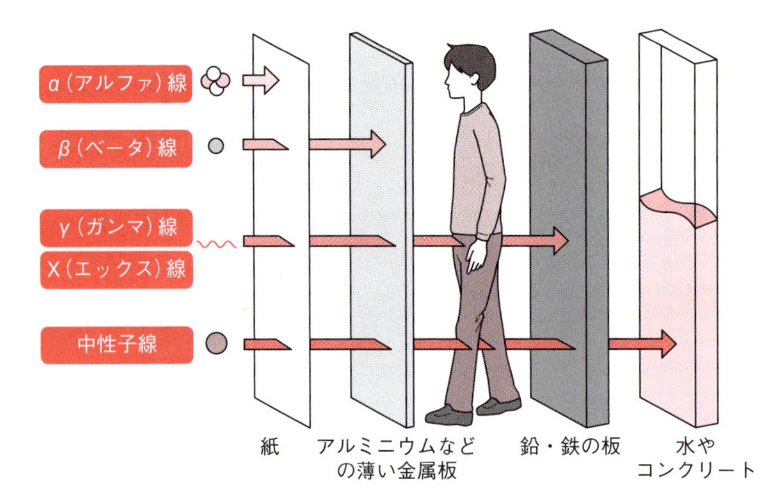

図4-1 放射線の種類と透過力

外線を浴びることには注意が必要である．ガラス加工作業では，作業者は慢性的に赤外線にさらされるが，10年以上作業を続けることで白内障のリスクが高くなる．

(2) 電離放射線

放射線のうち，物質をイオン化する高いエネルギーをもつものを電離放射線という．電磁波の一種であるX(エックス)線，γ(ガンマ)線，粒子線である電子線，β(ベータ)線，α(アルファ)線，陽子線，中性子線などがある．これらには透過性に大きな違いがある．アルファ線は紙1枚で遮蔽できるが，ベータ線はこれを透過する．ベータ線はアルミニウムなど薄い金属板では遮蔽されるが，エックス線，ガンマ線はこれを透過する．また，人体も透過できるため，外部被曝[*1]が問題になる．エックス線，ガンマ線は鉛・鉄の板であれば，遮断することができる．中性子線は鉛・鉄の板を透過するが，水やコンクリートを透過することができない(**図4-1**)．

アルファ線，ベータ線は簡単に遮蔽できるので外部被曝として問題になることは少ないが，それらを放出する放射性物質が粉じんなどとともに呼吸器を通じて，また食物などとともに消化器を通じて人体内に入った場合，到達距離は短いものの，放射エネルギーが強く，人体内から周囲の組織への照射が続いた場合は影響が大きい．このような被曝を内部被曝といい，局所的な被曝ではあるが，高いエネルギーの放射線被曝が長期間続くため，危険である．

(i) 放射線の健康影響

早期影響：全身に大量の放射線を一度に被曝した場合，1〜4日で悪心・嘔吐が生じるが，その後，7日までの間は無症状の時期がある．その後，白血球減少，出血，紫斑など造血器の障害が生じる．この段階で死亡に至ることが多いが，死を免れるとその後回復期に向かう．皮膚に対しては放射線熱傷と呼ばれる火傷に似た症状がみられるが，火傷との違いは初期に痛みがないこ

NOTE

[*1]「曝」は公文書，新聞報道では「ばく」とひらがなで表記されることが一般的である．

表4-2 放射線の健康影響の分類

<table>
<tr><td rowspan="3">身体的影響</td><td>早期影響</td><td>皮膚紅斑，皮膚潰瘍，白血球減少，脱毛など</td><td rowspan="2">確定的影響</td></tr>
<tr><td rowspan="2">晩発影響</td><td>白内障，胎児への影響（誕生後）</td></tr>
<tr><td>悪性腫瘍（白血病，甲状腺がんなど），寿命短縮</td><td rowspan="2">確率的影響</td></tr>
<tr><td>遺伝的影響</td><td>—</td><td>遺伝子・染色体異常，胎児奇形</td></tr>
</table>

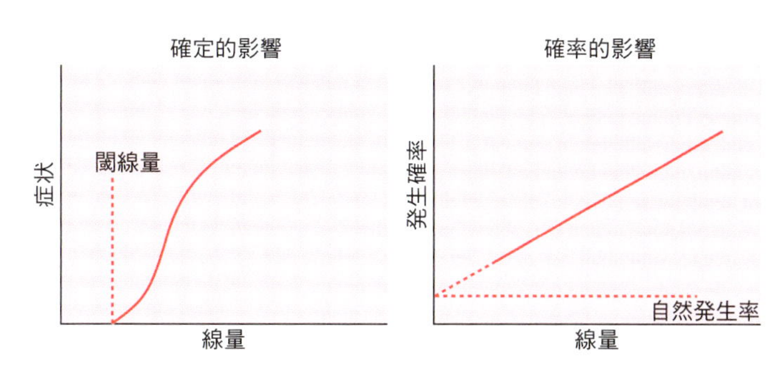

図4-2 放射線影響の線量効果関係

［放射線医学総合研究所（監）：ナースのための放射線医療，朝倉書店，2002より引用］

とである．被曝量が少ない場合は皮膚表層の脱毛，軽い発赤にとどまるが，被曝量が大きくなるにつれて紅斑，色素沈着，水疱となる．さらに被曝量が増すと皮膚の深部に影響が及び，潰瘍，ケロイドが発生し，さらに前がん状態となる（**表4-2**）．

晩発影響：被曝後数ヵ月から数十年を経た後に現れる影響で，がん，白内障，皮膚潰瘍などがある．胎児期に母親の胎内で被曝した場合，その影響が現れた場合も晩発影響に分類される（**表4-2**）．

確定的影響と確率的影響：ある程度の放射線量を被曝するとほとんどの場合，皮膚の紅斑，白血球減少，脱毛，白内障が発生する．これらの症状が出現する最小の被曝量を閾値（しきい）*2，これを超えた被曝量で発生する上記の症状を確定的影響という．また，放射線はどんなに少量の被曝であっても，必ず少数のDNAを損傷する．被曝量が増えるに従って損傷を受けるDNAが増加し，発がんの確率も増加する．すなわち，同一の放射線被曝を受けた集団があるとすれば，その中で発がんする者の数が増えていく．この関係は理論的には被曝量に比例して直線的に増加することになる．これを確率的影響という．ただし，事故や医療などによる被曝がなくてもわれわれは自然放射線の被曝を受けているため，まったく被曝のない状態から自然放射線によるわずかな発がんリスク増があり，これに上乗せする形で直線的に確率が増加すると考えられている（**表4-2，図4-2**）．

NOTE

*2 **閾値**：それ以下の曝露であればまったく影響が認められないと考えられる値．

3 化学物質と健康

ⓐ 人類と化学物質のかかわり

世界の化学情報を収集し，化学物質の登録を進めているCAS（Chemical Abstracts Service）に登録されている化学物質はすでに1億種類を超え，全世界でさまざまな化学物質が製造，利用，流通され，さらに廃棄されている．わが国では労働現場で取り扱われている化学物質は6万種類以上といわれ，毎年約1,200種類の物質が新規に製造または輸入されている．

人類が化学物質を操ることを本格的に試みたのは産業革命以降であり，その歴史は人類誕生からの長い歴史の中ではごく最近のことである．農耕と牧畜を開始する以前の人類は自然環境をコントロールするという考えはなく，自然からの狩猟や採集によって生命と子孫の維持を行っていた．農耕が始まってからは食糧確保に対してある程度の余裕が生まれたが，人工化学物質を取り扱うのには産業革命を待たなければならなかった．

産業革命で化石燃料を獲得したことで，人類はこれまでにない大きなエネルギーを駆使した工業製品の大量生産と広範囲の移動が可能になった．また，燃料が当初の石炭から石油へと移行することにより，石油から得られる有機化合物の利用が進んだ．合成化学の発達により，さまざまな工業原材料の利用が始まり，化学製品の製造と利用は飛躍的に伸びた．

たとえば食料生産では病害虫によって収穫に大きな影響を受けていたが，農薬の使用によってこれらの繁殖を抑制することにより，安定した収穫を得られるようになった．また，人類は特定の植物に外傷や疾病に対する薬効があることを発見し，治療に使用していたが，合成化学の発達により，これらの化学構造を明らかにし工業的に生産するようになった．また，ある化学物質を食品に添加することにより，食品を長持ちさせること，味，食感，見た目をよくすることなどにも利用するようになった．これらは化学物質利用のごく一部にすぎない．今や，人類の文明の発展に化学物質は欠かせないものとなり，多くの人口が集中する都市ではインフラ整備，商品の流通，住宅の建設，工業製品の生産が行われ，大量の化学物質が利用されている．

しかし，その過程で人類は化学物質によるさまざまな健康障害，疾病，致死事例を経験している．またそれらの中には現在も克服できず，問題が続いているものもある．われわれ現代に生きる者は化学物質と健康をめぐって人類が受けたさまざまな経験に学び，化学物質を文明の発展や福祉，幸福のために利用するため，より健康リスクの少ない方法で化学物質と共存する道を模索しなければならない．

(1) 人類の活動と化学物質による健康障害

人類が大量の化学物質を使用するようになってから，さまざまな化学物質を原因とする疾病が発生している．化石燃料の大量使用にともなう大気汚染，食品製造過程での化学物質の混入，鉱山周辺に拡散した鉱毒，化学製品製造工場からの排水による水質汚濁などさまざまな形と規模で健康障害が起こった．そのたびに教訓が示され，対策としての技術も発達したが，化学物質の使用は拡大しており，現在でも化学物質と健康の問題は続いている．また，経済発展の著しい新興国では大気汚染防止技術の未熟さから，わが国がかつて経験した硫黄酸化物，浮遊粒子状物質などによる大気汚染が深刻化する事態も生まれている．

以下に化学物質による健康障害の事例をいくつか示す.

(i) イタイイタイ病

江戸時代から鉛, 銅, 銀などを生産していた神岡鉱山は神通川上流にあり, 古くから鉱毒があったとの記録がある. 明治に入り, 鉛, 亜鉛の精錬が大規模化するとともに, 亜鉛鉱石中のカドミウムが神通川に流出, 1930年代からの日中戦争, 第二次世界大戦にかけての生産の増強により, カドミウム汚染は深刻化した. 神通川の水は下流で農業用水として利用されており, 農地から生産されたカドミウム汚染米を摂取した人たちに腎障害が発症, 腎臓でのカルシウム再吸収が抑制され, 骨軟化症が発症した結果, 強い外的衝撃を受けることなく発生する病的骨折をきたす事例も生まれた. 患者はもともと骨粗鬆(そしょう)症[*3]のリスクが高い中高年女性に多発した. 患者らは鉱山を経営する三井金属鉱業(株)に慰謝料請求の提訴を行い, 1972年に勝訴した. その後「イタイイタイ病の賠償に関する誓約書」,「公害防止協定」が同社と患者の間で締結され, 汚染農地復元事業, 再汚染防止のための発生源対策などが進められている.

(ii) 水俣病

新日本窒素肥料(株)(現在のチッソ(株))の水俣工場はアセトアルデヒドの生産を行っていた. 製造の過程で硫酸水銀を触媒として利用していたが, 反応の過程で生じた**メチル水銀**を含む排水を1950年代から60年代にかけて水俣湾に大量に流した. 水俣湾の魚を摂取していた漁民を中心に運動失調, 構音障害, 求心性視野狭窄[*4], 聴力障害, 平衡機能障害, 手足のふるえなどの症状を呈する患者が多発した. 政府が工場の排水と患者の症状との因果関係を認めたのは1968年であったが, すでに工場でのアセトアルデヒドの生産は終了していた. 原因を巡ってさまざまな論争が起こり, 結果的にはメチル水銀を含む排水の規制が遅れたため, 多くの患者を発生させることになった.

(iii) 新潟水俣病

水俣病の問題が深刻な状態になっている中, 1965年頃新潟県の阿賀野川流域でも有機水銀中毒が発生していることが明らかになった. アセトアルデヒドを生産していた昭和電工鹿瀬工場が製造工程で発生するメチル水銀を含む排水を阿賀野川に流していたことが原因であった. その結果, 阿賀野川の川魚を食べた流域の住民に中毒が多発することになった. 熊本水俣病の教訓を生かすことができず, 二度目のメチル水銀中毒を発生させた行政の対応に対しては問題が指摘されている. 1967年に患者, 遺族は昭和電工を相手取って損害賠償請求の訴えを起こし, 1971年に原告勝訴の判決が出された. 熊本水俣病, 新潟水俣病ともにメチル水銀を含む魚を食したことが直接の原因である. もともと水中に流出したメチル水銀濃度は低いものであったが, 生物学的濃縮の結果, 食物連鎖の上位となる魚の体内に高濃度のメチル水銀が存在したことが背景となっている.

NOTE

[*3] **骨粗鬆症**：中高年女性の更年期に起こるホルモンの変化, カルシウム摂取の不足などにより, 骨量が低下し, 骨の変形, 骨の痛み, 骨折を引き起こす. 更年期, 閉経後の女性ホルモンの低下によって骨吸収が高まることも主な原因とされ, 患者の約8割が女性.

[*4] **運動失調, 構音障害, 求心性視野狭窄**：運動失調は筋肉の協調がうまくいかず, スムースな運動ができなくなること, 構音障害は舌, 唇の動きが悪くなり, 言葉が話しづらくなること, 求心性視野狭窄は視野の周囲から始まり, 中心に向かって進行する視野の障害である. 聴力障害とあわせてハンター・ラッセル症候群と呼ばれる.

(iv) ロンドンスモッグ事件

1952年，真冬のロンドンは暖房のための石炭消費量が急増するが，これに5日間の無風状態とともに放射冷却（地表面の熱が，宇宙空間に向かって放射し，地表付近の温度が低下する現象）にともなう逆転層[*5]の持続が加わり，テムズ川沿いの盆地に高濃度の**硫黄酸化物**と**一酸化炭素**による深刻な大気汚染が発生した．この年の冬はほかの年と比較して4,000人以上の超過死亡が観察され，それらの多くは大気汚染が原因とされている．

(v) ロサンゼルス事件

1955年，ロサンゼルス市内では自動車交通量の増加にともなう大量の排ガスと真夏の強い太陽光線による紫外線照射が加わり，自動車排ガス中の**窒素酸化物**が紫外線によって反応性・刺激性の高い物質を生成，いわゆる光化学スモッグ[*6]が連日発生した．市民の間に眼，咽頭の刺激症状，喘息と気管支炎が多数発生する事態になった．65歳以上の1日死亡数が期待死亡数（通常時に予測される死亡者数）の19倍になったとされる．

(vi) 四日市喘息

1950年代後半から三重県四日市市にはわが国初の大型石油化学コンビナートが建設された．石油を精製し，石油からさまざまな化学製品の製造を関連会社の集中によって効率よく生産することを目指したものだった．1960年代に入り，工場周辺の住民から気管支炎，気管支喘息，慢性閉塞性肺疾患（肺気腫，慢性気管支炎）と考えられる症状の訴えが多発するようになった．これらはコンビナートで行われる石油精製の過程で発生する**二酸化硫黄**をはじめとした硫黄酸化物が原因であった．その後，脱硫装置の普及，硫黄分の少ない原油の利用により，大気汚染は改善することとなった．脱硫装置は硫黄酸化物による大気汚染対策として有効性を発揮，現在の大気汚染物質中では硫黄酸化物は高い基準達成率を維持している．

(vii) 森永ヒ素ミルク事件

1953年乳児に対する人工栄養として使用する粉ミルクを製造していた森永乳業は，乳製品の凝固を抑制し，溶解度を高めるため，第二リン酸ソーダを粉ミルクに添加していた．これを飲んだ1万3,000人の乳児にヒ素中毒が発症，130名を超える死者が出た．徳島工場で生産コスト削減のために使用した安価な第二リン酸ソーダに含まれていた不純物の**ヒ素**が原因とされている．後遺症に苦しむ被害者も多く，裁判，不買運動など長い経過の後，被害者および支援団体，国，森永乳業との間で交わされた確認書により，被害者の救済が行われるに至っている．

(viii) 油症問題

1968年に食用油を摂取した西日本を中心とした地域の人々の間に顔面への色素沈着，色素沈着をともなうざ瘡（にきび），頭痛，手足のしびれ，肝機能障害などの症状が現れた．生産工場の配管ミスから熱媒体として使用されていたPCB（ポリ塩化ビフェニル）が漏れ出し，製品に混入し

NOTE

[*5] **逆転層**：地表近くよりも上空の方が温度が高い状態．汚染物質が滞留して大気汚染の被害が拡大する．

[*6] **光化学スモッグ**：光化学オキシダントと呼ばれる反応性が強く，人体の粘膜刺激作用を有する化合物を含む大気汚染．光化学オキシダントは窒素酸化物などの汚染物質が紫外線の作用によって変化をきたした二次汚染物質．ホルムアルデヒド，オゾン，PAN（peroxyacyl nitrate）が代表的な光化学オキシダントである．

たことが原因とされる．被害者が全身に色素沈着をきたした新生児を出産したことも衝撃を与えた．多彩な症状を呈した中毒症状は油症（yusho）として世界的な注目を集めることになった．その後の分析により，原因物質とされるPCBの中にダイオキシン類のコプラナーPCB[*7]とともに，ポリ塩化ジベンゾフラン（PCDF）[*7]も関与していることがわかり，大規模なダイオキシン類による中毒であることが明らかになった．2012年に患者に関する施策総合的推進法が可決された．

話題 2 レイチェル・カーソンとシーア・コルボーン

レイチェル・カーソンは米国魚類・野生生物局勤務中に行った環境調査で観察された農薬による深刻な環境汚染の実態を知り，1962年**「沈黙の春」（原題Silent Spring）**を発表，DDTなどの農薬散布による環境汚染とこれにともなう自然破壊，健康危機に対して警鐘を鳴らし，その後米国ではDDT使用禁止措置という政策転換を生むことになった．同書は米国における農薬規制への影響にとどまらず，世界的な化学物質による環境汚染への関心を呼び，現在も読み継がれる古典的な環境保護啓発書となった．

一方，シーア・コルボーンは大学で薬学，その後淡水生態学で修士，動物学で博士の学位を取得，米国技術評価事務所などでの環境調査から，野生動物の生殖器系に異変を観察し，これらの動物の正常なホルモン作用が人工化学物質によってかく乱されていることが原因と主張した．2人の共著者とともに発表した**「奪われし未来」（原題Our Stolen Future）**は化学物質による野生生物，さらにヒトへの内分泌かく乱作用によって世代を超えた影響が及ぶと警告し，多数の国で翻訳され，世界的な話題になった．その後，化学物質による内分泌かく乱作用という研究分野を確立するに至っている．

米国の2人の女性科学者による啓発とこれらの著作は人工化学物質と環境・健康を考えるうえで必読の啓発書とされている．

ⓑ 化学物質の人体への曝露と反応

化学物質がその毒性を発揮するためにはまずは人体内に侵入しなければならない．侵入経路は経口，経気道，経皮の3つがある．

(1) 有害物への曝露

有害物質の健康影響を論ずる場合，生体内にどれほどの量が侵入し，臓器や組織がどれほどの当該有害物質等の血中濃度にさらされるかが問題になる．たとえば有害ガスの場合，高濃度で吸入されればそれだけ強い障害が発生する．また，液体で摂取した場合も濃度が高いほど，量が多いほど強い障害が発生する．有害物質などが生体の皮膚，眼，呼吸器，消化管などの表面に接触することをこの分野ではしばしば「曝露」という用語で表す．外界から侵入して生体内に取り込まれることを外部曝露，外部曝露によって生体内に侵入した有害物質，あるいはその代謝物に生体内の臓器組織がさらされることを内部曝露という．

NOTE

[*7] **コプラナーPCB，ポリ塩化ジベンゾフラン**：いずれも有機塩素化合物でポリ塩化ジベンゾパラジオキシンとともにダイオキシン類とされる．コプラナーPCBは絶縁材，熱媒体などとして電気製品などに大量に使用されていたポリ塩化ビフェニルの中に含まれている．ダイオキシン類はこれら代表的な3つの有機塩素化合物で構成され，結合する塩素の位置が異なる多数の異性体の総称である．

(2) 化学物質の人体への侵入

(i) 経口曝露

口から侵入，消化管を通過する間に毛細血管から吸収されることである．工業用の化学物質を経口摂取することは通常はほとんどないが，いったん吸入されて気管支に入った粉じんが気管支壁にとどまり，気管支粘膜表面の線毛の運動によって押し戻され，痰として喀出されず，飲み込まれて消化管に入る場合や，表示のない容器に入った工業用化学物質の液体を飲料用と誤認して飲む場合などがある(誤飲)．

(ii) 経気道曝露

気体，粉じんを呼吸の際に気管，気管支内に吸入することをいう．ガスの場合は肺胞まで到達し，肺胞を取り囲む毛細血管に移行して数秒で全身をめぐることになる．麻酔性の強いガスでは経気道曝露によって意識を失うことになる．また，粉じんは直径が数μm未満のものは気管支の末端，細気管支，さらにその先の肺胞まで到達する．それよりも大きなものは気管支粘膜上の線毛によって押し戻され，最後には痰となって喀出される．大気汚染による健康障害は汚染物質の経気道曝露が原因であり，職場で取り扱う化学物質も気体，または常温で液体であっても揮発性が高く，蒸気となって経気道曝露をきたすものによる健康障害の頻度が高い．

(iii) 経皮曝露

皮膚吸収性の強い液体の化学物質で起こることが多く，有機溶剤は代表的な経皮吸収性物質である．また，**金属水銀**，**四アルキル鉛**も常温で液体であり，皮膚吸収されやすい．一般に皮膚炎などの皮膚障害を有している場合は正常の皮膚よりも吸収量が多くなる．

(iv) 化学物質の代謝

生体内に入った化学物質はそのままの形で排出されるものもあれば，異なる化合物に変化するものもある．生体内での化学反応によって侵入した化学物質が変化を受けるこの過程を代謝と呼ぶ．たとえば排泄困難な脂溶性の化学物質は水溶性の化学物質に変換(代謝)され，尿，胆汁などから排泄されやすくなる．代謝にともなうこのような化学構造の変換は生体がもつ防御的な装置と考えられているが(**解毒作用**)，一方では代謝されることでかえって毒性が増したり，発がん性を獲得してしまう場合もあり，曝露された原物質とは異なる化学物質が毒性を現すことがある．経口摂取では小腸などの毛細血管から吸収された後，毛細血管が合流して門脈となり，肝臓に到達し，さまざまな代謝を受ける．一方，肺から吸入された有害ガスなどは肝臓を通過することなく，そのままの形で全身を循環することになり，経口摂取より危険と考えられている．

(v) 化学物質の生体内分布

生体内に吸収された化学物質はそのままの形で，あるいは特異的なタンパク質と結合して血液によって全身をめぐることになる．吸収された物質の性質によっては生体内で蓄積される組織臓器の分布に偏りが出てくる．たとえば脳には特殊な構造によって血液からある種の物質の侵入をブロックする血液脳関門があり，これが重要臓器である脳を保護している．また，脂溶性の物質は一般には生体内で脂肪の多い組織に蓄積されることになる．またカドミウムは主に腎臓に，鉛は主に骨に蓄積する．

(vi) 化学物質の排泄

生体内に取り込まれた化学物質はそのまま，または代謝物として主に尿と胆汁から排泄される．尿は最も重要な排泄経路であり，尿の生成にかかわる腎臓が大きな役割を果たしている．代謝により，水溶性を増した化学物質の代謝物は腎を経て，尿から排泄される．一般に血液中に侵入した化学物質の量が多ければ，それだけ代謝物の量も多くなる．尿中代謝物による生物学的モニタリングはこの性質を利用して，化学物質への曝露を評価する手法である．一方，肝臓で代謝された化学物質が肝臓から胆汁中に排泄される経路もある．胆汁中に排泄された代謝物は腸管から糞便となって排泄される．

気体の形で経気道的に吸入された物質は吸気の際に肺胞まで達して，肺胞から毛細血管へ移行するが，移行しなかったものは呼気中に排出される．

これらの経路以外に発汗による汗からの排泄もあるが，割合としては大きいものとはいえない．

(3) 化学物質による人体への有害作用とその機序

(i) 急性中毒

有害物質が生体内に侵入した直後から数日までの間に発生する健康障害をいう．大量の有害化学物質を一度に取り込んだ場合がほとんどである．麻酔性の強いガスを吸入して意識を失う，アルコール飲料の一気飲みで意識を失い，死に至るなどがこれにあたる．多くの場合，事故などにより大量の化学物質が発生した際に起こる．

化学物質を取り扱う現場ではこれ以外にも有害物質と皮膚・粘膜の接触によって重大な障害が発生することもある．たとえば強酸，強アルカリなどの刺激性がきわめて強い液体が皮膚に接触すると化学熱傷といわれるやけどと同様の皮膚障害が直ちに発症する．また，眼に強アルカリの液体が接触すれば，失明に至る可能性が高くなる．また，刺激性の強い気体が気道から侵入すれば気管支粘膜から大量の分泌物が発生し，気管支の閉塞，さらに肺炎，**肺水腫**などの致死的な障害を発生させることがある．

(ii) 慢性中毒

数ヵ月から数十年の期間，当該化学物質が少量ずつ生体内に取り込まれ，蓄積することによって生じる．有機水銀中毒である水俣病，カドミウム中毒であるイタイイタイ病が代表的な例である．石綿粉じんに曝露されて発症する肺がん，中皮腫などのがんも広い意味では慢性中毒とされる．がん発症の場合，発がん性化学物質に曝露されてから数年から40年程度の**潜伏期**の後の発症となり，原因物質を明らかにすることが容易でないことがある．

(iii) 感作性

一部の化学物質は皮膚接触，経気道曝露によって接触皮膚炎，気管支喘息を発症することがある．たとえば，自動車のシートなどに用いられるポリウレタンはTDI（トリレンジイソシアネート）が原料となっているが，経気道曝露によって**気管支喘息**の原因になる．また，接着剤として用いられるエポキシ樹脂，金属ではニッケル，クロム，コバルトがしばしば**アレルギー性接触皮膚炎**を起こす．溶接作業で金属ヒューム[*8]を吸入すると血液中に侵入した微細なヒュームに血清タンパクが結合し，アレルギー性の発熱を起こすことがある（金属熱）．これら皮膚，気管支にアレルギー性の疾病を発症させる性質を感作性といい，化学製品の性質，健康影響，法的規制などの情報を記した安全データシート（SDS）に有害性情報としてその程度の強さが示されている．

(iv) 発がん性

われわれの生活の場にはさまざまな発がん性物質が存在している．それらとの接触や曝露を避けることにより発がんのリスクを減らすことはできるが，完全にリスクをなくすことは困難である．たとえば喫煙にともない，肺，喉頭をはじめさまざまながんのリスクが増加することが知られているが，身近な環境に存在する発がん性物質として受動喫煙によるたばこ煙への曝露がある．1960年代には公共の場での喫煙が問題とされることは少なかったが，その後受動喫煙の問題が指摘されるようになり，受動喫煙対策が進められた．具体的は2003年に施行された健康増進法において公共の場所や多数の者が利用する屋内における受動喫煙対策の努力義務が（それらを管理する者に対して）定められていたが，2018年に改正が行われ，学校，児童福祉施設，病院，行政機関庁舎などの敷地内禁煙，事務所，工場，ホテル，飲食店，鉄道などの原則屋内禁煙と喫煙を認める場合，喫煙専用室の設置が義務化された．また，一般環境中に拡散した発がん性物質の曝露として近年話題になったのは，2005年に報道されたクボタショックといわれる石綿粉じんの環境曝露である．石綿の中でも発がん性が強いといわれる青石綿を含む粉じんが当時のクボタ（株）神崎工場周辺に飛散し，工場周辺住民も含め，肺がん，中皮腫が発生していたことが明らかになった．その後，石綿障害予防規則の制定，特定化学物質障害予防規則による石綿含有製品の**禁止物質**への指定などの対策がとられることになった．

労働の場における発がん性物質の管理には後述するリスクの考え方が導入されている．発がん性は発がん性物質によって遺伝子が障害されることから，きわめて少量の曝露であっても発がんリスクは増加するモデル，すなわち閾値が存在しないとするモデルに基づいてリスク管理が行われている．この考え方に基づけばリスクをゼロにすることはできず，現実的な方法で曝露をコントロールしながら，許容できるリスクに抑えることが主要な課題になる．現在許容できるリスクの指標として提案されているのは，**生涯過剰死亡リスク**というものである．たとえば，ある発がん性物質を取り扱う作業者が1日8時間，週40時間の労働を数十年間続けた場合に想定される当該発がん性物質によるがん発症による死亡を1,000人に1人に抑えるなどの考え方である．日本人の死因として最も多いのは悪性新生物（がん）であり，当該発がん性物質を取り扱わなかったとしても1,000人のうち，300人程度のがん死亡が発生する．これが当該物質の取り扱いによって1人増えて300人程度+1人になることを許容できるか検討することになる．ただし，このリスクの管理が妥当かどうかの判断基準は，多くの人々の合意に基づかなければならない．リスクの許容範囲は個人によって異なる場合があり，ひいては社会全体の合意形成という過程もあり，十分な討論が行われなければならない．

NOTE

*8 **ヒューム**：金属が高温にさらされ，一時的にガス状になり，その後周囲の空気に冷やされ，さらに酸化されて発生する粒径1 μmに満たない微細な粒子．

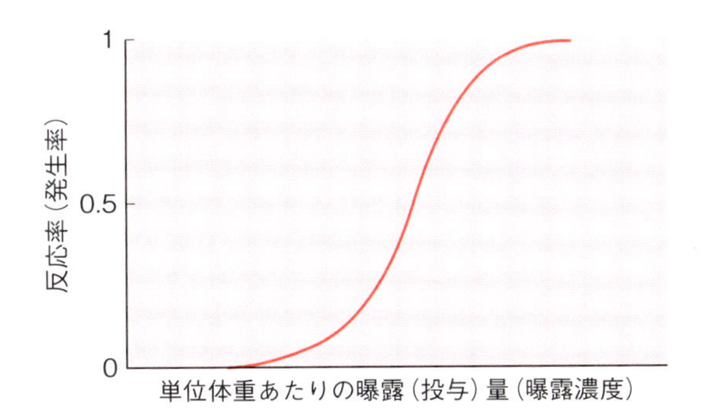

図4-3　量-反応関係
多数の実験動物にある物質を曝露（投与）した場合，その体重あたりの量の増加にともなって観察される反応（たとえば死亡など）を示す動物の割合を示している．半数が死亡する物質の量（濃度）をLD_{50}として急性毒性の強さの指標として用いることがある．多くの物質でS字状を示す．

(v) 量-反応関係

ある集団においてある反応を示す指標の出現する確率が曝露量の増加にともなってどのように増えていくかを示す．集団を構成する各個体については当該指標の有無だけが問題になる．曝露濃度を「量」と表し，これを横軸にとり，集団の中でその指標を有する個体の割合を縦軸にとり，その変化を示す曲線を描くことになる．多数の実験動物を用いて量-反応関係を示す曲線を描くと曝露量の少ないうちは，指標となる反応を示す個体の数はあまり変化しないが，さらに曝露量が増えると急激にその割合が増加し，さらに増えると再び変化が緩やかになるのが一般的である（**図4-3**）．ある曝露量における集団の反応の状態を明らかにすることは曝露量のコントロール，曝露限界値の決定に有用な情報になる．

(vi) 量-影響関係

各個体にとっては曝露量が限界を超えれば必ず何らかの影響が現れ，曝露が増加することにより，不利な影響は増加し，最終的には死に至る（**図4-4**）．影響の指標はある症状の程度，血中指標となる曝露物質またはその代謝物の量など，さまざまである．一般に症状を定量化することは困難であり，定量的指標が曝露の管理には有用な情報になる．

ⓒ 化学物質取扱いへの社会的な働きかけ

(1) 作業環境におけるさまざまな曝露に関する指標

化学物質への曝露は生体に不利な影響を及ぼすことが懸念されるため，一般環境，作業環境での曝露をコントロールするためにさまざまな指標が定められている．曝露限界値とされるのはこれ以下の曝露ではほとんどの人の健康に不利な影響が現れることはないと考えられる曝露レベルである．

わが国では公益社団法人日本産業衛生学会が労働環境における化学物質，物理的環境について

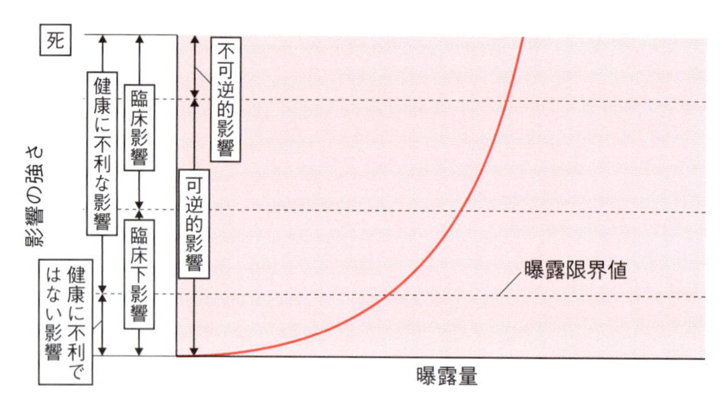

図4-4 量-影響関係
個体に有害物質を曝露した場合，曝露量の増加にともなってより影響が重大になり，最終的に死に至る様子を示した概念図．臨床影響とは医療機関などで治療を要する程度の影響を，臨床下影響とは治療を必要とするほどではないが，ある程度の症状を生じている程度の影響を示している．

許容濃度という数値を勧告している．許容濃度は1日8時間，週40時間の曝露を数十年にわたって続けてもほとんどの労働者に不利な影響が及ばないと考えられる値として勧告されている．許容濃度は法的な規制値ではない．一方，作業環境における化学物質の濃度に対しては法的な拘束力をもつ**管理濃度**によって規制が行われている．

一般環境における曝露限界値では，環境省が**環境基準値**，**指針値**を定めていて，大気汚染防止，水道水，生活環境，自然環境における水質の維持のための指標となっている．一般環境と作業環境では曝露限界値に関する考え方が根本的に異なっている．たとえばベンゼンの管理濃度は1 ppm（3.19 mg/m^3）であるが，大気汚染の環境基準値は0.003 mg/m^{3}であり，管理濃度は大気汚染の環境基準値の1,000倍を超える値になっている．これにはいくつかの理由がある．管理濃度は作業者が1日8時間，週40時間，就職してから定年退職までの数十年の作業を想定しているのに対して一般環境は1日24時間曝露が生涯にわたること，管理濃度は健康な作業者を想定しているのに対して一般環境では胎児，子ども，高齢者，女性，病気療養者など感受性の高い人たちへの曝露を想定していること，また作業者に対しては一般には労働衛生管理が行われ，リスクに関する情報も提供されているのに対して一般環境ではそのような管理や情報提供を行うことが困難であるということなどが関連している．

(2) 一般環境における規制

一般環境では乳児，小児，高齢者，病気療養者などさまざまな人たちが生活していることを考えると，大気，水などの環境については感受性が高くても健康を維持できる水準に保つ必要がある．環境基本法は大気汚染にかかわる環境基準を設定し，二酸化硫黄，二酸化窒素，浮遊粒子状物質，光化学オキシダント，ベンゼン，トリクロロエチレン，テトラクロロエチレン，浮遊粒子状物質（PM10），微小粒子状物質（PM2.5）の基準を示している．大気についてはダイオキシン類対策特別措置法によってダイオキシン類の環境基準も定められている．また，環境基本法は水質汚濁に関する環境基準も定めており，**「人の健康の保護に関する基準」**で河川，湖沼，海域などの公共用水域と地下水の全国一律の基準を，「生活環境の保全に関する環境基準」では地域ごとに異なる基準を定めている．水道水については水道法および水質基準に関する厚生労働省令で水質基準を定め，51項目が規定されている．

話題 3 大気汚染と今後の課題

わが国では二酸化硫黄，一酸化炭素，浮遊粒子状物質，二酸化窒素，光化学オキシダントについて大気汚染にかかわる環境基準が決められている．二酸化窒素を除いて大気汚染の被害に悩まされていた1973年に告示されている（二酸化窒素は1978年告示）．その後ベンゼン，トリクロロエチレン，テトラクロロエチレン，ジクロロメタン，微小粒子状物質（PM2.5と呼ばれ，粒径が2.5 μm以下の粒子）が加わった．これらの汚染物質の発生源は生産活動を行う工場，自動車からの排ガス，さらに大陸からの黄砂，大気中での化学反応による二次的な生成物がある．

これらの物質の中で光化学オキシダントは基準達成状況が最も悪く，基準を達成している測定地点がほとんどないのが実情である．もともと二酸化窒素などの一次汚染物質が大気中で紫外線の照射を受けて生成する二次汚染物質で，主成分はオゾンと考えられている．一次汚染物質が減少している中でなぜ基準の達成ができないのか環境省で検討が続けられている．

話題 4 有機フッ素化合物による環境汚染

ペルフルオロオクタンスルホン酸（PFOS：ピーフォス），ペルフルオロオクタン酸（PFOA：ピーフォア）などの有機フッ素化合物は水や油をはじき，熱・薬品に強く，光を吸収しない等の性質を利用してIT機器製造，半導体工業，医療などの場で撥水剤，表面処理剤，乳化剤，消火剤，コーティング剤として用いられてきた．自然環境中では分解しにくいため，使用済みの含有製品が環境中に排出されると土壌中に残存し，河川水や地下水に溶け出すことが懸念されている．

残留性有機汚染物質に関するストックホルム条約（POPs条約）の締約国会議で，PFOSは附属書B（制限），PFOAは附属書A（廃絶）への追加が決定された．国内では化学物質の審査及び製造等の規制に関する法律（化審法）の第一種特定化学物質に指定され，製造・輸入が原則禁止された．厚生労働省は2020年からこれらを水質管理目標設定項目に追加し，暫定目標値を50 ng/L以下（PFOSおよびPFOAの合計値）に設定している．米国環境保護局（EPA）は2024年4月，飲料水のPFOS，PFOAの基準値をそれぞれ4 ng/Lと定めた．

家庭用の焦げつき防止のフライパンはフッ素樹脂コーティングされているが，このフッ素樹脂を製造する際の助剤にPFOAが使用されていたが，日本弗素樹脂工業会によると，主要フッ素樹脂製造者は2015年までに自主的な環境対応を完了し，現在は使用されていない．

PFOSについては，ヒトにおける生殖影響や高曝露後の急性毒性等に関するデータはない．発がん性については，IARC（国際がん研究機関）がPFOAをグループ1（ヒトに対して発がん性がある）に，PFOSをグループ2B（ヒトに対して発がん性がある可能性がある）に分類している．PFOAは，ヒトの皮膚に付着した際の発赤，痛み，眼に入った際のかすみ眼，吸入した際の咳や咽頭痛，経口摂取での腹痛や吐き気，嘔吐を生じるといった症状が報告されている．なお，PFOSやPFOAなどの有機フッ素化合物を総称してPFAS（ピーファス）という．

話題5 水と健康

わが国の上水道普及率は1950年には26.2％であったが，その後1960年代に50％を超え，1970年代で80％，1980年代で90％に達し，2021年現在98.2％である．一部で地下水をくみ上げた飲用井戸を使用し，上水道を必要としない地域もある．下水道普及率は80.1％で，先進諸国の中では比較的低いが，背景にし尿を肥料として利用してきた歴史が関連している．下水道以外の浄化槽による汚水処理が行われている人口を加えた汚水処理人口普及率は92.9％である(2022年度末時点)．

上水道では水源からの水を浄化施設で沈殿，濾過，消毒という3つの過程を経て利用者に送っている．凝集剤を用いて水の濁りとなる物質を沈殿させたのち，砂の層を通して濾過する急速濾過による浄水処理が主流である．また，凝集剤を使用せず自然に沈殿させ，微生物によって濾過砂の表面につくられる生物膜の働きによって，濁り，細菌，藻類，アンモニア性窒素，有機物，異臭味，鉄やマンガンなどを除去する緩速濾過，専用の膜を利用した膜濾過，さらに濾過を行わない方法があるが，いずれの場合も塩素による消毒が行われる．現在は急速濾過が全体の8割弱，消毒のみが2割弱を占めている．2021年現在，わが国の浄水総量は150億立方メートル，浄水処理では十分に対応できない，臭い，トリハロメタンなどを活性炭処理，オゾン処理，生物処理等により除去する高度浄水処理を行った浄水量は66億立方メートルである．

話題6 ハチ，アリなどの虫刺症と健康

昆虫，クモなどの節足動物による健康障害の多くはウイルス，リケッチアなどの病原体の媒介によるものである．一方，病原体の媒介以外にもこれら節足動物さらにヘビなどの爬虫類に刺されたり，噛まれたりすることにより，病原体によらない健康上の問題，場合によっては生命の危機がもたらされることがある．これらは虫刺症，刺咬症として分類されているが，病原体の媒介のほか，アレルギー反応，毒液や毒性の唾液分泌物による全身への激しい影響を及ぼすものもある．

病原体の媒介による感染症については第3章で詳述しているが，感染症をともなわない虫刺症，刺咬症は多いものではないが注意が必要である．

われわれの身の周りで比較的よく知られているのはハチによる被害である．多くはスズメバチによるもので，2020年の死者は13人となっている．ほとんどが全身性の激しいアレルギー反応であるアナフィラキシーショックによるものである．この10年間の死者のうち，60歳以上が8割を超えており高齢者に多いという特徴をもつ．1984年のハチによる死亡は年間73人で近年では最高であったが，この40年間では減少の傾向がはっきりしている．

また，もともと南米に生息していたヒアリが2017年にわが国で初めて尼崎市内のコンテナで確認され，その後2022年7月現在18都道府県で確認されるようになっている．今後ヒアリの大群に襲われるようなことがあれば刺咬による皮膚の炎症，さらにアナフィラキシーショックの発生も予想され，警戒の声が高まっている．

(3) 化学物質管理をめぐる行政の動きとリスクアセスメント

わが国の従来の労働衛生対策は事後措置中心であったほか，化学物質の管理については有害性，危険性が高い化学物質に対して優先的に対策を講じる方法であった．有害性・危険性に基づく管理はハザード管理とも呼ばれる．これに対してリスクアセスメントは問題が起きる前の対策を目指し，危険性・有害性とともにそれらが発生する確率を曝露濃度などから推定評価し，優先度の高いものから対策を進めるという考え方で，より合理的・効率的な対策が必要との認識から生まれたものである．リスクアセスメントは現場で作業する労働者も参画させることに意義があることから，自主的な労働衛生管理の1つともいわれる．

話題7 職場における化学物質の自律的管理

年々新規の化学物質が産業現場に導入される中で，本文で述べた特別規則により，個別化学物質名を列挙して規制することには，限界があることが指摘されるようになった．厚生労働省は今後職場での化学物質管理を法令準拠によるものではなく，職場で労使にリスクアセスメントなどの手法による自律的管理を行わせる方向に舵を切ろうとしている．背景には新たに毒性が明らかになった化学物質を特定化学物質障害予防規則によって規制を始めると，現場は規制を避けて規制外の物質を使用，その結果また新たな毒性が見つかり規制を始めるといったことを繰り返した近年の化学物質をめぐる状況がある．

化学物質の自律的管理は，本文中に触れた有機溶剤中毒予防規則，特定化学物質障害予防規則などの特別規則の廃止を視野に入れたものになっている．現在職場における化学物質管理のあり方について盛んに議論が行われているが，今後労働安全衛生法制定以来の抜本的な変化となる可能性がある．

(4) 国際的な化学物質管理の取り組み

化学製品は世界中に流通しており，国際的に統一した管理が必要とされている．2003年7月に国連から化学製品の分類，表示に関する世界調和システム（Globally Harmonized System, GHS）についての勧告が行われた．化学製品の危険有害性ごとの分類基準，ラベル，安全データシートの充実を図り，世界的に統一したわかりやすい方法による管理を目指すものである．また，欧州連合は2007年6月から加盟国に対して「化学物質の登録，評価，認可及び制限に関する規制（REACH）」を実施に移した．この規制は使用する化学物質の危険有害性を明らかにし，既存・新規の化学物質について想定される曝露でのリスクアセスメントの実施を産業界に義務づけたものである．リスクアセスメントを基本とする化学物質管理はその後わが国でも導入されることとなった．

B 栄養と健康

1 栄養素の機能

物質を摂取し，その成分をエネルギー源や体の構成成分として利用する過程のことを栄養学では「栄養」という．摂取する物質に含まれ，栄養のために利用される成分のことを「栄養素」という．栄養は生命の基盤となる営みで，栄養素によって生命が養われる．栄養素摂取のバランスが悪いと日常の活動の質が低下したり，病気の発症につながることもあるため，何をどのように食べるかは大変重要である．主な栄養素として，炭水化物，脂質，タンパク質の三大栄養素，それにビタミン，ミネラルを加えた五大栄養素があり，それぞれのはたらきがある（**図4-5**）．三大栄養素は，体内で燃焼しエネルギーを作り出すことができる．ビタミンとミネラルは身体機能を円滑に進めるための調節因子としてはたらく．また，生存するために水は必須である．

ⓐ 炭水化物

炭水化物は，炭素（C），水素（H），酸素（O）から構成される．分子式を$C_m(H_2O)_n$と表すことができるため，炭素と水によってできた化合物という意味から炭水化物と呼ばれる．

炭水化物は糖質と食物繊維に大きく分けられる．糖質はヒトが消化・吸収して主要なエネルギー源として利用され，主食である米飯，パン，麺類などに多く含まれる．炭水化物という名称は，糖質と食物繊維を合わせた総称であるが，一般的に糖質と近い意味合いで使われることが多い．炭水化物のうちヒトが消化・吸収できないものが食物繊維で，野菜や海藻，きのこ類などに多く含まれ，整腸作用や血糖上昇抑制作用などのはたらきがある．

(1) 糖質の化学

糖質の最小構成単位は単糖類で，ブドウ糖（グルコース），果糖（フルクトース），ガラクトースなどがある．単糖に含まれる炭素の数で四炭糖，五炭糖，六炭糖などに分けられ，ブドウ糖，果糖，ガラクトースは六炭糖，核酸の構成成分となるリボース，デオキシリボースは五炭糖である．ブドウ糖の構造を**図4-6**に示す．

単糖が数個（2～10個程度）結合したものを少糖類（オリゴ糖）といい，麦芽糖（マルトース），ショ糖（スクロース），乳糖（ラクトース）などがある．多数の単糖が結合したものが多糖類で，デンプン（アミロース，アミロペクチン）やグリコーゲンなどがある．デンプンは穀類，いも類，豆類など植物が蓄えている多糖類で，食品から摂取する糖質のほとんどを占める．グリコーゲンは動物の肝臓や筋肉に蓄えられる多糖類である．

(2) 糖質の役割

糖質は1gあたり約4kcalの熱量をもち，優先的に利用されるエネルギー源である．とくに脳，神経，赤血球はエネルギー源の大部分を血中ブドウ糖（血糖）に依存している．過剰な血中ブドウ糖はグリコーゲンとなり肝臓や筋肉に貯蔵されたり，グリコーゲンとして貯蔵できない場合は中性脂肪として脂肪細胞に蓄えられる．肝臓のグリコーゲンは血糖の供給源となり，筋肉のグリ

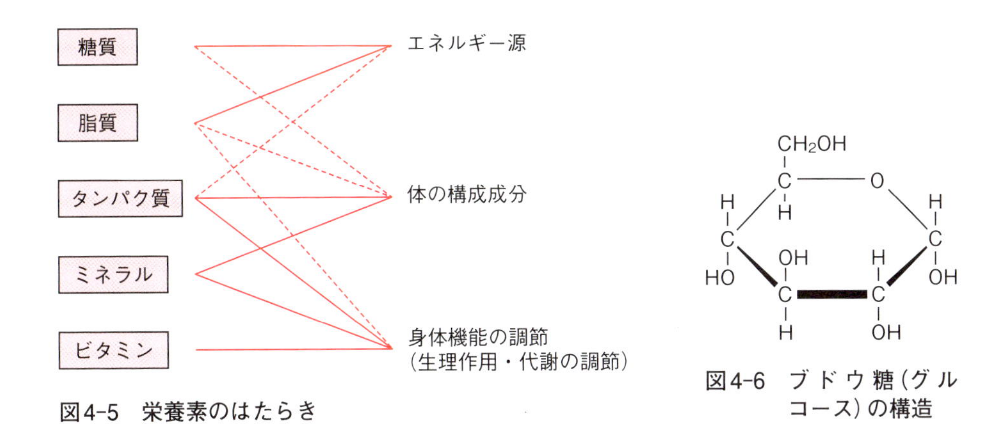

図4-5 栄養素のはたらき

図4-6 ブドウ糖(グルコース)の構造

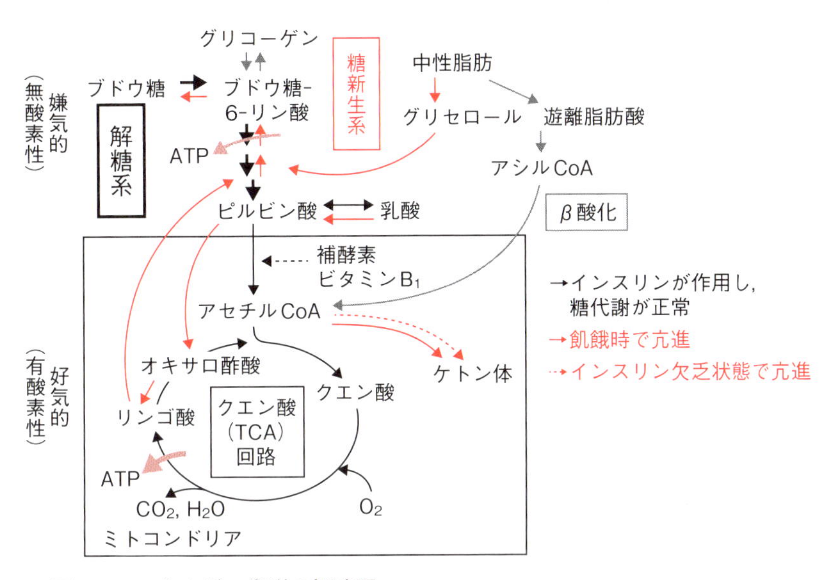

図4-7 エネルギー代謝の概略図

ブドウ糖1分子からエネルギーとして解糖系でATP 2分子，クエン酸回路でATP 34～36分子を産生する.

コーゲンは筋収縮のエネルギーとして利用される.

また，糖質はタンパク質や脂質と結合して細胞膜の成分や核酸の生合成の材料となる．ブドウ糖，果糖，ショ糖などには甘味があり，調味料として利用される.

生活習慣病の発症予防のために現在の日本人が当面の目標とすべき摂取量として，目標量が定められている．日本人の食事摂取基準(2020年版)における炭水化物の目標量は，エネルギー比の50～65%となっている.

●糖質の代謝(図4-7)

酸素を必要としない無酸素性経路である解糖系でブドウ糖はブドウ糖-6-リン酸を経てピルビン酸2分子となり，この過程で1分子のブドウ糖から2分子のATP(アデノシン三リン酸)が生成される．ピルビン酸は酸素がない状態では乳酸になる．酸素が十分に供給される状態では，ピルビン酸デヒドロゲナーゼ複合体や補酵素ビタミンB_1のはたらきでピルビン酸からアセチルCoAを生じる．アセチルCoAはミトコンドリア内の有酸素性経路であるクエン酸（TCA）回路に入りオキサロ酢酸と結合してクエン酸となり，一連の反応を経て再びオキサロ酢酸となる．この反応の過程でアセチルCoAは酸化され，水と二酸化炭素が生じ，ミトコンドリア内膜の電子伝達系で大量のエネルギーを発生させる．クエン酸回路では1分子のブドウ糖から34（脳，筋肉）～36分子（心臓，肝臓，腎臓）ものATPを生成する．

解糖系は無酸素状態で反応が進みエネルギーの産生速度も速いので，運動開始時や高強度の運動時にエネルギーを生成できるが，乳酸が蓄積し長時間のエネルギーの供給はできない．酸素を取り込みながら行えるような低強度の運動は，有酸素性であるクエン酸回路からの代謝エネルギーが利用されるため長時間持続することができる．

有酸素性代謝では，遊離脂肪酸からβ酸化を経て合成されるアセチルCoAもクエン酸回路で利用される．しかし，糖質の摂取が少ないと，β酸化によるアセチルCoAが過剰になり肝細胞でケトン体に変換される．ケトン体は，飢餓状態では脳や筋肉のエネルギー源として利用される．糖尿病患者ではインスリン作用が急激に不足して糖質が利用できなくなると，ケトン体が増加しすぎて血液が酸性に傾き，体が正常に機能しなくなるケトアシドーシス（p.163参照）を認めることがある．

(3) 血糖値の調節

ブドウ糖は主要なエネルギー源として利用されるため，血中濃度は一定に保たれるように調節され，空腹時では約70～110 mg/dLに維持されている．血糖値が高いとインスリンが分泌され，筋肉，肝臓，脂肪組織などの細胞内にブドウ糖を取り込む．筋肉や肝臓ではブドウ糖からグリコーゲンの合成を促進して貯蔵され，脂肪組織では中性脂肪として蓄積される．血糖値が低いとグルカゴン，アドレナリンなどのインスリン拮抗ホルモンが分泌され，肝臓のグリコーゲンが分解されて血糖値が上昇する．長時間飢餓状態が続くと血糖維持のために肝臓に貯蔵されているグリコーゲンのみでは不足するため，乳酸，中性脂肪を分解したグリセロール，体を構成するタンパク質が分解したアミノ酸などからブドウ糖が産生され，利用される．このように肝臓で糖質以外からブドウ糖を作り出して血糖値を上昇させることを糖新生といい，その代謝経路は糖新生系（糖質以外の物質からブドウ糖を合成する代謝系）と呼ばれる（**図4-7**）．

(4) 食物繊維

ヒトの消化酵素で分解されない食品中の成分を総称して食物繊維という．ほとんどが植物性の炭水化物に属するが，甲殻類の殻の主成分や人工化合物なども含まれる．

食物繊維は水に溶ける水溶性食物繊維（熟した果実に含まれる水溶性ペクチン，海藻に含まれる寒天，こんにゃくに含まれるグルコマンナンなど）と水に溶けにくい不溶性食物繊維（穀類，豆類，野菜に含まれるセルロース，甲殻類の殻に含まれるキチン・キトサン，未熟な果実に含まれる不溶性ペクチンなど）に分けられる．

水溶性食物繊維は粘性が高く，食物の腸管での滞留時間を長くさせる．また，栄養素を包み込むことで小腸での消化・吸収を遅らせ，食後血糖の急速な上昇を抑えるので糖尿病の予防や治療

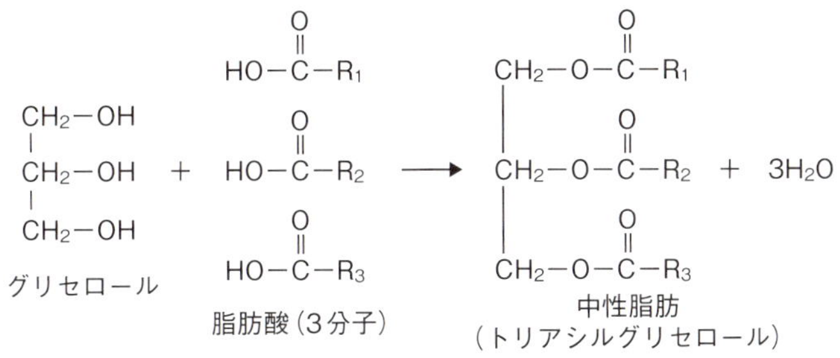

$$\begin{array}{l} CH_2-OH \\ | \\ CH_2-OH \\ | \\ CH_2-OH \end{array} + \begin{array}{l} HO-C(=O)-R_1 \\ HO-C(=O)-R_2 \\ HO-C(=O)-R_3 \end{array} \longrightarrow \begin{array}{l} CH_2-O-C(=O)-R_1 \\ | \\ CH_2-O-C(=O)-R_2 \\ | \\ CH_2-O-C(=O)-R_3 \end{array} + 3H_2O$$

グリセロール　脂肪酸（3分子）　中性脂肪（トリアシルグリセロール）

図4-8　中性脂肪（トリアシルグリセロール）の構造式
Rはアルキル基．

に効果がある．血糖値の抑制作用は，水溶性，不溶性ともにあるが，水溶性でより高い．水溶性食物繊維には，血清コレステロールの低下や血圧上昇の抑制，腸内環境の改善などのはたらきもある．

不溶性食物繊維は，腸内で水分を吸収し便量を増やす．腸を刺激して蠕動運動を盛んにするため，便秘を防ぐ．また，発がん物質やアレルギー物質を吸着し排泄させるため大腸がんの予防に有効である．

食事摂取基準（2020年版）での食物繊維の目標量は，成人男性で21 g以上（65歳以上は20 g），女性で18 g以上（65歳以上は17 g）と設定されている．食物繊維の摂取のうち，多くは野菜であるため，健康日本21（第一次[2000]，第二次[2013]，第三次[2024]）では野菜の1日摂取目標量を350 g以上としている．

ⓑ 脂　質

（1）脂質の化学

脂質は，水に溶けずエタノール，クロロホルムなどの有機化合物には溶ける動植物由来の高エネルギー物質の総称である．主な脂質として中性脂肪，脂肪酸，リン脂質，コレステロールなどがある．脂質は肉や魚の脂，油脂，バターなどに多く含まれる．

中性脂肪は，グリセロールに脂肪酸がエステル結合したもので，1つの脂肪酸が結合したものをモノアシルグリセロール，2つの脂肪酸が結合したものをジアシルグリセロール，3つの脂肪酸が結合したものをトリアシルグリセロール（またはトリグリセリド）と呼ぶ．食事で摂取する脂質や体を構成する脂質のほとんどは中性脂肪で，トリアシルグリセロールである．中性脂肪（トリアシルグリセロール）の構造式を**図4-8**に示す．

脂肪酸は，ほとんどの脂質の構成成分になっている．さまざまな種類の脂肪酸があり，血中ではアルブミンと結合して遊離脂肪酸として存在するが，貯蔵脂質として中性脂肪の形をとっているものがほとんどである．体内で合成できないか，できても量が少なく必要量に満たないために食物から摂取しなければならない脂肪酸を必須脂肪酸といい，リノール酸，アラキドン酸，*α*-リノレン酸がある．

脂肪酸のうち炭素鎖に二重結合をもたないものを飽和脂肪酸，二重結合をもつものを不飽和脂肪酸といい，体への作用がそれぞれ異なる．飽和脂肪酸は肉，バターなど動物性食品に多く含まれ，常温で固体である．過剰に摂取すると低比重リポタンパク（LDL）コレステロールが増加し動脈硬化を促進する．不飽和脂肪酸は植物性の油や魚の油に多く含まれ，常温で液体である．不飽和脂肪酸のうち，二重結合が1個のものを一価不飽和脂肪酸，2個以上のものを多価不飽和脂肪酸という．二重結合の位置により*n*-3系，*n*-6系，*n*-9系脂肪酸に分けられる．*n*-6系脂肪酸のリノール酸は必須脂肪酸であるが，酸化しやすいため摂り過ぎには注意が必要である．*n*-3系脂肪酸にはα-リノレン酸，エイコサペンタエン酸（EPA），ドコサヘキサエン酸（DHA）があり，植物油や魚油に多く含まれる．血栓防止や動脈硬化の予防，認知症の防止効果がある．

コレステロールはステロイド核をもつ化合物で，食事からの摂取や体内でアセチルCoAからの生合成により供給される．リン脂質はグルセロールに脂肪酸とリン酸，コリンやエタノールアミンなどが結合したものである．

(2) 脂質の役割

脂質にはエネルギー源，細胞膜の構成成分，生理活性物質の材料，脂溶性ビタミンの吸収，臓器の支持などさまざまな役割がある．脂質は摂り過ぎれば肥満や動脈硬化などの要因となるが，不足すると脳出血が増加するとの報告もある．食事摂取基準（2020年版）では，脂質のエネルギー比率の目標量は20〜30%，飽和脂肪酸の目標量は7%以下（成人）と定めている．

(i) エネルギー源

中性脂肪は1gあたり約9kcalの高いエネルギーをもち，貯蔵脂質として体を構成する脂肪の大部分を占める．血糖値が低下すると，インスリン拮抗（血糖上昇）ホルモンが分泌されホルモン感受性リパーゼが働き，中性脂肪がグリセロールと脂肪酸に分解される．グリセロールは解糖系でピルビン酸に代謝され，脂肪酸は組織に取り込まれてβ酸化によって多くのアセチルCoAを産生しクエン酸回路に入ってオキサロ酢酸と結合して代謝されATPを合成する．糖質の利用が低下した状態ではクエン酸回路のオキサロ酢酸が不足して，脂肪酸から産生されたアセチルCoAが過剰になりケトン体が生成される．ケトン体は飢餓状態で脳や筋肉でエネルギーとして利用されるが，増えすぎるとケトアシドーシスを引き起こし血液のpHが下がったり，ケトン尿がみられる．

(ii) 細胞膜の構成成分

リン脂質，糖脂質，コレステロールなどにより細胞膜が構成される．リン脂質は細胞膜の主成分で，水に溶ける性質の部分の親水基と水に溶けない部分の疎水基をもち，細胞膜の二重層構造を形成する．コレステロールは膜に埋まった形で存在し，膜の安定性を保っている．

(iii) 生理活性物質の生成

コレステロールはエネルギー源にはならないが，副腎皮質ホルモン，性ホルモンなどのステロイドホルモンの原料となる．胆汁酸やビタミンDも体内でコレステロールから合成される．

なお，脂質を貯蔵する脂肪細胞からはさまざまな生理活性物質が産生・分泌されており，それらをアディポサイトカインと総称する．アディポサイトカインには，体を健康にする善玉と病気のリスクを高める悪玉がある．善玉アディポサイトカインには食欲を抑制するレプチンや抗動脈硬化作用をもつアディポネクチンがある．脂肪の増えすぎでレプチンの作用が低下したり，内臓脂肪の過剰でアディポネクチンの分泌が低下する．一方，悪玉アディポサイトカインには血栓形成を促進するPAI-1，インスリン抵抗性[*9]を起こすTNF-αやレジスチン，血圧を上げるアンジオテンシノーゲンなどがある．内臓脂肪が過剰になると悪玉の分泌が促進され，糖尿病のリスクを高めたり，動脈硬化を促進する．

(iv) その他

脂質は脂溶性ビタミンの吸収を補助するはたらきがある．リン脂質は脳，神経組織の成分となる．

また，皮下脂肪には断熱作用があり体温を保持する．腹腔内臓器の周囲にある内臓脂肪は臓器を支持し，衝撃を緩和するクッションの役目をする．

ⓒ タンパク質

(1) タンパク質の化学

タンパク質はアミノ酸が結合してできた高分子化合物で，構成元素として炭素(C)，酸素(O)，水素(H)，窒素(N)と一部のタンパク質では硫黄(S)を含む．糖質や脂質と違い窒素を含むことが特徴である．アミノ酸は分子内にアミノ基(-NH_2)とカルボキシ基(-COOH)をもち，ペプチド結合して化合物をつくる(**図4-9**)．この化合物のことをペプチドと呼び，結合が2個でジペプチド，3個でトリペプチドと順次名付けられ，結合が10個以上のものをポリペプチド，約50個以上のものをタンパク質という．ヒトのタンパク質を構成するアミノ酸は20種類ある．そのうちの9種類はヒトの体内で合成できないか，合成されても量が少ないもので，不可欠(必須)アミノ酸と呼ばれる．一方，体内で合成できるものは可欠(非必須)アミノ酸と呼ばれる．どちらも重要であるが，不可欠アミノ酸は必ず食品から摂取する必要がある．タンパク質には，肉や魚などに含まれる動物性タンパク質と豆などに含まれる植物性タンパク質がある．一般に動物性タンパク質や大豆タンパク質に不可欠アミノ酸がバランスよく含まれている．

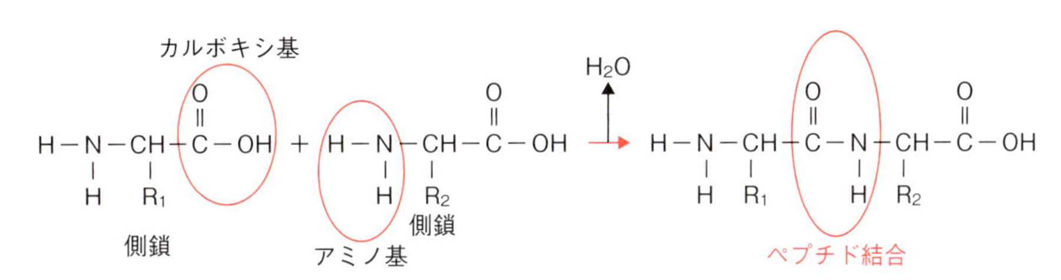

図4-9　アミノ酸とペプチド結合
Rはアルキル基

NOTE

[*9] **インスリン抵抗性**：血中のインスリン濃度に見合ったインスリン作用が得られないこと．

(2) タンパク質の役割

消化吸収されたアミノ酸と体のタンパク質を分解してできたアミノ酸から身体の構成成分や機能調節に必要なタンパク質が合成される．また，アミノ酸はエネルギー源としても利用される．体を構成するタンパク質は常に分解と合成が繰り返され新旧の交替が行われているため，必要な量を摂取しないと体を構成するタンパク質（筋など）の量が低下する．食事摂取基準（2020年版）では，タンパク質の推奨量は成人男性で1日65 g（65歳以上は60 g），成人女性で1日50 gと定められている．

(i) 身体の構成成分

タンパク質は筋肉，皮膚，臓器などの主成分となる．体のタンパク質の約半分近くは骨格筋に存在し，次いで皮膚や血液，各臓器に分布している．

(ii) 身体機能の調節

身体機能を調節する酵素やホルモン，免疫抗体，クレアチン*10，ヘモグロビン，血液凝固因子，核酸などの成分となる．また，血清中のタンパク質は体液の浸透圧や血液のpHの調節にかかわる．

(iii) エネルギー源

糖質や脂質に比べて少ないが，タンパク質はエネルギー源として利用され1 gあたり約4 kcalの熱量をもっている．タンパク質合成に利用されなかったアミノ酸は，アミノ基を離脱して解糖系やクエン酸回路に入り，エネルギー源として利用されるか，ブドウ糖や脂肪の合成に使われる．アミノ酸からはずされたアミノ基は毒性の強いアンモニアとなり，肝臓で尿素に変換されて尿中に排泄される．過剰にタンパク質を摂取すると尿中への窒素化合物が増加して腎臓の負担となる．アミノ基の処理にもエネルギーが必要なため，タンパク質は効率のよいエネルギー源とはいえない．糖質・脂質の不足状態では肝臓で体タンパクやアミノ酸を分解しクエン酸回路で利用されエネルギー源となる．また，糖新生系を経てブドウ糖にも転換される．ビタミンB_6はアミノ基の離脱にかかわる酵素を助けるので，タンパク質摂取が増えるとビタミンB_6の必要量も増加する．

不可欠アミノ酸である分岐鎖アミノ酸（バリン，ロイシン，イソロイシン）は，筋肉のタンパク質の約35％を占め，分解されて骨格筋のエネルギー源としても利用される．また，筋肉のタンパク質の合成を促進し，分解を抑制する作用があり筋肉に重要なアミノ酸であると考えられている．

話題 8 ゲノム編集食品と遺伝子組換え食品について

従来の品種改良には，異なる品種を掛け合わせる交配や突然変異を起こさせるための放射線照射などの方法が用いられてきた．1990年代になり，異種の遺伝子をゲノムに組み込むことで元来も

NOTE

*10 **クレアチン**：無酸素性運動の初期にクレアチンリン酸がクレアチンとリン酸に分解することでエネルギーが産生される．クレアチンが代謝されるとクレアチニンとなる．

たない新しい性質をもたせる遺伝子組換え技術が登場した（ゲノムとはDNAのすべての情報，その中で生物の性質を決める部分が遺伝子）．

近年では，遺伝子組換えにかわる技術としてゲノム編集の応用研究が盛んになっている．ゲノム編集は働きのわかっている遺伝子を狙って切断して変異を促し，計画的に生物の性質を変化させる技術である．酵素が切断する場所をガイドするRNAと人工DNA切断酵素をセットにして細胞に導入することで，狙った遺伝子のみを切断することができる．ゲノム編集技術には遺伝子を切断した後の過程により3種類（SDN-1～3）があり，現在，食品への応用が進んでいるのは自然修復時の変異を期待するSDN-1で，外来遺伝子は残らない．SDN-2（細胞外で加工した核酸を導入）とSDN-3（他生物の加工された遺伝子を導入してゲノムに組み込む）は，技術的に難しくまだ開発途上だが，外来遺伝子が残る（SDN-2は残らない場合もある）．

ゲノム編集技術は遺伝子を狙い打ちできるため，これまでの方法よりはるかに短期間で目標の品種を作り出すことが可能となる．現在，筋肉量を増加させた魚や特定の栄養素の多い野菜などが開発され流通が始まっている．ゲノム編集食品のメリットが期待されているが，オフターゲット変異（予期しない変異）がアレルギーの原因物質を生じさせるといった危険性も指摘されており，こうした変異を取り除くための対策は重要である．ゲノム編集の原理は自然界にも起こりうるものであるが，自然に起きる確率を超えてこれまでにない品種をつくることができるため，環境や人体への影響は未知の部分も多い．過去には遺伝子組換え技術により，除草剤耐性作物と除草剤が併用され除草剤耐性雑草が出現したり，遺伝子組換え技術と野生植物の自然交配で自然界へ組換え遺伝子が流出するという事例もみられている．環境や生態系に重大な影響を与える危険性にも注意していく必要がある．

取り扱いに関して，遺伝子組換え食品は外来遺伝子を組み込むため，国の安全性審査を受けることが義務づけられている．一方，外来遺伝子を挿入しないゲノム編集食品（SDN-1）は自然界でも起こりうる変化であるとして，わが国や米国では開発者の届け出があれば安全性審査は必要ないと判断されている（EUでは遺伝子組換えと同様に規制）．また，表示も任意となっているが，消費者の不安をなくすためには一定の情報公表やトレーサビリティー（流通経路の追跡）のしくみの構築が必要である．新しい技術であるゲノム編集についてわれわれがよく理解し，どのように活用されていくかを注視しながら付き合っていくことが大切であろう．

話題9 糖質制限食について

以前から，糖質摂取を低く抑える食事療法である糖質制限食が注目されている．しかし，その有効性と安全性についていまだ共通の見解には至っていない．糖質制限食は短期間の体重減少に影響するとの報告があるが，長期的には低脂質食などと差はみられないという結果もある．糖質制限食で生じる体重減少は，食欲が抑制され摂取エネルギーが低下することによるとの報告もある．糖尿病患者の血糖管理に関して，糖質制限食により短期的にHbA1c[*11]が低下すると報告されている．

NOTE

[*11] HbA1c：血液中の糖分と結びついたヘモグロビンがどれぐらいの割合かを表したもの．過去1～2ヵ月の血糖値の平均を反映する．

糖質制限食には，極端に糖質を制限するものから，糖質を130〜200 g/日程度で穏やかに制限を行うものまである．糖質制限食について一定の定義がなく，全摂取エネルギーのうち糖質の割合を低くするか，糖質の絶対量を低くするかといった方法の違いも糖質制限食の評価を難しくさせている．また，地域による食生活の違い，体質の個人差なども考慮に入れて評価する必要がある．

日本人の食事摂取基準（2020年版）では，栄養素摂取比率について炭水化物50〜65%，タンパク質13〜20%（49歳まで），脂質20〜30%としている．糖尿病患者の食事療法について，日本糖尿病学会は2013年の提言で炭水化物の推奨摂取エネルギー比率50〜60%としていたが，2020年からの糖尿病治療ガイドでは栄養素摂取比率を炭水化物は40〜60%とし，従来に比べて引き下げている．

長期に糖質制限を行うと，主食の穀物を摂らないことによる食物繊維の不足が起こりやすい．また，おかず中心の食事は脂質やタンパク質，塩分摂取量が増加し，動脈硬化性疾患，腎機能低下などのリスクが高まることも指摘されている．エネルギー比率40%程度の穏やかな糖質制限も，期間を限定し経過をみながら行うことが望ましい．インスリン注射や内服治療をしている糖尿病患者が糖質制限を行うと低血糖を起こしやすいため，主治医と相談しながら食事療法を行う必要がある．

急激に血糖値を上げないためには，早食いやまとめ食いをしない，よく噛んで食べる，砂糖を多く含む清涼飲料水などを控える，GI値*12の低いものから食べるなど，日常の食べ方の工夫も大切である．日本人の食習慣は糖質を多く摂取する傾向にあり，過剰な糖質を減らす意識は重要である．その人に合った適正なエネルギー摂取比率について，今後も臨床的エビデンスを積み重ねて検討していく必要がある．

ⓓ ビタミン

ビタミンは生体の代謝，生理機能を正常に維持するために必要な微量栄養素である．ほとんどは体内で合成されず，合成されても量が少ないため，食物から摂取する必要がある．エネルギー源や体の構成成分にはならないが，栄養素を体内で円滑に利用するために欠かすことができない．

ビタミンは水に溶けない脂溶性ビタミンと水に溶ける水溶性ビタミンに分けられる．脂溶性ビタミンはビタミンA，D，E，Kで，脂質に溶けやすく水に溶けにくいため，摂り過ぎると肝臓や脂肪組織に蓄積し過剰症を引き起こす．水溶性ビタミンはビタミンB群（B_1，B_2，B_6，B_{12}，ナイアシン，パントテン酸，ビオチン，葉酸）とビタミンCで，水溶性のため尿中に排泄されやすい．そのため過剰症にはなりにくいが，絶えず必要な量を摂取することが大切である．

各ビタミンの概略を**表4-3**に示す．

ⓔ ミネラル

生体を構成する元素は約60種類あり，酸素（O），炭素（C），水素（H），窒素（N）の4元素で

NOTE

*12 **GI値**：Glycemic Index（グリセミックインデックス）．ブドウ糖を基準値100として，食品の血糖値の上がり方を示す指標．

表4-3 ビタミンの種類と働き

	ビタミン (化学名)	機 能	欠乏症(上段)	過剰症(下段)	主な供給源
脂溶性ビタミン	ビタミンA (レチノール)	視覚作用(ロドプシンの成分), 免疫機能の維持, 細胞の分化や増殖の調節	夜盲症, 免疫力の低下, 皮膚・粘膜の角化異常	頭蓋内圧亢進(頭痛, 吐き気)	レバー, うなぎ, 卵黄, 緑黄色野菜(β-カロテン)
	ビタミンD (エルゴカルシフェロール, コレカルシフェロール)	カルシウムの吸収促進と骨への沈着促進, 筋力強化	くる病, 骨軟化症, 骨粗鬆症	高カルシウム血症, 腎や筋肉などの石灰化	魚, きのこ類
	ビタミンE (トコフェロール)	抗酸化作用	溶血性貧血(新生児, 幼児)	出血傾向, 筋力低下	魚, 緑黄色野菜, 種実類(アーモンドなど), 植物油(コーン油など)
	ビタミンK (フィロキノン, メナキノン)	血液凝固因子の合成, 骨形成促進	出血傾向, 骨粗鬆症	通常の食生活をしていれば発症の恐れはほぼない	納豆, 緑黄色野菜, 海藻
水溶性ビタミン	ビタミンB_1 (チアミン)	糖質代謝の補酵素, 脳や神経の働きを調節	脚気(多発神経炎, 浮腫, 心不全, 疲労感) ウェルニッケ・コルサコフ症候群(アルコール多飲者)	通常の食生活をしていれば発症の恐れはほぼない	豚肉, 胚芽米, 魚, 豆
	ビタミンB_2 (リボフラビン)	糖, 脂質, タンパク質代謝の補酵素, (酸化還元反応の触媒)	口角口内炎, 口唇炎, 皮膚炎, 成長障害(発育期)	通常の食生活をしていれば発症の恐れはほぼない	レバー, 乳製品, 魚, 卵
	ビタミンB_6 (ピリドキシン, ピリドキサミン)	アミノ酸代謝の補酵素, 神経伝達物質の合成, 免疫機能の維持	口角口内炎, 口唇炎, 皮膚炎	知覚神経障害	魚(赤身), 鶏肉, レバー
	ビタミンB_{12} (コバラミン)	核酸の合成, アミノ酸の合成, 造血	巨赤芽球性貧血	通常の食生活をしていれば発症の恐れはほぼない	かき, 魚, レバー
	ナイアシン (ニコチン酸, ニコチンアミド)	糖, 脂質代謝の補酵素 アルコール代謝(アセトアルデヒドの分解)	ペラグラ(皮膚炎, 下痢, 神経障害)	顔面紅潮, 胃腸障害, 肝障害, 通常の食生活をしていれば発症の恐れはほぼない	肉, レバー, 魚, 豆,
	パントテン酸	糖, 脂質, アミノ酸代謝の補酵素, ステロイドホルモンの合成	通常の食生活をしていれば発症の恐れはほぼない		レバー, 魚, 牛乳
	ビオチン	糖, 脂質代謝の酵素の補酵素(炭素固定反応)	皮膚炎, 成長障害(生卵白との結合で吸収障害)	通常の食生活をしていれば発症の恐れはほぼない	レバー, 卵黄, 牛乳, 種実類
	葉酸 (プテロイルモノグルタミン酸)	核酸合成の補酵素, 赤芽球の生成に関与	巨赤芽球性貧血, 動脈硬化, 神経管閉鎖障害(胎児)	発熱, 蕁麻疹	レバー, 緑黄色野菜
	ビタミンC (アスコルビン酸)	抗酸化作用, 鉄吸収の促進, コラーゲン合成, 副腎のホルモン生成に関与	壊血病	通常の食生活をしていれば発症の恐れはほぼないが大量摂取で下痢, 結石のリスクの上昇	果物, 緑黄色野菜, いも類

96%を占めている．これ以外の残りの4%の元素をミネラル(無機質)と呼ぶ．

ミネラルには，生体組織の構成(骨や歯などの硬組織の形成，酵素やヘム鉄，リン脂質などの構成成分)や生体機能の調節(細胞内外液のpHや浸透圧の調節，筋肉の収縮・弛緩，神経の興奮伝達，酵素の活性化，血液凝固など)などの役割がある．

体液のミネラル量は一定の濃度で保たれていて，ミネラルの摂り過ぎや不足が続くと，過剰症や欠乏症を引き起こす．

サプリメントの普及によりビタミンやミネラルの過剰摂取が問題となっている．不足する量をサプリメントで補う場合には問題ないが，容易に大量摂取することができるため，気づかないうちに身体の負担になることもある．まずは，日常の食事からバランスよく摂取することが大切である．

日本人の食事摂取基準(2020年版)では，1日の必要量が100 mg以上のものを多量ミネラル，100 mg未満のものを微量ミネラルと分類して13種類のミネラルについて食事摂取基準が策定されている．各ミネラルの概略を**表4-4**に示す．

日本人に不足しやすいミネラルの1つにカルシウムがある．高齢で多くなる骨粗鬆症(p.160参照)にもかかわる．以下にカルシウムの要点を示す．

●カルシウム

カルシウムは体に最も多く含まれるミネラルで，体重の約1.5%を占める．カルシウムの99%は，歯や骨にリン酸と結合したハイドロキシアパタイトという強固な結晶状態で存在し，体を支えるはたらきやカルシウムの貯蔵庫の役割を担っている．残りの約1%が体液中に存在し筋肉の収縮，神経の興奮伝達，ホルモンの分泌，血小板の活性化による血液凝固など多くの生体反応に関与している．

血中のカルシウム濃度はほぼ一定に保たれている．カルシウムの血中濃度が低下すると，副甲状腺ホルモンや活性型ビタミンDが働いて主に骨からカルシウムを溶出させたり，ビタミンDが腸管からのカルシウムの吸収を促進させて，血中濃度を上昇させる．逆に，カルシウムの血中濃度が上昇するとカルシトニンが分泌されカルシウムを骨に定着させ，血中濃度を低下させる．

カルシウムやビタミンDの欠乏により骨代謝が異常になると，くる病(幼児)や骨軟化症，骨粗鬆症などの骨疾患を生じる．骨粗鬆症の発症には，他に閉経による女性ホルモンの低下や運動不足，加齢などの要因も関与する．

代謝異常などで血中カルシウム濃度が減少すると，筋肉や神経の調節不全により痙攣などが起こる．

カルシウムの過剰摂取は，ミルク・アルカリ症候群(長期に大量の牛乳とアルカリを同時に摂取して組織へのカルシウム沈着，腎障害，脱力感などを引き起こす症候群)，腎臓結石，他のミネラルの吸収抑制，窒素吸収の障害などの原因となる．

日本人の食事摂取基準(2020年版)におけるカルシウム摂取の1日推奨量は，成人男性で20歳代800 mg，30～74歳750 mg，75歳以上700 mg，成人女性で650 mg，75歳以上600 mgとなっている．

表4-4　ミネラルの種類と働き

	ミネラル	作　用	欠乏症(上段)	過剰症(下段)	主な供給源
多量ミネラル	カルシウム(Ca)	骨・歯の形成，血液凝固，筋肉の収縮，神経の情報伝達	くる病，骨軟化症，骨粗鬆症	泌尿器系結石，ミルク・アルカリ症候群[*1]	小魚，牛乳，乳製品，大豆製品，緑黄色野菜
多量ミネラル	リン(P)	骨・歯の形成，リン脂質，核酸，ATP等の構成成分	骨軟化症(まれ) 通常の食生活をしていれば発症の恐れはほぼない	カルシウム吸収の抑制	小魚，牛乳，乳製品，穀類
多量ミネラル	カリウム(K)	浸透圧の維持，酸・塩基平衡の維持，細胞の興奮，ナトリウムの再吸収を抑制	筋力低下，不整脈 通常の食生活では心配ない	嘔吐，不整脈 (食事のみではまれ)	いも類，果物，野菜
多量ミネラル	ナトリウム(Na)	浸透圧の維持，酸・塩基平衡の維持，細胞の興奮，糖・アミノ酸の吸収促進	食欲不振，吐き気，筋肉痛 通常の食生活をしていれば発症の恐れはほぼない	高血圧	食塩，食塩を含む調味料や食品
多量ミネラル	マグネシウム(Mg)	酵素の活性化・構成成分，骨・歯の形成，筋肉の弛緩	循環器障害，低カルシウム血症，神経過敏	通常の食生活をしていれば発症の恐れはほぼない	種実類，豆類，そば
微量ミネラル	鉄(Fe)	酸素の運搬(ヘモグロビン)，酸素の供給保持(ミオグロビン)，電子伝達系や酸化反応の酵素成分	鉄欠乏性貧血，筋力低下	ヘモクロマトーシス 通常の食生活をしていれば発症の恐れはほぼない	レバー，魚介類，肉(動物性食品に含まれるヘム鉄は吸収がよい)のり，ひじき(ビタミンC摂取で吸収向上)
微量ミネラル	亜鉛(Zn)	酵素の構成成分，タンパク質の合成	皮膚炎，味覚障害，発育不全	銅欠乏，めまい(サプリメント) 通常の食生活をしていれば発症の恐れはほぼない	レバー，かき，魚介類，肉類
微量ミネラル	銅(Cu)	酵素の構成成分，ヘモグロビンの生成	貧血，骨異常，毛髪異常 通常の食生活をしていれば発症の恐れはほぼない	嘔吐，下痢，ウィルソン病(遺伝性疾患) 通常の食生活をしていれば発症の恐れはほぼない	ほたるいか，レバー，甲殻類，種実類，豆類
微量ミネラル	マンガン(Mn)	酵素の構成成分，骨の代謝	骨代謝異常 通常の食生活をしていれば発症の恐れはほぼない	通常の食生活をしていれば発症の恐れはほぼない	緑茶，種実類，玄米
微量ミネラル	クロム(Cr)	インスリン作用の増強	耐糖能の低下 通常の食生活をしていれば発症の恐れはほぼない	通常の食生活をしていれば発症の恐れはほぼない	穀類，海藻類，ココア
微量ミネラル	ヨウ素(I)	甲状腺ホルモンの構成成分	甲状腺機能低下症，甲状腺腫，クレチン病 通常の食生活をしていれば発症の恐れはほぼない	甲状腺腫，甲状腺中毒症	海藻類
微量ミネラル	モリブデン(Mo)	酵素の構成成分	成長障害 通常の食生活をしていれば発症の恐れはほぼない	通常の食生活をしていれば発症の恐れはほぼない	穀類，豆類
微量ミネラル	セレン(Se)	酵素の構成成分(抗酸化作用)，甲状腺ホルモンの代謝	克山病[*2]，カシン・ベック病(骨関節症) (地域性の疾病，わが国ではまれ)	爪の変形，脱毛	魚介類，肉類

[*1] ミルク・アルカリ症候群：本文(p.148)参照．

[*2] 克山病(こくさんびょう)：中国の克山県(土壌，水にセレンの含有量の少ない地域)で発生した心筋症を主とする疾患．

表4-5 1日の水分出納

摂取量		排泄量	
飲料水	1,200 mL	尿	1,400 mL
食物	1,000 mL	不感蒸泄	1,000 mL
代謝水	300 mL	便 その他	100 mL
計	2,500 mL	計	2,500 mL

ⓕ 水

体の水分量は新生児で約80%，成人では男性で約60%，女性で約55%であり，加齢とともに体の水分量は減少する．一般に女性は体脂肪量が多く脂肪組織に含まれる水分量が少ないため，男性よりも水分量は少ない．

体内の水分の3分の2は細胞内にあり（細胞内液），残りの3分の1は細胞外に存在する（血漿，組織間液）．

(1) 水の役割

水は沸点や融点が高く，さまざまな物質を溶かす性質があるため，生命活動に必要な物質や老廃物を運搬したり，体内におけるさまざまな反応を進めることができる．栄養素の消化・吸収，電解質や浸透圧の平衡維持，pHの調節など重要な役割を果たす．比熱が大きく温度が変化しにくいため体温の保持にも適している．また，蒸発熱が大きく多くの熱を奪うことが可能で，発汗や不感蒸泄（無自覚の呼気や皮膚からの水分の発散）により体温を調節している．

(2) 水分出納

水分平衡の維持は生体にとって大変重要で，1日の水分出納はほぼ一定に保たれている．成人の出納は1日に2,000～3,000 mLである．出納量を約2,500 mLとした場合の，供給量と排泄量の内訳を**表4-5**に示す．

摂取量では，飲料水と食物に含まれる水で2,000 mL以上となっている．栄養素が代謝される際に生じる水のことを代謝水といい，1日あたり300 mL程度生成される．

排出量のうち尿は約1,400 mLであるが，そのうち約400 mLは体内の老廃物を溶かし排泄するために最低限必要とされる尿で不可避尿という．残りの1,000 mLを随意尿とよび飲水量の影響を受ける．不感蒸泄として肺や皮膚から1,000 mL程度の水分が失われる．消化管で分泌される消化液は1日8,000 mL程度あるが，ほとんどが再吸収されて糞便中の水は100 mL程度となる．

発汗は皮膚からの水分の発散であるが，自覚できるものであり不感蒸泄には含まれていない．発汗によって失われた水分は，摂取量を増やしたり，尿量を減らして調節される．

2 栄養・健康に関する社会的諸問題

日本人の栄養摂取量は不足の時代から，栄養過剰の時代となり，いわゆる生活習慣病が増加した．生活習慣病の概念が導入されてからは，国民の健康の維持・増進，生活習慣病の予防は健康

表4-6 子どもの肥満が増加する原因

1. スマートフォンやゲーム，習い事や塾通いなどの普及による遊びでの身体活動量の低下
2. 就寝時間の遅延，夜食の習慣などの夜型の生活リズムと朝食の欠食
3. コンビニエンスストア，ファーストフードの普及により，いつでも食べたいときに食べ物が入手可能
4. 孤食，おやつの摂りすぎ，ジュース類の多飲，偏りのある食事内容

寿命を延ばし，長寿をまっとうするために健康政策の目的と位置づけられるようになった．そして，少しでも健康によいものをと，昨今の健康食品ブームが到来した．本項では，栄養・健康と関係し，近年の社会的問題点について述べたい．

ⓐ 家族構成と栄養に関する諸問題

日本人の家族構成は，戦前は3世代以上が当たり前の時代であった．しかし，核家族化，少子化の進行にともない，家族人数が減少して2022年には一世帯あたりの平均世帯人数が2.25となっている．こうした家族構成の変化は，毎日の食事の仕方にも影響を与えており，近年子どもにおいても生活習慣病の危険因子である肥満が増加していることにも関連している（ⓔ (1) 参照）．子どもに肥満が増加する原因を**表4-6**に示した．

厚生労働省が提唱する「日本人の食事摂取基準」は，国民の健康の維持・増進・生活習慣病を予防するため，エネルギー量や栄養素の目標量が示されている．もっとわかりやすくするという目的で，2005年「食事バランスガイド」が提唱され，具体的に1日に何を，どれだけ食べたらよいか，コマをイメージしたイラストで表示している（**図4-10**）．学校教育の中でも食育として子どもの頃から食事内容を適切にする教育がなされるようになってきた．さらに国民が生涯にわたって健全な心身を培い，豊かな人間性を育むことができるよう，食育を総合的，計画的に推進する目的で同年「食育基本法」が制定された．この法律が制定されたことにより，毎日欠かせない「食」をめぐるさまざまな問題を，食育という国民運動として強力に推進することになった．

成人においては，残業，夜勤，遠距離通勤で不規則な生活となり，食事を抜いたり（欠食），外食が多くなったり，新型コロナウイルス感染症等の影響で中食*13，デリバリーの利用など偏った食事内容が生活習慣病を招く一因となっている．朝食の欠食が多いのは，一人暮らしの多い20歳代男性（30.6％（2016年），平成29年国民健康・栄養調査結果）であり，将来の健康不安が懸念されている．最近は，スーパー，コンビニエンスストアなどでも，栄養バランスを考えた弁当や惣菜が販売されており，栄養成分表示を参考にして1日の食事バランスを考えたメニュー選択をするなど，実践可能な栄養指導をすることにより改善できる点があると考えられる．

NOTE

*13 **中食**：惣菜店やコンビニエンスストア，スーパーなどでお弁当や惣菜などを購入したり，外食店のデリバリーなどを利用して家庭外で商業的に調理・加工されたものを購入して食べる形態の食事．

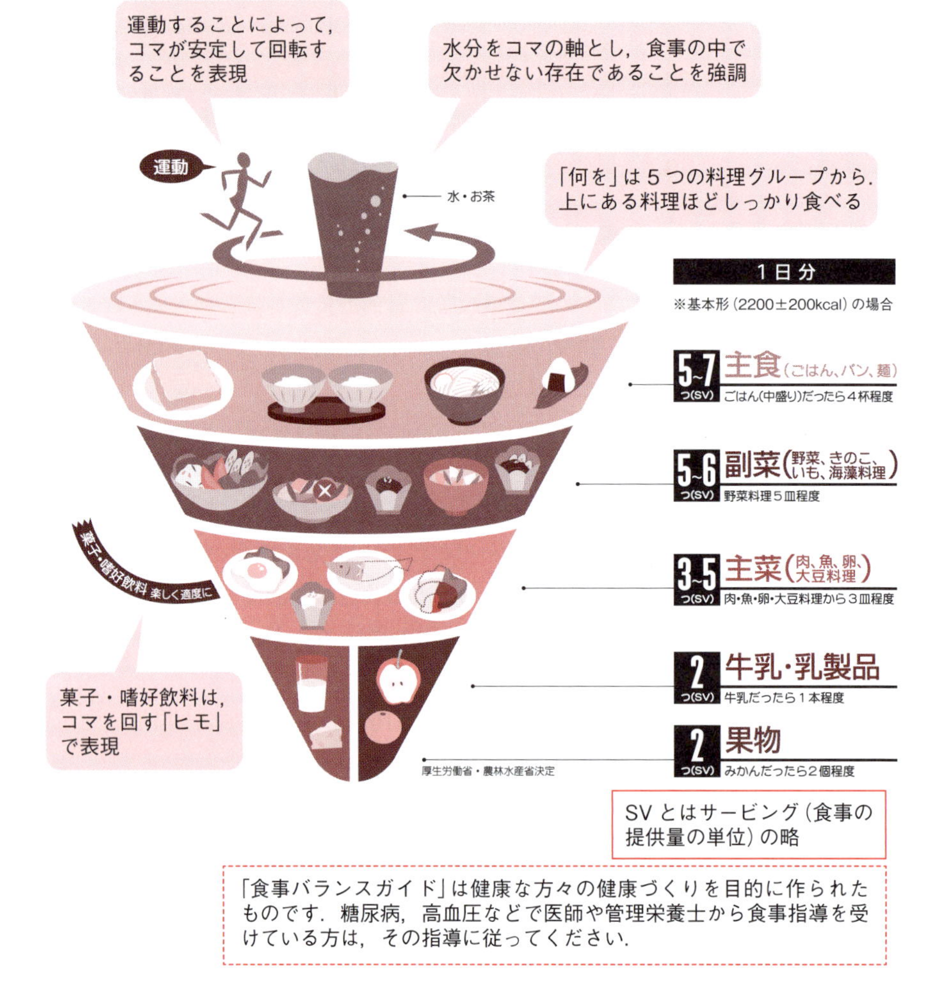

図4-10 食事バランスガイド
［厚生労働省・農林水産省：食事バランスガイド，2005より引用］

ⓑ 超高齢社会と栄養

わが国は，2007年から総人口の65歳以上の割合が21％を超え，超高齢社会へ突入した．加齢にともなう身体機能の低下，複数の疾患の合併は，食生活にも影響が及び，生活習慣病の増加，あるいは低栄養がもたらす免疫力の低下を引き起こす．また，高齢者は脳血管障害や認知症などにより要介護状態となることも多く，近年ではフレイルという健常な状態と要介護状態の中間的な段階や，加齢にともなって筋肉が減少する病態であるサルコペニアという概念が注目されている．フレイルとサルコペニアについては第5章に詳述するので参照すること（p.238参照）．

フレイルと低栄養とは非常に関連が強く，とくに意識したい栄養素として，タンパク質，カルシウム，ビタミンDがあげられる．栄養状態の指標として，血清アルブミン値が3.0 g/dL以下に減少すると感染症，褥瘡，創傷治癒の遅延，骨格筋の萎縮リスクが高まるので，動物性タンパク質を多く摂取するよう努める．また，タンパク質の中でも分岐鎖アミノ酸（BCAA；バリン，ロイシン，イソロイシン）は筋肉をつくるために必要なアミノ酸であり，体内で産生できないので食事から摂取する必要がある．カルシウムは骨密度の維持や骨折の予防に有用であり，75歳以上では1日の推奨量男性700 mg，女性600 mgの摂取と，運動による骨の刺激が必要とされる．とくに牛乳などの乳製品は多くのタンパク質やカルシウムが含まれるので，積極的に摂取する．ビタミンDは，カルシウムの吸収を促進し，筋肉と骨の健康保持に重要な役割を担っている．魚の内臓，卵，きのこ等に含まれていて，1日10〜20 μgの摂取が望まれる．また，日光浴10分程度で活性型ビタミンDが体内で産生される．

高齢者の食事は，1回量が少なく，栄養素不足によって低栄養を引き起こしやすいので，毎食の栄養バランスが完璧でなくとも，間食で補うなど，1日の中で栄養バランスを工夫する必要がある．

ⓒ 非経口栄養と健康

本来食事を口から咀嚼して摂取することが，最善の栄養療法の手段である．しかしさまざまな要因があるにせよ，経口摂取量が確保できずに必要な栄養量を得ることができなければ，静脈栄養（静脈血中に直接輸液を投与する方法）や胃ろうなどの経腸栄養（消化管に栄養補給のための液体を投与する方法）を利用しないと栄養失調状態に陥ることになる．

静脈栄養か経腸栄養かどちらかを選択する判断基準は，大原則として胃腸が機能していれば経腸栄養を選択する（**図4-11**）．消化管を利用し消化吸収する方がより生理的であり，体内の免疫系の大部分を占める腸管免疫系の機能を保つことができるからである．

経静脈栄養には経路により，末梢静脈栄養法（peripheral parenteral nutrition, PPN）*14と中心静脈栄養法（total parenteral nutrition, TPN）*14がある．2週間以内の比較的短期間の場合は末梢静脈栄養法が用いられ，高エネルギーの栄養輸液が必要な場合（たとえば小腸疾患や消化管切除術後，あるいは重症膵炎，大手術後，重篤な炎症性腸疾患などの腸管機能が著しく低下している場合）は中心静脈栄養の適応となる．

経腸栄養には経鼻アクセスと消化管ろうアクセス（胃ろう，空腸ろう，食道ろうなど）があるが，4週間未満の短期間に経腸栄養を施行する場合は経鼻アクセスを，4週間以上の長期に施行する場合は消化管ろうアクセスを用いることを原則とする．

高齢者の場合は，基礎代謝量の減少，身体活動度の低下に加えて，認知症やうつ病などの精神疾患や悪性腫瘍，心不全，慢性呼吸不全などの疾患がしばしば基盤としてあることもあり，栄養障害をきたしやすい．経口摂取が不十分な場合に経腸栄養や経静脈栄養を行うことを含め，どのような選択をするのか，あらかじめ本人および家族などで定めておくことの重要性がますます認識されている（アドバンス・ケア・プランニングadvance care planning，ACP，人生会議）．単

NOTE

*14 末梢静脈カテーテルを介して輸液を投与するのが末梢静脈栄養法（PPN），中心静脈（上・下大静脈）カテーテルを介して輸液を投与するのが中心静脈栄養法（TPN）である．

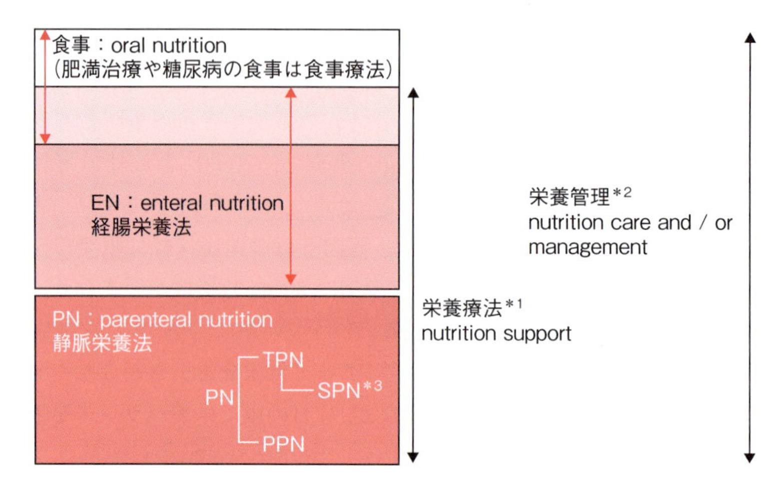

図4-11 栄養療法の種類

栄養治療(nutrition therapy)とは，栄養状態の改善のみでなく，基礎疾患に対する治療も目的として実施するもので，栄養療法と同義.

*1 栄養状態の改善にともなう病態の治療を目的として栄養素を投与すること．静脈栄養および経腸栄養(サプリメントを含む)を実施すること．必要エネルギー量，投与内容を算定したうえで行う．栄養サポートと同義.

*2 食事内容の工夫も含めた食事療法，経腸栄養，静脈栄養を駆使して栄養素を投与すること．栄養アセスメントの実施も含める．栄養ケアと同義.

*3 SPN(supplemental parenteral nutrition；補完的中心静脈栄養)：食事や経腸栄養を併用し，中心静脈栄養の投与エネルギーが総投与エネルギーの60％未満になっている場合をいう.

TPN，PPNについては本文およびNOTE(p.153)を参照.

[日本静脈経腸栄養学会：静脈経腸栄養ガイドライン，p.14，第3版，照林社，2013より許諾を得て転載]

に栄養状態という観点からは，経口摂取が不十分な場合は，消化管が使用困難な例を除き，できるだけ早めに経腸栄養を考慮する．脳梗塞などの神経障害による嚥下障害がある場合も，誤嚥性肺炎の危険があるので早期に経腸栄養を導入するべきである．ただし，認知症に対する栄養療法を行う場合，経鼻カテーテル，胃ろうに留置されたカテーテルを不快感のあまり自己抜去してしまう問題がある．これを防ぐため，抑制帯などの身体拘束を強いられるケースも多々あり，倫理的問題を考慮して，栄養療法の選択をしていく必要がある.

ⓓ 食の安全と健康食品

(1) 食品安全対策

食品の安全対策にかかわる国の行政のしくみは，厚生労働省，農林水産省，内閣府の食品安全委員会が役割を担っている.

厚生労働省が所管する食品衛生行政の根拠となる主な法律が「食品衛生法」である．「食品衛生法」は1947年飲食による健康被害の発生を防止する目的で制定され，食を取り巻く環境の変化や国際化等に対応して食品の安全を確保するため，2018年改正が行われた.

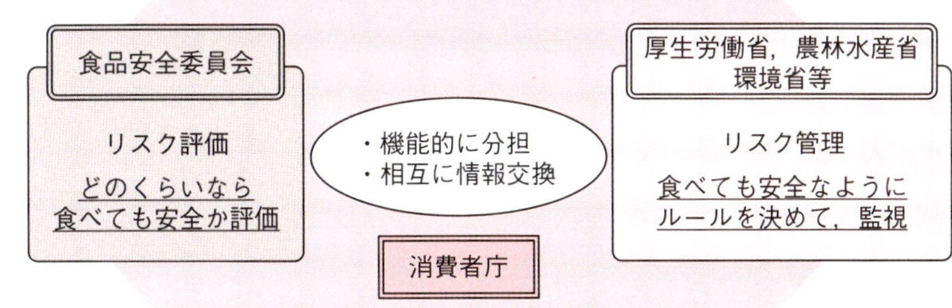

リスクアナリシス
問題発生を未然に防止したり，悪影響の起きる可能性（リスク）を低減するための枠組み

リスク評価：食品中に含まれる危害要因を摂取することにより，どのくらいの確率でどの程度ヒトの健康への悪影響が起きるかを科学的に評価すること．
リスク管理：リスク評価の結果を踏まえて，関係者と協議しながら，実行可能性や費用対効果等の事情を踏まえたうえで，リスクを低減するための科学的に妥当で適切な措置（規格や基準の設定等）を実施すること．
リスクコミュニケーション：食品の安全性を向上させるリスク評価やリスク管理について，行政機関，消費者，生産者，食品事業者との間で，それぞれの立場から情報の共有や意見を交換すること．

図4-12　食品の安全を守るしくみ（リスクアナリシス）
［消費者庁ウェブサイト，https://www.caa.go.jp/policies/policy/consumer_safety/food_safety/food_safety_portal/safety_system（2024年5月20日アクセス）より引用］

「食品安全基本法」は，BSE（牛海綿状脳症）問題や食品添加物，香料の不正使用が社会問題化し，また遺伝子組換え食品が登場するなど，食をとりまく環境が激変する中で，食品の安全性を守るため2003年に制定された法律である．この法律に基づいて食品安全委員会が内閣府に設置され，食品のリスク評価を行っている．食品のリスク管理については厚生労働省，農林水産省が行っている（**図4-12**）．

(2) 健康食品

超高齢社会を迎えているわが国では，まさに健康食品ブームであり，メタボリックシンドロームや生活習慣病の予防という観点から健康食品やサプリメントに注目が集まっている．また，スポーツ選手にとって運動に必要なエネルギー，タンパク質，アミノ酸，ビタミン，ミネラルなどは必須であり，スポーツドリンクやサプリメントとして利用されている．

健康食品は医薬品とは異なり，法律上の定義はなく，一般の食品と同じ扱いとなる．サプリメントについても法律上の定義はないが，厚生労働省によると「特定の成分をカプセルや錠剤の形にして濃縮された製品」を指す．健康食品は疾病予防や健康増進の効果が示されたものではない．機能性表示食品，栄養機能食品，特定保健用食品（通称トクホ）だけは，例外的に限られた範囲で，特定の保健機能や栄養機能を表示することが認められている．その中でも特定保健用食品はある一定の科学的根拠を有するものとされているが，疾病の診断，予防，治療など医薬品と混同

いわゆる「健康食品」とは
いわゆる「健康食品」と呼ばれるものについては，法律上の定義はなく，医薬品以外で経口的に摂取される，健康の維持・増進に特別に役立つことをうたって販売されたり，そのような効果を期待して摂られている食品全般を指しているものです．
そのうち，国の制度としては，国が定めた安全性や有効性に関する基準等を満たした「保健機能食品制度」があります．

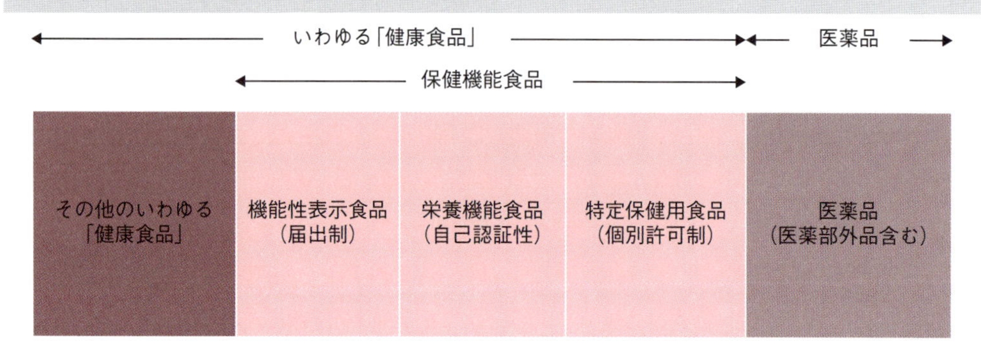

図4-13　健康食品の分類
［厚生労働省：いわゆる「健康食品」のホームページ，https://www.mhlw.go.jp/stf/seisakunitsuite/bunya/kenkou_iryou/shokuhin/hokenkinou/index.html（2024年5月20日アクセス）より引用］

するような表示は認められていない（**図4-13**）．

昨今はサプリメントを含めた健康食品ブームといわれ，1兆円以上の国内市場がある．約3割の日本人が毎日健康食品を利用しており，子どもから大人，高齢者に至るまで拡大している．その利用目的も，健康の維持，栄養素の補給，疲労回復，ダイエット，病気の予防などさまざまであるが，あくまでも医薬品でないことを考慮し，不足しているものを補う用途で利用することが望まれる．科学的根拠のない誇大広告には惑わされないように注意しなければならない．

ⓔ 栄養と疾患

(1) 肥　満

生活習慣病の主要な危険因子である肥満は，子どもから成人に至るまで問題となっている．1960年代あたりから学童期の肥満傾向が増加し，2005年前後を境に減少している．ただし，2006年度より肥満度の算出方法が変更となっており，それまでの期間の結果との単純比較はできない．なお，2020年において肥満傾向児が再び増加した．その理由として，新型コロナウイルス感染症の流行による一斉休校などで生活習慣の変化をきたし，運動不足が影響した可能性も考えられているが，2020年の学校保健統計調査は新型コロナウイルス感染症の影響により実施時期が例年と異なり，過去の数値との比較には注意を要する．子どもの肥満は成人における肥満に移行しやすく，とくに内臓脂肪を主体とする肥満は動脈硬化性疾患を招く危険因子である．

2019年国民健康・栄養調査結果の概要によると，20歳以上の肥満者（BMI≧25）の割合は男性33.0%，女性22.3%であり，男性では2013年から明らかに増加している（**図4-14**）．2006年に魚介類と肉類の摂取量が逆転してから魚介類の摂取量は減少傾向，肉類は増加傾向にある．脂質摂取量は不変であるが，飽和脂肪酸の割合が多い動物性脂肪の相対的摂取割合が増加していること

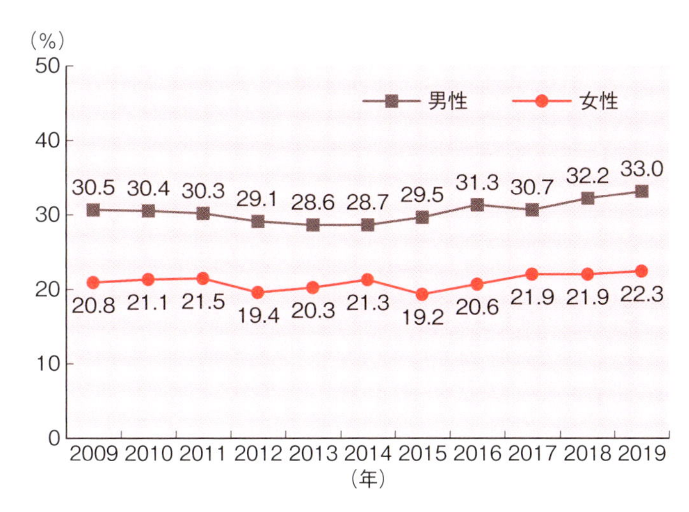

図4-14 肥満者(BMI≧25)の割合の年次推移(20歳以上)
注)妊婦は除外した.
[厚生労働省:2019年国民健康・栄養調査,2019より引用]

から,心筋梗塞などの生命危機を招く動脈硬化性疾患の病態に陥る可能性が高まっており,摂取カロリーだけでなく食事内容にも考慮する必要がある.

(2) や せ

戦後間もないころは,食糧難によるやせが栄養面での主要な課題であった.食事摂取量の不足は,栄養失調という重篤な生命危機に関する問題であった.そして,子どもの栄養失調を改善するために学校給食が開始された.その後,高度経済成長にともない,食べ物が過剰になる飽食の時代へと変遷していった.食べたいものが手に入りやすくなると,身体活動量の低下とともに過食の問題が生じるようになり,前述した肥満が増加していった.

その反面,過度のやせ志向をもつ10歳代〜20歳代女性を中心に,やせが問題となっている.2019年国民健康・栄養調査結果の概要によると,20歳以上のやせ(BMI<18.5)の割合は男性3.9%,女性11.5%で,この10年間をみると,男女とも目立った増減はみられなかったが,20歳代女性のやせが20.7%であり(**図4-15**),日本人の若年層にやせ願望が強く浸透し,思春期の女子に多くみられる摂食障害を招いている.

摂食障害の発症年齢は,こころと身体発育のバランスが不安定な思春期に生じやすく,神経性無食欲症(神経性やせ症)が社会的問題となっている.若い女性にとって体重が20%以上減少すると無月経となり,視床下部・下垂体ホルモンのバランスが崩れ,女性ホルモンの分泌減少により骨密度の低下につながる(**表4-7**).さらに,女性アスリートが身体への負担やストレスが原因でホルモンのバランスを崩し,無月経になる問題がある.この問題の解決には,指導者やコーチ,医療専門家と連携し,個別のニーズに合わせたトレーニングや身体の管理プランを作成し,健康とパフォーマンスの両面をサポートする必要がある.思春期は身体発育にも重要な時期で,食習慣,運動習慣をはじめ規則正しい生活習慣を身につけることが,重要な課題である.さらに

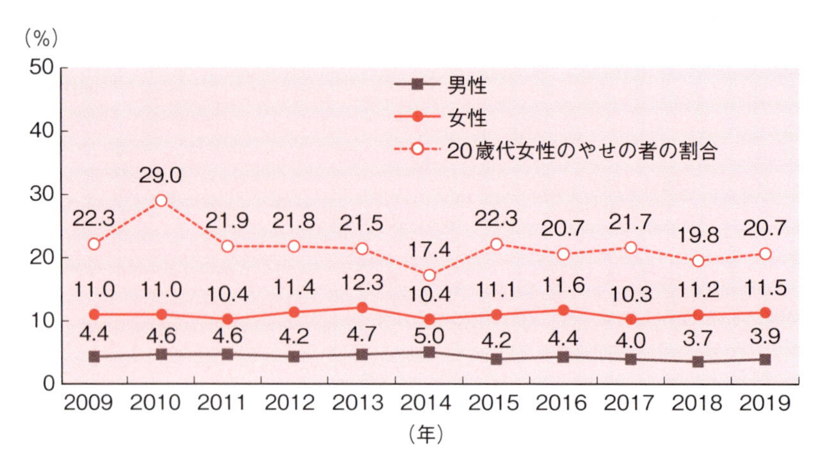

図4-15 やせの者(BMI＜18.5)の割合の年次推移(20歳以上)

1) 妊婦は除外した.
2) 20歳代女性のやせの者の割合の年次推移は，移動平均により平滑化した結果から作成.
3) 移動平均：各年の結果のばらつきを少なくするため，各年次結果と前後の年次結果を足し合わせ，計3年分を平均化したもの．ただし，2014年については単年の結果である.
[厚生労働省：2019年国民健康・栄養調査，2019より引用]

表4-7 神経性やせ症(AN)を疑うべきポイント

1. 神経性やせ症(AN)を疑うべき身体所見
■気分不良や体調不良で説明できないやせ ・低体重(成人)：BMI 17 kg/m^{2}未満 ・急な体重変動：1ヵ月に8%以上の増減 ・耳下腺腫脹 ・吐きダコ(手の甲にみられる傷：ラッセル徴候) ・歯の形や色の変化(酸蝕)，虫歯 ・徐脈 ・無月経や月経異常(女性) ＊明らかな症候なしに発症していることもある
2. ANを疑うべき血液検査所見
・カリウム低値，ナトリウム低値 ・総コレステロール高値 ・アミラーゼ高値(とくにS-Amy値) ・甲状腺ホルモンの低値(TSHは正常のことが多い)
3. ANを疑うべき病歴，行動
＊患者は事実を隠すことがあり，行動から慎重に評価する ・食行動異常(極端な少食，偏食，過食) ・下剤や利尿剤の使用，過活動 ・肥満恐怖，やせ願望，体重・体型へのとらわれ ・やせや低栄養状態への自覚症状が乏しい ・重篤な身体状態であっても治療を拒否する ・大食にみえるが体重が増えない

[日本摂食障害学会：神経性やせ症(AN)初期診療の手引き，p.7-8，2019より許諾を得て転載]

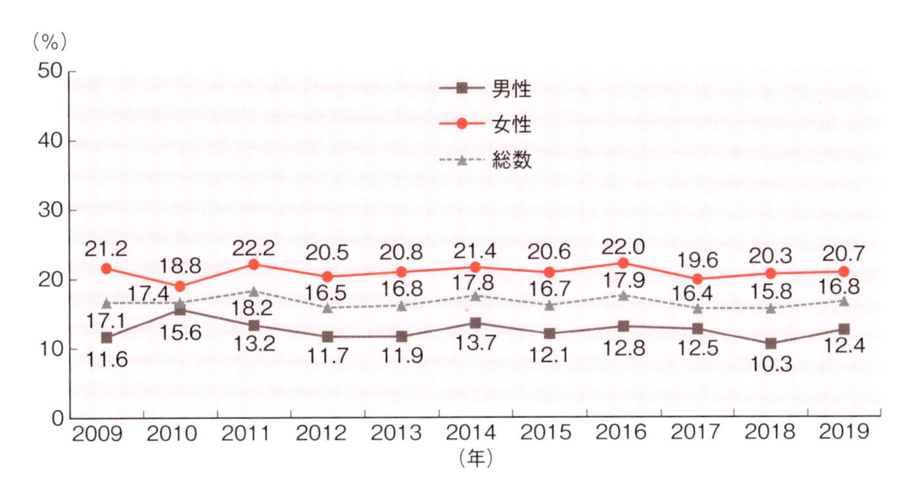

図4-16　低栄養傾向の者(BMI≦20)の割合の年次推移(65歳以上)
[厚生労働省:2019年国民健康・栄養調査, 2019より引用]

やせが高齢者の基礎疾患*15の増悪因子となり, 感染に対する抵抗力を低下させ, やがてADL*16低下をきたし, 生命予後不良となる. 65歳以上の高齢者の低栄養傾向(BMI≦20)*17とされる割合をみると, 男性12.4%, 女性20.7%であり, この10年間でみると男女とも横ばいで推移している(**図4-16**). 年齢階級別では, 男女とも85歳以上でその割合が高くなっている(**図4-17**).

(3) 鉄欠乏性貧血

各年代における貧血の原因の多くは鉄の欠乏である. とくに思春期においては, 男女とも身体の発育にともない, 循環血液量も増加し, 造血量が追いつかなくなり潜在的な鉄欠乏状態になりやすい. 思春期だけではなく, 成人女性の場合は月経により毎月出血するため鉄不足になりやすく, 妊婦においては循環血液量増大により貧血になりやすい. 中年女性は子宮筋腫による貧血が多い.

高齢者は偏った食事内容, 食事摂取量の不足, 動物性タンパク質摂取の減少により, 赤血球合成に必要な鉄, タンパク質の摂取量が低下する. 食物中に入っている鉄(Fe^{3+})は胃酸によって還元されてFe^{2+}となり, 腸管上皮で吸収され再びFe^{3+}に戻る. 加齢とともに胃粘膜も萎縮してくるので胃酸の分泌が低下し, 鉄の吸収が悪くなる. 鉄剤を内服する場合は酸であるビタミンCと同時に内服すると吸収率がよくなるのはそのためである. 腸管からの吸収されやすさから考え

NOTE

*15 **高齢者の基礎疾患**: 通常65歳以上の年齢層にみられる慢性的な健康問題や疾患のこと. 高血圧, 糖尿病, 心臓病, 脳卒中, がんなど.

*16 ADL: activities of daily livingの略. ひとりの人間が独立して行う基本的な, しかも各人ともに共通に毎日繰り返される一連の動作.

*17 **高齢者の低栄養傾向(BMI≦20)**:「健康日本21(第二次)」では,「やせあるいは低栄養状態にある高齢者」ではなく, より緩やかな基準を用いて「低栄養傾向にある高齢者」の割合を減少させることを重視している. その際,「低栄養傾向」を, 要介護や総死亡リスクが統計学的に有意に高くなるポイントとして示されているBMI 20以下を指標として設定している. しかし, 食事摂取基準2020年版では65歳以上の高齢者における目標BMI下限を21.5としており, やせを低栄養の状態と意識した目標値となっている.

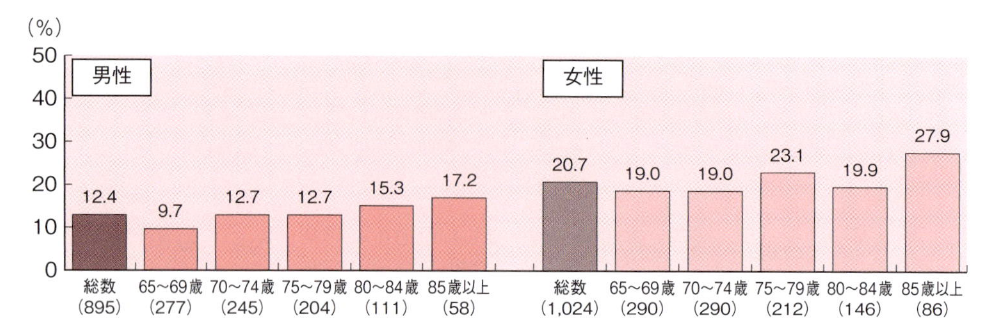

図4-17 低栄養傾向の者（BMI≦20）の割合（65歳以上，性・年齢階級別）
［厚生労働省：2019年国民健康・栄養調査，2019より引用］

て，鉄とポルフィリン環に囲まれた構造をもつヘム鉄の形状で内服する方がよいと考えられる．また，胃潰瘍，慢性胃炎，消化管悪性腫瘍，痔ろうなどによる慢性的な消化管出血により貧血をきたしている場合もあるので，貧血の治療と同時に消化管の精査も施行することが望まれる．

(4) 骨粗鬆症

高齢者の寝たきり状態をきたす原因として，脊椎の圧迫骨折や大腿骨頸部骨折があるが，その要因は骨粗鬆症である．

骨粗鬆症の原因には，カルシウムの摂取不足，タンパク質の摂取不足，さらにほかのさまざまな危険因子が考えられる．たとえば，エストロゲンは，骨吸収を抑制し骨形成を促進する作用がある．よって閉経後の女性においては骨吸収が優位となって急速に骨粗鬆症が増加する．また，低体重の場合も骨粗鬆症のリスクが増す．一方，重力に抗した運動が骨粗鬆症の予防には効果がある．若年者において骨粗鬆症の発症予防には，可能な限り最大骨量（peak bone mass，PBM）を獲得することが必要である．やせ，運動不足が悪影響を及ぼすことが明らかになっている．また女性は妊娠，出産を契機に骨は脆くなり，出産後妊娠前の骨密度に回復するには19ヵ月程かかるという報告もある．妊娠後骨粗鬆症はかなりまれであるが存在する．また，寝たきりの高齢者など日光にあたる時間が少ない場合，活性型ビタミンDの産生が行われず，腸管からのカルシウム吸収がうまくいかない場合も考えられる．さらにビタミンKは，骨の生成や破壊の抑制作用があり，不足すると骨粗鬆症を引き起こす．

最近では骨粗鬆症に対して効果的に治療できる薬が多数発売されている．しかし，何といっても食事からカルシウムを摂取することが基本となる．乳製品などカルシウムが多く含まれている食品を摂取すべきであるが，無理であれば小魚や海藻，豆腐や納豆，緑黄色野菜など，乳製品以外の食事からカルシウムを摂取する工夫も必要である．前述した骨粗鬆症のさまざまな危険因子を減らしていく生活指導も重要である．

C 運動と健康─運動の効果

医学・医療の領域では，長年にわたって安静と十分な栄養補給が疾病に対する基本治療となってきた．現時点においても，安静と栄養は感染症などの病態の治療に有用であることは改めて述べるまでもない．

ところが近年，適度な食事制限と身体運動の継続は，筋肉のトレーニングになるとともに，内臓脂肪を効率的に減少させ，個体のインスリン抵抗性*18を改善し，糖尿病（2型）*19など生活習慣病の予防・治療だけでなく，老化防止，認知症の予防にも役立つことが明らかとなっている．

本項では，運動が健康に及ぼす効果について考え，健康増進や糖尿病など生活習慣病の予防・治療に役立つ運動の実施方法と注意点について概説する．

話題 10 コロナ禍による運動不足と血糖値

2020年1月以降，新型コロナウイルス感染症が蔓延した．厚生労働省は「密集，密閉，密接」という「3密」を避け，マスクの着用，手洗いの励行を求めた．筆者は糖尿病を専門とする内科医であるが「3密」を避けるための外出自粛の結果，HbA1c（血糖値の1～2ヵ月の平均値（正常値：4.6～6.2％，NGSP．糖尿病合併症予防のためには7.0％未満が望ましい）が，8～9％となった患者が続出した．事情をうかがってみると新型コロナウイルス感染症が恐くて外出できず，自宅にこもっていた（ステイホーム）．その結果，運動不足となり，ストレス解消のためつい間食をしてしまったとのことであった．筆者は1人ひとりの患者に，混雑した行楽地，デパート，飲食店街等への外出は望ましくないが，自宅近くの小さな公園での散歩や自宅での筋トレ（レジスタンス運動）の実施を勧めた．その結果，ほとんどの患者が薬剤の増量もなく改善した．なお，暑いときにジョギングをする際には，熱中症予防のため，マスクの不使用も指導した．

1 安静の弊害

生活のIT化，車・携帯電話の普及による身体運動の減少は，食生活の欧米化と相まって，糖尿病（2型），高血圧，脂質異常症，肥満症／メタボリックシンドロームなどと呼称される病態を増加させている．

近年，テレビ視聴時間など安静（運動をしない）時間の増加（座位行動：sedentary behavior，座位および臥位におけるエネルギー消費量が1.5メッツ*20以下のすべての覚醒行動）が糖代謝，

NOTE

*18 **インスリン抵抗性**：インスリンが分泌されているにもかかわらず，血糖値を低下させるなどインスリンの効果が出ていない状態．

*19 **2型糖尿病**：糖尿病はインスリン分泌が完全に欠損し，インスリン注射が絶対的に必要な1型糖尿病（糖尿病全体の5％以下）とインスリン分泌が十分でない状態にインスリン抵抗性が加わったために発症する2型糖尿病（同95％以上）に大別される．

*20 **メッツ**：身体活動の強度を座位安静時代謝量の何倍に相当するかで示したもの．座位：1メッツ，普通歩行：3メッツ

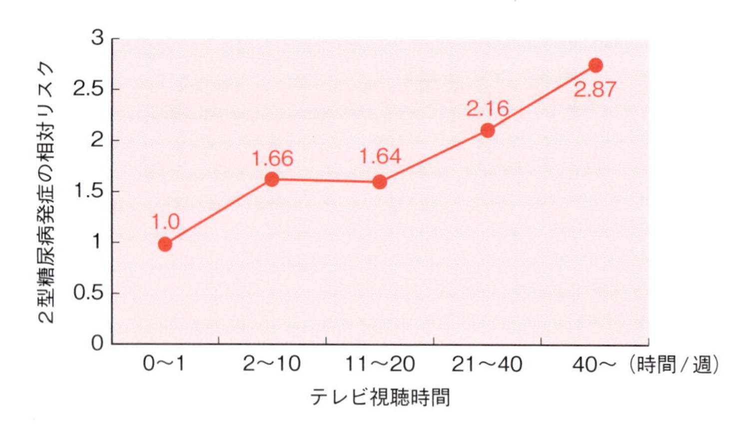

図4-18 運動をしない時間(テレビ視聴時間)と2型糖尿病の発症リスク

テレビ視聴時間の増加は2型糖尿病発症の危険性を増大させる.

[Hu FB et al.: Physical activity and television watching in relation to risk for type 2 diabetes mellitus in men. Arch Intern Med 161(12): 1542-1548, 2001を参考に作成]

脂質代謝を増悪させることにより，糖尿病発症の危険性を増大させ(**図4-18**)，動脈硬化性心血管障害死を招く可能性のあることが強調されている．安静時間の増加は，中等強度運動の実施の有無より有力な心血管系の健康状態の予知因子になりうる．また，身体活動の減少は糖尿病患者の心筋梗塞発症を増加させる．一方，歩行や筋トレを行うことで，安静時間を中断させれば，糖代謝が改善することも明らかとなっている(**図4-19**)．したがって，安静時間の途中に，散歩などブレーク(中断)を入れ，安静時間を減少させることが重要である．

2 身体運動とエネルギー代謝

身体運動時，運動筋では，安静時に比して十数倍のエネルギーが消費されるが，利用されるエネルギー源は，短時間の強度の高い運動時の無酸素運動と，長時間にわたる軽度の有酸素運動とで大きく異なる．

ⓐ 運動中の主要エネルギー源

ヒトの運動中の筋肉の主要エネルギー源は，糖質(ブドウ糖)と脂質(遊離脂肪酸)である．安静空腹時のエネルギー源は主として脂質である．

運動(筋収縮)の初期(5～10分)には主として筋グリコーゲンが利用され，次いで血中ブドウ糖(血糖)と脂質が主要エネルギー源になり，運動が長時間になれば脂質が中心となる．

ⓑ 糖代謝と脂質代謝の関連

筋肉における脂質の利用率は血中遊離脂肪酸濃度に依存する．遊離脂肪酸はアシルCoAとなり，β酸化を経てアセチルCoAとなり，クエン酸(TCA)回路で代謝されるが(**図4-7**参照)，こ

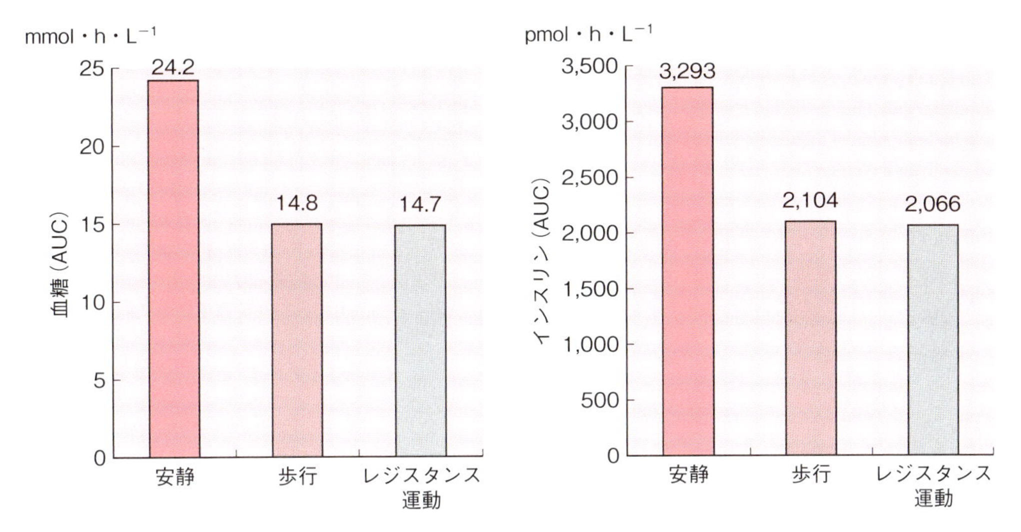

図4-19 安静と安静中断の比較(2型糖尿病)
短時間の歩行・レジスタンス運動による安静の中断は，2型糖尿病患者の血糖・インスリンAUCを低下させる.
AUC(Area Under the Curve)：曲線下面積
[Dempsey PC et al.：Benefits for Type 2 Diabetes of Interrupting Prolonged Sitting With Brief Bouts of Light Walking or Simple Resistance Activities. Diabetes Care 39(6)：964-972, 2016を参考に作成]

のためには，インスリンが作用し，糖代謝が正常に行われていることが前提条件となっている．インスリン欠乏が極限状態となり，糖新生が亢進してクエン酸回路が不全状態となれば，運動により増加した遊離脂肪酸，アセチルCoAはクエン酸回路で処理できなくなり，肝臓でのケトン体*21の生合成を亢進させる結果となる．したがって，運動療法の適応は糖尿病の血糖コントロール状態が良好な患者に限定されている．

ⓒ 運動強度によるエネルギー源の違い

相対強度が最大酸素摂取量($\dot{V}O_2max$)50%程度までの中等強度以下の運動では，数分という短時間でも筋肉のエネルギー源として糖質(ブドウ糖)と脂質(遊離脂肪酸)が利用される．しかし，乳酸性閾値(lactate threshold，LT)*22を超え，運動強度が高まるにつれて糖質利用の比率が増加し，最大運動では解糖系に依存し，糖質のみがエネルギー源となる．すなわち，運動強度が中等強度以下の散歩，ジョギングなどの有酸素運動では，糖質と脂質の両者が利用され，一方，強度の強い50 mスプリント走や重量挙げなどの無酸素運動では，糖質のみが利用される．

NOTE

*21 **ケトン体**：アセトン，アセト酢酸，β-ヒドロキシ酪酸の総称．血中ケトン体の増加(ケトーシス)はインスリン作用の極端な不足の指標となりうる．ケトン体は酸であり，ケトン体の増加は血液のpHを酸性に傾け，ケトアシドーシスという糖尿病昏睡の状態を招く．

*22 **乳酸性閾値**：運動強度の指標．すなわち，運動強度が次第に高くなり，有酸素運動から無酸素運動に移行し，血中乳酸が上昇し始める強度．無酸素運動に移行する強度ということから無酸素性閾値(anaerobic threshold，AT)ともいう．

3 生活習慣病と身体運動—疫学的研究成績

食事の適正化と身体トレーニングという生活習慣の是正・改善の継続は，筋肉のトレーニングになるとともに，内臓脂肪，皮下脂肪，に続く第三の脂肪といわれる筋肉内脂肪，肝内脂肪などの異所性脂肪（本来たまるはずのない所に蓄積される脂肪）を効率的に減少させ，個体のインスリン抵抗性と体力・心肺機能を改善させ，メタボリックシンドローム，2型糖尿病の予防や病態改善に役立つ．さらに，高血圧，脂質異常症，非アルコール性脂肪性肝炎（non-alcoholic steatohepatitis，NASH）*23など，インスリン抵抗性が関与するすべての生活習慣病の予防，治療も期待できる．

話題 11 メタボリックシンドローム

内臓肥満*24（腹囲：男性≧85 cm，女性≧90 cm）に血圧高値（収縮期血圧≧130 mmHgかつ/または拡張期血圧≧85 mmHg），脂質異常症（高中性脂肪血症≧150 mg/dLかつ/または低HDLコレステロール血症<40 mg/dL），高血糖（空腹時血糖≧110 mg/dL）（この中の2項目以上）を合併（集積）した状態であり，心筋梗塞，脳卒中など動脈硬化性心血管疾患の前段階と考えられている．

内臓肥満を主な原因とし，高血圧（血圧高値），脂質異常症，糖尿病（高血糖）は単独では軽症であっても，それぞれが合併（集積）すれば動脈硬化性心血管疾患の重大な危険因子となるという考え方．

ⓐ 糖尿病

①ペンシルバニア大学健康研究：余暇時間における身体活動での消費エネルギー（男性）が1週間で500 kcal増加するごとに，糖尿病の発症率が6%低下した（米国）．

②看護師健康研究：看護師（女性）で，1週間に1度以上運動を実施している群では，2型糖尿病の発症率が有意に低下した．軽運動と激しい運動の発症減少効果は同一であった（米国）．

③大慶（ダーチン）糖尿病予防研究：耐糖能異常*25者からの糖尿病発症率は，食事療法単独で31%低下し，運動療法単独で46%低下した（中国）．

④糖尿病予防プログラム：肥満耐糖能異常者を追跡調査した．食事制限（低エネルギー・低脂肪食）と運動（毎週150分速歩）による生活習慣の積極的改善（7%体重減少）は，経口糖尿病薬（メトホルミン）より糖尿病発症抑制効果が大であった（58% vs 31%）．10年後の追跡調査でも生活

NOTE

*23 NASHはmetabolic dysfunction associated steatohepatitis（MASH）に変更されることが決まっている．

*24 **内臓肥満**：体脂肪は腹腔内，ことに腸間膜に脂肪が蓄積する内臓脂肪と皮下脂肪に分類される．内臓脂肪型肥満者の脂肪組織からはインスリン抵抗性を誘発する腫瘍壊死因子（TNF-α），レジスチン，血圧上昇作用のあるアンジオテンシノーゲンなどのアディポサイトカインが分泌される．一方，インスリン抵抗性改善効果や抗動脈硬化作用のあるアディポネクチンの分泌は低下する．

*25 **耐糖能異常**：血糖値が正常群よりは高いが，糖尿病には至らない糖尿病の「予備群」と考えられている病態．

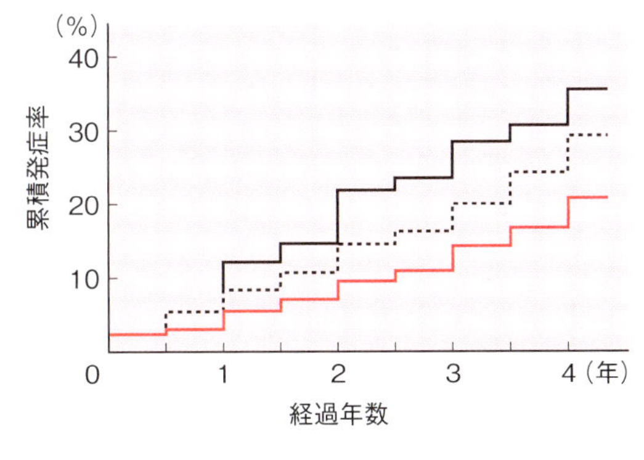

―― 対照群(C群)

…… 薬物療法群(M群)($p<0.001$ vs C群)

―― 生活習慣介入群(L群)
($p<0.001$ vs M群, $p<0.001$ vs C群)

もし食事・運動療法併用の効果がないと仮定すると,偶然観察された差のような結果となる確率は1%未満と計算される.通常この確率が5%未満の場合,偶然の結果とは考えず,はじめにおいた食事・運動療法併用の効果がないという仮定を棄却し,食事・運動療法に効果があったと判断する.
食事療法単独群でグルコース代謝率に有意差がなかったことから運動療法を実施しなければ,体重が減量しても,肥満2型糖尿病で低下しているインスリン感受性(p.170 NOTE参照)は改善しない(図4-25参照).

図4-20 糖尿病の累積発症率(糖尿病予防プログラム)
生活習慣(食事・運動)介入は経口糖尿病薬(メトホルミン)より糖尿病発症抑制に効果的である.
[Diabetes Prevention Program Research Group: Reduction in the incidence of type 2 diabetes with lifestyle intervention or metformin. N Engl J Med 346(6):393-403, 2002より引用]

習慣改善による糖尿病発症予防の有効性の継続が確認されている.また,この成績は肥満耐糖能異常者の減量目標として,とりあえず,5%の減量を目指せば,糖代謝の改善が期待しうることを示唆している(米国)(**図4-20**).

⑤日本糖尿病予防プログラム:地域や企業の保健センターなど32施設が参加した耐糖能異常者に対する観察研究.生活習慣介入群では,対照群より減量度が大きく糖尿病発症率も53%低下した.筆者も研究メンバーの一員であったが,この成績は既存の保健センターなどを利用した生活習慣介入が,日本人では2型糖尿病の発症予防に有用であることを示唆している.また,白色脂肪細胞アドレナリン受容体(β3-AR)遺伝子変異をもつ者を研究対象に加え検討し,この変異が減量効果と関連していることを報告した.β3-AR遺伝子に変異がある場合,生活習慣介入による減量効果が少なく,運動療法の効果発現には,体質(遺伝因子)が関与していることが判明した(**図4-21**).したがって,糖尿病など生活習慣病の指導の際には,「体質」を考慮に入れたオーダーメイド医療が必要であり,遺伝子変異のある者は,変異のない者に比べて,より厳しい食事制限を実施しなければならない.

⑥関西ヘルスケア研究:通勤時の片道歩行時間が10分以下の群を基準とすれば,21分以上の群では2型糖尿病発症率が27%低下した.通勤(歩行)時間は2型糖尿病発症予防に関して,他の要因と独立した効果を有している.

⑦東京ガス研究:定期健康診断受診者7年間の有酸素運動能力(体力)の変化と糖尿病発症率を検討した.有酸素運動能力が増加するほど,糖尿病発症率は低下した(**図4-22**).運動不足(有酸素運動能力低下)が日本人2型糖尿病発症の危険因子であることを示唆する研究成績である.

⑧日本糖尿病合併症研究(JDCS):日本人2型糖尿病患者を対象に追跡調査を行った.余暇時間運動量(leisure-time physical activity, LTPA)*26により3群に分け,「高運動量群」では,「低

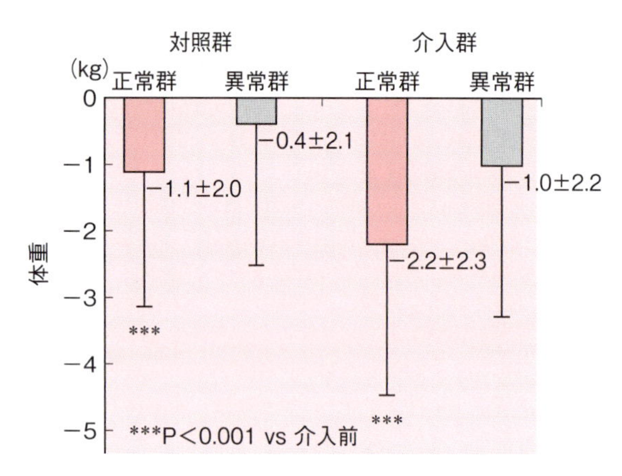

β3アドレナリン受容体遺伝子多型：β3アドレナリン受容体をコードする遺伝子において64番目のアミノ酸がトリプトファンからアルギニンに変わる変異を有するものを変異型（多数派ではないため異常群と記載），それ以外を正常群とする．
β3アドレナリン受容体変異型（異常群）は生活習慣介入による減量効果が少ない．
運動療法の効果発現には体質（遺伝因子）が関係する．
体質を考慮に入れたオーダーメイド医療の必要性

図4-21　生活習慣介入による体重変動（β3アドレナリン受容体異常の影響）
［Sakane N et al.：Effects of lifestyle intervention on weight and metabolic parameters in patients with impaired glucose tolerance related to beta-3 adrenergic receptor gene polymorphism Trp64Arg（C/T）―Results from the Japan Diabetes Prevention Program. J Diabetes Investing 7（3）：338-342, 2016を参考に作成］

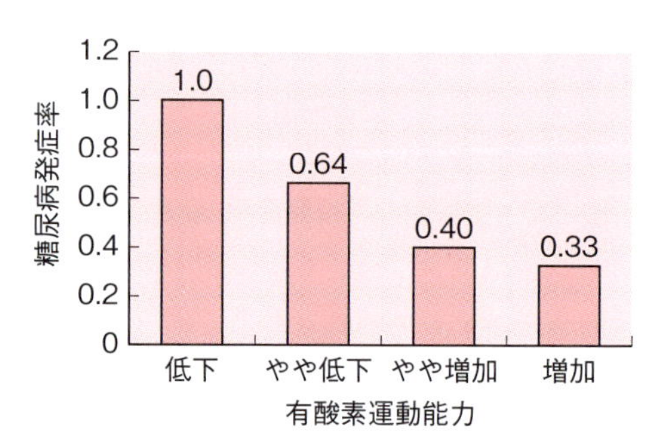

図4-22　有酸素運動能力の変化と2型糖尿病の関係（東京ガス研究）
体力（有酸素運動能力）が改善すると糖尿病の発症率が低下する．
［Sawada SS et al.：Long-term trends in cardiorespiratory fitness and the incidence of type 2 diabetes. Diabetes Care 33（6）：1353-1357, 2010を参考に作成］

運動量群」に比べ，有意に脳卒中発症率が低下，全原因死亡も低下していた．糖尿病患者では，余暇時間の運動量が少ないと，脳卒中の起こる危険性が高まる（**図4-23**）．なお，メタ解析[*27]成績では，糖尿病患者において身体運動量の増加が心血管リスクを低下させ，全原因死亡も低下させることが報告されている．

ⓑ 高血圧

身体活動，体力いずれも，高血圧の発症とは負の相関関係が成立する．

①日常身体活動をしていない群の高血圧有病率は，最も身体活動量の高い群よりも2.6倍高い（荒川，日本）．

NOTE

[*26] **余暇時間運動量**：散歩，ジョギング，ゴルフ，テニス，エアロビックダンス，サイクリングなど仕事以外の余暇時間における身体活動，運動．

[*27] **メタ解析**：過去に行われた複数の独立した研究成績を系統的・網羅的に集計し，1つの結論を得る研究方法．メタアナリシスともいう．

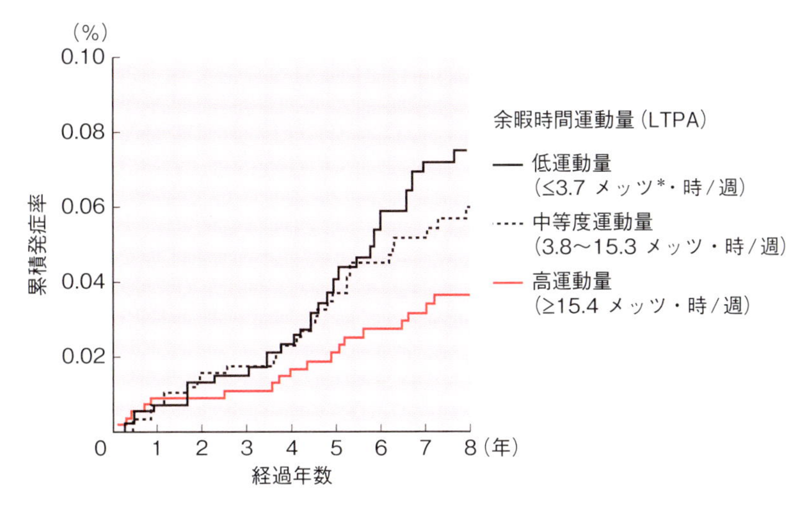

図4-23 日本人2型糖尿病患者の余暇時間運動量(LTPA)別脳卒中発症率(JDCS)

*運動強度の指標のこと．座って安静にしている状態でのエネルギーを1メッツとして，身体活動の強度がその何倍に相当するかを示す．メッツ・時はメッツと運動時間(時間)をかけたものであり，メッツ×運動時間×体重はその個人の運動による消費エネルギー(kcal)を示す．

余暇時間運動量(LTPA)は日本人2型糖尿病における脳卒中発症の予知因子である．

[Sone H et al.：Leisure-time physical activity is a significant predictor of stroke and total mortality in Japanese patients with type 2 diabetes —analysis from the Japan Diabetes Complications Study (JDCS). Diabetologia 56 (5)：1021-1030, 2013より引用]

②ベネチア高血圧研究：有酸素運動実施群では，非実施群に比べて24時間および昼間の拡張期血圧*28が有意に低値であった．また，運動非実施群では46.2%が高血圧を示したが，運動実施群では26.8%であった(イタリア)．

ⓒ 脂質異常症

脂質異常症が冠動脈疾患の主要危険因子であることは，フラミンガム研究，わが国では久山町研究など，多くの長期追跡調査成績から確立された事実である．

①マラソンやクロスカントリースキーなど持久性運動選手では血清中性脂肪レベルは低下し，高比重リポタンパク(HDL)-コレステロール*29濃度が上昇している．

②生活習慣心臓病研究：無作為化比較試験*30の結果，低脂肪野菜食，禁煙，ストレス管理，

NOTE

*28 心臓から血液を動脈により全身に送り出す圧力を血圧といい，左心室が収縮して最も高くなった動脈内圧が収縮期血圧，左心室が拡張して最も低くなった動脈内圧を拡張期血圧という．

*29 **高比重リポタンパク(HDL)-コレステロール**：抗動脈硬化作用をもつため，善玉コレステロールと呼ばれる．

*30 **無作為化比較試験**：対照者を介入群と非介入群(対照群)に無作為に割りつけて実施する介入研究．ランダム化比較試験(randomized control trial, RCT)ともいう．

週3時間以上の軽・中等強度運動実施という広範囲なライフスタイル変更により，1年後には減量，総コレステロール，血中低比重リポタンパク(LDL)-コレステロールの低下を認めた．また，冠動脈造影法[*31]を行った結果，冠動脈狭窄も退縮した(英国)．

4 生活習慣病に対する運動療法の効果

ⓐ 運動の急性効果

①**運動(収縮)筋でのエネルギー消費**：運動を行うと，骨格筋では運動(筋収縮)によりブドウ糖，脂質の利用が促進し，肥満の防止，解消効果がある．また，食後に運動を行えば，食事による血糖の上昇が少なくなり，血糖コントロール状態の改善が期待できる．筆者らも毎食後15分間の中等強度運動(歩行)実施の有用性を確認している．

②**高強度の運動**：カテコールアミン，グルカゴンなどインスリン拮抗ホルモンの分泌が増加し，運動により血糖値が上昇して糖尿病患者だけでなく，健常者でも一時的に糖代謝を悪化させる．

最近，HITT(高強度インターバルトレーニング)の有用性が報告されている．HITTの実施により2型糖尿病患者では空腹時血糖やHbA1cは改善するが，従来の中等強度運動実施群と同等の効果であった．また，HITTの午前中の実施は，2型糖尿病患者の血糖値を上昇させ，病態を悪化させるので，午後実施すべきであるという．糖尿病運動療法は，一般に週150分以上実施すべきとされているが，HITTでは，短時間(週に75分)の実施で効果が発現する．

いずれにしても，HITTはメディカルチェック等を実施し，患者の体力，運動能力も考慮に入れ，指導すべきである．

③**交感神経刺激と脂肪組織の脂肪分解能**：交感神経刺激による脂肪分解能は，内臓脂肪＞皮下脂肪となっており，食事制限と身体運動を実施すれば，内臓脂肪が効率的に減少する．

④**糖取り込み促進のメカニズム**：運動による糖取り込み促進には，インスリンシグナル伝達系とは異なるメカニズムとなっている．筋への糖取り込みは糖輸送担体(GLUT4)[*32]が筋細胞膜へ移動することによって促進される．このGLUT4の筋細胞膜への移動はインスリン刺激だけでなく，運動(筋収縮)によっても起こる．後者ではAMP活性化タンパクキナーゼ(AMP-activated protein kinase，AMPK)[*33]が重要な役割を果たしている．すなわち，筋収縮によって活性化されたAMPKによりGLUT4が筋細胞膜へ移動することで糖取り込みが促進される．

NOTE

[*31] **冠動脈造影法**：心臓の筋肉に酸素や栄養を供給する冠動脈に造影剤を手や足の血管から挿入したカテーテルで注入し，エックス線撮影を行い，冠動脈の狭窄を検査する方法．

[*32] **糖輸送担体(GLUT4)**：糖輸送担体は細胞膜を通過して行われるブドウ糖の取り込みにかかわっている膜タンパク質である．運動によるブドウ糖の取り込み促進には，骨格筋のGLUT4が関与している．

[*33] **AMP活性化タンパクキナーゼ(AMPK)**：AMPKは筋収縮のように細胞のエネルギー状態の低下によって活性化される．

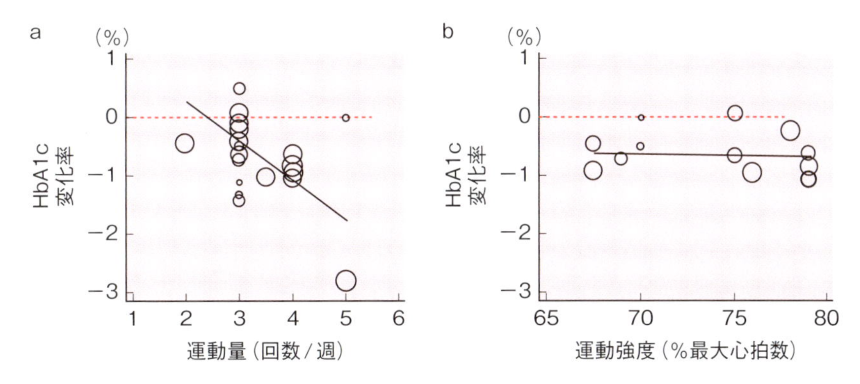

図4-24　運動量(a)，運動強度(b)とHbA1cの相関
○の大きさは標本数のN(対象者)数を示す.
[Umpierre D et al.: Volume of supervised exercise training impacts glycaemic control in patients with type 2 diabetes – a systematic review with meta-regression analysis. Diabetologia 56(2): 242-251, 2013より引用]

ⓑ トレーニング効果

(1) 運動の実施と血糖コントロール

①**運動療法と血糖コントロール**：運動療法の実施は血糖コントロール状態を改善させ(HbA1c*34の低下)，糖尿病網膜症，腎症，神経障害など合併症の危険性を低下させるが，体重減少には効果が少ない.

②**運動強度，運動量と血糖コントロール**：メタ解析によれば，HbA1cの低下は，運動量(頻度)の増加と相関があり，運動強度とは相関がなかった．2型糖尿病の血糖コントロール改善には運動強度より運動量が重要な要因となっている(**図4-24**).

(2) インスリン抵抗性の改善

①**有酸素運動の実施**：軽・中等強度の身体トレーニングを長期間継続すれば，インスリン抵抗性が改善し，糖尿病の予防・治療に役立つ.

②**肥満者，肥満糖尿病患者と運動**：食事制限と身体トレーニングの継続により腹部内臓脂肪を中心とした体脂肪が効率的に減少するが，筋肉など除脂肪体重(lean body mass，LBM)は変化しない．インスリン抵抗性は改善する．一方，運動療法を実施せず，食事制限のみで減量しても，内臓脂肪は必ずしも減少せず，LBMが減少し，インスリン抵抗性は改善しない(**図4-25**).

③**筋トレ(レジスタンス運動)の併用**：最近，筋トレの有用性に関する報告が増加している．筋トレは筋肉量・筋力を増加させ，インスリン抵抗性を改善，血糖値を改善させるだけでなく，骨粗鬆症の予防も期待できる．HbA1c，インスリン抵抗性に関して，筋トレが有酸素運動と同等であるとの報告もあり，両者の併用が推奨される．ことに，筋力，筋量の低下している(サルコペニア*35)高齢者や歩行が困難な事例では，有酸素運動に加えて，スクワットやチューブ，軽

NOTE

*34 **HbA1c**：血糖値の1〜2ヵ月の平均値を反映する指標.
*35 **サルコペニア**：高齢者にみられる筋力・筋肉量の低下．“サルコ”は筋肉，“ペニア”は減少を意味している(p.238参照).

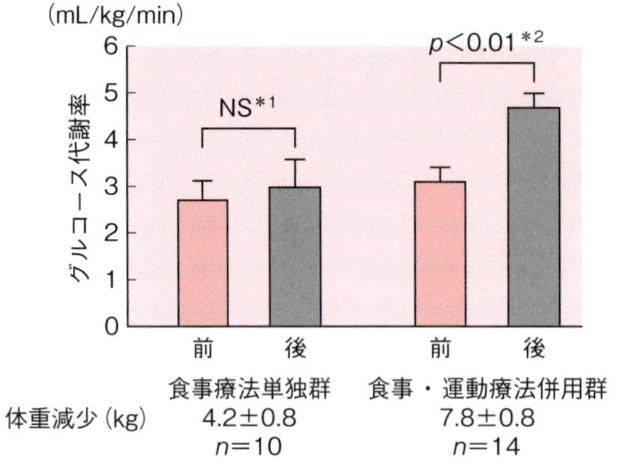

図4-25 食事療法単独群と食事・運動療法併用群のグルコース代謝率(インスリン感受性)の変化

*1 NS：統計学的に有意差がない.

*2 $p<0.01$：観察された差が1%以下しか起こりえず，偶然によるものでないと判断される場合，$p<0.05$以下を有意差ありとする(図4-20参照).

[Yamanouchi K et al.：Daily walking combined with diet therapy is a useful means for obese NIDDM patients not only to reduce body weight but also to improve insulin sensitivity. Diabetes Care 18(6)：775-778, 1995より引用]

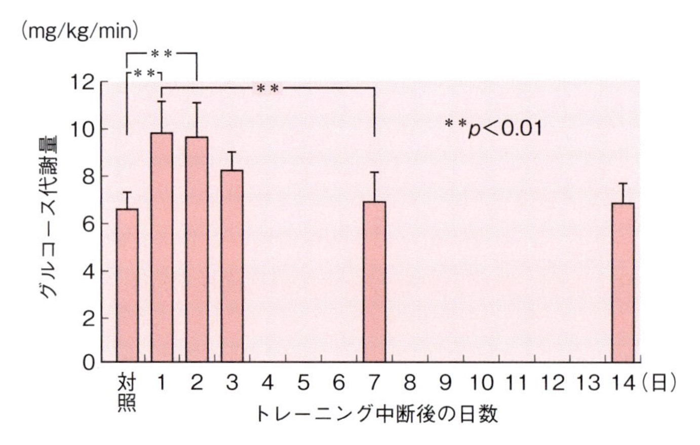

図4-26 トレーニングおよびトレーニング中断によるグルコース代謝量(インスリン感受性)の変動(ラット)

[Nagasawa J et al.：Effect of training and detraining on in vivo insulin sensitivity. Int J Sports Med 11(2)：107-110, 1990より引用]

いダンベルなどを用いた筋トレの併用が有用である.

④**身体トレーニングの頻度**：インスリン感受性*36改善で代表されるトレーニング効果は，3日以内に低下，1週間で消失する(**図4-26**). したがって，運動療法は，1日おき，少なくとも週3日以上は実施しなければならない.

⑤**身体運動によるインスリン抵抗性改善のメカニズム**：身体運動によるインスリン抵抗性改善には，筋肉で産生・分泌されるマイオカイン*37が介在している. 肥満者の身体的不活動は全身の炎症状態を招き，インスリン抵抗性や2型糖尿病の危険性を増大させる. 一方，規則的な身体

NOTE

*36 **インスリン感受性**：インスリンによる血糖値を低下させる効果.

*37 **マイオカイン**：身体運動に反応し，骨格筋より分泌される生理活性物質(サイトカイン)の総称.

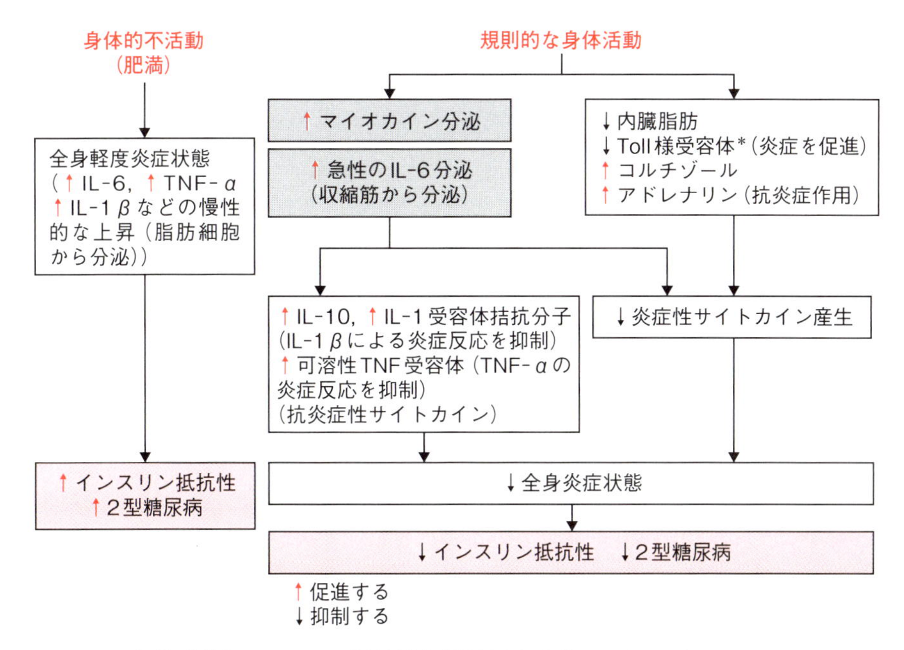

図4-27 身体活動とインスリン抵抗性/2型糖尿病改善のメカニズム

*Toll様受容体：動物の細胞表面にある受容体タンパク質で，種々の病原体を感知して自然免疫を活動させる機能がある.

[Eckardt K et al.：Myokines in insulin resistance and type 2 diabetes. Diabetologia 57(6)：1087-1099, 2014を参考に作成]

活動による活動的な日常生活は，マイオカイン分泌の増加により，炎症性サイトカインの産生低下と抗炎症性サイトカインの産生を増加させ，全身の炎症状態を改善させることによりインスリン抵抗性や2型糖尿病の予防・治療に有用である(**図4-27**).

(3) 身体トレーニングと体力・大血管障害

①**体力，全身持久力**：身体運動の継続的実施は体力・全身持久力を改善，糖尿病患者の健康関連QOL(生活の質)を高める．うつも改善させ，認知症の予防にも役立つ.

②**冠危険因子***[38]：トレーニングの実施は，血清中性脂肪の低下，HDL-コレステロールの上昇，軽症高血圧の改善など冠危険因子を低下させる.

③**食事誘発性熱産生，基礎代謝**：トレーニングの継続は，食事誘発性熱産生(dietary induced thermogenesis, DIT)*[39]を上昇させたり，食事制限の実施による基礎代謝の低下を防止する.

NOTE

*[38]**冠危険因子**：冠状動脈が動脈硬化性病変により狭窄したり，閉塞する虚血性心疾患(狭心症，心筋梗塞)の危険因子．改善しうる危険因子として，脂質異常症，高血圧，糖尿病，肥満症，メタボリックシンドローム，高尿酸血症，喫煙，過労・ストレス，運動不足などがある．制御できない因子として，家族歴(遺伝)，性格，年齢などがあげられる.

*[39]**食事誘発性熱産生**：食事を行うことにより発生する熱で，消化，吸収活動にともなう熱と考えられている.

5 運動処方の実際

ⓐ 運動療法の適応

運動療法開始にあたっては，医師を受診し，血圧，血糖値，HbA1c，心電図などの結果から運動療法を開始してもよい身体条件であることを確認する．また，重症の網膜症，腎症のような糖尿病合併症*40など，身体トレーニング実施により病態の悪化を招く要因の有無を検索する．さらに，二次性(腎性など)高血圧，二次性(症候性)肥満症など運動療法の適応外の患者のチェックを行う．

発症間もない2型糖尿病，耐糖能異常，軽症高血圧，軽症脂質異常症，メタボリックシンドロームでは食事・運動療法の併用が治療方法の第一選択である．

ⓑ 運動の種類と方法

散歩，ジョギング，ラジオ体操，水泳など全身の骨格筋を用いる有酸素運動を中等強度(一般に脈拍120/分，60～70歳代100/分)で1回10～30分(体力のある人でも60分で休息する)，週3～5日以上実施する．米国糖尿病学会/米国スポーツ医学会は，1日30分，週5日，毎週150分の中等強度運動実施を勧告している．レジスタンス(筋力)トレーニングには，インスリン抵抗性改善に加えて，筋力増強，骨格筋増大効果があり，軽い負荷強度で行えば，加齢にともなう筋萎縮(サルコペニア)防止に有用であり，高齢者では有酸素運動に加えて，筋トレも実施する．さらに，バランス能力を向上させる片足立位保持などバランス運動*41も生活機能維持向上に有用であり，適宜取り入れる(**図4-28**)．

余暇の運動だけでなく，通勤，労働による身体活動(生活活動)も，2型糖尿病の発症率低下に有用であることが明らかとなっている．2型糖尿病は生活習慣病の代表例であり，エレベーターの代わりに階段を使うなど日常生活の中に身体活動を取り入れるとよい．活動量計や脈拍計を用いて評価し，1日10,000歩(中之条研究：4,000歩，うつ予防；5,000歩，心疾患，脳卒中，認知症予防)を目指す(**表4-8**)．すなわち，運動によらないエネルギー消費(non-exercise activity thermogenesis，NEAT)*42も肥満防止に有効であり，「こまめに体を動かす」よう指導する．また，「健康づくりのための身体活動基準2013(アクティブガイド)」も，「もう10分歩く(プラス10)」など少しでも体を動かすことの重要性を強調している．さらに，「健康づくりのための身体活動・運動ガイド2023」では，座位行動(座りっぱなし)が長くなりすぎないように注意すべきとしている．

NOTE

*40 **糖尿病合併症**：糖尿病で血糖コントロールがよくない状態が5～10年以上経過すれば，眼(糖尿病網膜症)，腎臓(糖尿病性腎症)，神経(糖尿病性神経障害)に合併症が発症する．この三者を糖尿病の三大合併症という．また，糖尿病患者は心筋梗塞(冠動脈硬化症)や脳卒中(脳動脈硬化症)などの動脈硬化症にも10～15年早くかかりやすいといわれている．

*41 **バランス運動**：静止または運動動作中の姿勢を任意に保つ，また不安定な姿勢から速やかに回復させる能力を高める運動．

*42 **NEAT**：立ったり，座ったり，掃除のような家事など，日常生活でのエネルギー消費．

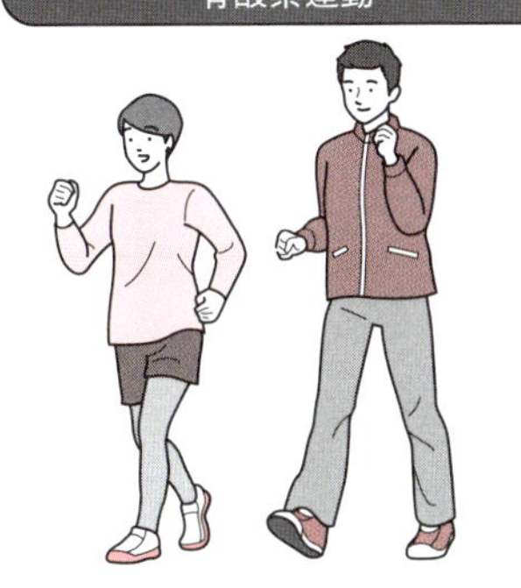
有酸素運動
ウォーキング，ジョギング，
サイクリング，水泳など
インスリン作用の改善
高血圧・脂質異常症の改善
体力・全身持久力の改善

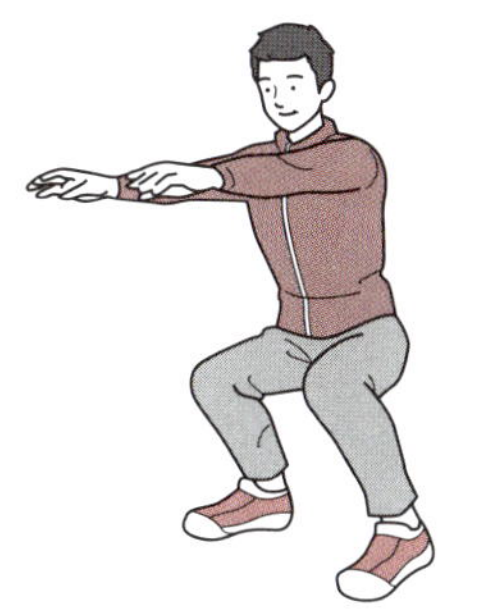
筋トレ（レジスタンス運動）
腹筋，スクワット，ダンベル運動
など

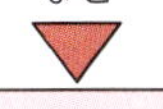

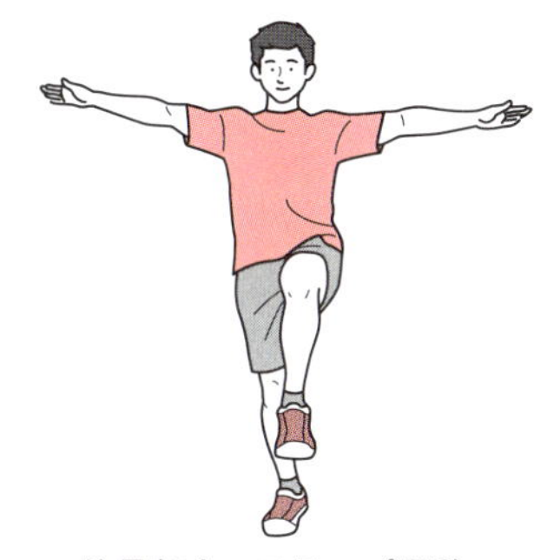
バランス運動
片足起立，ステップ運動，
バランスボールなど

転倒防止・
生活機能の維持向上

図4-28　運動の種類と効果
［佐藤祐造：アミークス vol.100, 2022より引用］

表4-8　糖尿病・肥満症のための運動処方

種目：有酸素運動：ラジオ体操，散歩，ジョギング，自転車を用いた運動，水泳（後二者が肥満者に適している）
　　　筋力運動：スクワット，チューブ運動，タンベルを用いた運動
強度：最大強度の50％前後（LT強度）
　　　（運動中会話のできる程度）
　　　脈拍　50歳代以下　120/分以下
　　　　　　60～70歳代　100/分以下
持続時間：10～30分（60分まで）
頻度：週に3～5日以上

注1）各自のライフスタイルに運動を組み込む．活動量計（歩数計）を装着する．
注2）インスリンなど血糖降下性薬物治療患者は食後に実施．

ⓒ 運動療法実施上の注意点

①高血圧，脂質異常症，糖尿病，肥満症の発症には食事性要因の関与も大きく，食事療法も併行して指導する．

②準備・整理運動（ストレッチングなどがよい）を実施する．

③短時間の軽い運動から，運動強度，時間を次第に増加させる．ウォーキングシューズなどスポーツシューズの使用，熱中症予防のため，暑い時の水分補給などの指導も徹底する．

④糖尿病患者，ことに，インスリン治療中の患者では補食など低血糖防止のため個別に指導する．

⑤運動療法開始後，定期的にトレーニング効果の評価を行う．血圧，血糖，HbA1cと血清脂

表4-9 運動療法実施に影響を与えている要因

	オッズ比（95%信頼区間）	P値
インスリンを使用していない（基準：インスリンを使用している）	1.21（1.00～1.47）	0.011
診察時の運動療法指導頻度（基準：受けたことがない）		
ほぼ毎回受けている	1.79（1.28～2.51）	0.001
2～5回に1回程度	1.89（1.40～2.56）	＜0.001
6～10回に1回程度	1.24（0.95～1.63）	0.118
1年に1回程度	1.23（0.97～1.55）	0.086
運動種類の指導を受けた（基準：受けていない）	1.32（1.08～1.61）	0.008
運動頻度の指導を受けた（基準：受けていない）	1.60（1.24～2.06）	＜0.001
運動時間の指導を受けた（基準：受けていない）	1.63（1.32～2.01）	＜0.001
運動実施が好きである（基準：嫌い）		
好き	4.87（2.97～7.93）	＜0.001
どちらかといえば好き	2.81（1.72～4.61）	＜0.001
どちらともいえない	2.18（1.33～3.58）	0.002
どちらかといえば嫌い	1.77（1.07～2.93）	0.025
仕事・家事3～5メッツ（基準：なし）		
30分	1.50（1.14～1.96）	0.003
1時間	2.31（1.77～3.03）	＜0.001
2時間以上	1.70（1.29～2.25）	＜0.001

注）2項ロジスティック回帰分析による．従属変数：運動療法非実施群＝0，運動療法実施群＝1
［Arakawa S et al：The factors that affect exercise therapy for patients with type 2 diabetes in Japan：a nationwide survey. Diabetology Int 6(1)：19-25, 2015より引用］

質などに加えて，運動後の爽快感，疲労感，体重，体脂肪率など自・他覚症状も参考になる．

⑥患者各個人のライフスタイルを考慮に入れたオーダーメイドな運動処方を指導する．

⑦電話やインターネット（アプリ）などを適宜活用する．

話題 12 糖尿病運動療法に関する全国調査成績

2007年日本糖尿病学会は，糖尿病運動療法に関する調査研究委員会を設置し，運動療法実施状況に関して調査・解析を行った．

食事療法は，管理栄養士・栄養士が指導しているが，運動療法は運動指導の専門家（理学療法士，健康運動指導士等）による指導が少なく，医師が指導していた．

糖尿病患者の運動療法の実施率は半数にとどまっており，行っていない理由として「時間がない」が最も多かった．また，運動療法の指導を受けていない人を基準にすると，医師等から年に数回指導を受けること，指導内容として具体的に運動の種類，頻度，時間まで説明されると，それぞれ運動療法を行う確率が1.3～1.9倍上昇する可能性が見いだされた．さらに，運動を行うことが好きな人は，嫌いな人に比べ，運動療法実施のオッズ比が4.9倍高いことも判明し，運動を行うことが好きになるよう指導することの重要性も判明した（**表4-9**）．

D 運動と健康―運動による障害

運動は人体にさまざまな影響を与える．適度な運動は身体を健康に保つために必要であるが，強度や頻度がすぎると人体にさまざまな傷害を引き起こす．逆に運動が不足すると，筋・骨などの運動器や内臓に萎縮や機能障害を生じる．本項では主に運動が人体に与える傷害について述べる．

1 運動器の傷害

ⓐ スポーツの危険性

繰り返しの外力が加わると，組織はそれに適応する反応を示す．たとえば，筋力増強（強化）運動を行えば筋力や筋量が増大し，ジャンプを繰り返すと骨の固さや骨量が増大する．反対に“寝たきり”になると筋は萎縮し，骨は骨粗鬆症となる．しかし，刺激は大きければ大きいほど組織は“強く”なるわけではなく，ある程度を超えると組織に損傷を生じる．この程度は個人により異なる．また組織や年齢により変化する．

(1) 組織による違い

筋は血管の豊富な組織であるが，腱，靱帯は血管に乏しい．骨では骨髄は血流が多いが，皮質骨は血流が乏しく組織反応が遅い．また軟骨は基本的に血管をもたず，酸素を利用しない嫌気性代謝が主体で，代謝が遅い．運動刺激を受けた場合，筋・骨は徐々に適応を示すが，腱・靱帯は適応することはほとんどないといわれている．また，軟骨に至っては至適な刺激強度が低く，傷害を起こした場合には治癒機転が働きにくい．

(2) 年齢による違い

骨の成長は成長軟骨による．新生児の場合は膝関節以外の関節には骨化核がなく，軟骨のみから構成され，成長にともない15～17歳でようやく骨格が完成する（**図4-29**）．このように成長期の関節は成人と異なり軟骨成分の占める割合が非常に大きいので，この時期に成人と同様の筋力強化や関節の酷使を行うと容易に関節軟骨や腱付着部が損傷される．これを骨端症という．

また中高年以降になると関節軟骨の老化・摩耗による変形性関節症が発生してくる．このメカニズムは完全には解明されていないが，細胞の再生能力の低下が関与している．とくに体重を支える膝関節，股関節が健康のためのスポーツで問題になる．変形性膝関節症は国内に数百万人の患者がいるといわれており，骨粗鬆症に匹敵する問題である．

話題 13 超高齢社会と運動器傷害

超高齢社会の到来とともに，介護や「寝たきり」が問題となっている．これらの原因として運動器の傷害の占める割合は大きい．2022年度の国民生活基礎調査（厚生労働省）によると要支援となった者のうち，「関節疾患」は19.3％で第1位，「骨折・転倒」は16.3％と第3位を占めている．また

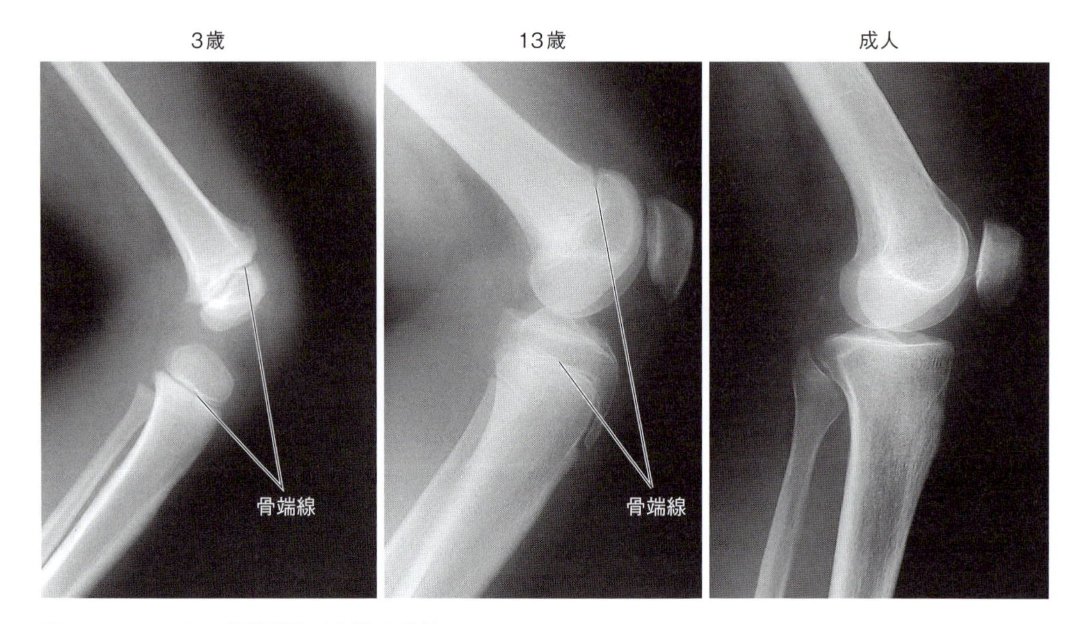

図4-29　エックス線側面像での膝の成長
膝蓋骨は3〜4歳まではすべて軟骨でエックス線写真には写らない．通常，男子では16〜18歳で，女子では15〜17歳で骨端線（成長軟骨帯）は消失する．

第2位（17.4%）の「高齢による衰弱」は運動器機能低下の影響が大きく，運動器傷害の予防は重要である．このような高齢者の運動器傷害は「ロコモティブシンドローム」（運動器の傷害により要介護になるリスクが高い状態になること）と総称されている．また高齢者で筋肉量が減少した状態に対して「サルコペニア（筋肉量減少症）」という言葉が用いられる．この原因としては，タンパク質摂取量も重要であるが，脊柱を含めた運動器の傷害が大きな影響を与える．

ⓑ スポーツ傷害発生の背景因子

(1) 個体の要因

骨格配置：解剖学的形態により身体の各部分にかかる外力が異なる．たとえば，O脚は体重がかかると通常と比べて膝関節の内側にはより大きな圧迫力が，外側にはより大きな牽引力が加わる．

筋力：もともと筋力がない場合や疲労で十分な筋力が発揮できない場合，組織に過度の歪みが生じる．たとえば，下腿の筋群はジャンプの接地の際に脛骨の歪みを小さくするように働くが，疲労して筋力が発揮できないと，脛骨の歪みが大きくなる．逆にゴルフによる肋骨の疲労骨折のように，過大な筋力は過度の歪みを与える場合もある．また，膝屈筋の肉ばなれは膝屈筋の筋力が大腿四頭筋の筋力に対して劣る場合に発生しやすいとされており，バランスも重要である．

未熟な技術：動作が円滑でなく無理な力が組織に加わり過度な歪みを生じる．

柔軟性の欠如：体を反張させる（後方へ反らせる）動作を行う際，股関節の前面の筋（大腿直筋，腸腰筋）の柔軟性が欠如していると腰椎に過伸展が生じる．このように身体の一部の柔軟性が欠如していると，他の部位に過度な負荷が生じる.

(2) 運動方法の要因

過度な練習量，個別性の原則の軽視，漸進性の原則の軽視，全面性の原則の軽視，休息の欠如がスポーツ傷害発生の要因としてあげられる.

(3) 環境の要因・サーフェス

サーフェスとは人体と人体の動きを受けとめる支持体との界面である．通常は運動を行う際に荷重支持対象となるのがサーフェスである．これらの摩擦係数や弾性が下肢自体の歪みや筋出力に影響する.

ⓒ スポーツ傷害の分類

(1) 急性損傷(外傷)

1回の外力により組織に損傷が起こった場合を外傷という．損傷された組織により，骨折，筋損傷，腱断裂，軟骨損傷，半月損傷，靱帯損傷，捻挫などと呼ぶ．捻挫は靱帯損傷と同義である.

(2) 慢性損傷(使いすぎ症候群)

外傷を起こす程度よりも小さい外力が同じ組織に繰り返し加わり損傷を起こす場合を指す．損傷された組織により，疲労骨折，腱炎，腱鞘炎，靱帯炎などと呼ぶ.

傷害は急性損傷と慢性損傷を総合的に表す言葉である．障害は慢性損傷を指す.

ⓓ 急性損傷

(1) 急性損傷の経過

(i) 急性期(炎症期)受傷後～72時間

急性損傷が起こると，細胞，血管などが破壊される(一次的外傷性損傷)．破綻した血管からは血液が漏出し，血液が凝固して凝固塊(血腫)を形成する．このとき，血小板からサイトカインと呼ばれる物質が放出され，損傷組織付近の毛細血管周囲の血管の透過性が亢進し，タンパク質や白血球が血管外に漏出する．外傷後，数分経過して生じる急激な腫脹はこのためである．この時期を，とくに凝血期(clotting phase)と称する．一次的外傷性損傷を免れた周囲組織は，腫脹などの影響で血液潅流が低下し相対的な低酸素血症をきたす．相対的な低酸素血症が高度であったり，長期間持続すれば，細胞は壊死し，さらに組織損傷は増大する(二次的外傷性損傷).

(ii) 増殖期　受傷後3日～3週間

増殖期には損傷された組織の修復反応が活発化する．正常の靱帯や腱はI型コラーゲンで構成されているが，この時期の修復は，成熟した腱や靱帯と異なるIII型コラーゲン(真皮，血管に存在し網目状の構造を形成する)で行われる．炎症反応は消退していくが，毛細血管の増生は続いていく.

(iii) 改変期(成熟期)受傷後3週間～

修復された組織は力学的環境に応じて，組織改編が起こり，III型コラーゲンは徐々にI型に置換されていく．このような改変は，受傷後半年～2年程度続くことがある．毛細血管の増生は半年程度で収まることが多い．この時期は，適切なリハビリテーションを行うことにより，損傷組

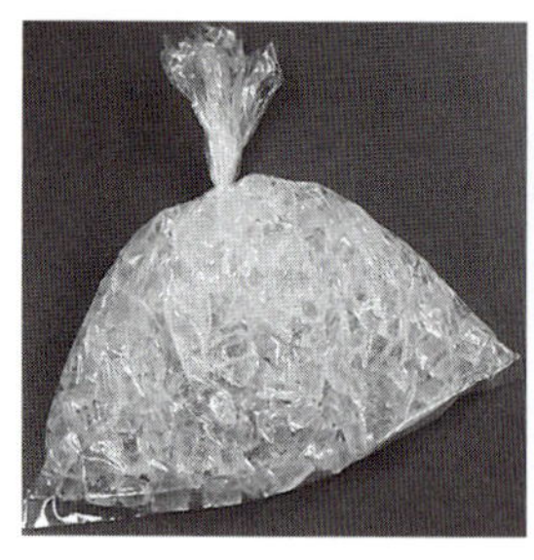
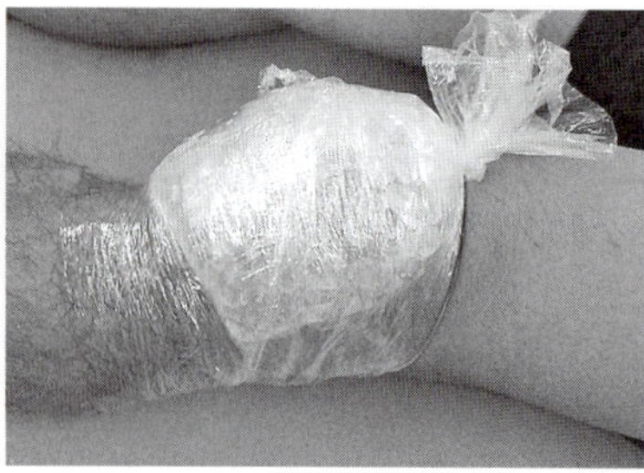
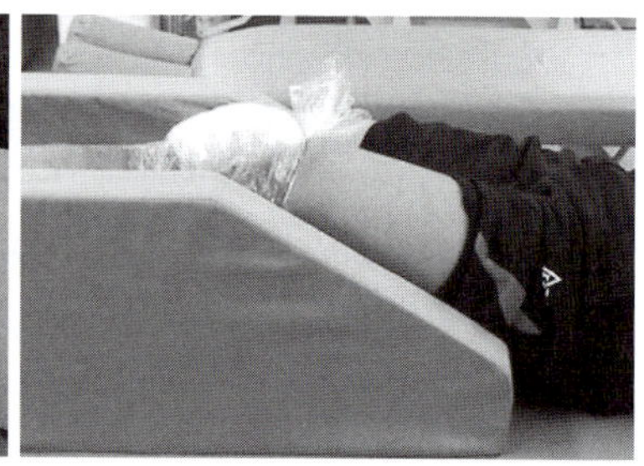

図4-30 RICEの実際
アイスパックを患部にラップし，心臓よりも高い位置に置く．

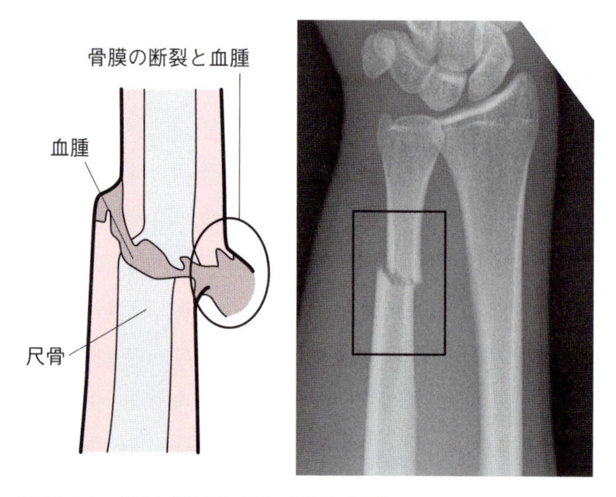

図4-31 骨折（尺骨）での血腫の形成

織などの改変を妨げないようにすることが必要である．

(2) 急性損傷に対する治療原則

RICE処置：これはrest，ice，compression，elevationの頭文字をとったもので安静，冷却，圧迫，挙上を行うことである（**図4-30**）．とくに冷却は，①局所代謝の低下（炎症性酵素，組織破壊性酵素などの抑制），②毛細血管透過性の減少（浮腫抑制），③疼痛受容器に対する麻痺作用などの生理作用を有する．しかし同時に修復のための生物学的反応も抑制するため，受傷後2日を超えないようにすべきである．急性期を過ぎるRICEは損傷組織の萎縮，線維化，癒着および拘縮などを生じ，スポーツ復帰の妨げになる．これらを生じないように可及的早期に筋力回復，可動域訓練などを進めることが必要である．

(3) 骨 折（**図4-31**）

骨折が生じると骨折端から出血し骨折部に凝血塊ができ，肉芽組織から線維組織へと変化する．この段階で骨折部の可動性が小さければ軟骨組織から骨組織へと変化し治癒する．可動性が大きい場合は骨は癒合せず，いつまでも異常な可動性を残す．これを偽関節という．治癒期間は年齢により大きな違いがあり，乳幼児期はこの経過が非常に早い．2週間以内で骨形成が確認できることが多い．年齢が上がるにつれ骨形成は遷延し，成人では6〜8週間以上かかることが多い．

(4) 捻挫，脱臼，亜脱臼

捻挫とは関節に過度な外力が加わり靱帯や関節包が牽引力のため損傷したことを指す．外力が大きくなり関節を構成する向かい合った関節面が完全に逸脱した状態を脱臼，一部向かい合っている状態を亜脱臼という．脱臼，亜脱臼を正常な関節面の関係に戻すことを整復という．整復のみでは靱帯が正常に修復されるとは限らない．

(5) 筋挫傷，肉ばなれ

筋挫傷：一般的に打撲により筋に腫脹，疼痛，血腫などが生じるものを指す．

肉ばなれ：自家筋力により筋またはその周囲組織に損傷が生じたものを指す．診断は，負傷したときの動きの確認，局所所見(圧痛，硬結，腫脹，陥凹)，筋収縮による痛みの発生，ストレッチによる痛みの発生による．好発筋は大腿二頭筋，半腱様筋，半膜様筋，大腿直筋などである．肉ばなれ発生の要因として筋力低下，筋柔軟性の欠如があげられる．安静により症状は消失するが，筋力低下や筋柔軟性の欠如があれば容易に再発をきたす．復帰の条件として筋力や筋柔軟性の十分な回復，復帰するスポーツに特有な動作の訓練など，慎重なアスレティック・リハビリテーションが必要である．

(6) 軟骨損傷

軟骨は血流がほとんどなく治癒傾向に乏しい組織である．とくに関節軟骨損傷は治療成績が良好とはいえなかった．しかし，最近では自己の骨軟骨片を損傷部位に移植する方法や，自己の軟骨細胞を採取して培養により増殖させ，損傷軟骨部に培養細胞をまぜたゲルを充塡し，その表面を膜で覆うという再生医療が臨床応用されている．

ⓔ 慢性損傷

(1) 疲労骨折

外力による変形を繰り返すことにより生体は適応現象を起こす．たとえば，骨の場合は骨密度が増大したり低下したりする．この生理的適応の範囲を超えた強度または頻度の外力が加わると，疲労骨折が生じる．動物実験によると，繰り返しの外力が加わると最初は骨吸収が起こり骨髄には充血が生じる．2週間ほどで修復反応と考えられる骨形成が始まる．したがって，一般的にエックス線画像では発症後2週以上経過しないと疲労骨折の所見が明らかとならない．これに対して，MRI(核磁気共鳴画像)ではエックス線画像よりも早期に画像診断が可能である．

疲労骨折は骨吸収や骨髄を構成する細い梁状の骨の微小骨折という破壊と，骨形成という修復とが混在した病態であり，骨形成以上に骨吸収が続くと最後には骨折を起こす．

発生部位は荷重骨である中足骨，脛骨などが多い．治療は一部の例外を除いて繰り返しの外力を避けることで十分なことが多い．

(2) 腱炎，上顆炎

腱炎と称されているが，病理学的に炎症細胞はほとんど見いだされることはなく，近年は膠原線維の微小断裂の修復不全が本態であるとされている．したがって現在は国際的に腱炎という言葉は用いられず，腱障害もしくは腱症という言葉が用いられる．テニス肘といわれる上腕骨外上顆炎では手関節や手指の伸筋群が，アキレス腱炎では下腿三頭筋が，ジャンパー膝と呼ばれる膝蓋靱帯炎では大腿四頭筋が伸張性収縮を起こしたときに腱の張力が大きくなり，膠原線維の微小断裂を起こす．いったん微小断裂による傷害が生じれば，同部は力学的弱点となり，応力が集中して難治性となる．現在エビデンスの明らかとなっている治療法としては，伸張性収縮を利用したエキセントリックトレーニング（伸張性収縮によるストレッチトレーニング），PRP療法（PRP：多血小板血漿），体外衝撃波（音速以上の空気の波動を用いた組織破壊により治癒を促進する治療法）などがあげられる．

(3) 骨端症

成長期の骨格は成人と異なり，骨端部や腱付着部に成長軟骨板が存在する．この部分は力学的に脆弱なので繰り返しの外力で容易に傷害を引き起こし，これを骨端症と称する．骨端症は，①腱付着部の骨端における牽引力によるもの（オスグッド・シュラッター病），②骨端に対する圧迫力によるもの，③関節軟骨の損傷（離断性骨軟骨炎），④成長軟骨自体の障害の4型に分類される．とくに成長期のスポーツ活動については①と③が問題になることが多い．なかでも上腕骨小頭の離断性骨軟骨炎（例：野球肘）のように重大な機能障害を残す可能性が高いものについては，障害が疑われた時点でただちにトレーニングを制限する必要がある．

ⓕ 主な部位別傷害

(1) 脊　柱

(i) 椎間板ヘルニア（図4-32）

椎間板は中心の髄核とそれを覆う線維輪から構成される（**図4-33右上**）．髄核[*43]が線維輪[*44]を破って膨隆または脱出し，脊髄神経に障害を与える疾患である．椎間板変性にともない徐々に進行するものと，急性に線維輪が損傷されて髄核脱出をきたすものがある．症状は腰痛と罹患神経症状である．頸椎では肩から上肢への放散痛を，腰椎では臀部から下肢にかけての放散痛（坐骨神経痛）をみる．神経障害の程度によっては知覚低下や筋力低下をみる．腰椎の場合，まれであるが，排尿機能や，排便機能に障害をきたす膀胱直腸障害をきたすこともある．確定診断にはMRIが有用である．自然経過でヘルニアは縮小するが，若年者ほど時間を要する．場合によっては手術治療も考慮される．

(ii) 腰椎分離症（図4-33）

通常，第5腰椎に起こる．ほとんどの例で成長期の疲労骨折が原因である．椎弓峡部に疲労骨折が発生すると激しい腰痛を感じる．発症早期に運動を中止し，外固定を行えば分離症の予防が可能である．しかし，この時期の疲労骨折の診断は難しく，MRIで特殊な方向の断面をみる必要がある．いったん分離が完成すれば，分離部が動くことによって腰痛を起こす．とくに伸展時の腰痛が特徴的である．治療は分離部の負担を減らすために股関節周囲の筋の柔軟性獲得，体幹

NOTE

[*43] **髄核**：主にコラーゲン，ヒアルロン酸，プロテオグリカン，水からなる弾力性と硬さをもつ組織である．
[*44] **線維輪**：椎間板の表層にある，厚く強靱な線維組織で，コラーゲンのシートが多層性に髄核を取り巻く構造となっている．

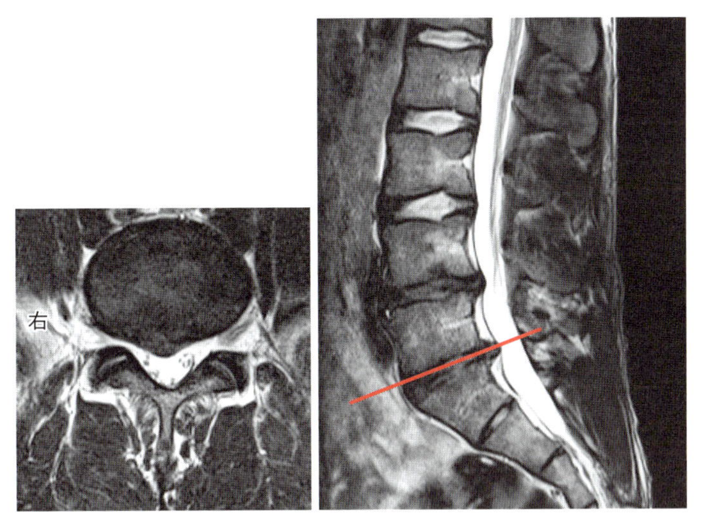

図4-32　第4腰椎/第5腰椎および第5腰椎/仙骨の椎間板ヘルニアのMRI像

横断像は第5腰椎/仙骨を示し右側の椎間板突出を認める.

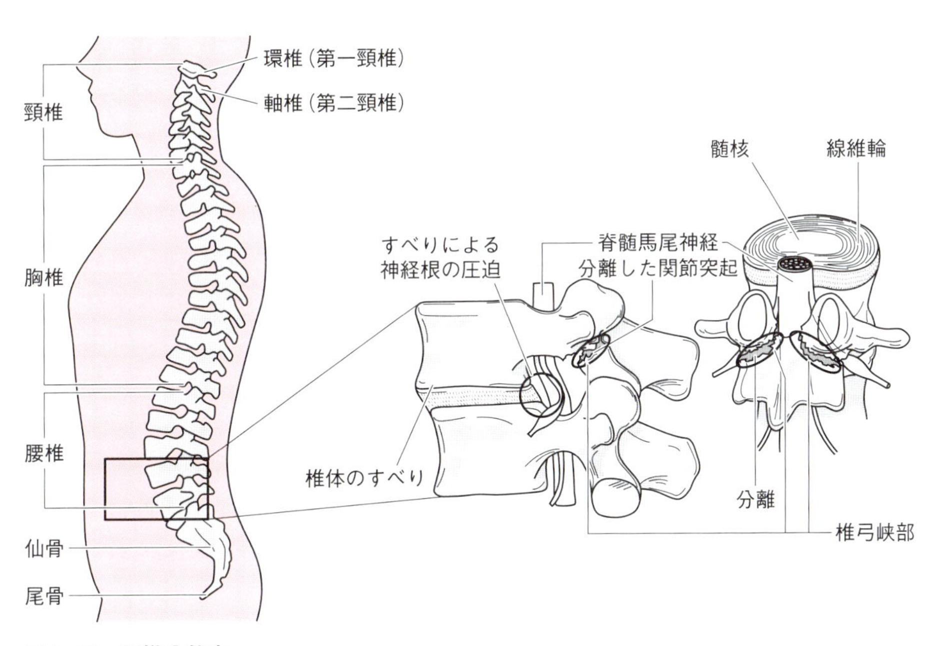

図4-33　腰椎分離症

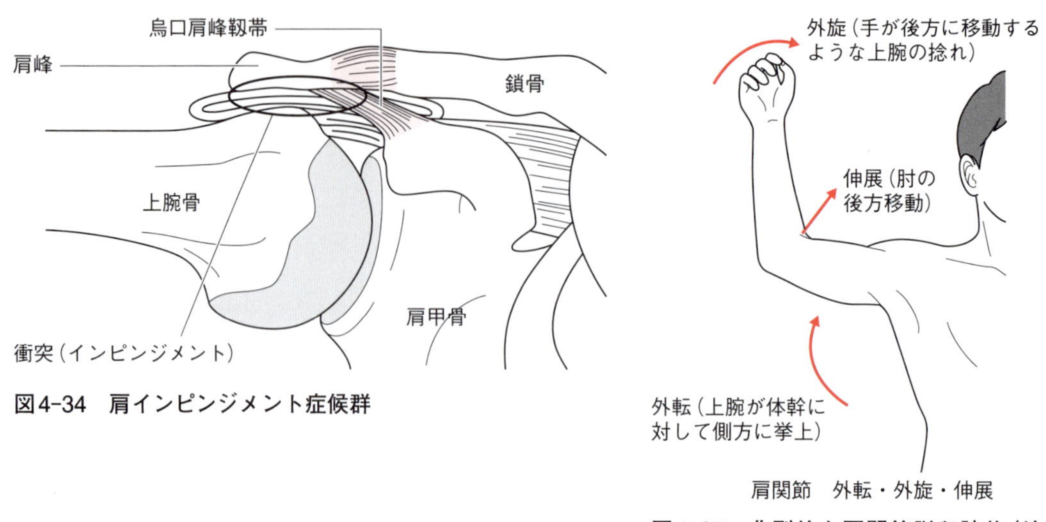

図4-34 肩インピンジメント症候群

図4-35 典型的な肩関節脱臼肢位(外転・外旋・伸展)

筋力強化を行う．また，すべりが生じると神経根の圧迫を生じ，筋力低下，疼痛や知覚障害を起こすことがある．

(2) 上 肢

(i) 肩インピンジメント症候群(図4-34)

肩挙上時，上腕骨の大結節から棘上筋腱に至る部位が，烏口肩峰靭帯から肩峰前方下面を通過する際に衝突することにより，疼痛や腫脹などの炎症を起こす．症状は挙上時の疼痛と引っかかり感で，典型的な例では60～120°挙上で疼痛を感じ，120°以上では疼痛は生じない．進行すると腱板の断裂につながる．スポーツでは，頻回の挙上動作を行うテニス，野球，水泳(水泳肩)，ハンドボールなどで起こりやすい．

(ii) 反復性肩関節(前方)脱臼

肩関節が強制的に外転，外旋，伸展位になった場合(**図4-35**)，肩関節の靭帯の一部が断裂して脱臼を生じる．これを外傷性肩関節前方脱臼という．脱臼が整復された後も断裂した靭帯の修復が不十分な場合，肩関節外転外旋位で容易に脱臼してしまう．これを反復性肩関節(前方)脱臼という．年齢が低いほど反復性に移行しやすいといわれている．

近年，軽度屈曲，内外旋中間位～軽度外旋位による固定で，損傷された靭帯が損傷前のように修復されることがMRIにより明らかとなった．また，この新しい固定法による治療で反復性脱臼に移行する率が従来の内転内旋位固定と比べて減少することが明らかにされている．

いったん反復性脱臼となった場合，再脱臼を防ぐ方法は，①脱臼肢位をとらないようにする，②手術治療を行うのいずれかである．肩関節が，外転，外旋，伸展位をとらないように，反対方向の内転，内旋，屈曲方向の筋力を強化することは有意義であるが，脱臼肢位になった場合には

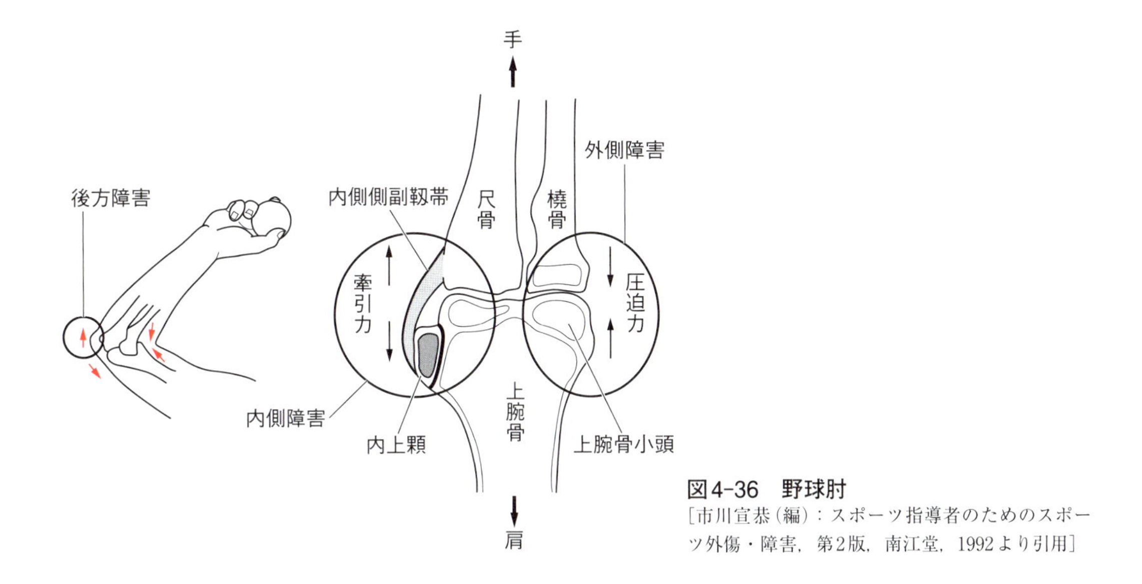

図4-36 野球肘
［市川宣恭（編）：スポーツ指導者のためのスポーツ外傷・障害，第2版，南江堂，1992より引用］

脱臼を完全に防止することはできない．

(iii) 野球肘（図4-36）

投球時には肘に外反力が加わる．野球肘は内側の靱帯や腱の緊張と外側の橈骨上腕関節の圧迫が増大することが原因であり，内側型，外側型，後方型の3つに分類される．骨軟骨が未成熟な成長期に好発する．とくに外側型は治癒しがたいので早期診断が必須である．

(3) 下　肢

(i) 膝靱帯損傷（図4-37）

前十字靱帯損傷：前十字靱帯は膝関節の中に存在する靱帯で，後十字靱帯に比べて細く損傷されやすく，治癒しにくい．膝関節をひねった際の損傷が最も多い．室内競技はシューズが床面に固定されやすく体のひねりが膝に加わりやすい．とくに女子に起こりやすく，他人との接触がなくても損傷が起こる．通常，膝関節内に血液貯留が起こり，合併損傷がなければ2〜3週で歩行は可能となるが，ストップやターンで膝くずれを起こす．膝くずれを繰り返すと半月損傷を経て関節軟骨損傷，変形性関節症へと進行する．MRIは高率に診断でき，他の損傷も明らかにできるので，治療計画を立てるために必要である．

治療の原則は膝くずれに引き続いて生じる半月損傷を防ぐことである．スポーツ活動を抑制すること，前十字靱帯用装具をスポーツの際に装着することで膝くずれが予防できることもある．競技スポーツを継続する希望がある場合は靱帯再建手術の適応になる．

後十字靱帯損傷：前十字靱帯損傷に比べると発生率は低い．受傷機転は，膝から落ちたりして脛骨近位前方から強く押された場合および膝が過伸展した場合に生じる．不安定性の程度が軽い場合は自覚症状もほとんどない．長時間が経過した例では症状が軽度ならば筋力強化などで対処する．不安定性が高度であれば靱帯再建手術の適応になる．

内側側副靱帯損傷：膝に外反外旋力が加わり内側側副靱帯が損傷される．完全断裂に相当する

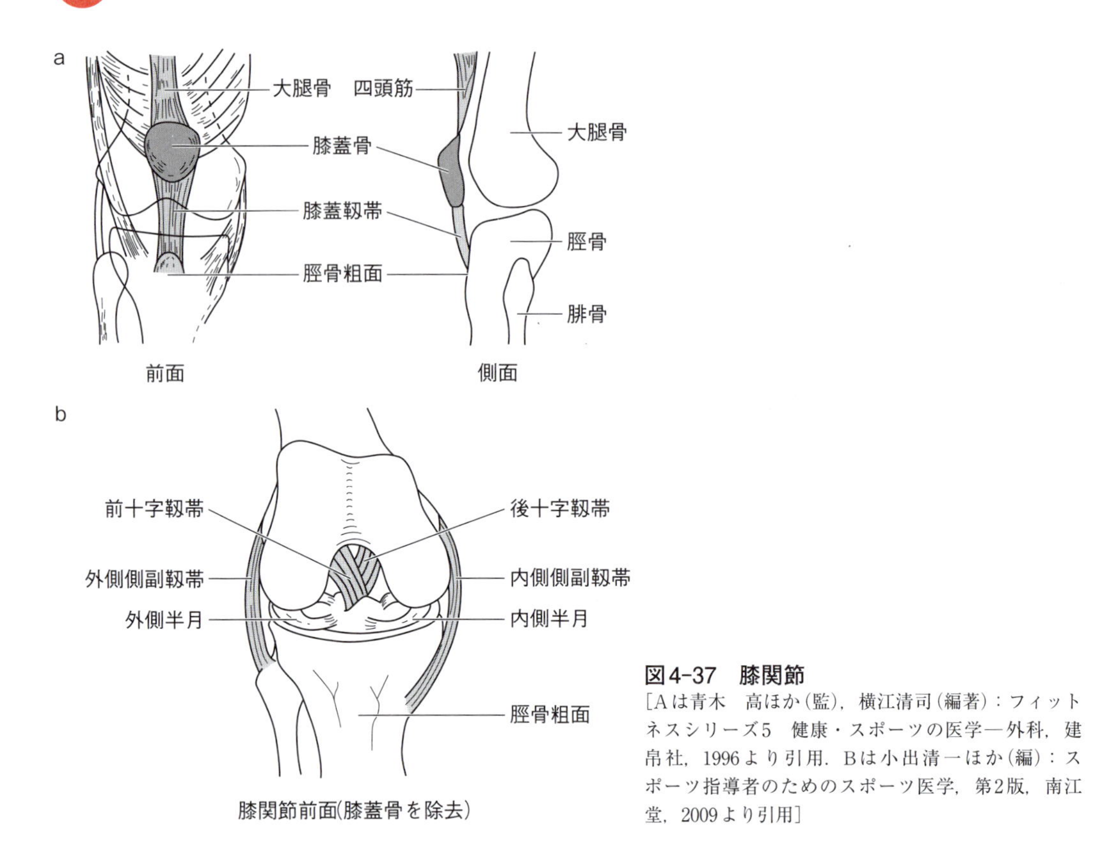

図4-37　膝関節
[Aは青木　高ほか(監)，横江清司(編著)：フィットネスシリーズ5　健康・スポーツの医学—外科，建帛社，1996より引用．Bは小出清一ほか(編)：スポーツ指導者のためのスポーツ医学，第2版，南江堂，2009より引用]

Ⅲ度損傷では前十字靱帯損傷などを合併していることが多い．単独損傷であれば保存的治療でよいとされる．

(ii) 足関節捻挫

単純な内反捻挫では外側の前距腓靱帯と踵腓靱帯が損傷されるが，下腿に対して足部が捻転すると三角靱帯や遠位脛腓靱帯も損傷される．Ⅰ度損傷(不安定性がなく浮腫，疼痛のみ)であれば，1週間程度はテーピングなどで保護しつつ，競技復帰を目指す．不安定性が強い場合は，手術療法，装具固定療法などの治療法が有効との意見があり，統一した見解は定まっていない．

2 運動器以外の傷害

ⓐ 突然死

ここでは外傷や自殺以外の原因である内因性の突然死に限って述べる．原因を確定させることは困難な場合が多いが，スポーツにおける突然死の原因は年齢により異なる．

諸家の報告によると，学童から思春期では突然死の原因は約80%が心疾患によるものであり，次いで，てんかん，脳出血などの神経疾患とされている．成人若年者では肥大型心筋症が最も多く，次いで冠動脈奇形などがみられ，マルファン症候群の大動脈破裂も10%程度みられる．中高年になると動脈硬化を基盤とした虚血性心疾患が80〜90%程度を占めるという報告が多い.

予防：原因がわからない場合も多く，完全に予防することは不可能とされている．小児では軽微な心疾患で突然死を起こすことは比較的少なく，まれな先天性心疾患による事例が多いので，いたずらに軽微な心疾患に対して運動を制限することに疑問を呈する意見もある．不整脈による突然死は発症から死亡までの時間が短いので，早期の救急蘇生処置がとくに重要である．突然死をきたす心疾患のうちブルガダ症候群やQT延長症候群などは心電図により，肥大型心筋症の発見は心エコーによりある程度事前診断が可能である．マルファン症候群も高身長と長い四肢が特徴であり，心血管系のチェックを受けるべきである．中高年以上では虚血性心疾患のチェックが重要である．イタリアの報告によると，アスリートの心臓性突然死の発生率が，心電図を加えたメディカルチェックにより，10万人あたり3.6人/年から0.4人/年まで減少したとの報告があり，スポーツ参加時に行うメディカルチェックはこれらの疾患の発見に有効で突然死を減らすことが可能である.

話題 14　心臓振盪

比較的若い運動選手が心窩部に対して打撃を受けると心室細動が生じることがあり，放置すれば死に至る．これを心臓振盪という．胸郭の柔軟性が関与しており，成人での発症は少ないとされる．動物実験によると心電図のT波付近の20ミリ秒の区間で衝撃を与えると心室細動を生じることが明らかになっている．野球やソフトボールの捕球で胸に当てることがリスクとなる．またサッカーの胸トラップやけんかで胸を突いたときに生じた報告もある．最も発生しやすい野球やソフトボールでは，胸にボールを当てる捕球を避けることが必要であるとされている．また発生した場合には，後述するAEDを使った迅速な救命処置が必要である.

ⓑ 過換気症候群

何らかの原因で換気量が増大すると，動脈血二酸化炭素分圧が減少するために血液pHが上昇し諸症状が起こる．換気量増大の原因としては，肺線維症や中枢神経障害などの器質的疾患や精神的ストレス，心身症などがある．スポーツで問題になるのは器質的疾患がない心因性のものである.

20歳前後に初発し，発作を繰り返すことが多い．症状は多彩で，呼吸困難感・空気飢餓感などの呼吸器症状，動悸・胸部圧迫感などの循環器症状，腹痛・嘔吐などの消化器症状，めまい・しびれ感などの神経症状などがある．症状が進行すると筋硬直や痙攣が生じ，意識障害をきたすこともある．筋硬直や痙攣は手・前腕など上肢に起こりやすいが，顔面や全身のこともある．このことがさらに不安感を増悪させ過換気を進行させる.

発作が生じた際には，他疾患の可能性を除外した後に，不安を除くように声をかける．意識的に呼吸を遅く，あるいは呼吸を止める（息こらえ）ようにさせることもあるが，紙袋を口に当てて再呼吸を行わせるペーパーバッグ法は過度な低酸素血症をきたす危険性があるため行わない．不安感に対して薬剤を投与することもある．器質的疾患がなく発作を繰り返す場合はカウンセリングや精神科医によるアプローチが必要になる.

ⓒ スポーツにおける貧血

血液中のヘモグロビン濃度が異常に低下した状態を貧血という.一般的にヘモグロビンは酸素運搬能力に直結するので,有酸素運動能力が必要なスポーツのパフォーマンスに直接的な影響を与え,競技成績の低下,易疲労感をきたす.逆に高すぎるヘモグロビン濃度は血液の粘性を高め,血流抵抗の増加をきたして,末梢血流量の減少をきたす.この面から長距離選手などでは運動中の酸素運搬を効率よく行うために血液希釈という適応現象が生じるという意見もある.

ヘモグロビンの組成に鉄は必須であるが,女子では月経による出血で鉄が失われやすい.筋を構成するミオグロビンもまた鉄が必要なので,筋量の増加にともない鉄需要も増加する.また長距離選手では消化管への出血,尿路への出血が起こることが知られており,長期間この状態が続けば鉄欠乏となる.一般的にスポーツによる貧血は夏期に悪化することが多く,発汗中への鉄損失が1つの原因とされている.また亜鉛などの微量元素の不足も原因とされている.運動中に足底部を頻回に打ちつける長距離走,バレーボール,バスケットボールなどのスポーツに起因する溶血により貧血が認められることもある.

治療の原則は,食物からの十分なタンパク質と鉄の摂取であるが,不十分な場合は鉄剤投与を行う(p.159参照).

ⓓ 熱中症(第6章C 2 ⓒ 参照)

暑熱環境によって起こる障害の総称である.日本救急医学会は,熱中症を重症度により,Ⅰ度(熱痙攣(けいれん),熱失神),Ⅱ度(熱疲労),Ⅲ度(熱射病)に分類している.

(1) 分 類

(i) 熱痙攣

発汗にともない大量の電解質が消失するが,これに対して水分のみを補給した場合には体液電解質濃度や浸透圧が低下し,筋痙攣が生じやすい状況が引き起こされる.とくに高温乾燥状態で長時間運動や労働を行った際に水分のみを補給して生じる.筋痙攣は疼痛をともない,運動でよく使われる筋に好発する.四肢の筋群のみならず体幹の筋にも生じる.ほかに脱力感,胃部疼痛,嘔吐,下痢をともなう.

(ii) 熱失神(熱虚脱)

暑熱環境では放熱のために皮膚血流の増加が起こるが,脱水,筋血流量の増加などにより心拍出量が対応できず,血圧低下,中枢神経への血液の供給が減少することにより起こる脳血流低下症状である.症状はめまい,失神,顔面蒼白,呼吸数増加,唇のしびれなどがみられる.

(iii) 熱疲労

大量の発汗により生じる脱水症.体温調節中枢機能は保たれている.症状が進行して体温調節中枢機能に異常をきたすと熱射病と呼ばれ,生命の危険が著しく増加する.症状としては脱力感,めまい,頭痛,吐き気,嘔吐,意識障害,皮膚の蒼白湿潤があげられる.

(iv) 熱射病(うつ熱症)

高温環境で運動を行うと体熱産生が増大し，体温調節中枢の負担が増大する．さらに体温が上昇すると体温調節中枢機能が破綻(はたん)し，発汗停止などをきたし，さらに体温が上昇を続け，全身の代謝障害から多臓器不全を生じる．熱射病では異常な体温の上昇(40℃以上)，種々の程度の意識障害，頭痛，吐き気，めまい，全身の血管内で血栓がつくられ，凝固因子が消費され尽くされて生じる播種(はしゅ)性血管内凝固による出血傾向，障害臓器の症状をみる．致死率は高い．体温上昇の主たる原因が日射によるものを日射病という．

(2) 予防対策と対処法

(i) 予防対策

熱中症は梅雨明けに気温が急上昇した際に多発する．暑さへの順応には少なくとも3日間が必要であることが明らかとなっている．順応が完成していない条件では練習量や労働量を少なくすることが必要である．また気温が低くても湿度が高いときは皮膚からの蒸発性放熱量が著しく低下し，体温が低下しにくく，発汗量も増加することを考慮する必要がある．

水分補給も重要である．口渇に応じて水分補給を行うと，喪失水分量よりも少ない水分しか補給されず，これを自発的脱水という．したがって，口渇を生じる前に強制的に給水することが脱水予防のために必要である．補給する水分は0.2%食塩水が推奨されている．市販のスポーツ飲料は電解質濃度がほぼ0.2%となっているものが多い．

また，熱中症は進行すると多臓器不全を起こし死に至る疾患なので，条件が悪いときは無理をさせず，熱中症の疑いのあるケースは早めに休ませるという注意が必要である．

(ii) 対処法

熱失神は脱水が背景にあるので，臥位(がい)にして涼しいところで休ませ，水分を補給すれば回復することが多い．熱痙攣は塩分喪失なので，少し濃い0.5～0.9%食塩水を補給するが，医療機関へ搬送して，生理食塩水を静脈投与する方が早く効果が現れる．熱射病に関しては医療機関への搬送が必要である．熱射病は生命にかかわる病態なので水分補給および冷却処置を行いつつ救急車などで医療機関へ搬送することが必要である．

冷却処置としては，①大血管の通っている頸部，腋窩部，鼠径部を氷水で冷却し，②その他の皮膚は温水をかけ，風を送り，気化により熱を奪う．その際，冷やしすぎると皮膚血管が収縮し放熱量がきわめて低くなること，筋に“ふるえ”を生じ熱産生が起こることで体温上昇をきたすことに注意が必要である．

近年，海外では医療機関に搬送する前の熱射病に対する処置(prehospital management)の重要性が強調されるようになり，マラソン，トライアスロン，競歩などの大会運営上で実績が蓄積されている．この処置(management)では，早期発見，早期診断，迅速な現場での冷却，高度な臨床診療が4つの基本方針とされている．熱射病が疑われた場合は，直腸温を測定し，40.0℃または40.5℃を上回っていれば，CWI(cold water immersion)の適応となる．CWIでは，アイスバスの水温を5～15℃に維持して，全身を浸漬し直腸温が39℃を下回るまで冷却し，直腸温が安定したことを確認してから医療施設に搬送する．このような病院搬送前処置(prehospital management)を受けた熱射病患者での死亡例はないとされている．またこれらの処置は，大会運営上で設定され，組織的なチームワークで運営される必要がある．国内では，2021年に行われた北海道でのオリンピックTokyo2020大会での陸上競技長距離種目でも以上のような病院搬送前処置（prehospital management）が運営されて，数名の選手にCWIの処置が実施され，ことなきを得ている．

ⓔ 頭部外傷

コンタクトスポーツ以外でも転倒などで頭部外傷が生じる可能性がある．診断が遅れると，後遺症を残したり死亡したりすることもあるので注意が必要である．

(1) 急性硬膜外血腫

頭蓋骨の線状骨折をともなうことが多く，その下の硬膜外に血腫を形成する．意識障害，嘔吐，頭痛，麻痺，瞳孔不同が主な症状である．軽い意識障害があってもいったん回復すること（清明期）があり，注意が必要である．確定診断はCTでレンズ型の血腫が認められることにより得られる．脳実質の圧迫所見があればただちに手術により血腫除去を行う．

(2) 急性硬膜下血腫

骨折をともなわないことも多く，硬膜の下に血腫を形成する．症状としては受傷直後から進行する意識障害，瞳孔不同，運動麻痺，痙攣などがみられる．CTでは三日月型の血腫が特徴的である．脳実質の圧迫があれば，ただちに血腫除去術が必要である．硬膜外血腫よりも予後不良である．

(3) 脳挫傷

外傷による脳実質損傷をいう．脳の浮腫をともなうことが多く，脳が頭蓋内から脊柱管へ押し出される（脳ヘルニア）と予後不良である．

(4) 脳振盪（しんとう）

頭部を強打するなどして生じる脳震盪は，従来一時的な脳機能障害であり，時間が経過すれば，完全に機能回復すると考えられてきた．しかし近年，脳震盪は単純な病態ではなく，短期的にも，長期的にも脳機能に影響を及ぼすことが明らかになってきている．急性期に再度脳震盪を受けた場合は，急性硬膜下血腫を生じる場合が多く致死率は50％にも及ぶことがわかっている．これをセカンドインパクト症候群という．このため，スポーツで脳震盪を受傷した場合は安全な復帰のための，医師以外が使用可能な国際的なガイドライン（Sports Concussion Assessment Tool，SCAT）が制定されている．国内の柔道での脳震盪の死亡例の多くはセカンドインパクト症候群である．これに対して，わが国より柔道人口の多いフランスでは，脳震盪の死亡例はほとんどなく，国内の指導者などが，頭部外傷を軽視せず，これに関する医学的教育を受けるという意識改革が急務である．

(5) 慢性外傷性脳症（chronic traumatic encephalopathy，CTE）

脳震盪や脳震盪に至らない程度の頭部への打撃を繰り返すと，進行性の神経障害が生じうることが，近年明らかになっている．この脳機能障害には，アルツハイマー病などの認知症，パーキンソン病のような運動障害，パンチドランカーのような性格変容，うつ病による自殺などが含まれる．ボクサーなどに特徴的であるとされてきたが，米国では，これらが社会問題となり，アメリカンフットボールでこれらの精神神経系の障害を負ったとの訴訟で，2016年にNFL (National Football League) の選手会が，リーグ側と10億ドルの支払いで和解している．また，頭への打撃自体が，成長期の児童にも悪影響があるとのことで，同年から米国のサッカー協会は，義務ではないが10歳以下ではヘディングの禁止，11～13歳はヘディングの回数制限を推奨している．

話題15 心肺蘇生とAED

呼吸循環系が停止した状態もしくはこれに近い状態が続くと死に至る．

これらの状態の患者に対して，特殊な器具や薬品などを用いることなく心肺蘇生を行うことを一次救命処置という．これに対して，救命器具や薬品などを用いて十分に訓練を受けた者が行う心肺蘇生を二次救命処置という．一次救命処置では救急救命におけるABCの原則*45がよく知られている．これは心肺蘇生の原則で，心肺停止後早期に行われるほど救命率を上げることがわかっている．

心室細動などの致死性不整脈に対しては，電気ショックによる除細動が有効な治療手段である．発生して時間が経過すると，救命率が著しく低下し，症状を起こした現場で処置が行われることが救命率を上げる．しかしこの治療法は医療行為にあたるので，法的には医師以外には許されていなかった．自動体外式除細動器 (automated external defibrillator，AED) は自動的に致死性不整脈を判断し，電気ショックによる除細動を行う機器である．主に米国で一般社会にAEDが設置され，その有効性が明らかになると，わが国でも2003年からは救急救命士に，2004年からは一般市民にも使用が許可された．

NOTE

*45 **ABCの原則**：心肺蘇生においてairway (気道確保)，breathing (呼吸)，circulation (循環) の順に処置を行う原則のこと．

E 睡眠・休養と健康

1 睡眠の量と質

ヒトは通常，定期的に眠くなり，目が覚める．睡眠により覚醒中に蓄積した疲労から回復する．覚醒時の活動で疲労が蓄積されると睡眠欲求が高まり眠りに入る．夜になるとメラトニン（催眠作用をもつ脳内ホルモン）が分泌される．睡眠には身体から熱を逃がして，覚醒時に高くなった脳の温度を冷やす働きがある．睡眠初期にはおよそ90分周期でノンレム睡眠が起こる．ノンレム睡眠時は脳波の活動が低下して脳の冷却を促す．睡眠後期に多くなるレム睡眠では全身の筋肉が弛緩し，身体を休める．同時に，夢をよくみたり，血圧が変動したりと，覚醒に向けた調整も行われる．

一定の時刻に睡眠がとれない，睡眠時間が短かったり長かったりする，睡眠によって疲労が回復しない場合，睡眠の量や質の低下を感じる．時には睡眠障害（**表4-10**）と診断されることがある．

2 睡眠不足・睡眠負債，交代勤務の健康影響

睡眠負債とは，日々の生活の中での睡眠不足の影響が蓄積され，やがては大きな借金のようにたまり，心身への多大な影響を及ぼすという概念である．睡眠負債の恐ろしさを示す実験結果を紹介したい（**図4-38**）．この実験では参加者を①3日間の徹夜（72時間の連続覚醒），②1日4時間の睡眠，③1日6時間の睡眠，④1日8時間の睡眠の4つの群に割りあて，①以外の参加者は，14日間，各条件で設定された睡眠時間を繰り返している中で反応時間検査を行った．反応時間検査では，デジタルカウンターが回転し始めたらできるだけ早くボタンを押して止める．1回の検査で10分間カウンターを常に注視する持続的注意力を要する課題であり，疲労や眠気の検査として広く用いられている．

表4-10　主な睡眠障害

不眠症
過眠症
・ナルコレプシー
睡眠時無呼吸
概日リズム睡眠-覚醒障害
・睡眠相後退型，睡眠相前進型，不規則睡眠-覚醒型，非24時間睡眠-覚醒型，交代勤務型
睡眠時随伴症
・ノンレム睡眠からの覚醒障害，悪夢障害，レム睡眠行動障害
レストレスレッグス（むずむず脚）症候群*
物質・医薬品誘発性睡眠障害

*脚を中心に「むずむず」「そわそわ」するといった不快な感覚が出現する病気．夕方から深夜に起こることが多い．

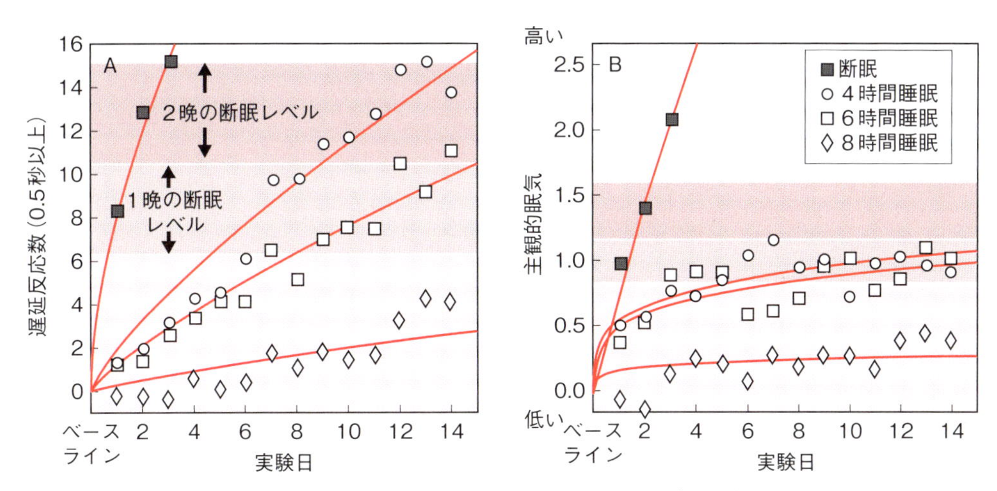

図4-38　短時間睡眠を繰り返した際の反応時間検査と主観的な眠気の結果

［Van Dongen HP et al.：The cumulative cost of additional wakefulness：dose-response effects on neurobehavioral functions and sleep physiology from chronic sleep restriction and total sleep deprivation. Sleep 26(2)：117-126, 2003より引用］

実験の結果，短時間睡眠群の遅延反応数は徹夜群と同じ水準になることが示唆された．4時間睡眠を9日間繰り返した場合，2晩の徹夜状態と同じ遅延反応数になっていた．一方，主観的な眠気は反応時間検査の結果とは異なり，1晩の徹夜とほぼ同じであった．つまり，慢性的な睡眠不足状態では，自分ではそれほど眠気を感じていなくても，実際には徹夜した場合と同じ覚醒水準であることが推測される．また，近年の研究では，他人の表情を読み取る能力も睡眠不足状態では低下することが明らかになっている．怒りと幸せの表情をみたとしても，睡眠不足の状況下では，怒っているのに怒っていない，幸せそうなのに幸せではないというように認知される．これを日常に置き換えた場合，睡眠不足が原因で他人の表情が読み取れず，人間関係のトラブルを招く可能性も考えられる．

夜勤・交代勤務者は睡眠を昼間に多く取得しなくてはいけない．明るい光を浴びるとメラトニンの分泌が抑制されることもあり，昼間の睡眠は睡眠の質が悪く，疲労回復力が低い．夜勤・交代勤務に長期的に従事すると，がんや2型糖尿病，認知機能低下が発生する危険性が高まることが指摘されている．**表4-11**にこれらの交代勤務のリスクを防ぐための国内外でのガイドラインをまとめた．その結果，すべてのガイドラインで勤務の終業から勤務の始業までの間隔を最低11時間以上空ける勤務間インターバルについて言及されていた．

3 主な睡眠障害（不眠症，睡眠時無呼吸症候群）（表4-10）

不眠症はありふれた睡眠障害である．睡眠の量と質の低下（入眠困難，中途覚醒，早朝覚醒）が慢性的に（1週間に3夜以上，3ヵ月以上）継続するのが一般的な定義である．結果として生活（学業，就労，社会活動）の質が低下することが問題となる．調査方法によって異なるが，成人

表4-11 国内外の夜勤・交代勤務ガイドライン

■夜勤・交代勤務のガイドライン		
	A. ルーテンフランツ原則(旧西ドイツ)	B. ポワソネ原則(フランス)
	C. 日本看護協会(日本)	D. フィンランド国立労働衛生研究所(フィンランド)
	E. 韓国産業安全衛生公団(韓国)	F. 国立労働安全衛生研究所(米国)

言及内容	主な内容	言及数(＊)
①勤務間インターバル	短い勤務間インターバル(勤務間隔)は避けるべき．11時間以上はあけた方がよい	6/6
②勤務の拘束時間	労働負担の性質によって労働時間の長さを考慮すべき．夜勤は短い方がよい	6/6
③連続夜勤の制限	できるだけ夜勤回数は減らした方がよい	6/6
④週末の連続休日	週末に休日が配置されるように	6/6
⑤連続勤務日数	交代の1周期は長過ぎない方がよい	5/6
⑥交代の方向	正循環がよい**	5/6
⑦夜勤回数	最小限に留めるべき	4/6
⑧早出の始業時刻	日勤の開始時刻を早めるべきではない	4/6
⑨スケジュールの規則性	スケジュールは規則的でかつ予測可能なものに	4/6
⑩休憩時間	夜勤の途中で1時間以上，日勤時は労働時間の長さと労働負荷に応じた時間数を確保する	3/6
⑪勤務スケジュールへの裁量	できるだけ労働者個人の希望を考慮すべき	3/6
⑫夜勤時の仮眠	夜勤の途中で連続した仮眠時間を設定する	2/6
⑬休日について	仕事から離れるための年休と休日を，夜勤→休日→夜勤のような単発の休日は避けるべき	2/6
⑭夜勤後の休息(休日を含む)	2連続夜勤後にはおおむね48時間以上確保．1回の夜勤後にもおおむね24時間以上は確保	1/6
⑮連休後の連続勤務	5～7日の連休後の連続勤務は疲れるので避けるべき	1/6
⑯食事	規則的で適切な食事を．適切な食事とは低カロリーで消化のよいもの	1/6
⑰睡眠	十分な長さでよく眠れる睡眠を	1/6

*言及数とは6つのガイドラインの中でいくつのガイドラインが言及しているかを示す(例：6/6は6つのガイドラインすべてにおいて言及されていることを示す)．

**正循環とは勤務の開始時刻が時計回りのシフトの組み合わせを意味する(例：日勤→準夜勤→深夜勤)．一方，勤務の開始時刻が反時計回りの逆循環(例：深夜勤→準夜勤→日勤)は生体リズムに反したシフトの組み合わせであるとされている．

の1～3割が不眠を有すると報告されている．不眠症は心理的ストレス，加齢，精神疾患(うつ病，統合失調症など)，薬物(アルコール，カフェインなど)にともなって起こることがあるが，原因が特定できないこともある．不眠症自体が高血圧や心筋梗塞，狭心症の発生や死亡の危険性を高めることもわかっている．

睡眠時無呼吸症候群は，睡眠中に10秒以上呼吸が止まる無呼吸や低呼吸の回数(AHI)が1時間に5回以上発生し，いびき，中途覚醒(息苦しくて目が覚める)，起床時の倦怠感，日中の眠気などをともなう状態である．睡眠中の呼吸状態は睡眠ポリグラフ検査で調べることができる．睡

表4-12　睡眠の推奨事項一覧

高齢者	●長い床上時間が健康リスクとなるため，床上時間が8時間以上にならないことを目安に，必要な睡眠時間を確保する． ●食生活や運動等の生活習慣や寝室の睡眠環境等を見直して，睡眠休養感を高める． ●長い昼寝は夜間の良眠を妨げるため，日中は長時間の昼寝は避け，活動的に過ごす．
成人	●適正な睡眠時間には個人差があるが，6時間以上を目安として必要な睡眠時間を確保する． ●食生活や運動等の生活習慣，寝室の睡眠環境等を見直して，睡眠休養感を高める． ●睡眠の不調・睡眠休養感の低下がある場合は，生活習慣等の改善を図ることが重要であるが，病気が潜んでいる可能性にも留意する．
こども	●小学生は9～12時間，中学・高校生は8～10時間を参考に睡眠時間を確保する． ●朝は太陽の光を浴びて，朝食をしっかり摂り，日中は運動をして，夜ふかしの習慣化を避ける．

［厚生労働省：健康づくりのための睡眠ガイド2023，2024より引用］

眠時無呼吸症候群の多くは閉塞性睡眠時無呼吸で，肥満などによって気道が狭くなって空気の通りが妨げられることによって発生する．睡眠時無呼吸症候群は高血圧，脳卒中，心筋梗塞が起こる危険性を高め，死亡率も増加させる．AHIが1時間に20回以上ある者ではCPAP（経鼻的持続陽圧呼吸療法）を行うことによって脳卒中や心筋梗塞が発生する危険性を下げることができる．

4 健康づくりのための睡眠ガイド

厚生労働省は睡眠の重要性についての普及啓発を促進するため，2024年に「健康づくりのための睡眠ガイド2023」を策定した（**表4-12**）．よい睡眠のための生活習慣，環境の整備の重要性を訴えるとともに，自らの睡眠障害への気づきを促すものである．

5 休養をとれている国民の割合

21世紀における国民健康づくり運動（健康日本21）は，生活習慣や社会環境の改善を通じて国民の健康の増進を図るための基本的事項を国が示したものである．この中で，休養は国民の健康増進を形成する基本要素の1つとしてあげられている．休養がとれているかを評価する指標として，2012年に公表された健康日本21（第二次）では，睡眠による休養を十分とれていない者の割合を15％に減少させることと，週労働時間60時間以上の雇用者の割合を5％に減少させることが目標とされた．前者は2018年においてもまだ21.7％と高い割合であった（健康日本21（第二次）最終評価報告書）．後者は働き方改革などの長時間労働を抑制する政策が進んだこともあり，2018年においては5.1％（健康日本21（第二次）最終評価報告書）と目標に近づいている．

第5章 世代と健康

A 乳幼児・小児の健康

健康とは「病気でないとか，弱っていないということではなく，肉体的にも，精神的にも，そして社会的にも，すべてが満たされた状態にあること」(日本WHO協会訳)である．

こどもが肉体的に満たされた状態とは，病気でないことに加えて，身体が健全に成長発育していることを指す．また精神的に満たされた状態には，適切なこころの発達が不可欠の要素であり，それは「喜びや驚きなどさまざまな思いを共有し」「身近な人との心の通い合う日々の温かな触れ合いを通じて」(保育所保育指針解説，厚生労働省)得られるものである．そして社会的に満たされた状態とは，こどもの社会における権利が得られている状態とも言い換えられる．

1 からだの健康①——妊娠・出産の過程と胎児の発育

ⓐ 出生(しゅっしょう)の疫学

合計特殊出生率は「一人の女性が一生の間に産むこどもの人数」に概ね相当し，2.0を上回れば人口は増加，下回れば減少すると推定される．わが国では1947年の4.54から2023年の1.20まで年を追って低下した．2019年の統計では，OECD (経済協力開発機構) 加盟38ヵ国のうち28位である．

出生率の低下は多くの先進国に共通する事象で，初婚年齢および出産年齢の上昇が理由の1つとされ，わが国では婚姻数の減少も関連している．年齢が上がるほど妊娠しにくくなり，また妊娠・出産に伴うリスクも上がる．キャリア設計を含むライフプランを早くから考えることが，ますます大切になってきている．

ⓑ 妊娠と分娩の経過

妊娠期間は妊娠前の最終月経から何週目に相当するかであらわし，標準的な妊娠期間40週を，初期 (0〜15週)，中期 (16〜27週)，後期 (28週以降) に区分する．妊娠に気づくのは，月経の遅れが最大のきっかけであり，妊娠前の最終月経から4週間後（妊娠4週）以降となる．その後妊娠悪阻（つわり）が出現し，妊娠10週頃が症状のピークとなる．妊娠中期に入ると安定期となる．妊娠22週以降に人工妊娠中絶は選択できない．

分娩は，強い下腹痛（陣痛）が断続的に発現して始まる．特別な処置を行わず産道を通して児を出産（経腟分娩）するのに，初産婦で約14時間，経産婦で約8時間を要する．出産が妊娠37〜42週であれば正期産であり，それ以前は早産，それ以降は過期産である．

母体あるいは児の何らかの原因で経腟分娩が困難な場合に，帝王切開が選択される．出産全体に占める帝王切開の割合は，1990年頃の約10％から2017年の約20％と徐々に増加している．高齢初産の増加に伴ってハイリスクの妊娠が増えた，不妊治療に関連する多胎妊娠が増えた，医療技術の進歩により帝王切開を安全に選択しやすくなった，などの医学的な理由に加えて，出産時刻を管理しやすい，訴訟リスクを回避するため，などの社会的な理由も指摘される．

ⓒ 新生児の分類

新生児の出生体重は平均3,000 g程度で，年を追って緩やかに減少している．出生体重が2,500 g未満の児を「低出生体重児」，1,500 g未満の児を「極低出生体重児」，1,000 g未満の児を「超低出生体重児」と呼び，4,000 g以上の児を「巨大児」と呼ぶ．

臓器が十分成熟する前に出生した児は緻密な成育のサポートを必要とし，そのための施設として新生児集中治療室（NICU）が整備される．わが国の新生児死亡率はきわめて小さく，新生児医療の質は世界でトップレベルである．

ⓓ 妊婦の健康

胎児期の発育が十分でなかった児は，成人後に肥満，循環器疾患，糖尿病など生活習慣病の発症リスクが高まるなど，児の将来の健康は胎児期や出生早期の成育環境に影響されるという考え方（developmental origins of health and disease，DOHaD）が提唱されている（第1章4 参照）．

OECDの統計によると，2019年のわが国の低出生体重児の割合は9.4％とOECD加盟国のうちで最大であった（第1章4 参照）．医学の進歩により早期産児の割合や多胎妊娠が増加したことも影響するが，エネルギー摂取量が少なく若い女性にやせの割合が高いこともその理由に挙げられる．胎児の器官形成に重要な葉酸（話題1参照）の主な供給源である野菜の摂取量も20歳代で最も少ない．

胎児に有害な物質は，胎児の重要臓器が形成される妊娠4〜7週頃には特に避けるべきである．また嗜好品にも注意を要する．喫煙は早産，低出生体重，出生後の乳幼児突然死症候群の危険因子である．副流煙には主流煙よりも多くの化学物質が含有されるため，妊婦本人ばかりではなく，周囲の者も注意を払わなければならない（第1章5 参照）．アルコールにも胎児毒性があり，非遺伝性疾患による知的障害の原因はアルコールが最多と報告されている．

妊娠に気づいた時点からだけでなく，日常の健康管理が胎児の環境を整え，次世代の健康に直結する．妊婦自身に加え周囲の理解も必須である．

話題 ① 妊婦の葉酸摂取

胎生3〜5週頃に胎児の神経管が発生し，ここから脳や脊髄が形成される．この過程で葉酸は必須であるが，一般にわが国の若年女性は，野菜の摂取量が少ないなどの理由から，常に軽度の葉酸欠乏状態にある．この時期は，まだ妊娠に気づかれていないことも多い最初期のため，妊娠に気づいてから急いで摂取するのでは間に合わない．厚生労働省は妊娠を計画している，または妊娠の可能性がある女性に対して推奨量よりも多い葉酸摂取を呼びかけている．

葉酸を多く含む食物は，緑黄色野菜，柑橘類や大豆，レバーなどである．サプリメントとして摂取する場合は過剰とならないよう注意を要する．

話題 ② 母子健康手帳

わが国発祥の母子健康手帳は，妊娠中，出産，新生児，乳幼児，それぞれの時期に切れ目なく母子を支援し，まとめて記録できる冊子である．その内容は，妊娠や出産の経過から，小学校入学前までの子どもの健康状態，発育，発達，予防接種や歯科検診などの記録といった全国的に共通している部分と，妊娠中の注意点など，市区町村の任意で記述される部分とがある．

名古屋市に位置する愛知みずほ大学等を擁する学校法人瀬木学園は昭和14(1939)年に設立されたが，創立者一族である瀬木三雄は，昭和7(1932)年東京帝国大学医学部卒業後，東大の産婦人科から嘱託として旧厚生省に入省した．この間昭和17(1942)年「妊産婦手帳」を創案したが，これは第二次世界大戦戦時下においても，妊産婦に対して物資の優先的な配給を保証するとともに，定期的な医師の診察を促すものであった．さらに初代母子衛生課長に就任後，昭和23(1948)年「妊産婦手帳」を「母子手帳」と改める制度を創設して内容の充実を図り，戦中・戦後の混乱期を通して妊産婦と乳児の健康管理システムの構築に貢献した．

その後昭和41(1966)年に母子健康手帳と名称が変更され，定期的な改変を実施し現在に至っている．平成4(1992)年から交付は市区町村が行っており，多様化が進み，令和2(2020)年から一部の情報のデジタル化が進められ，アプリを併用する自治体も増えてきた．また，日本語に英語や中国語，タイ語などの外国語が併記された手帳も発行されている．

なお，本手帳は国際協力機構が推進役を果たし海外にも普及しており，アジア，アフリカなどの発展途上国を中心として約50ヵ国で利用されている．

2 からだの健康②——乳幼児の正常な発育

ⓐ 乳幼児の成長

生後2〜3日で体重が5%ほど減少した後，生後28日までの新生児期には1日あたり25〜30gの体重増加があり，その後の発育速度は徐々に緩まる．満1歳未満を乳児，満1歳以上の未就学児を幼児とし，その発育は身体発育曲線に示される．

身長と体重の発育のバランスは，カウプ指数(BMIと同義，体重[kg]÷(身長[m]の2乗))で確認する．ある時点の数値が基準範囲内かに加え，発育の進行状態や傾向をみることが重要である．成長が全体的にゆっくりな児と，ある時点から体重が増えなくなった児を見分ける必要があり，とくに後者には基礎疾患，不適切な授乳，ネグレクト等も潜在するため，該当の場合には育児サポートなど適切な対処につなげなければならない．

ⓑ 乳幼児の発達

乳児期の運動機能は，からだを支持する筋骨格系と，それを操作する中枢神経系の双方の成熟によって発達する．生後早期には体全体の粗大運動にとどまる．生後4ヵ月頃には頸部の筋力がついて首がすわり，手のひら全体でものを握り口に運ぶことができる．生後5ヵ月頃から寝返り，9ヵ月頃にはハイハイ，10ヵ月頃にはつかまり立ち，12ヵ月頃にはつたい歩きと，移動を獲得する．幼児期前半には，歩行が安定してジャンプできるようになり，また道具の操作や両手の協調動作が発達する．幼児期後半には，環境や課題に合わせた姿勢の制御や微細な協調運動が可能になる．

運動の発達と並行して，視覚，聴覚など各種知覚も発達する．脳の発達によって外界刺激に対する情報処理が可能になり，外界刺激はさらに脳の発達を促すという正のスパイラルがみられる．

ⓒ 乳幼児健康診査

発育が順調かを確認し，疾患の懸念があれば医療につなげることが乳幼児健康診査の重要な目的の1つである．これに加えて，少子化・核家族化で不安や孤独感を抱く親に対して，育児支援や親の学習の場としての機能が求められる．さらに養育機能不全を有するハイリスク家庭，心の健康や発達に問題がある児に対する行政支援の窓口としての機能も重視される．

1ヵ月健診の受診率は高く，母の産後の回復が順調かを確認するよい機会でもある．3〜4ヵ月健診は市町村保健センターにおける集団健診で，乳児期前半の発達を評価する重要なタイミングである．身体の発育，身体機能の発達（定頸，ものを掴(つか)む），知覚機能の発達（追視，声のほうを向く），精神の発達（あやすと笑う）等をチェックする．母子保健法で実施が定められる1歳半健診および3歳児健診は，運動機能や視聴覚など身体の成長と精神発達の度合いのチェックを行う重要なタイミングである．その他にも，わが国では複数の健診機会を通して，必要があれば療育や教育的配慮を含めた予防的介入を行うなど，こどもの健全な発達を見守るシステムが形成されている．

ⓓ 栄　養

乳児期には，体重増加不良をきたす身体疾患や育児環境の発見が重視される．逆に，この時期の体重過多は，生活習慣病への進展など将来の不具合の心配は少ない．

一方，幼児期以降の肥満は，将来にわたって問題になることが多い．体格が形成され，肥満につながる生活習慣も定まってしまうため，幼児期肥満の25％，学童前期肥満の40％，思春期肥満の70〜80％が，成人肥満に移行する（トラッキング，第1章4参照）．肥満傾向児は男女とも2003年以降緩やかに減少傾向だが，近年はほぼ一定である．また痩身（やせ）はとくに男児で，

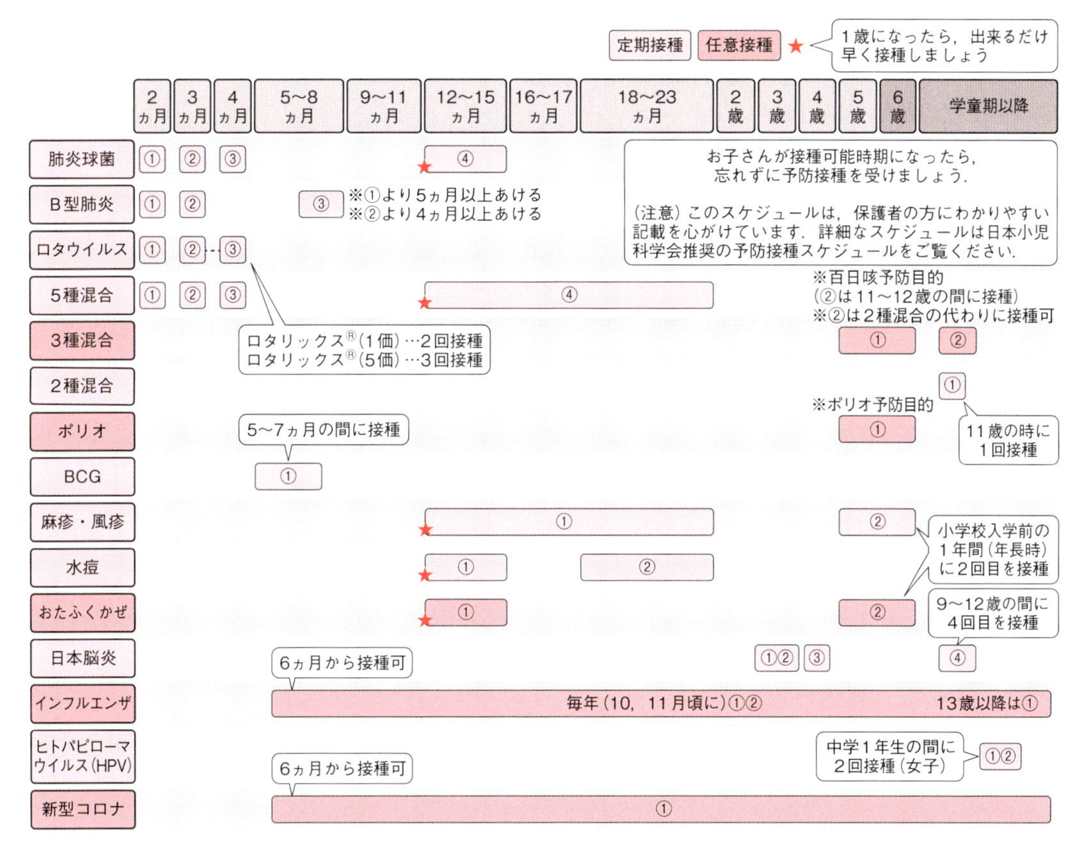

図5-1　日本小児科学会が推奨する予防接種スケジュール（保護者用）（2024年4月改訂版）

注1：図中の丸囲みの数字（①，②など）は，該当するワクチンの何回目の接種かを示す．

注2：詳しくは日本小児科学会が推奨する予防接種スケジュール（医療関係者用）を必ず確認ください．

［日本小児科学会ホームページ https://www.jpeds.or.jp/uploads/files/20240401_vaccine_schedule_hogosya.pdf（2024年6月19日アクセス）より許諾を得て改変し転載）］

近年増加傾向である．

社会生活基本調査によると，小中学生の食生活について，朝食や夕食をとらない「欠食」は増加，一人で食べる「孤食」は横ばいかやや低下していた．また「ほぼ毎日，主食・主菜・副菜を組み合わせた食事を1日2回以上食べる」とする回答は有意に減少していた．適切な食習慣は健康増進に大きく関わるため，これらの課題の改善に向けた取り組みが求められる．

ⓔ 予防接種

かつて致死率が高く恐れられた天然痘は，予防接種（種痘）が功を奏して1980年に根絶された．インフルエンザ桿菌（Hib）はワクチンの定期接種化を境に激減し，生命予後の不良な乳児のHib髄膜炎は，年間600件あまりからほぼゼロとなった．麻疹（はしか）も予防接種により減少したが，わが国では予防接種が任意であった時期が長いことと関連して発生の散発がみられる．

現在では**図5-1**のとおり多くの予防接種がこどもに提供される．予防接種は重篤な感染症から個人と社会を守るための重要な手法であるが，生体への副反応は皆無とはいえない．厚生労働省は，予防接種と健康被害の因果関係が認定された者に対して一定の補償を行うための，予防接種健康被害救済制度を定めている．

3 こどものこころと社会性の発達

ⓐ 論理的思考力

こどもは，生後6ヵ月頃には直接知覚できない対象の存在を理解できるようになる．生後8ヵ月頃には声や動きを，1歳頃には相手の表情を，1歳半を過ぎると記憶をもとに動作を，模倣できるようになる．

その後7歳頃までに，物事の認識が急速に発達するが，自分とは異なる視点に立てない．11歳頃までには論理的思考が可能になり，頭の中で情報処理ができるようになる．また自己中心性から脱却し，相手の立場に立った発言や行動が可能になる．その後，仮定に基づく抽象的な推理が可能になる．

ⓑ 感情の発達と社会性の獲得

出生直後には，興奮していない状態では表情筋を緩める生理的微笑がみられる．1ヵ月頃から空腹や痛みによる「不快」を，3ヵ月頃から生理的欲求が満たされる「快」を表出し，あやすと笑う（社会的微笑）．4〜8ヵ月頃にかけて感情の分化が進み，泣き方を変えるなどして自分の欲求を表現できるようになる．

6ヵ月頃には養育者を認識し，養育者から離れることへの恐れ（母子分離不安）が認められる．8〜9ヵ月にはこの傾向が顕著になり，見知らぬ人に対する「人見知り」を示すようになる．ジョン・ボウルビーは，1歳頃までの間に養育者との間で愛着が形成されることが，こどもの成長後の安定した対人関係の基礎となるとする愛着理論を提唱した．

幼児期にかけて，自分の感情を適切に表出し，自分と他者の気持ちとその結果としての行動を理解し，状況に合わせて適切に感情を制御できるようになる．このような感情に関する総合的な能力（感情コンピテンス）は，社会への適応につながるきわめて重要なプロセスである．学童期には，社会との関係を通して，自己意識や自尊感情，共感など社会的感情を発達させる．

4 こどもの権利と虐待

社会的な健康には，こどもの権利が守られることが必須である．わが国では，2022年制定の「こども基本法」が，こどもの権利に関する国の基本方針，理念およびこどもの権利保障のための原理原則を定める．今後こども施策を総合的に推進する基盤整備が期待される．

現在，国内の調査[*1]では「守られていないこどもの権利がある」との回答が80％以上を占め，

NOTE

*1「こどもの貧困とこどもの権利に関する全国市民意識調査」（公益社団法人セーブ・ザ・チルドレン・ジャパン，2019年）

表5-1　虐待の定義

身体的虐待	殴る，蹴る，叩く，投げ落とす，激しく揺さぶる，やけどを負わせる，溺れさせる，首を絞める，縄などにより一室に拘束する　など
性的虐待	子どもへの性的行為，性的行為をみせる，性器を触るまたは触らせる，ポルノグラフィの被写体にする　など
ネグレクト	家に閉じ込める，食事を与えない，ひどく不潔にする，自動車の中に放置する，重い病気になっても病院に連れて行かない　など
心理的虐待	言葉による脅し，無視，きょうだい間での差別的扱い，子どもの目の前で家族に対して暴力をふるう（ドメスティック・バイオレンス：DV），きょうだいに虐待行為を行う　など

［厚生労働省：子ども虐待対応の手引き（平成25年8月改正版），https://www.mhlw.go.jp/bunya/kodomo/dv12/01.html（2024年6月19日アクセス）を参考に作成］

こどもの人権に関して起きている問題として，いじめ，体罰，虐待，それらを見て見ぬふりをすること，などが挙げられた．

こどもの虐待は，「こどもの心身の成長および人格の形成に重大な影響を与えるとともに，次の世代に引き継がれるおそれもあるものであり，こどもに対する最も重大な権利侵害」にあたり，**表5-1**のように分類される．こども虐待として児童相談所が指導や措置等を行った件数は年々増加している．虐待行為が増えている可能性に加え，見て見ぬ振りをされなくなった，これまで問題とされなかった行為が新たに虐待と認識されるようになった可能性も考えられる．

こどもへの虐待は，脳の萎縮や変形など，脳の発達に深刻な影響を及ぼす．こどもの時期に虐待を受けたり機能不全家族と生活したりする「逆境的小児期体験（ACEs）」が多いほど，成長後に生活習慣の乱れや薬物依存などの危険行動が増え，疾病の罹患，事故，犯罪による社会不適応をきたすリスクが増加するとされる．もしこども虐待を根絶できれば，うつ病を半分以下，アルコール依存を1/3以下，自殺を1/4以下に減少できるとの試算を示す研究者*2もある．

5 こどもの死因と事故

こどもの死亡はわが国の全死亡の0.3%程度である．**表5-2**のとおりすべての年齢層で「不慮の事故」が死因の上位を占める．その内容は交通事故が最多で，15～19歳では不慮の事故死の半数を占める．不慮の事故の原因として次に多い窒息は，その半数以上が乳児に発生し，乳児の事故死の約2/3を占める．以下，溺死，転倒・転落等による．10歳以上では「自殺」が死因の第1位である．潜在する危険を明らかにして安全な社会を探求するためにこどもの死亡を検証する，チャ

NOTE

*2 Van der Kolk B：虐待行為を行う原因として，こどもに対する否定的な感情よりも，実際には悪意のないこどもの行動に対して「自分に害をなすこどもの意図」を感じてしまうという認知の歪（ゆが）みがあげられる．孤独感を強く感じる，感情のコントロールが困難，こどもに対する支配欲求が強いなどの心理的特性がみられやすい虐待者（おもに保護者）に対して，自尊感情を高めたり育児ストレスを減らしたりする取り組みに加え，こどもの行動への認知を修正して，こどもとの接し方，養育方法，生活を改善できるよう支援・指導する対処が行われる．

表5-2 わが国のこどもの死因

	第1位	第2位	第3位	第4位	第5位
0歳	先天奇形等	呼吸障害等	不慮の事故	妊娠期間等に関連する障害	乳幼児突然死症候群
1～4歳	先天奇形等	不慮の事故	悪性新生物(腫瘍)	心疾患	肺炎
5～9歳	悪性新生物(腫瘍)	先天奇形等	不慮の事故	その他の新生物(腫瘍)	心疾患
10～14歳	自殺	悪性新生物(腫瘍)	不慮の事故	先天奇形等	心疾患
15～19歳	自殺	不慮の事故	悪性新生物(腫瘍)	心疾患	先天奇形等

[政府統計「令和4年(2022)人口動態統計月報年計(概数)の概況」, 第7表「死亡数・死亡率(人口10万対), 性・年齢(5歳階級)・死因順位別」, https://www.mhlw.go.jp/toukei/saikin/hw/jinkou/geppo/nengai22/dl/h7.pdf (2024年6月19日アクセス)より引用]

イルド・デス・レビュー(CDR)という取り組みが模索される(こども家庭庁CDRのページ*3参照).

消費者庁は「こどもを事故から守る!事故防止ハンドブック」で各年代のこどもに起こりやすい事故を解説し, 予防のための注意点や対処方法等をまとめたほか, 注意喚起のメール配信サービス等も展開している.

6 こどもの事故予防

ⓐ 乳児の安全と睡眠環境

乳児の死因第5位の乳幼児突然死症候群とは, 何の予兆や既往歴もないまま乳幼児が死に至る原因のわからない病気であり, ほとんどが睡眠中に発生する. また乳児の死因第3位の不慮の事故は, 多くが睡眠に関連する窒息である. 良好な睡眠環境の確保は, 乳児の安全にとって最重要の課題といえる.

ⓑ 幼児期からの安全

こどもが成長し保護者から離れて行動するようになると, 交通事故, 転倒転落, 溺水などの事故が増える. こどもの成長に伴って保護者は, こどもの安全に直接注意を払うことから, 目の届かないこどもにも危険が及ばないための環境整備, こどもを危険に近づけないための教育などに, 目を向けるべき内容がシフトする.

こどもの不慮の事故による死亡は, この40年間で1/10程度まで大きく減少した. 交通事故の減少には, チャイルドシート等の安全器具着用率の上昇など, こども, 大人双方の法令遵守に加えて, 道路環境や車両自体の安全性向上が寄与している. また屋内溺水事故も, 浴槽に水を溜め

NOTE

*3 こども家庭庁Webページを参照(https://cdr.cfa.go.jp).

て放置しないなど安全な家庭環境に関する知識の普及と，浴室の構造そのものの安全性向上によって大きく減少した．

このようにこどもの安全確保には，注意喚起や教育啓発にとどまらず，製品の構造やシステムの改良が大きく寄与する．その基盤となる安全性情報が継続的に収集解析される仕組みが望まれる．

7 思春期の諸問題

ⓐ 自 殺

10〜19歳の年齢群では，死亡原因の第1位は自殺である（**表5-2**）．なお20〜39歳の年齢群でも同様であるが，このような現象は先進7ヵ国（G7）の中でわが国だけにみられる．

児童生徒の自殺の背景として，青年期の精神心理的発達の未熟さに加え，進路の悩みや学業不振など学校問題，精神科疾患や独特の性格傾向など心身の健康問題，保護者との不和や家族からの叱責など家庭問題，男女関係や友人関係の問題などがあげられる．

ⓑ 精神的な幸福度

先進38ヵ国での比較[*4]で，わが国のこどもと若年者の幸福度は総合で20位だった．身体的な健康度は最上位だが，精神的な幸福度は37位であった．ただし国内の別調査[*5]では，中高生の90％が「とても幸せだ」「まあ幸せだ」と回答しており，調査により乖離が大きい．英国での調査[*6]によると，人生の満足度には家族や友人との関係が関連しており，満足度が低いこどもは，家族からのサポートを感じない，友達がいない，学校でいじめられた経験などを多く訴えた．わが国でも同様の背景があると推察される．

ⓒ いじめ問題

いじめの理由として，他人への思いやりやいたわりといった人権尊重意識の希薄さがあげられ，またいじめる側に自己の存在感や自尊感情に対する欲求不満の解消を求める心理も指摘される．そのため「いじめ」を行うこどもや傍観者となるこどもに対して，互いの人権を尊重し合う教育，処罰による抑止効果のみならず，コミュニケーションを深めて悩みを解消する取り組みが重視される．

ⓓ 思春期とやせ

小学校後半を過ぎ思春期を迎えると，性ホルモンが大量に分泌されて第二次性徴が始まり，身体の成長は乳児期に次ぐ2回目のスパートを迎え，成人より多くの栄養が必要な時期となる．

世界的に肥満の増加が問題となっているのに対し，わが国では，とくに女性を中心としてやせ

NOTE

[*4] ユニセフ・イノチェンティ研究所（2020年）
[*5] NHK「中学生・高校生の生活と意識調査2022」
[*6] Children's Society "The Good Childhood Report 2023"

表5-3 レジリエンスを高めるための10項目

1. 家族や友人と良好な関係を維持する
2. 危機に直面しても「乗り越えられない問題」と捉えない
3. 変えられない状況は受容し，変えられる状況に注意を向ける
4. 現実的な目標を立て，それに向かって進む
5. 不利な状況でも断固として決断し行動する
6. 上手くいかないことを自己発見の機会と捉え直す
7. 自分自身に対する肯定的な視点を育てる
8. 幅広く長期的な視点を持つ
9. ものごとを楽観的に考えて希望的な見通しを維持する
10. 自分自身の希望や感情を大切にしてリラックスする

（米国心理学会，2014より引用）

の割合が増えている．やせている風貌を礼賛する風潮への過剰適応，こどもと女性の貧困問題などの社会背景等がこの傾向を助長する．2012年以降，思春期女性の美意識に悪影響を及ぼさないよう，やせたモデルを起用しないことを欧米豪など複数国のファッション関係のメディアが決定したが，現段階ではわが国でこのような動きはみられていない．

ⓔ レジリエンス

現代社会は先行き不透明で将来予測が困難といわれ，変化に柔軟に対応し困難や逆境を乗り越える力が求められる．逆境をうまく乗り越えやすい者にみられる「考え方が多様で柔軟」「気持ちの切り替えが上手」などの特徴をレジリエンスという（p.57，話題1参照）．日本人は，災害報道などで海外からレジリエンスの高さを称賛される一方で，「今の自分が好きだ」と回答する若者が半分に満たない[*7]など自己肯定感が低い．

国際調査[*8]では，母親の応答的な養育態度[*9]，母親の子育て肯定感，園（保育者）のサポートがこどものレジリエンスを育むと指摘された．米国心理学会は2014年に，レジリエンスを高めるための10項目（**表5-3**）を提案した．

8 バーチャル（仮想的）な社会

昨今の感染症の蔓延などを契機として，学びの保障のため遠隔・オンライン教育の整備が大きく加速した．文部科学省はGIGAスクール構想をすすめ，2022年度末にはほぼすべての自治体で児童生徒の1人に1台端末と高速大容量の通信ネットワークを整備した．コンテンツなどのソフ

NOTE

*7 子供・若者の意識に関する調査（2019年度，内閣府）

*8 こどもの生活に関するアジア8ヵ国調査2021

*9 **応答的な養育態度**：こどもに優しく問いかけて，それに対するこどもの反応を受け止める，などの「応答的な関わり」により，こどもはありのままの自分を受け止めてもらえることの心地よさを味わい，おとなへの信頼を拠りどころとして，心の土台となる個性豊かな自我を形成していくとされる．

トウェア，ネットワークの利用のありかたがこれからの重要な課題である．

ⓐ インターネット空間

インターネット空間では自分の希望する情報を取捨選択することが容易で，刺激的で都合のよい内容にあふれた仮想的な空間を形成しやすい．インターネット空間は，こどもや若者にとって自分の部屋，家庭に次いで居心地のよい空間となる．調査では，小学生の半数，中学生の7割，高校生の8割が「1日平均3時間以上インターネットを利用している」と回答した*[10]．

インターネットの普及には，スマートフォンが大きな役割を果たす．現在，小学生高学年の70%，中学生の93%，高校生の99%がスマートフォンを所有する*[10]．全年齢で動画視聴の割合が高く，小学生はゲーム，中学生はコミュニケーションと音楽視聴の時間が長い．

ⓑ バーチャルな社会の課題

インターネット空間では，犯罪や薬物に誘うなど有害情報も多く流通する．また家庭や学校など実空間に比べて，真に相談できる人，助けてくれる人間関係を得にくい．実生活での対人関係や心身状態に弊害が生じる「インターネット依存」が年々増加し，全国で約93万人の中高生がこのような病的傾向にあると推定された*[11]．SNS（social networking service）の長時間の利用は，不安感，孤独感，劣等感などのネガティブな感情が刺激されやすいとの研究結果があるうえ，SNSに起因して児童が被害を受ける事案は，警察庁によると2023年に年間1,665件発生し，10年前から5倍近い増加であった*[12]．

上記に加えて，スマートフォンでは超近距離で画面を注視するため眼科的な問題も発生しやすいと指摘される．乳児への影響はとくに大きく，総務省は「依存や発達への影響を気にするなら，スマホはお勧めできません」と啓発する*[13]．また米国小児科学会は「1歳半あるいは2歳まで：ビデオ通話を除いて利用を避ける，未就学児：良質なコンテンツを厳選し1日1時間まで，学童から10歳代：メディア利用によって他の重要な活動を妨げないように」と呼びかけている．

文部科学省や総務省は，インターネットの安全な利用を推進するための教材を作成している．

9 発達障害

ⓐ 発達障害とは

近年，世界的に発達障害のある人への支援のニーズが急速に拡大している．発達障害はおおむね発達のパターンのマイノリティであると考えられるようになってきている．

発達障害とその周辺の用語には現在，複数の定義が存在する．WHOによるICD-11では神経

NOTE

*[10] 令和5年度青少年のインターネット利用環境実態調査（こども家庭庁）
*[11] 2017年の厚生労働科学研究による調査
*[12] 令和4年度児童生徒の問題行動・不登校等生徒指導上の諸課題に関する調査（文部科学省）
*[13]「デジタル時代の子育てを一緒に考えてみよう！」（総務省Webページ）

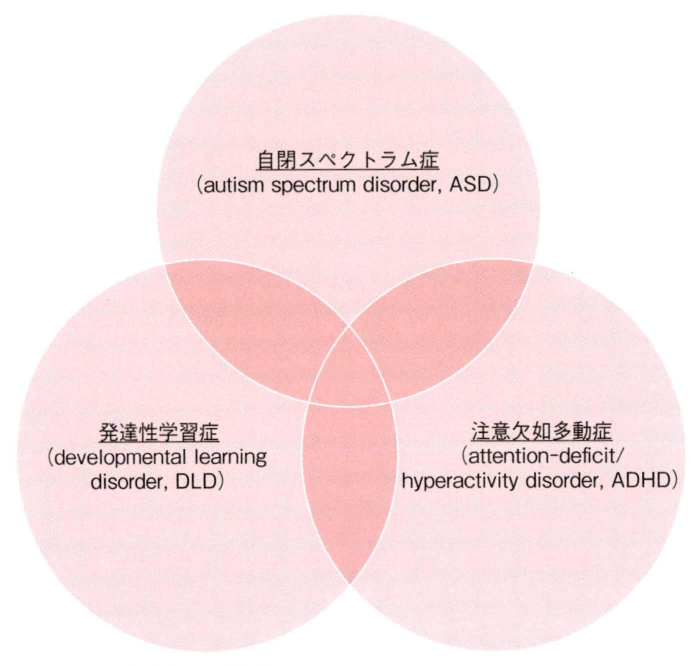

図5-2 発達障害の3類型

発達症群の中に，自閉スペクトラム症，注意欠如多動症，発達性学習症，発達性言語症，発達性協調運動症，知的発達症などが含まれている．

また，わが国では2004年に発達障害者支援法が制定されており，法文では「自閉症，アスペルガー症候群その他の広汎性発達障害，学習障害，注意欠陥多動性障害その他これに類する脳機能の障害であってその症状が通常低年齢において発現するもの」と定義される．さらに政令，省令により，ICD-10のF8，F9カテゴリーのすべてを発達障害として扱うこととされ非常に広範な定義となっている一方で，知的障害をその対象としていないことが，同法の特徴である．

このように発達障害の用語は広範囲を指すが，支援の現場では下記3類型が主に課題となることが多い（**図5-2**）．複数の発達障害が重複してみられることも多く，支援の必要性が相乗的に大きくなる場合がある．

(1) 自閉スペクトラム症（autism spectrum disorder，ASD）

自閉スペクトラム症のグループは以前は自閉症，アスペルガー症候群，広汎性発達障害などさまざまな名称で呼ばれてきた．社会的コミュニケーションの困難と常同的・反復的な行動を特徴とする．

有病率は2％程度であるとされることが多いが，わが国の多くの地域で3～5％の子どもが就学前に診断を受けている現状がある．

(2) 注意欠如多動症（attention-deficit/hyperactivity disorder，ADHD）

注意欠如多動症は不注意症状と多動性・衝動性をその特徴とする．小児の有病率は5～7％程度であるとされる．治療は心理社会的介入が第一選択であるが，比較的有効性の高い薬物療法を行うこともある．

(3) 発達性学習症（developmental learning disorder, DLD）

従来，学習障害（learning disorder, LD）と呼ばれることの多かった類型で限局性学習症（specific learning disorder, sLD）などの用語も使われる．知的能力障害はみられないが，読む，書く，計算するなどの限局された領域の学業的技能の使用に困難がみられるものを指している．言語的，文化的要因の影響も大きく国内での有病率の推定は困難であるが，米国では5～15％などとされている．

ⓑ 児童期の発達障害の支援（成人期はp.59参照）

発達障害があることに気づかれず，適切な支援を受けることなく育った場合，自己効力感の喪失，嫌悪的な記憶の蓄積，うつ病や不安症など併存症の出現などにより，生活に大きな困難が生じてくることが多い．

発達障害自体はおおむね生得的であるとされ，一次予防的に介入することは困難であるが，二次予防，三次予防を目的とした早期発見，早期介入の必要性が強くいわれている．

(1) 乳幼児期のスクリーニングと支援

自閉スペクトラム症の特性は乳児期から観察できることも多く，1歳代には診断が可能となる．このため乳幼児健診にても，発達性言語症や知的発達症とあわせて自閉スペクトラム症を念頭に置いたスクリーニングが実施されるようになり，とくに1歳6ヵ月児健診，3歳児健診の重要な項目となっている．また養育者が育児の困難感などから特性に気づく場合，保育所，幼稚園，認定こども園などで気づかれる場合も多い．

注意欠如多動症はおおむね4歳以降にスクリーニングや診断が可能となる．また発達性学習症は学習的な活動が開始されてから気づかれることが多く，発見時期が幼児期後期以降となることが多い．

乳幼児期には保健領域からの健診事後相談や事後教室，児童発達支援事業などの福祉サービスや，幼稚園での教育，医療による診断や心理教育，（リ）ハビリテーション*14などの支援を受けることができる．

(2) 学齢期の支援

学齢期には大規模な集団での行動や学習活動への適応を求められる機会が多くなり，学校や学童保育，習いごとなどの場面で，発達障害の特性が顕在化しやすくなる．また発達障害のある子どもには登校渋りや不登校がみられることがしばしばあり，それを契機に気づかれることもある．

NOTE

*14 **ハビリテーション**：失われた機能を回復することを目的とする訓練などはリハビリテーションと呼ばれるが，この用語はラテン語のhabil（有能・役立つ・生きる）という語を語源としており，これに「再び」を意味する接頭語reが付加されている．しかし発達障害のある子どもの場合，そもそもその機能が獲得されていた時期はなく，はじめてそれを獲得するために介入が行われる．このような介入をハビリテーションと呼ぶことがある．

公教育の中では，2007年より特別支援教育が開始され，従来の特殊教育にかわり，発達障害を含むより広範な児童生徒に対象が拡大し，また通常の学級においても支援が実施されることとなった．各学校には特別支援教育コーディネーターが配置され，校内委員会が設置されている．利用できる教育資源としては，支援員，通級指導教室，特別支援学級，特別支援学校などがあり，またスクールカウンセラーやスクールソーシャルワーカーが関与することもある．また地方自治体の教育委員会が相談機関を設置したり，専門家チームによる各学校の支援を行ったりしている．

高校生年代の支援体制の整備は遅れていたが，近年，通級指導教室の設置などが進み始めている．

学齢期には放課後等デイサービスなどの福祉サービスが利用できる．医療的サービスも引き続き利用することができるが，年齢が上がるにつれて，不安症や抑うつなど併存する精神疾患への対応ニーズが増加する．

ⓒ 発達障害支援の課題

発達障害は比較的最近，その概念が確立され，気づかれるようになった障害であり，現在もその支援のニーズが急速に拡大し続けている．このため，保健，福祉，教育，医療の各領域において，支援のための資源の不足が深刻となっており，質的，量的な拡充が強く求められている領域である．

また発達障害は生涯にわたる障害であり，ライフステージ間の支援を接続していく，移行支援が大きな課題となる．幼児期から学齢期，学齢期から青年期，成人期への移行に際して，引き継ぎや情報共有などの取り組みが進みつつあるが，現状では養育者の努力に負っている部分が大きいことも課題となっている．

B 児童・生徒・学生の健康

1 学校保健活動の意義

日本国憲法第26条に，「すべて国民は，法律の定めるところにより，その能力に応じて，ひとしく教育を受ける権利を有する」とある．この教育を受ける権利を保証するために制定されたのが教育基本法である．その第一条（教育の目的）には，「教育は，人格の完成を目指し，平和で民主的な国家及び社会の形成者として必要な資質を備えた心身ともに健康な国民の育成を期して行われなければならない」と書かれている．つまり，教育の基本にあるのが心身の健康である．心身の健康があってこそ学ぶことができるし，将来の選択肢も広がってくる．

わが国では，子どもたちの多くが学校で学ぶ．その期間は少なくとも小学校入学から中学校卒業までの9年間，さらには，高等学校卒業までの12年間，人によっては大学卒業までの16年間（あるいはそれ以上）と，子どもから大人へと成長する人生の大切な時期を学校で過ごす．この時期は身体的な成長が著しい．2022（令和4）年度学校保健統計調査（文部科学省）によると，男子の身長と体重の平均は，小学校1年生では117.0 cmと21.8 kgだが，高校3年生では170.7 cmと62.5 kgになる．女子では小学校1年生が116.0 cmと21.3 kgに対し，高校3年生は158.0 cmと52.5 kgとなる．

図5-3は，スキャモンの発育曲線である．8歳頃から身長や体重の変化に現れる筋骨格系の発育だけでなく呼吸循環器系も急速に発育・発達し，体力や持久力がついてくる．少し遅れて，卵巣や精巣などの生殖器官も発育・発達して初経（初めての月経）や精通（初めての射精）がみられ，大人としての身体に成長していく．当然ながら身体的な成長だけではない．知識の増加とともに人間関係も拡大し，知的機能，情意機能，社会性などの心のはたらきが発達する．しかしながら，まだまだ未熟な心は些細なことで不安定になりやすい．身体的にも変化をともなう時期であり，心と身体の健康に変調が生じやすい時期である．

そこで，学校では心身の健康を保持増進するために，健康を学ぶという保健教育（健康教育）と，心身の健康を管理するという保健管理（健康管理）の2つの柱が必要となる．これが学校保健である．その活動は学校教育法と学校保健安全法（**表5-4**）に基づいて実施されている．

2 学校環境の安全と健康

2001（平成13）年6月8日に大阪府池田市の大阪教育大学附属池田小学校で，8名の児童（1年生と2年生）が殺害され，15名（児童13名，教職員2名）が負傷するという無差別殺傷事件が発生した．それまでも学校への侵入者の事例は報告されていたが，この事件で“学校は安全で安心”という神話は崩れ去った．これを契機に学校での安全管理の重要性が改めて認識され，2009（平成21）年の学校保健安全法につながったとされている．つまり，それまであった学校保健法は学校における健康管理を規定していたが，それに学校安全が加わり学校保健安全法となった．

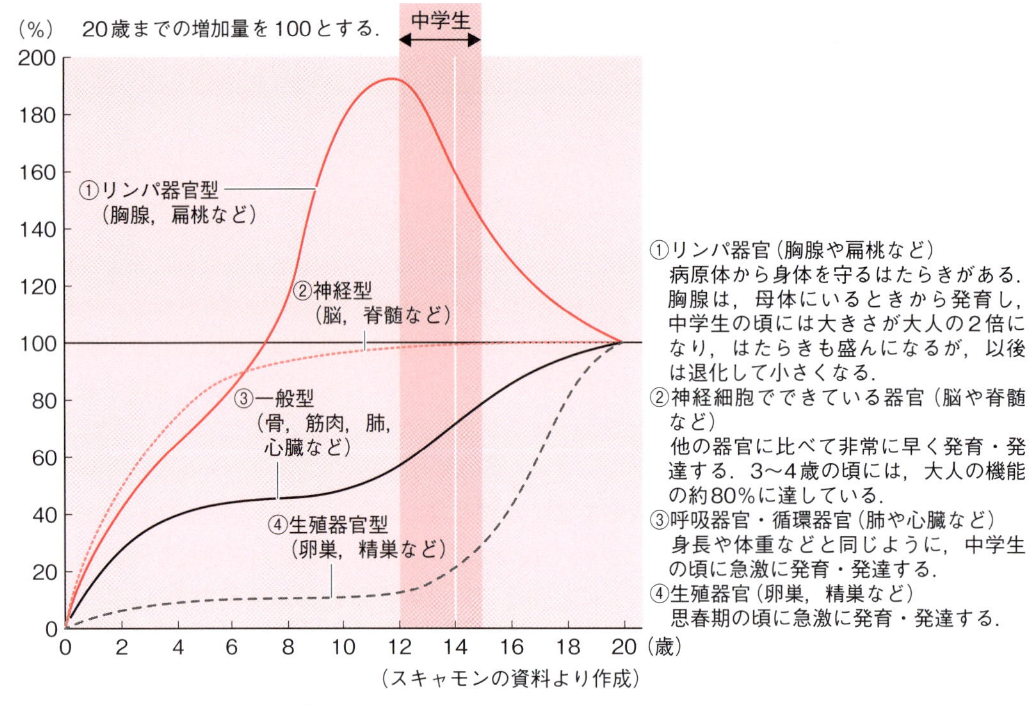

図5-3 スキャモンの発育曲線
［池田延行ほか：中学校保健体育，p31，大日本図書，2021より引用］

表5-4 学校保健安全法

第1条〔目的〕 この法律は，学校における児童生徒等及び職員の健康の保持増進を図るため，学校における保健管理に関し必要な事項を定めるとともに，学校における教育活動が安全な環境において実施され，児童生徒等の安全の確保が図られるよう，学校における安全管理に関し必要な事項を定め，もつて学校教育の円滑な実施とその成果の確保に資することを目的とする．

1958(昭和33)年に学校保健法として施行された．その後，2009(平成21)年に学校保健安全法に改定された．

学校で学ぶには安全で安心な環境は欠かせない．子どもたちが長時間過ごす場所として学校環境は細かく規定されている．たとえば教室の換気，採光，照明，さらには，飲料水，給食施設，トイレ，プールなど，学校環境が満たすべき基準が決まっている．これらによって，子どもたちの安全や健康が守られている．

話題 3 教室の向きは決まっている？

小学校，中学校，高等学校では，ほとんどの教室が西向きになっている（黒板が西側）．つまり，廊下（北側）から教室に入ると右側（西側）に黒板があり，向かい側（南側）が窓になっている．座っている子どもたちからすると，正面に黒板があって左側に窓があり，そこから太陽の光が入ってくることになる．こうすれば，右利きの人（右手で鉛筆を持つ人）の手元が暗くなりにくい．これは学びやすい（眼の健康によい）環境整備の一例である．

ところで，大学の教室（講義室）は西向きとは限らない（今，あなたが学んでいる教室はどちら向きだろうか？）．成長期の小中高校生と成長期が終わり成人になっている大学生との違いであろうか．しかしながら，西向きでなくても学校環境衛生の基準を満たす十分な照明設備が備わっている．

3 学校における感染症対策

学校保健の歴史は1872（明治5）年の学制発布に遡ることができる（当時は学校保健でなく学校衛生であった）．つまり学校教育の始まりと同時に学校保健活動が始まった．そこでまず問題になったのは感染症（伝染病）対策であった．

当時は低栄養や劣悪な衛生環境が感染症の拡大に大きくかかわっていた．しかし，多くの子どもたちと教職員が日常的に長時間集まり，空間を共有するという学校生活特有の感染リスクは当時も今も変わらない．つまり，長時間にわたって同じ教室で過ごす，授業で発言したり友達とおしゃべりしたりする，一緒に食事（給食）を食べる，授業や遊びで接触するという学校生活は，飛沫感染，空気感染，接触感染が成立しやすく，いったん発生した感染症を拡大しやすい．また，子どもたちが感染すると，自宅に帰って家族に感染し，家族から地域に感染が拡大するといったように，学校が感染源になりうる．そこで，子どもたち自身の健康管理だけでなく，学校という集団での感染予防，さらには地域での感染予防のために，学校での感染対策が重要となる．

ⓐ 健康診断と保健教育（健康教育）

学校での健康診断は，かつては感染症の発見と低栄養状態のチェックという役割が大きかったが，その後，感染症が減少し栄養状態も改善したために，その役割は変わってきた．しかし，結核の診断等，感染症のチェック機能は依然として重要である．

定期的な健康診断とは別に，感染症が発生した場合には，必要に応じて感染リスクの高い集団を対象に臨時健康診断が実施され，感染拡大の防止が図られる．たとえば結核菌の排菌者が発生した場合は，保健所と連携して結核に対する臨時健康診断が実施され，その後の措置が行われる．

また，手洗い，マスク，消毒，うがい，栄養管理，睡眠といった基本的な感染症対策行動や健康管理行動は，日頃からの保健教育（健康教育）によって実行できるようになっていると，感染予防だけでなく発症した場合も重症化のリスクが軽減される．

ⓑ 出席停止

学校で感染が広がりやすいために，とくに予防すべきとされている感染症が学校保健安全法施行規則に規定されている（**表5-5**）．第一種は感染症法における一類感染症と二類感染症等で，きわめて危険性が高い，あるいは，危険性が高い疾患群である．ただし，二類感染症である結核は第一種には含まれない．第二種は，空気感染または飛沫感染する感染症で，学校において流行を広げる可能性が高いもので，二類感染症の結核はここに含まれる．第三種は教育活動を通じ，学校において流行を広げる可能性があるもので，多くの感染症が含まれる．実際には，第一種の感染症が発生する機会はきわめてまれなので，学校保健活動で主として問題となるのは第二種と第三種である．とくに多いのがインフルエンザで，結核，風しん，咽頭結膜熱などもときどき発生する．

表5-5に示すように，それぞれの疾患（疾患群）に対しては，出席停止期間が規定されている．感染者（発症者）を出席停止にすることで，本人の療養と学校での感染拡大を防ぐのが目的である．なお，出席停止は学校からの指示で登校しないので，欠席扱いにはならない．

ⓒ 臨時休業（臨時休校）

感染者がごく少数であれば個別の出席停止によって感染拡大が防げるが，ある程度の数の感染者が発生した場合は，個別の対応だけでは不十分である．そこで，感染していない者も含めて必要な期間その集団全体を出席停止にすることで，学校で感染者と非感染者の接触を断つことができ，感染拡大を防止することが可能となる．この措置が臨時休業である．学級閉鎖，学年閉鎖，臨時休校の方が馴染みのある言葉であろう．実際にインフルエンザでみられるように，一定期間臨時休業することでその集団での感染は収束することが多い．臨時休業も出席停止なので，欠席扱いにはならない．

学級，学年，場合によっては学校全体の臨時休業は，学校保健安全法の第20条「学校の設置者は，感染症の予防上必要があるときは，臨時に，学校の全部又は一部の休業を行うことができる」に基づいて行われる．新型コロナウイルスの感染拡大防止のために，2020（令和2）年3月2日から春季休業の開始日まで，内閣総理大臣からの要請を受けて全国一斉に学校が臨時休業となったが，これも第20条に基づいて実施された．

話題4 解熱後2日経過とはいつから登校可能？

学校保健安全法施行規則では，インフルエンザの出席停止期間は発症した後5日を経過し，かつ，解熱した後2日（幼児は3日）経過とされている．ではいつから登校が可能であろうか？

解熱後2日経過とは，解熱した翌日から2日間のことである．つまり，解熱した日を1日目とするのではなく，解熱した日を0日として翌日を1日目，そのまた翌日を2日目とし，3日目から登校が可能という意味である（**図5-4**）．

表5-5 学校において予防すべき感染症

2023(令和5)年5月改正

	感染症の種類	出席停止の期間の基準	考え方
第一種[1)]	エボラ出血熱，クリミア・コンゴ出血熱，痘そう，南米出血熱，ペスト，マールブルグ病，ラッサ熱，急性灰白髄炎，ジフテリア，重症急性呼吸器症候群(病原体がベータコロナウイルス属SARSコロナウイルスであるものに限る)，中東呼吸器症候群(病原体がベータコロナウイルス属MERSコロナウイルスであるものに限る)および特定鳥インフルエンザ(感染症の予防及び感染症の患者に対する医療に関する法律6条3項6号に規定する特定鳥インフルエンザをいう．なお，現時点で病原体の血清亜型はH5N1およびH7N9)	治癒するまで	感染症法の一類感染症および二類感染症(結核を除く)
第二種	インフルエンザ(特定鳥インフルエンザおよび新型インフルエンザ等感染症を除く)	発症した後5日を経過し，かつ解熱した後2日(幼児にあっては，3日)を経過するまで	空気感染または飛沫感染する感染症で児童生徒のり患が多く，学校において流行を広げる可能性が高いもの
	百日咳	特有の咳が消失するまでまたは5日間の適正な抗菌性物質製剤による治療が終了するまで	
	麻しん	解熱した後3日を経過するまで	
	流行性耳下腺炎	耳下腺，顎下腺または舌下腺の腫脹が発現した後5日を経過し，かつ全身状態が良好になるまで	
	風しん	発しんが消失するまで	
	水痘	すべての発しんが痂皮化するまで	
	咽頭結膜熱	主要症状が消退した後2日を経過するまで	
	新型コロナウイルス感染症(病原体がベータコロナウイルス属のコロナウイルス(令和2年1月に，中華人民共和国から世界保健機関に対して，人に伝染する能力を有することが新たに報告されたものに限る)であるものに限る)	発症した後5日を経過し，かつ，症状が軽快した後1日を経過するまで	
	結核 髄膜炎菌性髄膜炎	病状により学校医その他の医師において感染のおそれがないと認めるまで	
第三種	コレラ，細菌性赤痢，腸管出血性大腸菌感染症，腸チフス，パラチフス，流行性角結膜炎，急性出血性結膜炎，その他の感染症	病状により学校医その他の医師において感染のおそれがないと認めるまで	学校教育活動を通じ，学校において流行を広げる可能性があるもの

資料　学校保健安全法施行規則などにより作成

注　1) 感染症の予防及び感染症の患者に対する医療に関する法律6条7項から9項までに規定する新型インフルエンザ等感染症，指定感染症および新感染症は，第一種の感染症とみなす．

[厚生労働統計協会：厚生の指標増刊 国民衛生の動向2023/2024，p361，2023より引用]

解熱後2日経過とは？
解熱した日の翌日から2日間のこと

解熱日 出席停止	1日目 出席停止	2日目 出席停止	3日目 登校可

図5-4 出席停止期間の数え方

ⓓ 消毒その他の措置

学校で感染症が発生した場合，その感染者が活動した範囲を中心に消毒が行われることがある．その方法や範囲は，その感染症の病原体の種類，感染力の強さ，発症した場合の重篤度等によって決まってくる．

日常の感染対策として，トイレ，手すり，蛇口等の清掃や，必要に応じた消毒は重要である．また，感染症の多いシーズンでの手洗いやマスク着用の励行なども対策として欠かせない．たとえば学校で発生することが比較的多いノロウイルス感染症では，患者の吐物や排泄物がウイルスに汚染されている可能性が高く，それらに対する適切な処置が必要となってくる．

近年では病院での院内感染防止として実施されてきた標準予防策（standard precaution：スタンダード・プリコーション）が学校でも推奨されている．これは，糞便・血液・体液・吐物等は感染性病原体が含まれているとして，これらを扱うときは，素手を避けて手袋をすること，必要に応じてマスクやゴーグルをつけること，扱った後は丁寧に手洗いをすること等が求められている．

話題 5 消毒と滅菌

消毒とは感染症を引き起こさない程度まで病原微生物を減らすことで，皮膚や器具等に行われる．一方，滅菌とはすべての微生物を殺滅または除去することで，器具等に行われる（皮膚は消毒できるが滅菌はできない）．消毒も滅菌も用いる薬品や方法の特徴を理解して行うことが大事である（例：アルコール消毒は新型コロナウイルスには有効だが，ノロウイルスに対しては効果が弱い）．

4 学校における健康診断

活力検査として始まった学校における健康診断は，子どもたちの健康問題や子どもたちを取り巻く社会情勢によって対象や実施項目が見直されてきた．最近では2014（平成26）年に，それまで実施されてきた「座高の検査」「寄生虫卵の有無の検査」を必須項目から削除し，「四肢の状態」が必須項目に加えられた．

学校保健安全法施行規則に示されている現行の健康診断項目を**表5-6**に示す．身長や体重といった身体計測に加えて，視力，検尿，歯科等は，高校3年生まで毎学年に対して実施される．

表5-6　定期健康診断の検査項目と実施学年

2023（令和5）年4月現在

項目	検査・診察方法	発見される異常疾患	幼稚園	小学校						中学校			高等学校			大学
				1年	2年	3年	4年	5年	6年	1年	2年	3年	1年	2年	3年	
保健調査	アンケート		○	◎	◎	◎	◎	◎	◎	◎	◎	◎	◎	◎	◎	○
身長		低身長等	◎	◎	◎	◎	◎	◎	◎	◎	◎	◎	◎	◎	◎	◎
体重			◎	◎	◎	◎	◎	◎	◎	◎	◎	◎	◎	◎	◎	◎
栄養状態		栄養不良 肥満傾向・貧血等	◎	◎	◎	◎	◎	◎	◎	◎	◎	◎	◎	◎	◎	◎
脊柱・胸郭 四肢 骨・関節		骨・関節の異常等	◎	◎	◎	◎	◎	◎	◎	◎	◎	◎	◎	◎	◎	△
視力	視力表　裸眼の者　裸眼視力	屈折異常，不同視等	◎	◎	◎	◎	◎	◎	◎	◎	◎	◎	◎	◎	◎	△
	視力表　眼鏡等をしている者　矯正視力		◎	◎	◎	◎	◎	◎	◎	◎	◎	◎	◎	◎	◎	△
	視力表　眼鏡等をしている者　裸眼視力		△	△	△	△	△	△	△	△	△	△	△	△	△	△
聴力	オージオメータ	聴力障害	◎	◎	◎	◎	△	◎	△	◎	△	◎	◎	△	◎	△
眼の疾患および異常		感染性疾患，その他の外眼部疾患，眼位等	◎	◎	◎	◎	◎	◎	◎	◎	◎	◎	◎	◎	◎	◎
耳鼻咽喉頭疾患		耳疾患，鼻・副鼻腔疾患 口腔咽喉頭疾患 音声言語異常等	◎	◎	◎	◎	◎	◎	◎	◎	◎	◎	◎	◎	◎	◎
皮膚疾患		感染性皮膚疾患 湿疹等	◎	◎	◎	◎	◎	◎	◎	◎	◎	◎	◎	◎	◎	◎
歯および口腔の疾患および異常		むし歯，歯周疾患 歯列・咬合の異常 顎関節症症状・発音障害	◎	◎	◎	◎	◎	◎	◎	◎	◎	◎	◎	◎	◎	△
結核	問診・学校医による診察	結核		◎	◎	◎	◎	◎	◎	◎	◎	◎				
	エックス線撮影												◎			◎ 1学年 （入学時）
	エックス線撮影 ツベルクリン反応検査 喀痰検査等			○	○	○	○	○	○	○	○	○				
	エックス線撮影 喀痰検査・聴診・打診等												○			○
心臓の疾患および異常	臨床医学的検査 その他の検査	心臓の疾病 心臓の異常	◎	◎	◎	◎	◎	◎	◎	◎	◎	◎	◎	◎	◎	◎
	心電図検査		△	◎	△	△	△	△	△	◎	△	△	◎	△	△	△
尿	試験紙法　タンパク等	腎臓の疾患	◎	◎	◎	◎	◎	◎	◎	◎	◎	◎	◎	◎	◎	△
	試験紙法　糖	糖尿病	△													△
その他の疾患および異常	臨床医学的検査 その他の検査	結核疾患，心臓疾患 腎臓疾患，ヘルニア 言語障害，精神障害 骨・関節の異常 四肢運動障害	◎	◎	◎	◎	◎	◎	◎	◎	◎	◎	◎	◎	◎	◎

注　◎はほぼ全員に実施されるもの，○は必要時または必要者に実施されるもの，△は検査項目から除くことができるもの．

［厚生労働統計協会：厚生の指標増刊 国民衛生の動向2023/2024，p360，2023より引用］

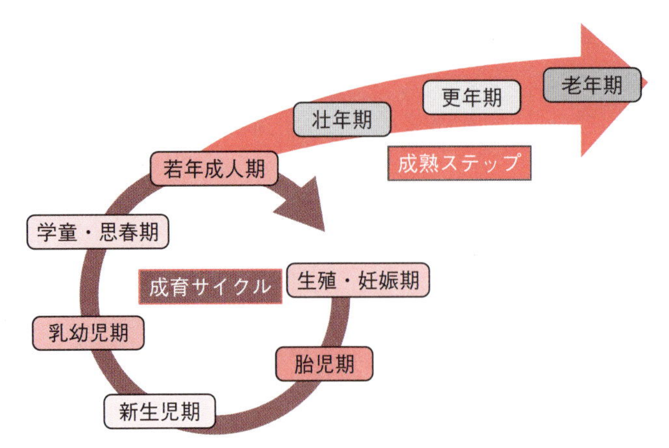

図5-5 成育サイクルと成熟ステップ
［国立研究開発法人 日本医療研究開発機構：AMEDにおける周産期・子ども領域の研究の推進について，https://www.amed.go.jp/news/program/20180802.html（2024年5月21日アクセス）より引用］

結核については，問診・学校医による診察が中学校3年生までは毎年実施されるが，胸部エックス線検査は高校1年生と大学1年生のみである．ただし，大学では地域によっては結核の発生が少なくなかったり，実習や就職活動等で診断書提出が求められたりするために毎学年実施しているところが多い．

学校における健康診断は，学校生活を送るにあたって支障があるかどうかについて疾病をスクリーニングし，健康状態を把握するという役割と，学校における健康課題を明らかにして健康教育に役立てるという2つの役割がある．したがって，単に実施して結果を伝えるだけでなく，必要に応じて精密検査や治療を促したり，健康指導をしたりするという事後措置が重要となる．

5 学校における健康教育

学校教育の目的の1つが社会に貢献する人材の育成である．そのために，国語や算数などの科目を学び，最終的には専門性を身につけて社会に出ていく．これは自分の人生をつくるだけでなく，社会を構成する一員として社会をつくることにもなり，次世代の社会の形成にもつながっていく．心身の健康を学ぶこともまったく同じである．自分自身の健康だけでなく，社会で生きている人々の健康，さらには次世代の人々の健康につながる．

すべての人は，次の世代を創出する成育サイクルと，個として成熟する成熟ステップの中のどこかのライフステージに位置すると考えられている（**図5-5**）．この中で成育サイクルにある学童・思春期および若年成人期は，成熟ステップにある将来の自分の健康にかかわるだけでなく，次世代の健康にもかかわってくる．したがって，この時期に学校で健康を学ぶ意義は大きい．

学校での健康教育は，授業・教科としては，小学校では体育科保健領域，中学校では保健体育科保健分野，高等学校では保健体育科「科目保健」で学ぶ．また，生活科，理科，家庭科，道徳等の関連する科目や，学級活動，児童会・生徒会活動，クラブ活動，学校行事（修学旅行や体育行事等）でも健康に関連する内容を学ぶことになる．さらには，日常の学校生活において養護教諭などの指導で学ぶ内容も学校での健康教育に含まれる．

このように，学校では健康に関する学びや健康づくりにつながる活動が多くある．授業や行事だけでなく，休み時間に運動したり友達とおしゃべりをしたりすることも健康につながる．給食も単なる食事ではなく準備から片づけまでを含めて食育（栄養教育）の一環に位置づけすることができる．この栄養教育については，2005（平成17）年度に栄養教諭制度が導入された．栄養教諭は学級担任や養護教諭等と連携し，学校での食育推進の中心的な役割を担っている．

健康は一生の問題であり，対処すべき健康課題は人生のさまざまな場面で刻々と変化する．現在だけでなく将来にわたって健康課題に適切に対処できるための基礎を学ぶのが学校における健康教育である．つまり，健康に関する知識を習得し，そのときどきで必要な健康情報を入手し，評価したうえで，適切な意思決定ができる能力（ヘルスリテラシーといわれる）を身につけるのが健康教育の目的である．とくに社会に出る直前の高等学校や大学の健康教育ではこの能力が求められる．心身の健康は幸福な人生の基本であることから必須の能力といえる．

6 学校における心の健康

わが国では，自殺は10歳から39歳までの年齢層における死亡原因の第1位である．男女別でも，男性は10～44歳において第1位，女性は10～34歳で第1位である．自殺者数は，1998（平成10）年に3万人を超えたが，2003（平成15）年の3万4,427人をピークに減少してきた．自殺死亡率も同様のカーブを辿っている．しかし，年齢階級別にみると若年者では他の年齢層に比べると減っておらず，むしろ上昇傾向にある（**図5-6**）．心の健康の最悪の結果が自殺であることから，学校における心の健康がいかに重要であるかがわかる．

心の健康を象徴する比較的客観的な指標が，不登校等の長期欠席者の数である（自殺は事故死として扱われていたり，いじめは認知されていなかったりして，実態は報告数よりも多い可能性が高い）．**図5-7**は小学校と中学校における不登校児童生徒数およびその割合の推移を示している．不登校問題が指摘されて久しいが，かつて増加していた不登校はその後横ばいとなり，減少傾向にまでなったが，この10年間はむしろ増加に転じ，その勢いは止まらない．

不登校の要因としては，本人にかかわる状況（無気力，不安，非行等）が多く，次が家庭にかかわる状況（親子関係，家庭内不和等）で，学校にかかわる状況（いじめ，いじめ以外の友人関係，学業不振等）はほかに比べて多くはないと報告されている．しかし，学校にかかわる状況が家庭や本人の状況に複雑に絡み合って不登校をきたしていることも事実である．そのためにも，まずこういった子どもたちの問題に気づいて対処するという学校の役割は大きい．

いじめ件数や自殺者数も不登校数と同様にこの10年で増加していると報告されている．学校においては，いじめ，保健室登校，不登校，自殺等，心の健康にかかわる問題が多い．これらは心身の成長を妨げ，学びの機会を失うことにもつながり，学業の遅れや進路選択上の不利益を生じたり，最終的に社会的自立を妨げたりするリスクとなる．養護教諭，学級担任，スクールカウ

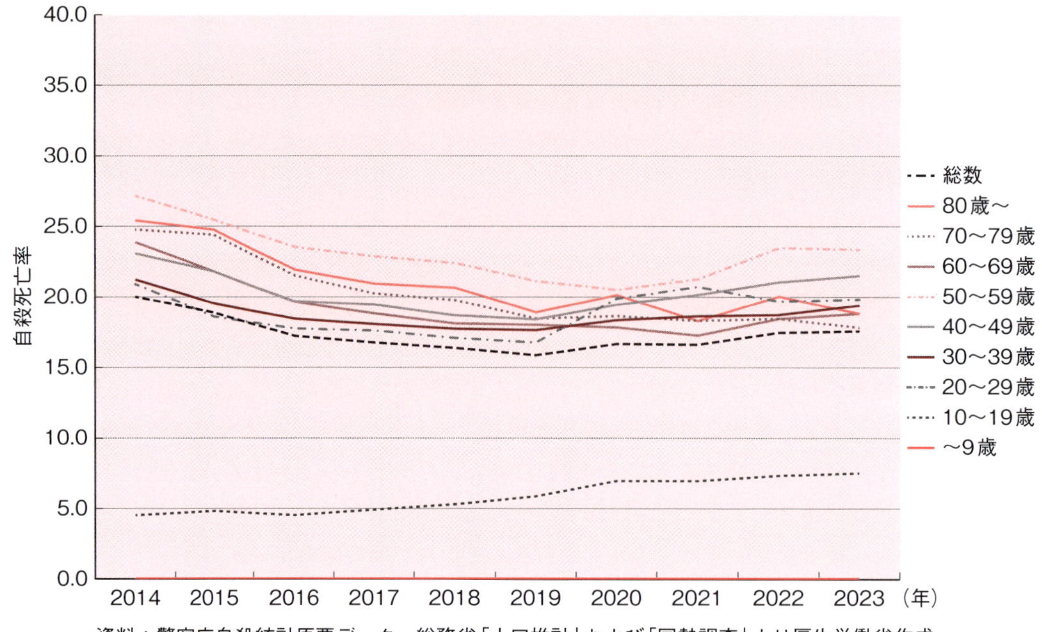

図5-6　年齢階級別の自殺死亡率の推移
自殺死亡率は人口10万人あたりの自殺死亡者数を示している．2013(平成25)年から2019(令和元)年にかけては減少している年齢層が多かったが10歳代は上昇傾向にあった．2020(令和2)年以降はコロナ禍の影響もあって上昇に転じている年齢層がある．
[厚生労働省自殺対策推進室 警察庁生活安全局生活安全企画課：令和5年中における自殺の状況，2024，https://www.mhlw.go.jp/content/001236073.pdf(2024年5月24日アクセス)より引用]

ンセラー，保護者，友人等が連携して対応することが必要である．

7 性の発達・性的マイノリティ

人間には身体的な性だけでなく，性的関心がどの性を対象に向くかという性的指向(sexual orientation)と，自分の性別をどのように認識しているかを示す性自認(gender identity)がある(頭文字をとってSOGI(ソジ)と呼ばれている)．

スキャモンの発育曲線(**図5-3**参照)が示すように，小学校の高学年から中学にかけて，卵巣や精巣などの生殖器官が急速に発育・発達し，身体的な性の特徴が身体に現れてくる．同時に自分自身の性を意識し(性自認)，他者へ性的な関心が高まってくる(性的指向)．他人と比較し，より優れた人になりたいと思うようになり，自分が価値ある存在になりたいと成長する時期でもある．人間がより人間らしくなっていくプロセスといえる．

身体的な性，性自認，性的指向は誰もがもっているが，誰もが同じというわけではない．身体的な性は，ほとんどが男性か女性に分けられるが，少ないながら男女に分けることが難しい人が存在する．性自認は多くは身体的な性と一致するが(シスジェンダー)，身体的な性と一致しな

不登校児童生徒数の推移のグラフ

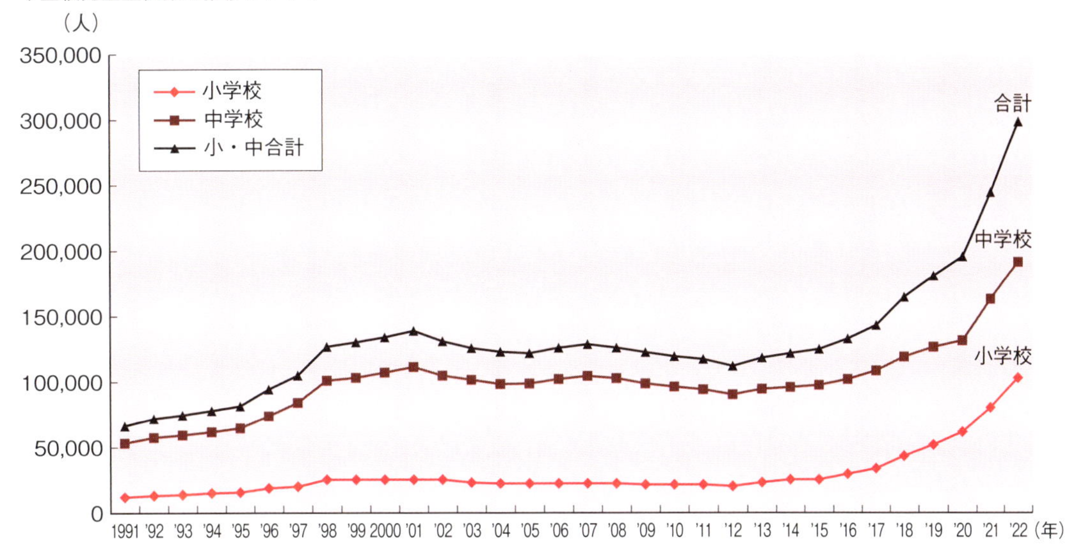

不登校児童生徒の割合 (1,000人あたりの不登校児童生徒数) の推移のグラフ

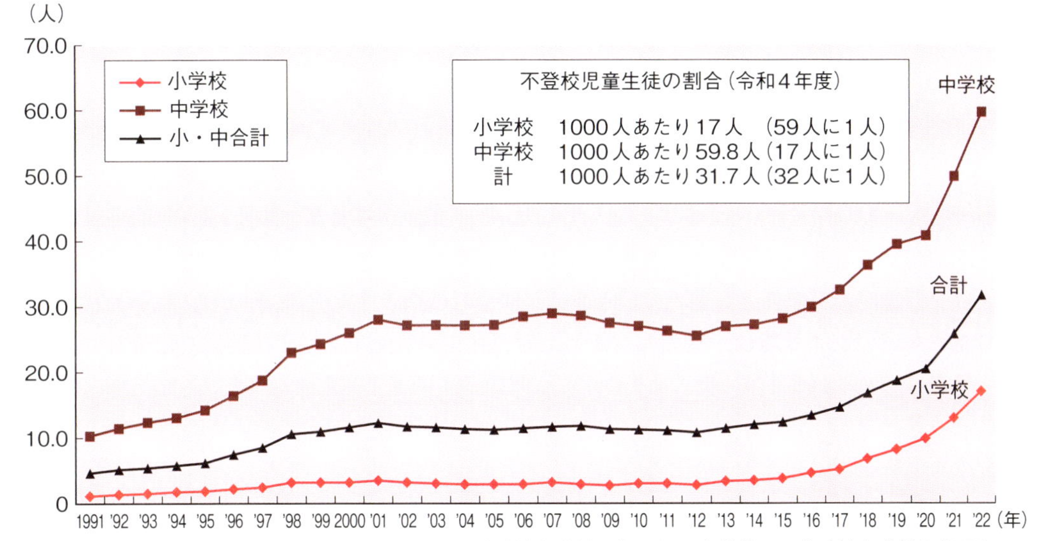

(注) 調査対象：国公私立小・中学校 (小学校には義務教育学校前期課程，中学校には義務教育学校後期課程および中等教育学校前期課程，高等学校には中等教育学校後期課程を含む)

図5-7 不登校児童生徒数の推移

不登校児童生徒数とその割合は，2012 (平成24) 年から上昇を続けていたが，コロナ禍でさらに上昇が進んだ.

[文部科学省初等中等教育局児童生徒課：令和4年度 児童生徒の問題行動・不登校等生徒指導上の諸課題に関する調査結果について，2023，https://www.mext.go.jp/content/20231004-mxt_jidou01-100002753_1.pdf (2024年5月21日アクセス) より引用]

い人がいる（トランスジェンダー）．性別不合はこれに含まれる（以前は性同一性障害と呼ばれていたが，国際疾病分類の改訂によって名称が変更となり，障害の分類から外れた）．性的指向も多数は異性に向くが（ヘテロセクシュアル），そうでない人もいる．最近では，こういった性的に多数（マジョリティ）ではなく少数（マイノリティ）の人たちをLGBTと称するようになった．

話題 6 LGBTとは

レズビアン（Lesbian：女性同性愛者），ゲイ（Gay：男性同性愛者），バイセクシュアル（Bisexual：両性愛者），トランスジェンダー（Transgender：身体的な性と性自認が一致しない，性自認が中性も含む）の意味である．最近では，Q（クエスチョニングQuestioningもしくはクイアQueer：性自認・性的指向が決まっていない）を含めてLGBTQ，さらにはそれ以外の性的マイノリティも加えてLGBTQ+と表現されることもある．

学校では身体的な性で男女を区別する機会がある．ほとんどの学校ではトイレは男子と女子に分かれている．健康診断も男女別に行われる．体育は小学校では男女混合かもしれないが，中学になると男女別に行われることが多い．名簿についても男女が混合になっている学校が増えてはいるが，まだまだ男女別のままの学校があると報告されている．自分や他者の性を意識するようになった時期に，性的マイノリティにとっては，身体的な性で区別や制限を強いられるのはつらい．

しかし，男女が一緒であればよいというものでもない．たとえば体育では，異性に自分の身体の線をみられるのが嫌だとか（とくに水泳），女子が見学すると月経中と思われて嫌だとか，不利益が生じているのは事実である．こういった学校における男女の問題（ジェンダー問題）は，数としてのマジョリティとマイノリティの問題ではないが，性の違いによって不利益が生じる性的マイノリティの問題と共通した部分がある．

性的マイノリティ問題は，社会の至るところに存在するマイノリティ問題を象徴している（いわゆる多様性の問題でもある）．マイノリティ問題は，平等に配慮すれば解決するものではない．そもそもマイノリティには不利益が生じている．したがって，マイノリティには合理的な範囲で特別な配慮が必要となる．しかしながら，人々の心や生活が豊かであれば合理的な範囲は広がるが，そうでないと狭くなる．これはどんな社会を目指すかにかかわってくる．マイノリティ問題は学校教育での大きな課題でもあるが，まだまだその取り組みは十分でないと指摘されている．

C 働く人々の健康

日本国憲法は，第27条で，勤労の権利・義務，勤労条件の基準を定めている．人々が働く，すなわち勤労の権利を行使することは，憲法にうたわれた理想，つまり全世界の人々が平和のうちに生存することや日本国民が福利を享受するための重要な営みである．しかし，過去から現在に至るまで，働くことにより健康を損ねる例は後を絶たない．働く人*15の健康を守るための社会的制度の整備のために多大の努力がなされてきたにもかかわらず，働くことに関連した健康障害の発生は続いている．この事実は，健康に働き続けることが，実は，それほどたやすくはないことを示唆している．働くことと健康とを両立させるためには，何が必要か．本項では，疾病だけでなく負傷も含めて健康障害といい，それらをひき起こす因子，職場と健康の実際の状況，健康を守るための法規とそれに基づく活動について述べる．

1 職場の健康障害因子

職場には，健康障害を生む可能性のある危険有害因子が適切な対策なしに存在することが少なくない．

負傷は，建築物，機械，材料，用具，荷物，乗物等の物的因子に，多くの場合，無理な動作，不注意，錯誤などの人的因子が加わる中で，転倒，動作の反動，衝突，切れ・こすれ，転落，はさまれ，飛来・落下，交通事故等の形で生ずる．

疾病は，物理的因子，化学的因子，生物的因子，作業態様因子が関与して発生する．物理的因子としては電離放射線，気圧，暑熱・寒冷，騒音，振動等，化学的因子としては化学物質やそれらの混合物，生物的因子としてはウイルス，細菌等，作業態様因子としては心理的負荷，長時間作業，重量物取り扱い，不良姿勢，上肢の反復動作等がある．それらの因子は，疾病の発生に，原因，あるいは発生促進因子として働く．そうした因子のうち，現在の職場で重要な因子とそれらに曝露される（さらされるの意）おそれのある作業，ならびに発生する疾病の例を**表5-7**に示した．

2 職場と健康

ⓐ 健康障害の発生状況

(1) 職業別の死亡率

2020年度のわが国における死亡時に15歳以上で有職の人について，死亡時の職業別に算出し

NOTE

*15 働く人々の中には，雇用されて働く人（労働者）と雇用されずに働く人（経営者，自営業者，家族従業者など）が含まれる．本項では主に前者について述べている．

表5-7 職場において疾病を生じさせうる因子，それらの因子にさらされる作業と疾病の例

		因子（さらされる作業の例）	疾病の例
物理的因子	有害光線	紫外線（溶接），赤外線（ガラス製造），レーザー光（金属切断）	紫外線（日焼け，角結膜炎），赤外線（白内障），レーザー光（網膜熱傷）
	電離放射線	各種放射線（医療，非破壊検査）	急性影響（皮膚炎），晩発性影響（白内障，白血病，皮膚・肺・甲状腺がん）
	異常気圧	高気圧（潜水，潜函）	減圧症
	異常温度	夏・冬の屋外作業，冷凍庫内作業	熱中症，凍傷，低体温症
	騒音	衝撃音（打撃工具），連続音（切断工具）	聴力低下
	振動	全身振動（重機運転）	腰痛
		局所振動（建設業・林業等での振動工具使用）	手腕振動障害（白ろう病）
化学的因子	中毒性物質	殺虫剤（植物栽培，建物内の殺虫）	神経・生殖器等の障害
		シンナー等の有機溶剤（塗装，印刷，洗浄）	神経・肝・腎・生殖器等の障害
		金属（鉛含有はんだづけ，溶接）	鉛（貧血，神経障害），溶接（金属ヒューム*16吸入による発熱）
		一酸化炭素（閉所でのエンジンや練炭の使用）	一酸化炭素中毒
	アレルギー性物質	植物（スギ花粉，小麦粉，ソバ，ゴム）	鼻炎，喘息，アナフィラキシー
		イソシアネート類（ウレタン樹脂成型，塗装）	喘息
		シャンプー・洗剤（理美容師）	皮膚炎
	発がん性物質	たばこ（飲食店）	肺・口腔・食道・胃・膀胱などのがん
		アスベスト（古い建材や吹きつけ材の取り扱い）	肺がん，中皮腫
		結晶性シリカ粉じん（窯業，鋳物，石工）	肺がん
		芳香族アミン（染料，インク，樹脂，塗料）	腎・尿路系のがん
		1,2-ジクロロプロパン（洗浄，払拭）	胆管がん
	粉じん	粉じん（研磨，建材加工），金属ヒューム（溶接）	じん肺
生物的因子		害虫（農林業），細菌・ウイルス（医療・集団感染）	毛虫皮膚炎，結核，肝炎，インフルエンザ，新型コロナウイルス感染症（COVID-19）
作業態様因子	心身への負荷	人間関係・ハラスメント・ノルマなど心理的負荷（管理職，営業，技術開発）	胃十二指腸潰瘍，適応障害，うつ病，自殺
		長時間労働（管理職，営業，技術開発，自動車運転）	高血圧，脳血管疾患，虚血性心疾患
		深夜勤務（医療職，機器生産，自動車運転）	睡眠障害，胃十二指腸潰瘍，月経不順
	重量物，不良姿勢	介護，看護，保育，荷物扱い，建設業，自動車運転	腰痛
	上肢反復動作	情報機器作業，機器組み立て	頸肩腕障害
	眼への負荷	情報機器作業	眼の疲れ，ドライアイ

例示の因子，作業，疾病は一部にすぎないことに注意.

NOTE

*16 **金属ヒューム**：熱で溶けた金属が蒸発し，空気中で冷えて生じた微細な固体粒子.

表5-8　2020年度における15歳以上の職業(大分類)別年齢調整死亡率(人口千人あたり)

	男	女
就業者全体	5.2	3.4
管理職	11.2	16.9
サービス職	9.4	3.6
農林漁業職	7.6	4.4
専門・技術職	6.6	6.1
建設・採掘職	6.3	44.0
販売職	5.0	3.3
輸送・機械運転職	3.2	83.2
生産工程職	2.9	2.8
事務職	2.2	1.2
保安職	1.9	18.5
運搬・清掃・包装等職	1.3	0.7

注：職業は死亡時のもの．年齢調整死亡率算出のための基準人口は「昭和60年モデル人口」
[厚生労働省令和2年度人口動態職業・産業別統計より引用]

た人口千人あたりの年齢調整死亡率*17を**表5-8**に示した．全体では，男性の5.2に対し，女性は3.4と低い．職業別にみると，男性は，最高が管理職の11.2で，以下，サービス職9.4，農林漁業職7.6，専門・技術職6.6，建設・採掘職6.3の順である．これに対し女性は，最高が輸送・機械運転職の83.2で，以下，建設・採掘職44.0，保安職18.5，管理職16.9，専門・技術職6.1の順である．こうした死亡率の職業間の差には，職業関連の危険有害因子やライフスタイル(喫煙，栄養摂取等)が寄与している可能性がある．

(2) 事故による死傷

労働災害による死傷として補償(以下，労災補償という)を受けた人の総数を1990年以降でみると同年の79.8万人から減少傾向で2009年の53.5万人になった後，増勢に転じ，2021年には67.9万人となっている．死亡と休業4日以上の負傷の合計の労働者千人あたりの発生数も同様な傾向で，1990年の4.6人から減少傾向で2009年の2.0になった後，やや増えて2021年には2.7人である．ただし，死亡者数に限れば，1990年の2,550人から減少傾向が続き，2021年は867人である．2021年の休業4日以上の死傷者について事故の型別内訳をみると，転倒22.5%，墜落・転落14.2%，動作の反動・無理な動作13.9%，はさまれ・巻き込まれ9.4%，切れ・こすれ5.1%等である．

NOTE

*17 **年齢調整死亡率**：年齢構成が異なる集団や時点での死亡率を比較するために，基準となる年齢構成を用いて年齢構成の違いの影響を調整した死亡率．

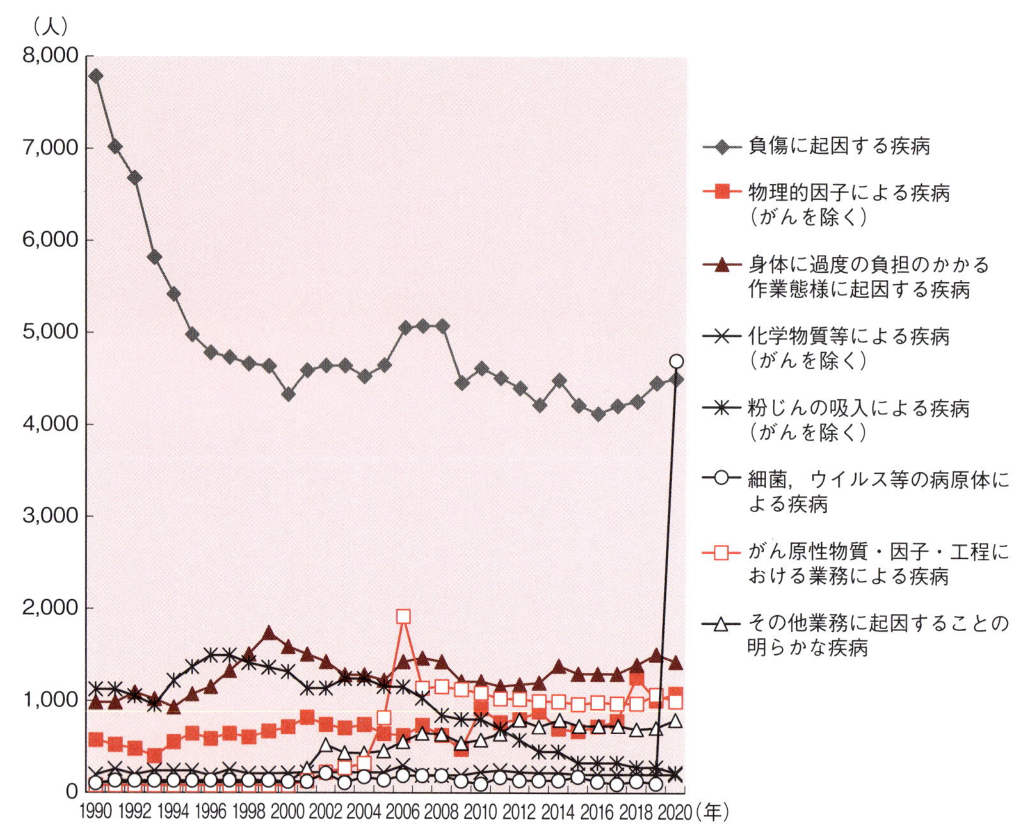

図5-8　仕事による疾病のために4日以上休業し，労働災害補償を受けた人数の推移
［厚生労働省発表を全国労働安全衛生センター連絡会議がまとめた資料を参考に作成］

(3) 働くことによる疾病

働くことによる疾病のために4日以上休業し，新規に労災補償を受けた患者数の1990年以降の推移を**図5-8**に示した*18.

疾病ごとの患者数の推移をみると，次のとおりである.

負傷に起因する疾病（負傷による腰痛が主で，ほかには異物による眼の疾患，外傷性頭蓋内血腫など）は，2020年度以外では毎年最多であった．1990年代前半まで急速に減り，その後は増減し，最近は増加傾向にある.

粉じんの吸入による疾病（じん肺ならびにそれに合併した結核や気管支炎など）は，1996年が最多で，その後は明らかに減少傾向にある.

身体に過度の負担のかかる作業態様に起因する疾病（頸肩腕障害，重激業務による腰痛以外の

NOTE

*18 **図5-8**では，物理的因子によるがん，化学物質等によるがん，粉じんの吸入によるがんは，がん原性物質・因子・工程における業務による疾病に含めて，職業がんの総数の推移を示した.

筋や関節の疾患など）は，1999年が最多で，以後，増減しつつも高止まりしている．

物理的因子による疾病（騒音性難聴，熱中症，熱傷など）は，小幅の増減を示しつつ，最近は増え気味である．

がん原性物質・因子・工程における業務による疾病は，2000年代に入って漸増し，2005年以降，著しく増加した．これはもっぱら，2005年に尼崎市の石綿（アスベスト）製品製造工場の近隣住民に石綿によるがんの1種である中皮腫が多発していることが判明して，社会的関心が高まったことと石綿による中皮腫と肺がんの労災認定基準が改正されたことによるものである．その他に特記すべき事件としては，2012年に大阪市の印刷工場で有機溶剤（1,2-ジクロロプロパンなど）による胆管がん，2015年に福井県の化学工場で染料・顔料の原料（オルト-トルイジン）による膀胱がん，2016年に静岡県の化学工場で製造した樹脂硬化剤（3,3'-ジクロロ-4,4'-ジアミノジフェニルメタン）による膀胱がんの集団発生が明らかになったことがある．これらの事件の続発は，後述するようにわが国の職場における化学物質管理に関する行政方針の変更の契機となった．

細菌，ウイルス等の病原体による疾病は，少数であったが，2020年度は新型コロナウイルス感染症のために急増している．

話題 7 石綿（アスベスト）

石綿は天然の繊維状鉱物で，クリソタイル，クロシドライト，アモサイトなど，6種類がある．日本国内でも石綿は採掘されたが，ほとんどは輸入で，1960年代に使用量が急増した．用途は，建材，ブレーキ，保温材等で，仕事で石綿を吸入した人はきわめて多い．

石綿は，胸膜炎，石綿肺（じん肺の一種），肺がん，中皮腫（胸膜や腹膜のがん）等を起こす．肺がんと中皮腫は比較的少量の石綿の吸入でも発生するため，患者は多発している．2006〜2022年度の間の肺がんまたは中皮腫の労災認定が1万7,026人，労災申請が時効のためできなくなっていた人のための石綿健康被害救済法による救済が1,743人，主婦などの労災申請資格がない人の同法による救済が1万7,698人に上る．わが国では，1995年にとくに発がん性の強いクロシドライトとアモサイト，2004年には他の石綿も，例外的用途を除き，輸入・製品製造・販売等が禁じられ，2012年に完全に禁止された．しかし，古い建物の改築・解体時の石綿飛散は現在も続いている．肺がんや中皮腫の発生には20年以上の潜伏期があり，今後も，患者の発生は続くので，早期発見・治療と新たな石綿曝露防止が重要である．

化学物質等による疾病（中毒，アレルギーなど）は，大きな増減がなく少数であった．しかし，少数とはいえ，インジウムによる肺障害，水溶性ポリマーによる肺障害などのわが国からの報告が世界初のものが含まれる．

その他業務に起因することの明らかな疾病は，21世紀に入って増加している．これは，長時間勤務などによる脳血管疾患（脳出血，脳梗塞など）や虚血性心疾患等（心筋梗塞，心臓性突然死など），ならびに過度の心理的負荷による精神疾患等（適応障害，うつ病，自殺など）の労災認定例の増加によっている．これらは後述する働き方の変化や競争の激化にかかわる重要な職業性疾病であり，内訳を示すと**図5-9**のとおりである．近年，脳血管疾患は減少，虚血性心疾患等は横

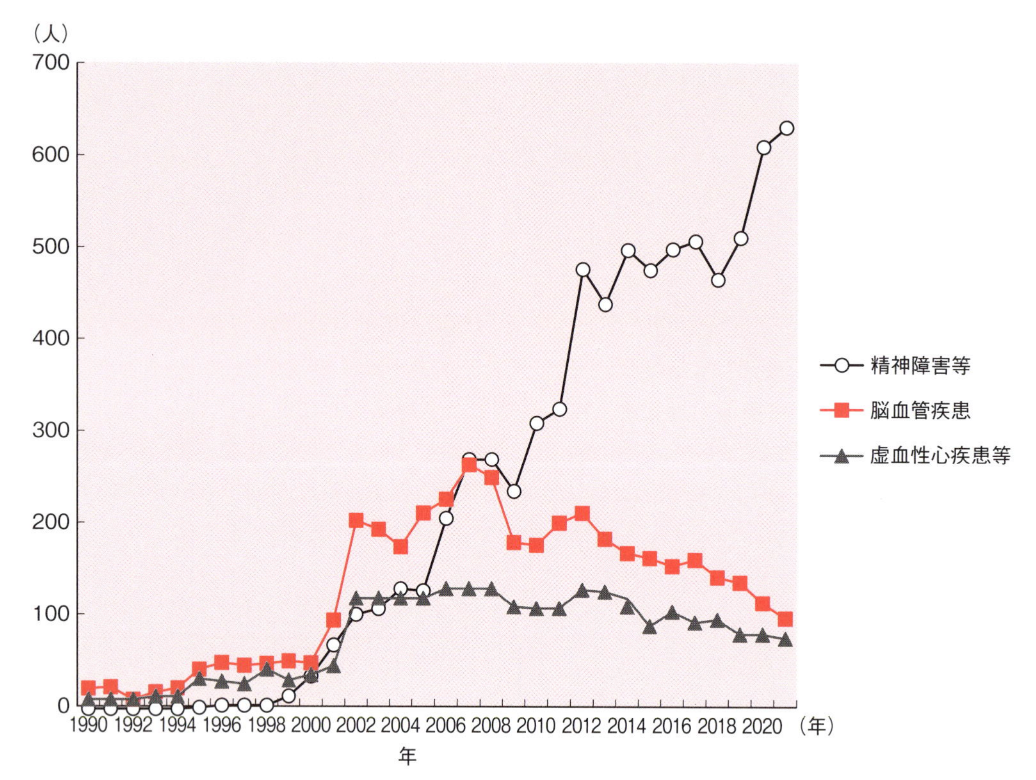

図5-9 脳血管疾患，虚血性心疾患等，精神障害等の労災補償人数の推移

ばいないし減少傾向であるが，精神疾患等は増加している．これらの疾病はいずれも社会問題化した経緯があり，労災認定基準が複数回改善されたことも人数の増加に寄与している．

働くことによる疾病の統計に関しては，該当疾病に罹患しても労災補償申請をしない例が多いことや，皮膚障害は非常に多いが休業4日以上になることが少なく前記の統計には表れにくいことに留意が必要である．

事例 職場で発生した適応障害

物流関係の会社に勤める30歳の男性が，事務職からトラック配車部門に配置換えになった．各地の顧客からの配送注文に迅速に応じ，かつ車を空の状態で走らせないことが求められた．狭い部屋に担当者10人が詰め，電話とメールで仕事をした．電話がひっきりなしにかかった．職場の皆が殺気立っていた．知らないことが多く困っても，皆忙しく助けを求めづらかった．配車ミスをし，上司から強い言葉で叱責された．残業は月に15時間程度で本人は多いとは思わなかった．しかし，だんだんと不安感が強まり，寝てもすぐ目が覚め，職場が怖くなってきた．配置替えから4ヵ月後には，通勤途上で動悸，冷や汗，腹痛，吐き気がして，休業に至った．精神科を受診し，適応障害と診断された．70日の休業中に，上司に実情を伝えて率直に話し合い，会社の産業医にも相談し，業務負荷軽減と上司・同僚からの支援改善が図られた．職場復帰後は，本人も，わからないことを放置せず上司・同僚に尋ね，自分の考えも的確に伝えるなどの努力をした結果，担当業務をこなせるようになっていった．

表5-9 2019年における有害業務の種類別の存在事業所ならびに従事している労働者の割合（%）

	事業所	従事労働者
有機溶剤を取り扱う場所での業務	17.6	14.7
粉じんが発生する場所での業務	14.2	10.8
放射線にさらされる場所での業務	12.5	5.1
特定化学物質を製造または取り扱う場所での業務	9.8	6.7
重量物を取り扱う業務	8.2	7.6
振動工具による身体に著しい振動を与える業務	5.7	2.8
酸素欠乏のおそれがある業務	5.5	3.5
強烈な騒音を発する場所での業務	3.6	4.3
紫外線，赤外線にさらされる業務	2.9	1.4
鉛を取り扱う場所での業務	1.2	1.4
除染等業務，特定線量下業務	0.2	0.1
上記のいずれかの有害業務がある	40.6	29.7

[厚生労働省令和元年労働安全衛生調査（労働環境調査）（調査対象は，鉱業，建設業，製造業，電気・ガス・熱供給・水道業，道路貨物運送業，洗濯業，医療，廃棄物処理業，自動車整備業など）より引用]

ⓑ 産業・社会の変化にともなう健康障害の変貌

(1) 働き方，働く人，職場環境の変化

わが国では急速な産業構造の変化，産業技術の進歩，少子高齢化，男女共同参画社会への転換，ライフスタイルの変化，法規制の緩和，安全衛生対策の実施等により，働き方，働く人，職場の環境が急激に変化している．健康との関連で，好ましい変化としては，①所定労働時間の短縮と休日の増加，②機械化による重筋労働の減少，③作業環境の改善による有害因子への曝露の減少などがある．他方で，対策が必要な変化としては，①熾烈な企業間競争にともなう長時間労働と心理的ストレスの増大，②眼・上肢負荷をともなうコンピュータなどの情報機器作業の増加，③グローバル競争や生活の利便性などへ対応のための深夜労働の増加，④労働力の高年齢化，⑤障がい者*19の就労の増加，⑥外国人労働者の増加，⑦派遣社員，契約労働者，パートタイム等の非正規労働者の増加などがある．

労働時間を総務省が2023年度に実施した労働力調査の結果でみると，平均月間就業時間は，正規の職員・従業員では男性182.6時間，女性166.1時間，非正規の職員・従業員では男性124.4時間，女性102.2時間と，正規で長く，男女差も小さくない．

厚生労働省が2019年に実施した労働安全衛生調査の結果（**表5-9**）によれば，いずれかの有害業務がある事業所の割合は40.6%，労働者の割合は29.7%である．有害業務の種類別には，事業

NOTE

*19 法律用語では「障害者」と記されるが，本項では法律名以外については「障がい者」と記した．

所，従事労働者ともに有機溶剤を取り扱う場所での業務と粉じんが発生する場所での業務が高率である．次に高率なのは，事業所では放射線にさらされる場所での業務，従事労働者では重量物を取り扱う業務である．

わが国の就業者6,747万人（2023年，総務省）のうち，65歳以上は914万人（2023年，総務省），障がい者は73万人（2023年，厚生労働省），外国人は205万人（2023年，厚生労働省），正規の職員・従業員は3,615万人，非正規のそれは2,124万人（2023年，総務省）である．

話題 8　障がい者が働く社会づくり

障がい者が働くことは，生きがい，社会参加，生活の経済的基盤の確立などにおいて重要である．しかし，障がい者が働くためには，障がい者の労働能力の向上，雇用主の施策，たとえば職場環境の整備，職場での人的支援などが必要である．そのため，わが国では，1960年に障害者雇用促進法が制定された．同法の現在の適用対象は身体障がい，知的障がい，精神障がい，発達障がい，難病等の慢性疾患や高次脳機能障害などである．同法は，事業主に，常時雇用する労働者の数に法定雇用率を掛けた人数に相当する障がい者の雇用と障がいの特性に配慮した措置を義務づけている．民間企業の場合，同義務があるのは43.5人以上を雇用する企業である．2022年の法定雇用率とそれに対する実雇用率は，民間企業では2.3%に対し2.25%，国では2.6%に対し2.85%，地方公共団体では2.6%に対し2.64%である．事業主は，法定雇用率を上回れば障がい者雇用調整金を国から支給され，下回れば障がい者雇用納付金を国に徴収される．雇用率が著しく低い企業名は公表される．また，障害者総合支援法（2013年施行）は，就労移行支援事業と就労継続支援事業を定めている．前者は，就労を希望し，一般雇用が可能な障がい者に対し，一定期間行われる就労に必要な知識・能力の向上のための訓練である．後者は一般雇用が困難な障がい者に対する支援で，雇用契約に基づく就労継続支援A型と雇用契約に基づかない就労継続支援B型とがある．これらのほかにも，障がい者が働く社会づくりのために多くの施策が講じられており，そこには労働災害防止や差別をなくす取り組みも含まれている．

(2) 働く人の不安，悩み，ストレス

厚生労働省は，1982年から2012年までは5年ごとの労働者健康状況調査，そして2013年から2021年までは毎年または隔年の労働安全衛生調査（実態調査）において仕事や職業生活に関する強い不安，悩み，ストレスがある人の割合を調べている．そうした人の割合は年度により異なり（**図5-10**），男性では52.2%（1982年）から64.4%（1997年），女性では46.8%（1982年）から62.6%（2017）の間で増減している．男女いずれでもおおむね半数超であることが注目される．こうした状況が，先述した職場における精神疾患等の増加の要因と推測される．

(3) 職業病から作業関連疾患へ

働き方が変化し，働く人の安全や健康を確保するための対策も進歩する中で，仕事による健康障害の内容と広がりに変化が生じた．第1にあげるべきは，以前は職業性中毒やがんのように原因と健康障害とが1：1の関係で結びつく職業病が重要な課題であったが，現在は仕事に加えて生活，体格，遺伝素因など多くの因子が発生にかかわる作業関連疾患（1976年にWHO総会で提唱され，1982年に設置された専門委員会で採択された国際用語），たとえば，頸肩腕障害，腰

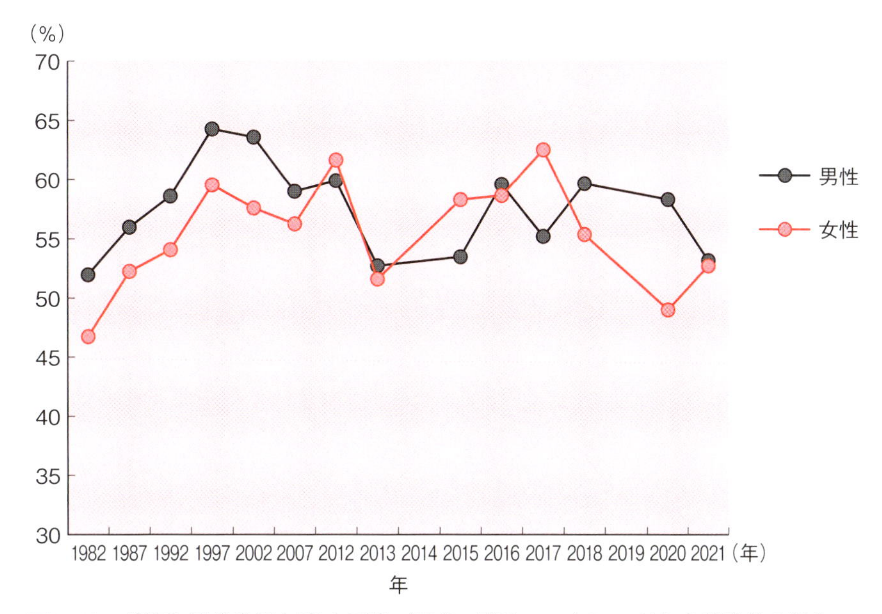

図5-10　仕事や職業生活に関する強い不安，悩み，ストレスがある労働者の割合
横軸の年度間隔は一定でないことに注意
［2012年までは5年ごと実施の労働者健康状況調査（厚生労働省），2013年以降は毎年または隔年実施の労働安全衛生調査（厚生労働省）を参考に作成］

痛，脳血管疾患，虚血性心疾患，精神疾患等の重みが増したことである．作業関連疾患の多くは，生活習慣病と重なっている．第2にあげるべきは，働くことによる健康障害は，過去には，主に生産現場の問題であったが，現在では，工場からオフィスまで，あらゆる職場の問題になっていることである．

3 集団の健康を守るために

ⓐ 働く人の健康のための法規

日本国憲法のもとに定められた，働く人の健康の確保に関係する法律の主なものとしては，労働基準法，労働契約法，労働安全衛生法，過労死等防止対策推進法，作業環境測定法，じん肺法，労働者災害補償保険法，石綿健康被害救済法などがあり，それらを受けた施行令（政令）や規則（省令）が細部を規定している（**表5-10**）．そして厚生労働省は多数の告示，通達等を出して法規の円滑な施行を図っている．

諸法規のうち，たとえば，労働安全衛生法の第3条には「事業者は，単にこの法律で定める労働災害の防止のための最低基準を守るだけでなく，快適な職場環境の実現と労働条件の改善を通じて職場における労働者の安全と健康を確保するようにしなければならない．また，事業者は，国が実施する労働災害の防止に関する施策に協力するようにしなければならない」，第4条には「労働者は，労働災害を防止するため必要な事項を守るほか，事業者その他の関係者が実施する労働災害の防止に関する措置に協力するように努めなければならない」との定めがある．ここに

表5-10 働く人の安全と健康のための主な法規

法規	法規の内容
日本国憲法	第27条で勤労者の権利を定める.
労働基準法 　　労働基準法施行規則・女性労働基準規則・年少者労働基準規則	労働時間等の労働条件，女性・年少者保護
労働契約法	使用者が，労働者の安全・健康に配慮する義務
過労死等防止対策推進法	国による過労死等防止対策
労働者派遣法	派遣労働者の安全衛生
障害者雇用促進法	障がい者の雇用と障がいの特性に配慮した措置をする義務
障害者総合支援法	障がい者の就労のための訓練
労働安全衛生法 　　労働安全衛生法施行令 　　　労働安全衛生規則	安全と健康の確保，快適な作業環境の形成のための措置・対策. 安全衛生の全般を規定.
ボイラー及び圧力容器安全規則・クレーン等安全規則・ゴンドラ安全規則・機械等検定規則	災害防止のための設備と管理
有機溶剤中毒予防規則・鉛中毒予防規則・四アルキル鉛中毒予防規則・特定化学物質障害予防規則・石綿障害予防規則・高気圧作業安全衛生規則・電離放射線障害防止規則・酸素欠乏症等防止規則	曝露防止設備と管理，保護具，健康診断，作業環境測定など（規定の範囲は規則により若干異なる）
粉じん障害防止規則	曝露防止設備と管理，保護具，作業環境測定など
事務所衛生基準規則	換気，温度，照明，給排水，便所，休養設備など
東日本大震災により生じた放射性物質により汚染された土壌等を除染するための業務等に係る電離放射線障害防止規則	線量測定，保護具，健康診断など
作業環境測定法 　　作業環境測定法施行令 　　　作業環境測定法施行規則・作業環境測定基準・作業環境評価基準	作業環境測定と評価の方法
じん肺法 　　　じん肺法施行規則	健康診断，有所見者の管理
労働者災害補償保険法	健康障害発生時の補償
石綿健康被害救済法	時効になった労働者や労働者でない被害者の救済
建設アスベスト給付金法	建設業で特定の期間にアスベスト（石綿）による健康被害を受けた雇用者と非雇用者への国からの損害賠償.

書かれたように法の定めはあくまでも最低基準であり，そこに留まらない自主的活動を求めていること，ならびに法の順守を事業者と労働者の双方に求めていることは，諸法規の理解において共通して重要である．

ⓑ 安全衛生活動

これらの法規を受けて厚生労働省は，働くことによる健康障害を予防するための活動を，下記の5つの要素からなる体系として示している．

①安全衛生管理体制の確立：事業所の規模や業務内容に応じて定められた産業医，衛生管理者等を選任し，安全衛生委員会を開催し，労働者を含むすべての関係者が安全衛生活動に参加する体制を事業所内につくる．

②作業環境管理：作業環境中の有害因子を除去して，労働者が安全・健康に働けるようにする．そのために，作業環境測定を実施し，局所排気装置や集じん機を設置する等の必要な措置をとる．

③作業管理：作業の仕方を改善することにより有害因子への曝露を減らす．たとえば，作業姿勢の改善や防じん・防毒マスクの使用がここに含まれる．

④健康管理：健康診断とその結果に基づく保健指導や就業制限，健康測定とその結果に基づく運動指導・保健指導・メンタルヘルスケア・栄養指導，疾病に罹患した労働者からの相談への対応等により労働者の健康を確保する．健康診断には，全員対象の定期健康診断と指定された有害因子に曝露される人対象の特殊健康診断などがある．

⑤安全衛生教育：労働者が安全・健康に働くことができるようにするための教育で，雇入れ時，危険有害業務に就くとき等に実施する．

近年は，多くの新たな活動が始められている．たとえば，メンタルヘルス不調の多発に対しては，その未然防止（一次予防）を図るストレスチェック制度が2014年に創設された．これにより，1年以内ごとに1回，定期的に，すべての労働者の職場における心理的な負担の原因，心身の自覚症状などを調査し，高ストレス者への面接指導と職場環境改善をすることとなっている．同年には過労死等防止対策推進法が成立し，過労死対策の推進は国の責務とされた．また，自主的活動の発展として，職場に存在する危険性をリスクアセスメントにより評価し，リスクを低める対策を講じること，事業者が，労働者の参加のもとに労働安全衛生マネジメントシステムをつくり，法規に具体的な規定がない事項まで含め，自主的に対処することにも力が入れられている．化学物質の安全衛生管理に関しては，2022年度に，従来の法規で細部まで規定してそれを履行させることを主とした管理から，事業主の責任で労働者の参加を得て自律的に管理する方式への転換が開始されている．

ⓒ 労働災害補償

賃金を支払われている人であれば，働くことによる負傷や疾病は，労働者災害補償保険法により，医療費や休業中の賃金の補償などを受けることができる．学生アルバイトも補償の対象である．労働基準法施行規則に例示・列挙された疾患だけでなく，業務起因が明らかな疾患はすべて補償対象である．働くことが原因でない既存の疾病が働くことにより悪化した場合も補償対象になりうる．

ⓓ これからの取り組み

職場では，働く人の健康を脅かす既存の因子が残る一方で新たに生まれた因子が加わり，多種多様な因子が存在する状況が続いてきた．これらの課題に対処すべく，多くの法規がつくられ，関係者による努力が重ねられてきた．その結果，職場では中毒やじん肺などの古典的な職業病は減少したが，その反面で精神的な障害，過労性の健康障害などが重要な課題になっており，働く人の健康を守る活動はますます重要になっている．働く人自身も含む関係者の参加のもとに自主的な活動を積極的に進め，法規をよりよいものにし，それを順守することが不可欠である．

D 高齢者の健康

1 加齢と老化

加齢と老化という言葉はどちらもほぼ同じ意味で使われる．英語では，加齢はaging，老化はsenescenceという単語が相当する．加齢は，比較的中立的なニュアンスの言葉であり，場合によっては「成熟した，熟成された」というようなポジティブなイメージも含むが，老化はどちらかというと「衰え」のニュアンスを感じさせる言葉であるといえる．加齢は，「生物に時間の経過とともに起こる現象」と定義され，老化は「主に生殖時期を過ぎて以降に，個体の各部の機能が衰えてくること」と定義される．

ストレーラーの老化の4原則によれば，老化には

①普遍性：すべての生命体に不可避である

②内在性：遺伝的にプログラムされている

③進行性：後戻りできない

④有害性：老化現象は個体に有害である

という特徴があるとされる．

2 高齢者の定義

何歳からを高齢期というかについては，明確な定義はなく，意見の分かれるところであるが，一般に65歳以上を高齢期として，65～74歳を前期高齢者，75歳以上を後期高齢者と分類することが多い．以前と比べ，高齢者の体力などが向上しているために，最近では，高齢期の基準をより高齢に，たとえば70歳以上などとするという意見もある．また，日本老年医学会では，65～74歳を准高齢者（准高齢期），75～89歳を高齢者（高齢期），90歳以上を超高齢者（超高齢期）とすることを提言しているが，まだ，広く一般化されるには至っていない．

高齢期は，それまでの人生の経験の集大成の時期ともいえるが，また，一方で個人差が大きくなる時期でもあり，同じ年齢でも，身体機能や認知機能が大きく異なることが増えてくる．

3 老化の特徴

老化は，生理的老化と病的老化に分類される．生理的老化とは，疾病などに影響されず，天寿を全うする過程で自然に起こってくる現象のことをいう．病的老化は，種々の疾患や環境因子がストレスとなって，寿命が短縮する過程で起こってくる．たとえば，生理的老化のみでは，認知機能は全般的には大きく低下せず，一部の限られた範囲のみが低下するが，病的老化である認知症に罹患すると，認知機能が大きく低下し，日常の生活にも支障が出てくる．

4 老化と疾患

ⓐ 急性期疾患

高齢期になると，免疫力の低下などにより感染症などに罹患しやすくなる．一方で，高齢期には，疾患に罹患しても，若年者とは異なり症状が非定型的になることが増えてくる．たとえば，若年者が肺炎に罹患すると通常発熱が認められるが，高齢者の肺炎では，発熱がないことも多くなる．高齢期にはこのように病気の症状が典型的でなくなることが増えるために診断が難しくなることがある．

ⓑ 慢性疾患

高齢期には，生活習慣病などの慢性疾患も増加する．それにより，年齢とともに，複数の疾患を併存してもつことが増える．そのために，高齢者は，多種類の薬剤を処方されていたり，複数の医療機関を受診していることも多くなる．一般に，5剤もしくは6剤以上の薬物の併用を多剤併用（ポリファーマシー）と呼び，薬剤の有害事象が出やすくなることも知られている．

5 老年症候群

老化による生理機能の低下を基礎として，さまざまな症状や疾患が相互に関連しながら起こっている状態を老年症候群と呼ぶ．老年症候群には，めまい・息切れ・関節痛・視力低下・聴力低下・腰痛・しびれ・尿失禁などさまざまな症状が含まれる．老化による生理機能の低下を基礎として，疾患の影響や，運動不足，低栄養，社会的なサポートの不足など多くの要因が影響する．老年症候群は，多剤併用の原因ともなるほか，転倒などとも関連が深いと考えられ，QOL（生活の質）に影響し，要介護状態や生命の危険にも関連する．

6 認知症

ⓐ 認知症とは

認知症とは，後天的な脳の障害によって起こった記憶・思考・理解・判断などからなる認知機能の低下によって，日常生活に支障をきたすようになった状態をいう．記銘力の低下，いわゆる「もの忘れ」は代表的な認知症の症状である．このため，先ほど話したことを忘れ同じことを繰り返すとか，ものをしまった場所を忘れてしまい探し物が増えるといったことが目立つようになり，自力で生活を送ることが難しい状態になるのが認知症である．また，計画する能力，段取りをつける能力（実行機能）も日常生活を送るうえでは重要だが，これらの能力の低下も認知症の症状として重要である．

認知症は，加齢とともに増加し，65歳以上の高齢者においては，15%に認められるとされている．総務省の統計によると，2019年9月15日現在のわが国の65歳以上の高齢者人口は3,588万人であり，およそ500万人以上が認知症であると推計される．高齢者の中でも年齢によって認知症患者の割合は大きく異なり，年齢が上昇するとともに増加する．65～69歳における認知症の有病率は数%にすぎないが，80歳代後半になると40%を超えるとされている．

また，認知症の前段階は，軽度認知障害（mild cognitive impairment，MCI）と呼ばれる．前述のように認知症は生活に支障があるが，軽度認知障害は，もの忘れなどの認知機能低下はあるものの，それによる生活機能障害がない状態を指す．軽度認知障害者割合も，65歳以上では全体の13%ほどであると報告されている．

前述のとおり，高齢者では，複数の疾患を合併していることが多く，多剤併用で処方されている．薬剤の中には認知機能に悪影響を及ぼす可能性のある薬剤もある．とくに睡眠薬や抗精神病薬などの影響で，認知症のような症状を呈することもあるので注意が必要である．

また，甲状腺ホルモンが減少する甲状腺機能低下症も加齢とともに頻度が高くなるが，これらの内分泌学的な異常によって，認知症と類似の症状を呈することもまれならずある．さらに，うつは，高齢期にも多く，うつによって，一見認知症のようにみえることもあり，仮性認知症とも呼ばれる．

ⓑ 認知症のタイプ（原因疾患）

認知症は，多様な原因で起こるが，頻度として高いのは，AD（アルツハイマー型認知症），VD（脳血管性認知症），DLB（レビー小体型認知症），FTD（前頭側頭型認知症）であり，認知症の8割以上がこれらの疾患によると考えられている．

(1) アルツハイマー型認知症（AD）

進行性の神経変性疾患であり，記銘力の低下にはじまって徐々に認知機能が低下していく疾患である．認知症の原因疾患の中で最も頻度が高く，約半数を占めると考えられている．

脳に老人斑と神経原線維変化という2つの特徴的な病理変化が認められることにより，神経細胞の機能の低下や数の減少が生じて，脳が萎縮する．老人斑は主にアミロイドβと呼ばれるタンパク質でできており，アミロイドβの蓄積が，ADの病理的変化の初期の変化であると考えられている．アミロイドβは，神経に対する毒性があると考えられており，より大きなタンパク質（前駆タンパク質）から酵素（βセクレターゼとγセクレターゼ）によって切り出されることによって産生される．アミロイドβの蓄積を契機として，タウと呼ばれるタンパク質にも変化（過剰リン酸化）が起こり神経原線維変化が生じる．こうした変化の蓄積によって，神経細胞の機能が低下して，数の減少も起こるために脳萎縮が生じ，やがて認知機能低下が生じると考えられている．

(2) 脳血管性認知症（VD）

脳梗塞などの脳血管障害に関連して出現する認知症であり，ADに次いで多い．ADが緩徐に進行する記銘力の低下で特徴づけられるのに対し，VDでは，思考の緩慢さや，計画性の障害（実行機能障害），自発性の低下などが目立つことが多い．また，精神症状が動揺しやすく，興奮やせん妄，抑うつをともないやすい．脳血管障害による麻痺などの神経症状をともなうことも多い．

(3) レビー小体型認知症(DLB)

レビー小体と呼ばれる異常な構造物が神経細胞内に蓄積することによって出現する認知症である．原因疾患の頻度として3番目に高く，認知症全体の10〜20%ほどを占めるとされている．

DLBも進行性の認知機能低下を示す疾患であるが，注意力や覚醒の著しい変動をともなうことが多いのが特徴の1つである．普段は，はっきりしていても，ときどき，ぼーっとして返事もしなくなってしまうようなことが起こる．また，具体的な幻視が繰り返し起こることも特徴である．なかには，見間違いを基礎にして，幻視が出てくることもある．たとえば，ハンガーにかかった服が人にみえたり，紐が蛇にみえたりするような場合である．さらに，パーキンソニズム*20を合併することが多い．レム睡眠行動異常*21と呼ばれる症状も特徴的である．レビー小体は自律神経にもたまりやすく，それによって自律神経が障害されやすくなる．自律神経の障害によって，立ち眩(くら)み(起立性低血圧)や便秘などをともなうことも多い．

(4) 前頭側頭型認知症(FTD)

前頭葉，側頭葉の萎縮によって起こる認知症である．病識が欠如していて自分の認知機能が低下しているという自覚がないことが多い．質問に対して，「わかりません」などと即答する傾向があり，「考え無精」と表現されることもある．また，自分の思うままに行動してしまうことが増えて周囲の者が困るようなことも多い．周囲のものに，何でも手が出てしまうような易刺激性が目立つこともある．自発性の低下が目立ち，何もしなくなってしまうこともある．同じ道順での周遊や同じものを食べ続ける(甘いものが多い)などの常同的な行動が出てくることもある．また，生活リズムが画一化されてしまうこともあり，「時刻表的」な生活になってしまうこともある．言葉の意味がわからなくなる語義失語といわれるような症状が出る場合もある．たとえば，「利き手」はどちらかといわれるとわからないのに，箸を持つのはどちらかと聞けば右手と答えられたりする．

ⓒ 認知症への気づき

認知症で初めて気づかれる症状(初発症状)は，認知症のタイプ(原因疾患)によって異なる．最も多いADでは，忘れっぽくなった(健忘)などのいわゆるもの忘れで気づくこと多く，このほか，言葉が出づらい(語健忘)，日付があいまい(時間の見当識障害)，計算が苦手(計算障害)，段取りができない(実行機能障害)，怒りっぽい，億劫がる(性格変化)などがしばしばみられる症状である．とくに初期の状態でみられる健忘の具体的な例としては，「鍵がみつからない」「買い物での買い忘れが増えた」などの訴えもよく聞かれる．また，自発的な行動や外出が減るなどもみられる．お金の計算がうまくできないために，小さな金額の買い物でもお札で支払うことが増えることも多い．また，語健忘として，自分の意思を伝えるための言葉が出にくい，ものの名前が出てこないために，「あれ」「それ」などの代名詞が会話の中に増えてくる．

NOTE

*20 **パーキンソニズム**：動作が緩慢になる等の症状．
*21 **レム睡眠行動異常**：レム睡眠期に骨格筋が弛緩せず，夢の中で行動するようになること．

VDでは，血管障害の原因や部位によって異なるが，怒りっぽい，感情を抑えられない（感情失禁），脱力や麻痺（神経症状），夜間の混乱（夜間せん妄）などで気づかれることがある．

DLBでは，もの忘れ以外に，いないはずの人や小動物がみえる（幻視），目の前の人を別の人と間違える（誤認），夜間に大声で寝言をいう（レム睡眠行動障害），動作が遅く転びやすい（パーキンソニズム）などが初発症状となることがある．

FTDでは，周囲に配慮がない，性格が変わった（性格変化），相手の言葉の意味がわからない（語義失語）などの症状で気づかれることが多い．

7 認知症の予防

ⓐ 運　動

運動，とくに有酸素運動の脳機能への効果（保護効果）は，若年期から高齢期まで幅広く認められることが知られている．MCIは，認知症の発症のハイリスク集団である，MCIの高齢者への運動によるRCT（無作為化比較試験）*22も実施され，認知機能改善効果が報告されている．Hamerらは，前向きのコホート研究のみを選択したシステマティックレビューを行ったが，その結果によれば，運動は認知症全体の発症のリスクを28%，ADの発症リスクを45%減少させた．

また，認知症患者への運動介入の効果に関するシステマティックレビューが最近報告された．有酸素運動を中心にした介入は，認知症を発症した高齢者に対しても有効であり，認知症の進行予防効果も期待できるものと考えられる．

ⓑ 運動の認知機能保護作用の機序

運動による認知機能保護作用にはさまざまな機序が想定されている．

(1) 神経栄養因子を介した作用

海馬などにおいて，神経栄養因子であるBDNF（brain derived neurotrophic factor）は学習記憶に重要な役割を果たしているが，海馬などの脳内のBDNFは運動により増加する可能性が指摘されている．運動によってBDNFをはじめとする神経栄養因子の増加が起こり，学習記憶能力の改善や脳萎縮の防止などが起こるものと推定される．

(2) 酸化ストレス低下作用

活性酸素種（reactive oxygen species，ROS）による酸化ストレスは細胞傷害性が強く，中枢神経においても神経変性の大きな原因の1つである．ADの発症メカニズムにもROSによる酸化ストレスが関与している可能性は古くから指摘されている．一方で，運動は中枢神経系における酸化ストレスの軽減作用があることが知られている．

NOTE

*22 **RCT（無作為化比較試験）**：対象者を2つ以上のグループに無作為に分けて治療効果などを検証すること．ランダム化比較試験ともいう．

(3) 脳血流改善作用

運動は，脳血流や代謝の改善作用があることも報告されている．したがって，運動の認知症予防効果の一部はこうした作用と関連している可能性がある．

(4) アミロイドカスケードに対する作用

ADは，アミロイドβによって神経が障害されることによって起こると考えられているが，運動は脳内のアミロイドβの産生を減らす可能性があると考えられている．

(5) 生活習慣病の改善

高血圧などの生活習慣病はVDのみでなく，ADの危険因子であることが明らかになってきた．運動は，生活習慣病を改善するため，VD・ADを減少させうると考えられる．

(6) インスリン抵抗性を介した作用

近年，ADを含む認知症の発症とインスリン抵抗性との関連について注目が集まっている．運動によるインスリン抵抗性の改善が認知症の発症を予防することが期待される．

8 フレイルとサルコペニア

ⓐ フレイル

身体・精神の予備能が，さまざまな領域で低下してくると，ストレスにさらされた際に，容易に生活の制限が起こり，その程度も強く，また回復に時間がかかるようになる．こうした高齢者の状態をフレイル（虚弱）と呼ぶ．老化によって，身体的にも精神的にも，また社会的にもフレイルな状態になりやすくなるため，このような状態の予防や，早期発見と早期介入が必要だと考えられている．

フレイルの基準には，さまざまなものがあるが，Friedらが提唱したものが使われることが多い．この基準には，5つの項目があり，3項目以上該当する状態をフレイルと判定し，1，2項目該当する状態をプレフレイルという．その5項目は，①意図しない体重減少，②疲れやすく感じること，③歩行速度の低下，④握力の低下，⑤身体活動量の低下である．次に述べるサルコペニアとも深い関連がある．

ⓑ サルコペニア

とくに身体的なフレイルの基礎には，加齢にともなう筋肉量の減少と筋力の低下（サルコペニア）があると考えられている．中年期以降，筋肉の量は少しずつ減少し，また，握力や下肢筋・体幹筋など全身の筋力低下が起こってくる．また，歩くスピードが遅くなる，杖や手すりが必要になるなど，身体機能の低下も起こってくる．こうした現象をサルコペニアと呼ぶ．サルコペニア状態になると，握力などの筋力の低下や歩行速度の低下が起こり，また疲れやすくなり，身体活動も低下しやすくなる．すなわち，前に述べたフレイルの状態になりやすくなる（**図5-11**）．サルコペニアに対しては，早期からの栄養，とくにタンパク質の十分な摂取や運動の重要性が認識されてきている．

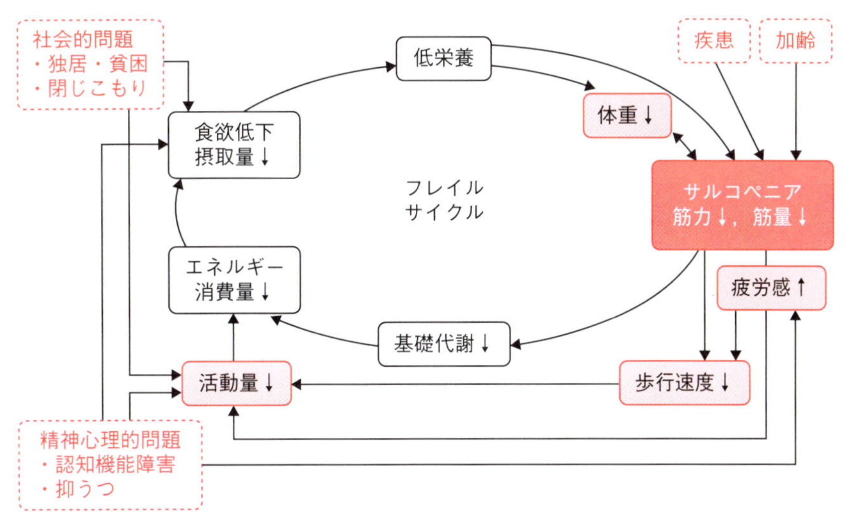

図5-11　フレイルサイクル
［Fried LP, Walston J：Frailty and failure to thrive. In：Hazzard WR, Blass JP, Ettinger WH Jr, Halter JB, Ouslander J, eds. Principles of Geriatric Medicine and Gerontology. 4th ed., McGraw Hill, pp.1387-1402, 1998を参考に作成］

9 フレイル・サルコペニアの予防

フレイル・サルコペニアは，栄養と深いかかわりがあることが知られているが，高齢者では低栄養の問題を抱えることも増えるために，栄養への介入が必要な場面が多くなる．

今後，わが国においては，単なる寿命の延長ではなく，自立した状態での生活時間を延ばすこと，すなわち健康寿命の延伸が期待されている．フレイル・サルコペニアは要支援・要介護のリスクであり，健康寿命の延伸を考えるうえでフレイル・サルコペニアの予防・介入が必要である．

加齢にともなう多くの生理的，社会的および経済的問題が，高齢者の栄養状態に影響を与え，低栄養の要因となる．**表5-11**に高齢者の代表的な低栄養の要因をあげた．低栄養の予防・治療がフレイル・サルコペニアの予防や改善のために重要である．

また，フレイル・サルコペニアの予防改善のためには，運動も重要である．とくにレジスタンス運動の有用性が知られている．

10 フレイル・サルコペニアへの栄養介入

ⓐ エネルギー摂取量

栄養を考えるうえで，まずはエネルギーの摂取量が大きな要素となる．エネルギー摂取量が低下すれば，個々の栄養素の充足も困難となるため，高齢者においても，適切なエネルギーの摂取が必要である．

表5-11 高齢者のさまざまな低栄養の要因

1. 社会的要因 独居 介護力不足・ネグレクト 孤独感 貧困	4. 疾病要因 臓器不全 炎症・悪性腫瘍 疼痛 義歯など口腔内の問題 薬物副作用 咀嚼・嚥下障害 日常生活動作障害 消化管の問題（下痢・便秘）
2. 精神的心理的要因 認知機能障害 うつ 誤嚥・窒息の恐怖	5. その他 不適切な食形態の問題 栄養に関する誤認識 運動不足
3. 加齢の関与 嗅覚，味覚障害 食欲低下	

過栄養もフレイルに関連しているが，一方で体格指数（BMI）が低すぎても，高すぎてもフレイルのリスクが上昇する．フレイルのリスクを縦軸に，BMIを横軸にしたグラフはいわゆるU字型であると考えられる．そのため，フレイル・サルコペニアの予防のためには，適切なBMIを維持できるようなエネルギー摂取が求められる．とくに，低栄養者が多いとされるわが国の高齢者においては，低栄養の回避が重要な課題である．

また，身体活動量が低下するとエネルギー必要量が低下して，タンパク質を含む栄養素の充足が困難となるため，身体活動量を増加させることも重要である．

ⓑ タンパク質

骨格筋量，筋力，身体機能はタンパク質摂取量と強く関連するため，フレイル・サルコペニアの予防のためには，タンパク質の摂取が重要である．これまでの多くの観察的な研究の結果，タンパク質の摂取不足が，高齢者におけるフレイル・サルコペニアに関連することが明らかにされてきた．タンパク質の摂取を増やす介入試験はまだ少なく，結果も有効と無効なものが混在しているのが現状であるが，レジスタンス運動を中心とした運動療法と栄養療法を組み合わせた介入試験は多く実施されている．最近発表された17の介入試験の結果のメタアナリシスによると，運動とタンパク質の補充との組み合わせによって，運動単独に比べて，有意に優れた筋肉量と筋力の改善が得られることが報告されている．サルコペニアの予防のためには，十分なタンパク質を摂取することとともに，主にレジスタンス運動を合わせて実施することも重要であると考えられる．

高齢者では，骨格筋のタンパク質同化作用の抵抗性*23がある可能性が指摘されており，若年・中年成人に比べ，より多くのタンパク質摂取が必要である．フレイル・サルコペニアの発症

NOTE

*23 **タンパク質同化作用の抵抗性**：タンパク質を摂取しても骨格筋の合成につながりにくくなること．

予防のためには，高齢者では，少なくとも，1.0 g/kg 体重/日以上のタンパク質を摂取することが望ましいと考えられる．ただし，腎機能の低下した高齢者などについては，個々の病態などに応じた摂取量の設定が必要であろう．

ⓒ ビタミンD

低ビタミンD状態は，フレイルの発症リスクとなる可能性がある．ビタミンD欠乏に対する10～20 μg/日のサプリメントによるビタミンDの摂取は，身体機能や筋力を向上させ，転倒や骨折のリスクを下げる可能性がある．

ビタミンDは，紫外線を浴びることにより皮膚でも産生される．食事のみからサルコペニアおよびフレイルの予防を期待する量のビタミンDを摂取することは困難であるため，適度な日光浴は有効な手段である．

ⓓ 抗酸化ビタミン

高齢者では，加齢にともないフリーラジカル[*24]の産生が増加し，種々の臓器障害に関連していることが知られている．抗酸化に関連するビタミンであるビタミンEおよびビタミンCは，活性酸素種の産生や脂質過酸化反応，アポトーシス，タンパク質の酸化，細胞膜の損傷などを阻害する作用があり，これらの栄養素の摂取量が少ないと，運動機能が低下し，フレイル状態に陥る可能性もある．

しかしながら，抗酸化に関連するビタミンEおよびビタミンCとフレイル・サルコペニアおよび身体機能との関連については，いまだ十分な科学的根拠の蓄積があるとはいえず，今後さらなる研究が必要である．

11 介護保険制度

わが国の介護保険制度においては，65歳以上もしくは特定疾患をもつ40～64歳の人が介護保険サービスを利用できる．サービスの利用のためには，市町村の窓口などで，認定申請を行ったうえで，要介護認定を受ける必要がある．介護サービスには，訪問系，通所系，短期滞在系，居住系，入所系などの各種のサービスがあり，介護が必要となっても，住みなれた地域で生活を続けることができるように，社会全体で支え合っていく制度となっている．

NOTE

[*24] **フリーラジカル**：不対電子のことでミトコンドリアなどで産出され，タンパク質や脂質などを酸化する．

第6章
科学技術と健康

A 情報技術の革新と健康

1 情報技術の革新

近年急速に普及が進むIoT (internet of things) 技術/ICT (information and communication technology：情報通信技術) の発展にともない，家電製品，電子通信機器，住宅，車などあらゆる身近なモノがインターネットに接続され，学校・職場・家庭内などシームレスに情報が利活用される社会になってきた．国内のインターネット利用率は89.8%となり，情報機器別の内訳では「スマートフォン」(63.3%) が「パソコン」(50.4%) を12.9ポイント上回る結果となっている (**図6-1**)．パソコンという専用端末を持ち歩くのではなく，小型・軽量で携行可能なスマートフォンへと利用傾向はシフトし，生活・労働場面で日常的かつ境目なく情報機器が用いられるようになった．

このようなIoT技術/ICTの進化に加え，国連が定めた持続可能な開発目標 (SDGs) が掲げる

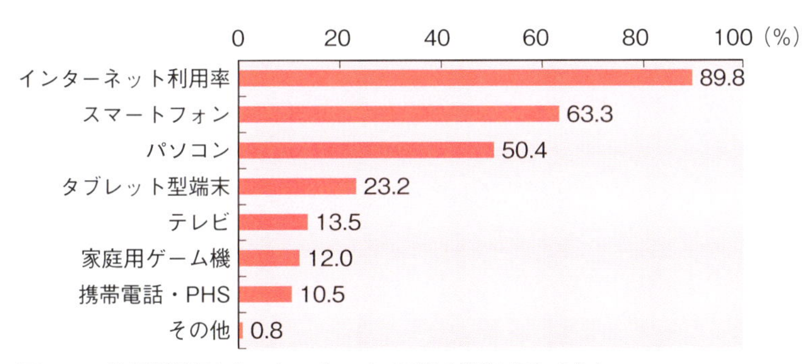

図6-1　情報機器別インターネットの利用状況 (2019年)
当該端末を用いて過去1年間にインターネットを利用したことのある人の比率.
20歳以上の世帯主がいる世帯の6歳以上の構成員を対象として実施.
[総務省：令和元年通信利用動向調査の結果より引用]

「経済発展と社会的課題(環境問題等)」の両立をはかる社会の実現に向け，科学技術イノベーション推進の必要性が増している．いわゆる狩猟社会(Society 1.0)，農耕社会(Society 2.0)，工業社会(Society 3.0)，情報社会(Society 4.0)に次いで，デジタル革新・イノベーションを最大限活用して経済発展と社会的課題の解決を目指す「Society 5.0」が近年注目されている．Society 5.0は，科学技術基本法に基づき5年ごとに改定されている第5期科学技術基本計画(2016年制定)で取り上げられ，注目されている．サイバー空間と現実空間を高度に融合させたシステムにより，産業・労働・生活にデジタル・トランスフォーメーション(DX)を促し，社会全般の在り方を劇的に変える時代に今，突入している．

2 情報機器作業者の健康影響

以前はコンピュータを用いた作業のことを「VDT(visual display terminal：視覚表示装置)作業」と総称していたが，スマートフォンやタブレットなど情報端末の種類が拡大したことにより，近年では「情報機器作業」と称されるようになった．VR/AR(仮想現実/拡張現実)技術を活用し，自身の分身であるアバターが仮想空間内で仕事をしたりコミュニケーション・商取引をする「メタバース社会」も身近に迫っている．VRゴーグルを表示装置として用いた利用も情報機器作業であり，情報機器作業の対象はさらに拡大していくと予想される．

過去の産業革命に習えば，技術革新は労働生産性を飛躍的に向上させると同時に，労働者に対して新たな健康障害を誘発してきた歴史がある．新しい科学技術を用いた情報機器作業はわれわれに今までになかった恩恵を提供してくれる一方，新たな健康リスクを生む可能性があることに留意する必要がある．

情報機器作業にともなう健康影響は主に，視覚系，運動器系(筋骨格系)，神経精神系，代謝・内分泌/循環器系，行動依存系の5側面に整理される．近年のコロナ禍によるテレワークの急速な普及にともない，新たに追加された知見も多い．**表6-1**にテレワークにともなう情報機器作業も視野に入れた健康影響をまとめた．

ⓐ 視覚系

人類はこれまで主に太陽光の下で，モノが光を反射した「反射光」をみてきた．このような場合は視認対象物の照度・輝度(**表6-1**)は周辺環境と調和しているため，ヒトの視機能に過剰な負担を強いることはない．一方，情報機器の表示部は主にLEDと呼ばれる発光型半導体を光源としている．自然光ではなく，自発光体の光源を直接注視することになる．画面の輝度が高く，周辺の明るさと不均一になっている場合は，目は網膜に入る光の量を頻繁に調節(明順応・暗順応)する必要がある．とくに輝度の高いディスプレイを長時間注視することは，眼疲労・眼精疲労(**表6-1**)の原因となるため，視環境の調整は重要である(話題1，p.253参照)．

また，画面視距離も視覚系の健康に与える影響が大きい．たとえば，テレビを視聴する際の視距離は1〜3 m程度あるが，パソコン使用時は30〜50 cm，タブレット端末では30〜40 cm，スマートフォンでは20 cm程度，VRゴーグルでは約10 cmと，焦点距離の短い情報機器が増えて

表6-1 テレワークを含む情報機器作業にともなう健康影響

分類	主な健康影響	主な原因
視覚系	○眼疲労(Eye strain：目が疲れるなどの一般的な眼の訴え) ○眼精疲労(Asthenopia：眼が痛む・頭痛がする・肩がこるなど) ○コンピュータビジョン症候群(CVS，頭痛・かすみ目・複視・充血・めまい・首や肩の痛み・焦点調節不調等) ○視力低下・充血・ドライアイ	○情報機器使用時の画面の明るさ(輝度)と周辺の明るさ(照度)の不均一 ○画面視距離：近見視の維持や過剰な近見反応(調節・輻輳(ふくそう)・縮瞳) ○画面注視による瞬(まばた)きの減少 ○画面注視時間の増加 ○大型ディスプレイ化による視線角度 ○画面グレア[*1]：グレアレス対策ディスプレイの減少
運動器系(筋骨格系)	○作業関連運動器障害(首・肩・腰の痛み，腱鞘炎など) ○非特異的頸部痛(少なくとも1日以上持続する首・肩の痛み)	○作業姿勢・動作 ○静的筋作業による繰り返し動作 ○長時間の姿勢拘束・同一姿勢保持 ○持続的筋緊張 ○一連続作業時間の長さ
神経精神系	○精神疲労 ○メンタルストレス ○メンタルヘルス関連疾患(うつ病・不安障害等)	○長時間作業・作業の単調さ ○情報機器作業にともなう作業の性質(責任の大きさ，プレッシャー，高集中・注意持続作業) ○社会的孤立 ○ワークライフバランスの不均衡
代謝・内分泌/循環器系	○肥満 ○若年死亡率 ○心血管疾患 ○2型糖尿病 ○深部静脈血栓症 ○下肢のむくみ	○長時間の座位行動 ○身体不活動
行動依存系	○不眠 ○デジタル依存・スマホ依存	○テレワークにともなう生活習慣(食事・休養・睡眠・運動)の乱れ ○ワークライフバランスの不均衡 ○長時間の情報機器利用

*1 画面グレア：NOTE参照

きている．従来のVDT作業は画面のみを注視するのではなく，書類やその他の視対象を複合的にみる「断続的な近見反応」が主流であったが，スマートフォンやタブレット端末のような，媒体内ですべての情報を閲覧・入力できる情報機器作業は「持続的な近見反応」が特徴となる．このような近見視の維持や過剰な近見反応は，目の調節筋が凝り固まり，ピント調節がうまくできなくなるなど，眼疲労の原因となる．加えて，近見視は言語・知覚・認知・記憶など，いわゆる物事を考えたり注意力や集中力が必要な情報処理となるため，遠見視とは脳の処理機能が異なる．持続的な近見視は大脳の中枢性疲労を亢進すると考えられている．さらに長時間の画面注視

NOTE

*1 **画面グレア**：光源が画面に映り込み，まぶしく反射していること．

は瞬(まばた)き数の減少につながり，ドライアイの原因にもなる．

ⓑ 運動器系（筋骨格系）

情報機器は，多くの場合，椅子に座りながら操作をする．情報技術の革新と健康を考える際，「座位」という作業姿勢や作業の特性・動作と情報機器作業の密接な関連性についても考慮することは重要となる．労働環境の中に椅子が浸透し始めたのは，一説によれば1940年以降といわれる．産業構造が徐々に変化し，知的労働に従事する高学歴な作業者の増加にともない，デスクワーク型の労働が拡大した．1950年代に比べてデスクワークは83％増加したとの報告もあるように，情報技術の革新は，近年の労働・生活様式を「座位」中心の様式へと変化させてきた．したがって，情報機器作業を用いるワークステーション環境（机・椅子・照明など一連の作業空間）の人間工学的設計は重要となる．

座位にともなう作業姿勢・動作については，原則的に正中位置（ニュートラルポジション）から離れるほど局所筋負担は増加することが知られている．たとえば，前腕を真下に下ろした状態は最も楽だが，前腕を前方・上方へ徐々にあげ，中空で長時間保持することは大変なように，姿勢の正中位置からの変位量は筋骨格系への負担と直結する．一般的に正中位置（0°）からのずれ（変位量）がおおむね15°以上になると筋骨格系症状のリスク因子になる．**図6-2**は頭部を例にした変位量の推奨範囲である．生体力学的には，5〜6 kgある頭部重量は，15°前屈するだけで頸肩部への負荷は12 kg程度に増加する．またタブレット端末使用時はパソコン使用時とは異なり，頭部の前屈は深くなる（**図6-3**）．またキーボードを使うときには手首は尺骨側（小指側）に曲げた姿勢を保持する．長時間このような姿勢を持続したままキーボード入力を繰り返し行うことも腱鞘炎のリスク因子になる．このように，正中位置からの変位は筋骨格系症状の予防には重要な要素となる．

また情報機器を用いる際，作業内容にもよるが頸肩部・上肢の姿勢拘束をともなう傾向がある．上半身の体動がなく，長時間の姿勢拘束・同一姿勢の保持は持続的筋収縮による循環障害に

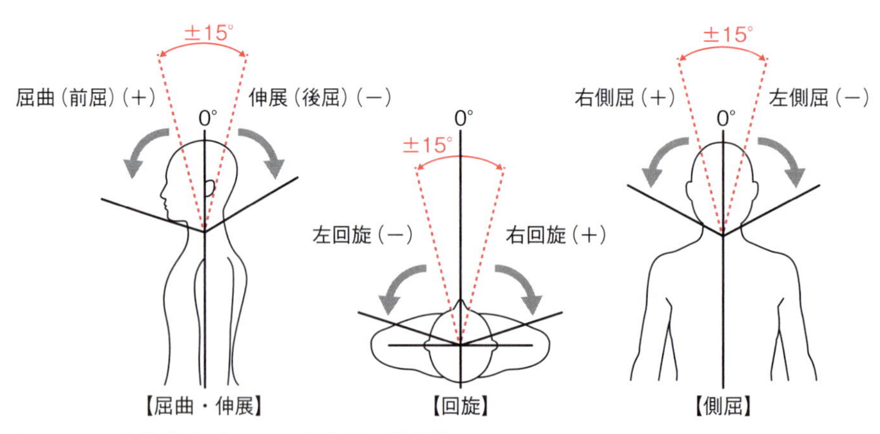

図6-2　正中姿勢（0°）からの変位量の推奨範囲

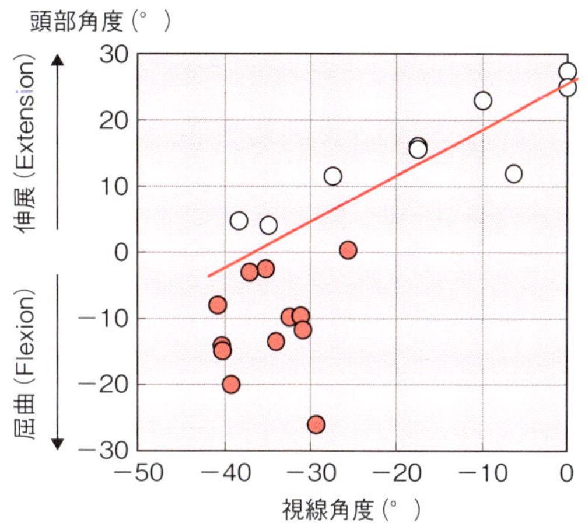

図6-3 パソコン使用時とタブレット端末使用時の頭部屈曲角度と視線角度

グラフ内の○データはパソコンを使うときの視線角度と頭部角度およびそれらデータに基づく回帰直線を提示した. ●はタブレット端末使用時のデータ. タブレット端末使用時は頭部屈曲(前屈)がパソコン使用時よりも大きくなる.
[大須賀美恵子：2020年度JKA機械振興補助事業「未成年入院患者の学校教育(生活)参加支援に関する調査開発研究」研究委員会報告書, ニューメディア開発協会, 2021より許諾を得て改変し転載]

より, 頸肩腕・腰部筋骨格系への局所違和感を増大させる. オーストラリア政府による「手作業による有害業務の行動基準」では, 1回の姿勢保持時間が30秒以上になると筋骨格系症状のリスクになるとされている. よって「正中位置からのずれは±15°以内かつ姿勢保持時間は30秒以内」は1つの目安である.

情報機器作業で最も訴えの多い筋骨格系症状は, 非特異的頸部痛である. これは「少なくとも1日以上持続する頸部または頸肩部の痛み」であり, スマートフォン・タブレット端末といった携行型情報機器の普及とともに有病率は世界的に増加しているとの報告もある. 非特異的頸部痛は頭痛, めまい, 吐き気など不定愁訴, 自律神経失調症, うつ, 多汗症, 不眠症, 過敏性腸症候群など, 多様な疾患の原因にもなる.

ⓒ 神経精神系(精神疲労・メンタルストレス)

情報機器を用いた作業の性質として, 仕事内容に責任・プレッシャーをともない, 高集中・注意持続が要求されるものもあれば, 比較的単調な繰り返し型の仕事もある. 前者はプログラミング・CAD(computer aided design：コンピュータ支援設計)[*2]作業・校正編集・デザイン業務など, 後者は監視業務・経理業務などであるが, いずれも作業時間または作業内容に相当程度の拘束性がともなう. また, コロナ禍によりテレワークが急速に普及したが, 在宅での情報機器作業時間の延伸, 同僚との関係構築の機会の制限(社会的孤立)なども相まって, 精神疲労の亢進, メンタルヘルス関連疾患(うつ病・不安障害など)のリスクを高めることが懸念されている. また, スマートフォン・タブレット端末はいつでも・どこでも手軽にアクセス可能であるため, 仕事とプライベートの境界が曖昧になり, 常に心理的に仕事に拘束される状態を生みがちである. 民間調査会社のレポートによれば, 1日あたりの累計スマートフォン利用時間(スクリーンタイ

NOTE

[*2] CAD：紙とペンに代わり, 建築物の設計図や図面などの製図をコンピュータ上で行う作業のこと.

ム）は20～30歳代で平均5時間25分程度であり，過剰なスマートフォンの使用はうつ病のリスク要因の1つになると考えられている．情報機器利用はその他の時間（運動・人とのつながり・睡眠など）を奪っていることも，メンタルヘルス関連疾患のリスクを修飾している可能性がある．

ⓓ 代謝・内分泌/循環器系

情報機器の利用時は，長時間の座位行動をともなうことは先に述べた．近年の疫学研究により，座位姿勢の累積時間（長時間の座位姿勢）は，肥満のみならず，若年死亡率や心血管疾患，2型糖尿病，深部静脈血栓症などの非感染性疾患（NCD）指標との関連性が示唆されている．世界保健機関（WHO）による2009年に公表されたレポートでは，座位時間が長いといった身体不活動は全世界の死亡リスクの5.5％と推定され，高血圧（12.8％）や喫煙（8.7％），高血糖（5.8％）と並んで，現代の第四の健康リスクとして注目されている．また，1日あたりの座位時間が9.5時間未満の群に比べ，12時間以上の群では2.9倍死亡率が高まるとするメタ解析研究も示されており，情報機器作業の中長期的な非感染性疾患リスクについても考慮することが重要となる．

ⓔ 行動依存系

情報機器の使用には，古くから「テクノストレス」と呼ばれる不安症状・依存症状をともないやすいことが知られている．テクノ不安症は情報機器使用が苦手な人に生じる不安・いらだち・不眠などの症状を指し，テクノ依存症は言葉通り情報機器使用への依存が高まる症状を指す．

たとえばテレワークでは，生活習慣（食事，休養，睡眠，運動）の乱れやワークライフバランスの不均衡，または長時間の情報機器利用により，さらに不眠や身体不活動が促進されるとともに，デジタル依存，スマホ依存といった行動依存も高まりやすいことが知られている．とくに睡眠直前まで情報機器の高輝度な光刺激を浴びることで睡眠障害をきたす恐れが指摘され，不眠症の原因の1つとされる．スマートフォンの使用は脳内の伝達物質であるドーパミンの分泌を促進させる．ドーパミンは報酬物質とも呼ばれ，スマートフォンのSNSやメールなど，新しい知識や情報がもたらされる際に多く分泌されることも脳科学研究で示されている．そのような脳内の報酬系が長期間賦活化されることで依存を高めていくと考えられている．

3 情報機器を用いた多様な働き方と人間工学[*3]的対策

厚生労働省は旧VDT指針を改定し，2019年に「情報機器作業における労働衛生管理のためのガイドライン」を公表した．また，コロナ禍によるテレワークの普及にともない，2021年には「テレワークの適切な導入及び実施の推進のためのガイドライン」も公表している．いずれも，これまで伝統的に職場で応用されてきた人間工学実践に基づく作業管理・労働衛生管理の原則に

NOTE

[*3] **人間工学**：働きやすい職場や生活しやすい環境を実現するために，ヒトの身体的・認知的・行動的特性に合わせて仕事や製品・環境を設計する学問．

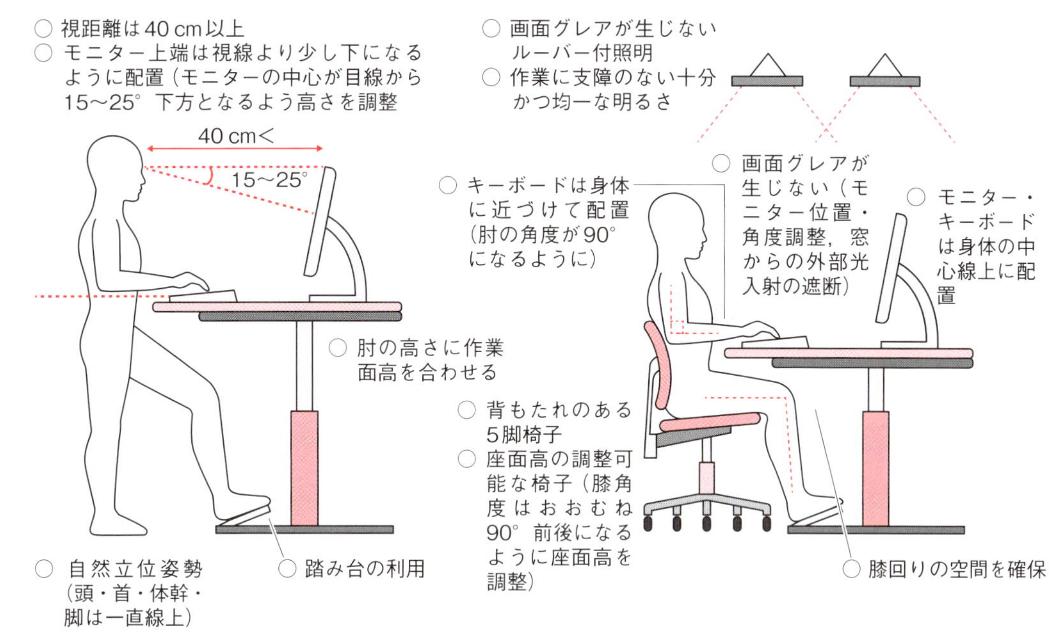

図6-4 情報機器使用の従来型人間工学ガイドライン（左：立位時，右：座位時）

基づき，環境整備の原則がまとめられている．従来から提唱されている人間工学基本ガイドラインの特徴を**図6-4**に示す．

このような人間工学ガイドラインは職場環境では実践可能だが，テレワーク環境は各家庭によって条件は異なる．また，限られた家庭居室空間で人間工学的なデスクや椅子を導入することも困難となるケースが多い．そこで，国際人間工学連合（International Ergonomics Association）・日本人間工学会は新型コロナウイルスによるパンデミックが宣言された2020年4月に，「タブレット・スマートフォンなどを用いて在宅ワーク/在宅学習を行う際に実践したい7つの人間工学ヒント」を無料で電子書籍として公開し，10ヵ国語に翻訳され，世界中で利用されるに至っている．このヒント集では，スマートフォンやタブレット端末を含む情報機器を家庭内のテレワークで利用することを想定してまとめたものである．情報機器作業にともなう健康影響の5側面の中で優先度をつけた7項目がまとめられている．とくに，お金をかけずに，簡単に家庭内で実践できるヒントを示し，ちょっとした工夫やよい実践の“習慣”の獲得に特化している（**図6-5a～c**）．

ヒント1は，「20-20-20ルール」と呼ばれる実践である．画面を長時間見続けることによる眼精疲労や，姿勢拘束による筋肉・運動器系の不快感（首・肩の痛みなど）を予防するために，「20分ごとに休憩をとり，20フィート（6 m）以上先にある対象物を少なくとも20秒間以上みる」という実践の習慣化を推奨している（**図6-5a**上段）．

ヒント2は，立位と座位を意識的に切り替える実践である．1日あたりの座位姿勢の総時間を減らし，活動性を高めることで将来の非感染性疾患のリスクを予防する．「座位姿勢10分＋立位

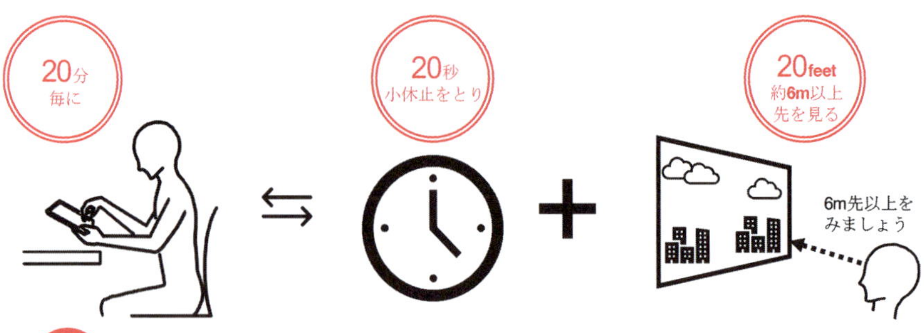

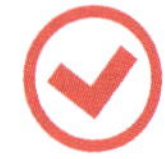

スマホ・タブレット等の情報機器を使用する場合は、20分ごとに休憩を取り、
20フィート（約6m）以上先にある対象物を少なくとも20秒間みましょう。

ヒント1：
在宅ワーク/在宅学習で情報機器を使用する場合は、「20-20-20ルール」を実践しましょう。

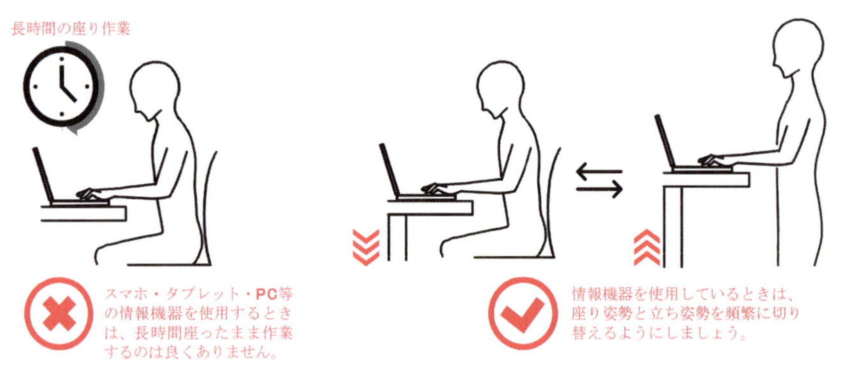

ヒント2：
タブレットやノートPCなどの情報機器を使用する場合は、座った姿勢と立った姿勢を交互に取りましょう。

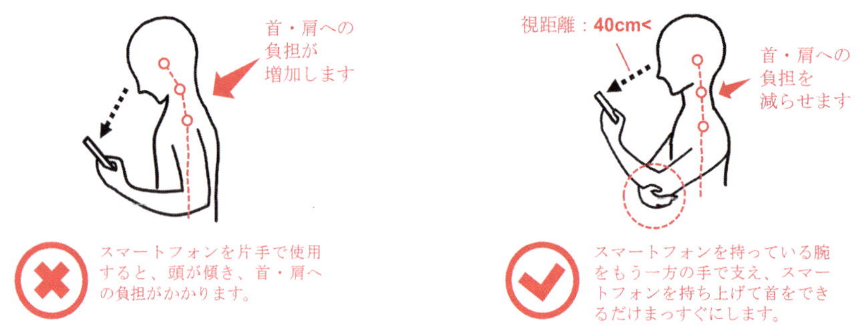
首・肩への
負担が
増加します
視距離：40cm<
首・肩への
負担を
減らせます
スマートフォンを片手で使用
すると、頭が傾き、首・肩へ
の負担がかかります。
スマートフォンを持っている腕
をもう一方の手で支え、スマー
トフォンを持ち上げて首をでき
るだけまっすぐにします。

ヒント3：
スマートフォンを持っている腕をもう一方の手で支え、
スマートフォンは持ち上げて首をできるだけまっすぐにしましょう。

図6-5a　スマートフォン・タブレット端末を用いる際の人間工学実践ヒントNo.1〜No.3
［(一社)日本人間工学会，榎原　毅，松田文子(訳)：タブレット・スマートフォンなどを用いて在宅ワーク/在宅学習を行う際に実践したい7つの人間工学ヒント，日本人間工学会，2020より許諾を得て転載］

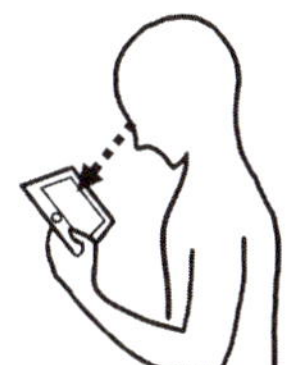

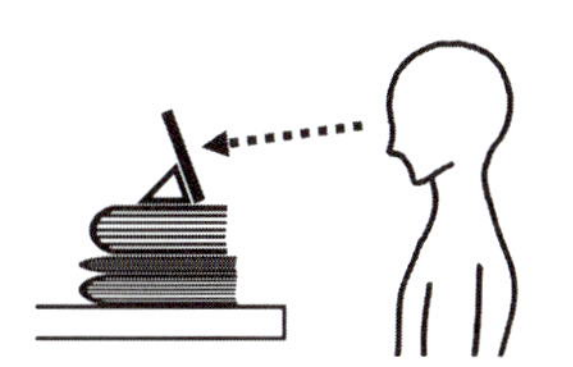

タブレットを片手で持ちながら長時間画面を見ると頭が前に傾き、首・肩へ負担がかかります。

タブレット・スマートフォン用のスタンド/ケースを使用し、高さを目の高さまたは目線の少し下になるように、テーブル上に本や雑誌を積み重ねて配置します。

ヒント**4**：
タブレット・スマートフォン用のスタンド/ケースを使用し、
本や雑誌の上に置くなどして、画面は目の高さまたは少し下になるようにしましょう。

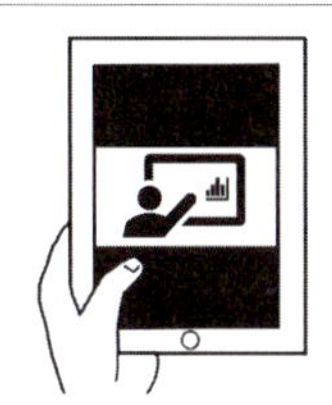

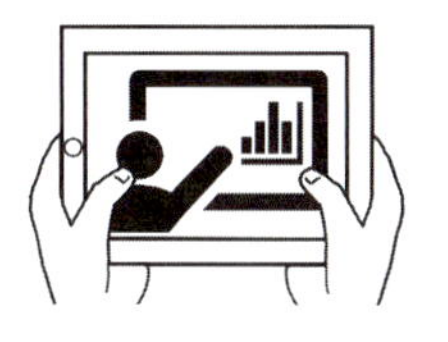

片手で縦長スタイルでタブレットを持つと、文字のサイズとコンテンツが小さくなり、視認性が低下します。

画面を横向きで使用しましょう。文字サイズが大きくなり、多くの場合、コンテンツも大きく表示されます。

ヒント**5**：
情報機器でコンテンツを閲覧・視聴するときには、横向きにして使用することを基本にしましょう。

図6-5b　スマートフォン・タブレット端末を用いる際の人間工学実践ヒントNo.4〜No.5

［(一社)日本人間工学会，榎原　毅，松田文子(訳)：タブレット・スマートフォンなどを用いて在宅ワーク/在宅学習を行う際に実践したい7つの人間工学ヒント，日本人間工学会，2020より許諾を得て転載］

姿勢5分」の組み合わせは，情報機器使用者の覚醒度と生産性を維持するのに効果があること，「座位姿勢20分＋2分間のアクティブレスト[*4]」を繰り返して行うだけでも，食後血糖値を下げる効果が認められている(**図6-5a**中段).

ヒント3は，スマートフォンの保持姿勢の実践である．スマートフォンは片手で持ちがちであり，腕の筋疲労を軽減するために人は無意識的に肘の高さで身体に近づけて操作する傾向がある．これにより頭部前傾姿勢を誘発し，首・肩に大きな負担がかかる．スマートフォンを片手で持っている腕をもう一方の手で支えるだけでスマートフォンの保持位置が自然と目線に近づき，頭部前傾姿勢が軽減することを利用した実践である(**図6-5a**下段).

ヒント4は，視線角度を手軽に調整する実践である．身近にある雑誌や本などを利用して，視聴するタブレット画面の高さを調整するだけで非特異的頸部痛の軽減に寄与することを体得して

NOTE

[*4]**アクティブレスト**：意識的に身体を軽く動かす休養方法のこと．安静・睡眠などのパッシブレスト(消極的休養)に対して，積極的休養とも呼ばれることがある.

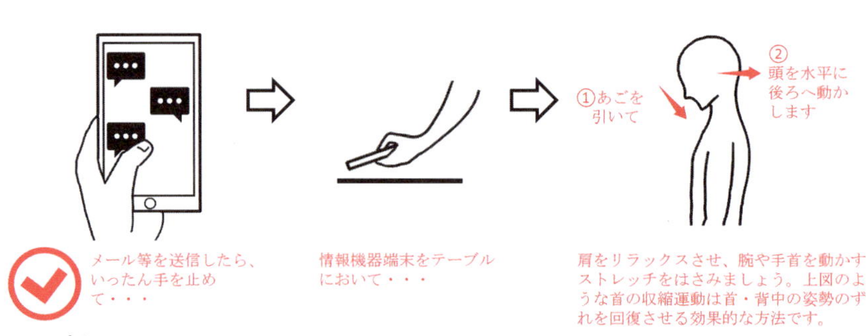

ヒント**6**：
ストップ・ドロップ・フロップ！
小休止を取る習慣として、このシンプルな方法を実践しましょう。

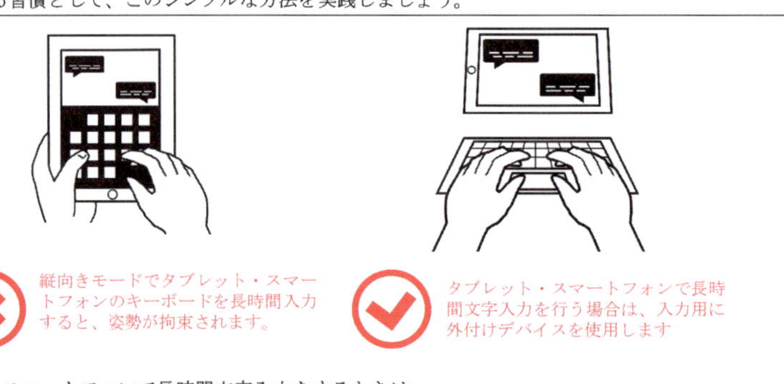

ヒント**7**：
タブレット・スマートフォンで長時間文字入力をするときは、
外付けの人間工学キーボードを使用しましょう。

図6-5c スマートフォン・タブレット端末を用いる際の人間工学実践ヒントNo.6〜No.7
［(一社) 日本人間工学会，榎原　毅，松田文子 (訳)：タブレット・スマートフォンなどを用いて在宅ワーク/在宅学習を行う際に実践したい7つの人間工学ヒント，日本人間工学会，2020より許諾を得て転載］

もらうことを意図したものである (**図6-5b**上段).

ヒント5は，スマートフォン・タブレット端末でコンテンツを閲覧するときには横向きにする実践である．文字サイズが小さいと視距離を短くするために頭部前屈を誘発しやすいため，一定時間閲覧する際には横向き使用を習慣化するとよい (**図6-5b**下段).

ヒント6は，長時間連続しがちな情報機器使用において，小休止の習慣を獲得するための実践である．米国で用いられている火災安全スローガン「Stop，Drop，Roll (止まって，倒れて，転がって)」は，衣服に火がついた場合に実施すべき対処法として有名である．これをもじって「Stop-Drop-Flop (手を止めて，置いて，ダラダラして)」ルールを習慣化することを推奨したものである．メールや文字入力の一区切りに，いったん手を止め端末をテーブルに置き，肩をリラックスさせて両手を横に振るなどストレッチを行う習慣を獲得することで，長時間利用にともなう健康影響を予防することに役立つ (**図6-5c**上段).

ヒント7は，タブレット端末やスマートフォンを使用して長時間文字を入力する必要がある場合は，画面上のソフト・キーボードの代わりに外付けの人間工学キーボードを使用する実践である．画面が縦向きのキーボードを長時間入力すると，微細な入力操作により拘束姿勢が生じ，筋骨格系症状を亢進させる．また，画面までの適切な視距離は，キーボードの適切な操作に必要となる配置距離とは異なるため，その観点からも画面とキーボードを独立して配置することが重要になる**図6-5c**下段）．

以上のように，新たな情報機器と従来のVDTを併用した環境，とくにコロナ禍で急速に普及したテレワーク環境は，職場で用いられてきた従来の労働安全衛生基準を満たさない場合がある．WHOとILOが合同で公表したJoint WHO/ILO Technical Brief：Healthy and Safe Telework (2022) では，政府・雇用者・労働者すべてが，テレワーク中の健康・安全を保護し促進する役割を担っていることを提唱している．前述のヒント集は，技術革新と新たな働き方に柔軟に対応する，新しい作業管理の良好実践の1つとして，このTechnical Brief内でも引用されている．

情報技術の安全・健康な利用のためには，上述のような人間工学的対策を誰もが獲得し，実践できるようになることが望ましい．自らの健康を守る環境整備のスキルを身につけている人・身につけていない人の格差を是正し，正しい知識と実践力を備えた自律的作業管理を今後広めていく必要がある．情報技術は人々に新たな働き方や豊かな生活をもたらしてくれる一方で，それにともなう健康影響にも目を向ける必要がある．そのようなメリット・デメリットの両面を理解し，1人ひとりが適切に情報機器を用いることが重要である．

話題 1　LEDの普及と人体への影響

LEDの登場により，従来の照明にかかる電力が大幅に減少するとともに，LED使用照明の寿命も長いことから，急速に普及が進んでいる．ノーベル賞受賞対象になったのは青色LEDの開発であるが，これを用いて白色照明が可能となったことは画期的な成果であった．LEDによる白色光はまたたく間にスマートフォン，パソコンの液晶画面などに用いられるようになり，今やわれわれの日常生活に不可欠なものとなっている．しかし，このことがわれわれ人間の生理機能に影を落としているのも事実である．青色LEDの光は最近はブルーライトと呼ばれ，可視光の中では波長が紫外線に最も近く，強いエネルギーをもっているため，網膜への障害作用をもつことが懸念されている．また，強いエネルギーをもつ青色LEDの光は，ヒトにとって太陽の強い光を浴びることと同様，夜の睡眠，昼間の覚醒という1日の生活リズムの障害形成に関与することも次第にわかってきた．すなわち，深夜までパソコンやスマートフォンを操作して青色LEDの光を浴びることは，昼夜のリズムを崩すことにつながる恐れがある．青色LEDの実現は画期的な成果であったが，それを使うわれわれは生活リズムを崩すことのないよう，注意しなければならない．

B 交通・輸送の革新と健康

1 自動車中心の交通・輸送と車社会を取り巻く状況

戦後の約70年間，産業基盤としての自動車交通施設・設備に対する投資が重点的に行われ，通過交通量の最大化を旨として運営されてきた道路施設拡充の施策がわが国の経済的発展に寄与したことは疑いない．しかし，自動車による物流・人の移動が交通量の大半を占めるようになってきた結果，環境汚染，交通事故，歩行環境・地域生活空間の劣悪化などの問題を生み，生活の質を低下させている．

車社会にも世代によって特徴的な変化が起こりつつある．交通事故件数が近年減少している中で，とりわけ高齢者の交通事故の件数，死亡者数ともに増加が目立ってきている．歩行中の事故が高齢者の関係する交通事故の半数を占め，乗車中を大きく超えており，運転者・歩行者としての両面から事故対策が必要である．これに対して，若い世代では，少子化の影響から交通事故発生件数は減少する傾向がみられるものの，年齢層別免許保有者10万人あたりの事故件数は上位にあり，重大事故も多い．

わが国の自動車事故による人口10万人あたりの死者数は，2021年には2.09人と過去最低を更新している．わが国より自動車事故死亡者数が少ない北欧や英国では，歩道と車道の分離や自動車の通らない自転車道の設置など生活道路における取り組みが進んでいる．わが国では，生活道路の死亡事故は漸減しているが，2008年頃より死亡者に占める歩行者の割合は，自動車乗車中の者を抜いて最も高くなっている．かねてからの難題である人・車の交差する道路形態の安全対策に本腰を入れて取り組まなければならない時期にきている．交通安全にかかわる運転者側の健康問題では，意識障害を起こす持病を有する者の事故やアルコールを除いた薬物乱用による事故も散見され，道路交通法改正や厳罰化がなされている．ここ10年位の国内の交通事故発生件数や死亡者数の推移をみると減少傾向にあるが（**図6-6**），今後さらに減少させるには，地域特性や個々の世代が抱える問題に焦点をあてた対策がとられなければならない．

このように多くの問題を抱えながら，なぜわが国は自動車中心の社会になったのであろうか．最大の理由は，行きたいときに行きたいところへスピーディーに移動や運搬ができるという便利さである．われわれはこの便利さを手に入れ，維持するために次のような負の側面を甘受しているといえよう．①生活空間の破壊や歩行者の交通事故は，自動車の機械システム（電車のようにレール上を走るのではなく，ハンドルを切った方向に進むこと），および自動車利用の社会システム（人が歩く日常的な空間を走ることが許されていること）が採用されていることに根本原因がある．②ガソリンなどを動力源とするエンジンは排気ガスや騒音を出すため，交通量が増えることにより環境破壊や健康被害を引き起こす．③マイカーが普及すればするほど，都市は拡大すると同時に公共交通は衰退し，マイカーをもたない，マイカーに乗れない・乗らない人々が，不便を強いられている．

これまで自動車のもつ便利さや輸送の役割からその必要性が強調され過ぎてきた傾向がある．

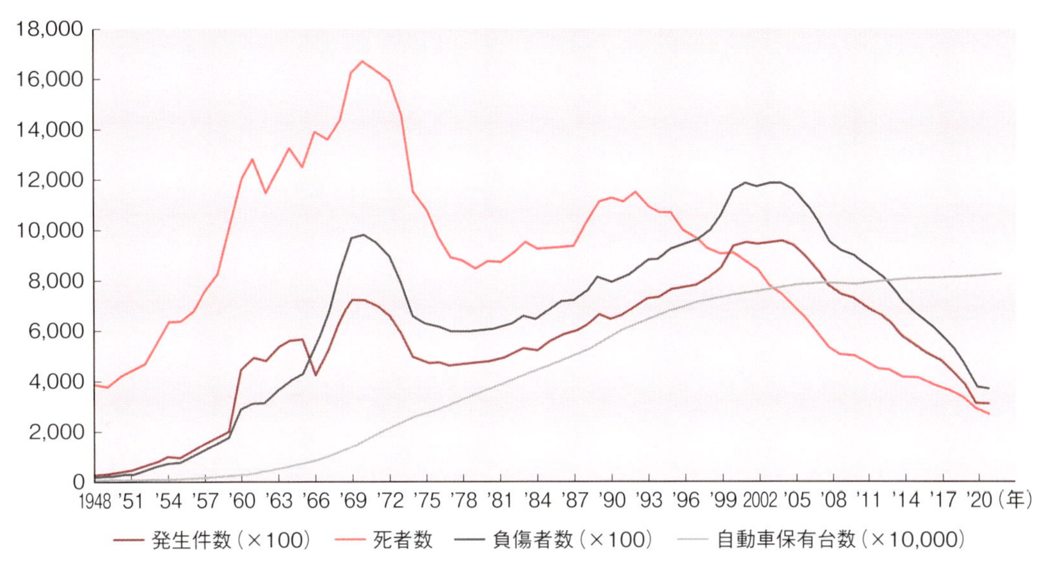

図6-6　交通事故発生状況および自動車保有台数の推移
［警察庁交通局：交通事故の発生状況，自動車検査登録情報協会より引用］

利便性と人間らしい生活のあり方との間でどう折り合いをつけていくのか，知恵を絞って模索しなければならない難題がいくつも残されている．

2 交通事故の実態と交通安全対策

交通事故の発生状況および自動車保有台数の推移を**図6-6**に示した．年間事故発生件数は，1946年には12,504件であったが，1956年には10万件を超えた．その後，昭和30年代からのマイカーブームで交通事故は急増した．1969年には72万件に達し，その対応に苦慮する事態となり反則金制度が導入された．1970年には交通安全対策基本法が施行され，交通警察官が全国で約9,000人増員されたことにより取り締まり執行力が高まり，交通違反取締件数の増加がみられた．また，信号機，横断歩道ならびに道路標識設置等の交通環境の改善や交通安全教育の普及等が奏功し，1977年には交通事故件数は46万件まで減少した．その後，再び車の保有台数に比例して交通事故は増加の一途をたどり，2004年には交通事故が95万2,709件発生している．

それ以降は，交通事故件数，死亡者数ともに減少傾向が続いている．これは，①危険運転致死傷罪適用(2000年)，飲酒運転罰則強化(2002年，2007年，2009年)，②駐車違反取り締まりの民間委託(2000年より)にともなう警察官による警察活動の強化，③1991年以降のバブル崩壊による経済の停滞，ガソリン価格の高騰，非正規雇用割合の増加などが影響していると推察される．

1990年以降の交通事故死者数および重傷者数の減少は，シートベルト着用義務化(1992年：一般道)，救急救命士の導入(1991年)，車両の安全性能の向上(1994年：前面衝突試験義務化)，先進運転支援機能の向上(**図6-10**参照)などが要因としてあげられる．

Eduardらの1962〜1990年までの21ヵ国の工業国における経済繁栄と交通死亡事故との関係を

調査した報告によると，1960年代における経済繁栄と交通事故死亡率との間には正の相関がみられたが，ある経済繁栄の水準になると，自動車保有台数指標[*5]の増加率は減速し，致死外傷率は初期段階に対して減少が続くようになる．すなわち，経済的発展は，基幹施設の整備や交通外傷対策の改善のような適応メカニズムを刺激して，交通事故死を抑制する予防的効果をもたらす．

3 交通事故防止・対策を考える

交通事故が次第に減少してきた背景には社会が車に慣れてきたことがあげられる．歩行者や高齢者の多くが運転者としての経験をもっていて，社会集団として車の危険性を知り，使いこなせるようになってきたことがある．この慣れというのは対策を考えるうえで大変重要である．たとえば，運転者は信号をきちんと守っていて，歩行者は青信号で渡れば安全だと思っている．現在採用されている通過交通の効率を重視した信号システムには運転者の過失（見落としなど）が横断者の命の危険に直結しているという欠点があることに気づいていない．

交通事故防止対策の全体的な枠組みは，交通事故発生の要因となる「車」，「道路」，「人」の3つの要素に分けられる．「車」については車両の安全性の確保，「道路」では交通環境の整備があげられる．「人」については，「信号機および道路標識等の交通安全設備による交通規制などの交通工学的手法」，「法律を整備し，設定した規範に違反した者を制裁するための交通指導取締り」，「人の危険な行動を防止するため，自ら進んで規範を守るなど自律的に安全な行動をとることのできる人を育成する教育」の3つの手段を組み合わせて実施されている．そのうちのいくつかを取り上げてみたい．

ⓐ 自動車と道路の構造的対策

(1) シートベルト，チャイルドシートおよびエアバッグの被害軽減効果

自分の手足で支えられるのは体重の2～3倍程度の重さまでで，時速にすると3～5 km前後の衝突がベルトなしで体を支える限界といわれている．内閣府の資料によると，シートベルト非着用時の致死率は，着用時にくらべ運転席で56倍，助手席で15倍，後部席で5倍も高い．シートベルトを正しく着用のうえ，シートベルトの補助装置であるエアバッグが作動すれば，交通事故にあった場合でも衝突時の衝撃が大幅に軽減され，とくに頭顔部の受傷の危険性が減る．チャイルドシートは6歳未満の子どもに義務づけられている．幼児用や学童用があるが，最も安全である後部座席に正しく取り付ける必要がある．車外放出事故や車内での転倒・衝突事故を避けるために，車内では自由に遊ばせたりせずにシートベルトを装着させることが求められる．

NOTE

[*5] 自動車保有台数/1,000人・年．国際比較するときに用いられる指標で，人口1,000人，1年あたりの保有台数．

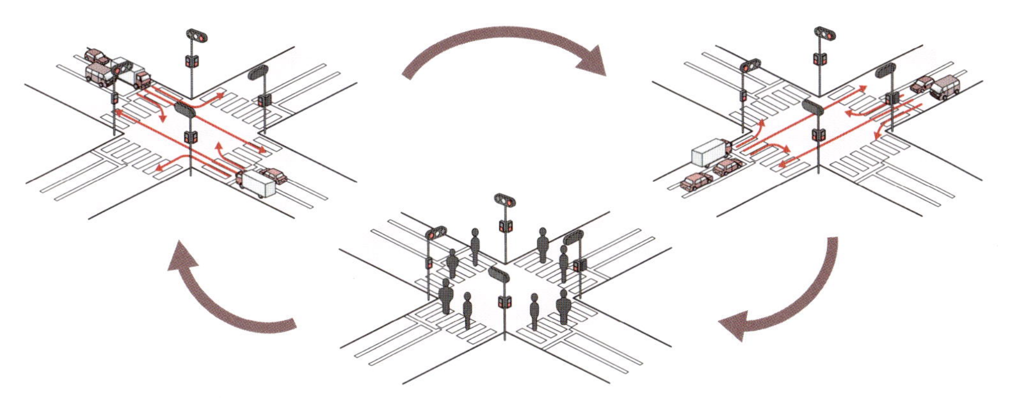

図6-7　歩車分離式信号
歩車分離式信号の運用：信号交差点を横断中の歩行者が右左折する自動車と接触する事故を防止するためには，両者の進路が交わらないよう両者を別の時間に進行させる信号表示方式を用いることが有効である．
［警察庁：平成14年警察白書，p.243，https://www.npa.go.jp/hakusyo/h14/h140600.pdf（2024年6月18日アクセス）より引用］

(2) 生活道路の交通安全対策

(i) 歩車分離式信号（図6-7）

警察白書（2002年・2003年）によると，同じ青信号で右左折してきた車両と衝突する事故を防止するため，歩行者と車両の通行できる時間帯（青信号）を分離し，人と車両が交錯しないようにする信号機の導入が推進されてきている．歩車分離式信号には，車両の待ち時間が長くなり交通渋滞が発生する懸念があり，実際，2001年に全国100ヵ所の交差点でモデル運用された結果（2002年9月警察庁発表）では，事故件数が38％減少し，人対車両事故は73％減少した．また，懸念されていた渋滞の発生は，スクランブル方式または歩行者専用現示方式（横断時に歩行者が青，車両用信号が赤となる歩車完全分離方式）では渋滞が20％増加した．歩車分離式信号の普及割合は，2023年3月末現在，全国で10,184基となっており，全体の約4.9％である．英国の交差点システムは，世界でも数少ない完全歩車分離方式であるという．

(ii) ゾーン30プラス

生活道路における人優先の安全・安心な通行空間の整備のさらなる推進を図るため，最高速度30 km/hの区域規制「ゾーン30」とハンプ等物理的デバイスとの適切な組み合わせにより交通安全の向上を図ろうとする区域を「ゾーン30プラス」として設定し，道路管理者と警察が連携しながら整備を進めている（図6-8）．

(iii) 環状交差点；ラウンドアバウト（ロータリー）

環状交差点は2022年3月現在，全国の40都道府県で採用され，140ヵ所で整備・利用されている（図6-9）．ラウンドアバウトは，交通量が少ない平面交差部に導入が可能であり，①車両間交錯点の減少など，交差点の安全性が向上する，②赤信号による待ち時間が減少する，③多枝交差点など複雑な形状の交差点でも導入可能である，④信号停止によるアイドリング時間を削減し環境負荷を軽減する，⑤災害にともなう停電でも安全に通行可能である，などの特徴がある．

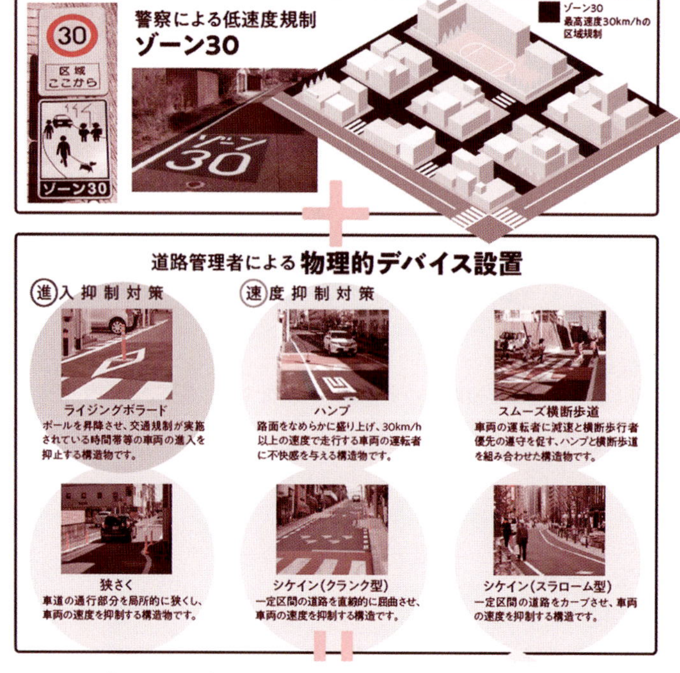
30
区域
ここから
ゾーン30
警察による低速度規制
ゾーン30
ゾーン30
ゾーン30
最高速度30km/hの
区域規制
道路管理者による 物理的デバイス設置
進入抑制対策
速度抑制対策
ライジングボラード
ポールを昇降させ、交通規制が実施されている時間帯等の車両の進入を抑止する構造物です。
ハンプ
路面をなめらかに盛り上げ、30km/h以上の速度で走行する車両の運転者に不快感を与える構造物です。
スムーズ横断歩道
車両の運転者に減速と横断歩行者優先の遵守を促す、ハンプと横断歩道を組み合わせた構造物です。
狭さく
車道の通行部分を局所的に狭くし、車両の速度を抑制する構造物です。
シケイン(クランク型)
一定区間の道路を直線的に屈曲させ、車両の速度を抑制する構造です。
シケイン(スラローム型)
一定区間の道路をカーブさせ、車両の速度を抑制する構造です。

図6-8 ゾーン30プラス

ゾーン30は，通学路等の区域において最高速度を時速30 kmに規制し，その区域内の歩行者等の安全を確保する施策である．最高速度の制限理由は，歩行者が重大な障害を負う確率が，時速30 kmを超えると急激に高まるためである．

道路管理者による物理的デバイス設置では，侵入抑制対策として，ライジングボラード，シケインなどがある．速度抑制対策としては，ハンプ，シケインなどがある．

[国土交通省：ゾーン30プラスの概要，生活道路の交通安全対策ポータル，https://www.mlit.go.jp/road/road/traffic/sesaku/syokai.html (2024年6月18日 アクセス) より引用]

(3) 道路を渡る前に周囲の状況を確かめる

われわれは，小さいころから安全のために横断歩道を渡るように教育されてきている．しかし，日本自動車連盟(JAF)の調査(2021年「信号機のない横断歩道における歩行者優先についての調査」)によると，70%の運転者は信号機のない横断歩道手前で止まらないと回答している．信号機のない横断歩道を渡っているときに交通事故に遭う例が全国的に散見されるため，2022年から横断歩道を削除する工事が行われている箇所がある．また，現在採用されている通過交通の効率を重視した信号システムでは，いわゆる青・青事故(歩行者と右左折車両の衝突など)や赤信号を突っ切る自動車に青信号で渡っている歩行者がはねられる事故も起きている．信号が青でも渡る前に周りの状況を確かめる癖をつける必要がある．

(4) 主な自動車の安全機能・先進運転支援機能

最近の車両に搭載されている安全機能・先進運転支援機能には，以下のようなものがある．

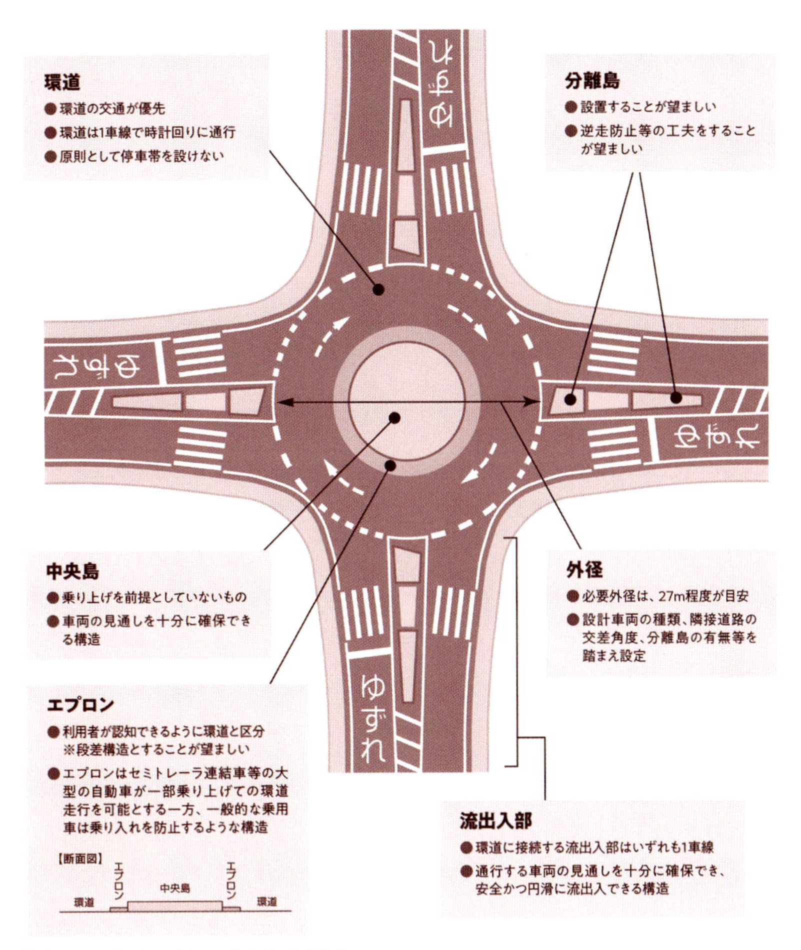

図6-9　ラウンドアバウトの構造
［国土交通省：ラウンドアバウトのすすめ，https://www.mlit.go.jp/road/road/traffic/sesaku/pdf/roundabout.pdf（2024年6月18日アクセス）より引用］

①LDA（レーンディパーチャーアラート）：はみ出さないをサポートする機能

②BSM（ブラインドスポットモニター）：後方車両接近時にサイドミラーが光り，車線変更時に注意喚起する機能

③PCS（プリクラッシュセーフティ）：急な飛び出しや右折時など，ぶつからないようにブレーキ支援でサポートする機能

④PDA（プロアクティブドライビングアシスト）：歩行者に対する操舵・減速支援機能

⑤CS（クリアランスソナー）：パーキングサポートブレーキ，後方接近車両や壁に対して衝突回避を支援する機能

⑥RCTA（リアクロストラフィックアラート）：後方車両の接近を告知する機能

⑦RCD（リアカメラディテクション）：バック時に歩行者を検知すると，注意喚起する機能

⑧PKSB（パーキングサポートブレーキ）：バック時の危険を察知した場合に警報ブザーとブ

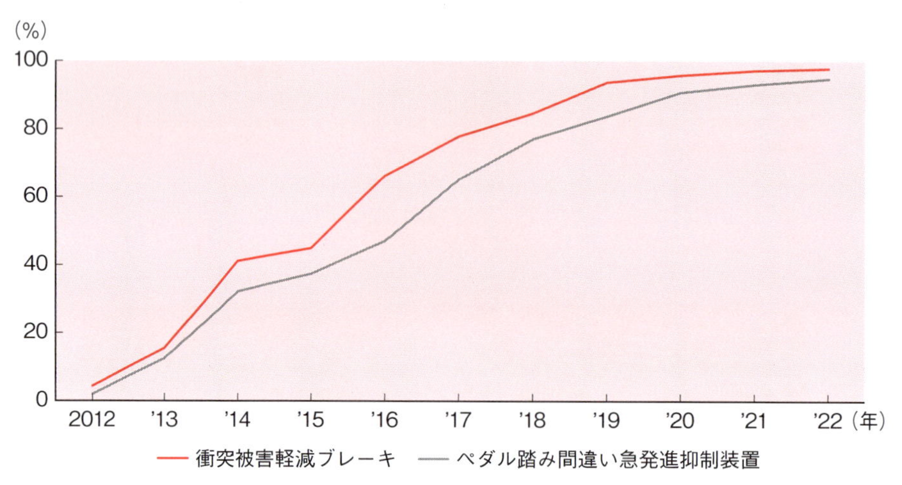

図6-10 運転支援システムの普及率
注：日本自動車工業会調査．わが国の自動車メーカーによる国内向け生産台数に占める装置搭載車の割合．
［日本自動車工業会：日本の自動車工業2023，https://www.jama.or.jp/library/publish/mioj/ebook/2023/MIoJ2023_j.pdf（2024年6月18日アクセス）より引用］

レーキをかける機能

⑨安心降車アシスト：ドアを開けた際に自転車が後ろからきている場合に警告する機能

⑩周辺車両接近時サポート機能：後方から車両が接近してきたときに注意喚起の表示が出る機能

⑪RSA（ロードサインアシスト）：標識情報をメーターに表示する機能，制限速度を超えると注意喚起する機能

⑫LCC（レーダークルーズコントロール）：前の車両に追従して走る機能

図6-10に衝突被害軽減ブレーキとペダル踏み間違い急発進抑制装置の普及率を示した．

図6-11a，bに最近10年間の状態別死者数と重症者数を示した．死者数・重症者数の減少には，上述の自動車の安全機能・先進運転支援機能の普及が関連していると思われる．

ⓑ 運転者に関する一般的な対策

道路交通法は，「過労，病気，薬物の影響その他の理由により，正常な運転ができないおそれがある状態」で，自動車を運転する行為を禁止している．運転免許に関する基本的な考え方として，車の運転者については，運転に必要な知識，技能，適性を有しない者を道路交通に参加させないことや違反を繰り返す場合には排除することがあげられる．行政側の対応としては，道路交通法などの「規範を設定」し，「制裁による規範順守の確保」，「危険性の高い者の排除」という相互に連動する措置をとることとなる．そのような事情があるために交通技術の進歩は，個人の権利を制限する側面をもっている．すなわち，事故防止という目的のために"健康"，"規範順守"などを理由にさまざまな人の運転という権利を制限するという問題が生じる．

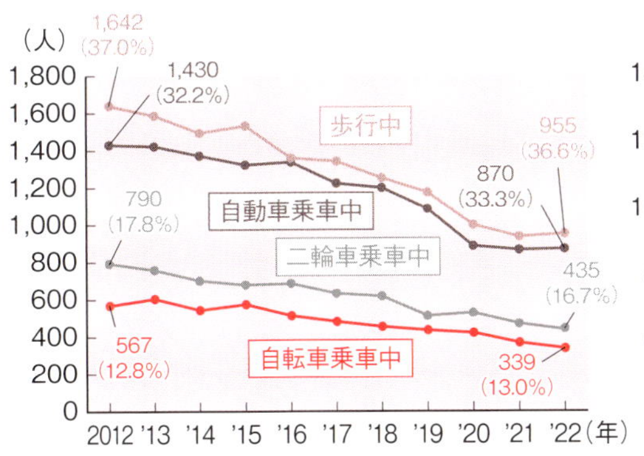

図6-11a　状態別死者数の推移
注：(　) 内は，全死者数に占める構成率
［警察庁交通局：令和4年における交通事故の発生状況について，https://www.npa.go.jp/bureau/traffic/bunseki/nenkan/050302R04nenkan.pdf (2024年6月18日アクセス) より引用］

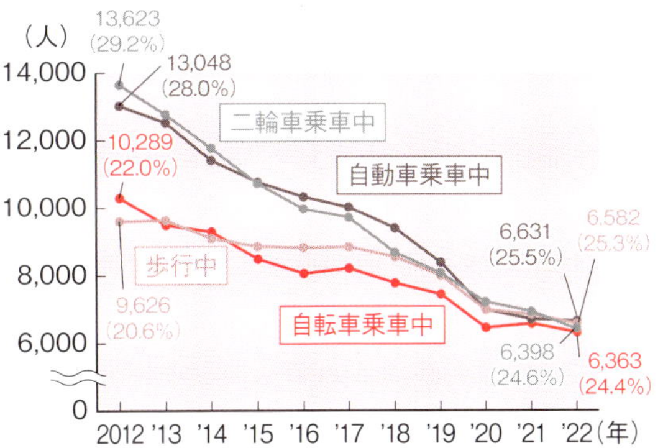

図6-11b　状態別重傷者数の推移
注：(　) 内は，全重傷者数に占める構成率
［警察庁交通局：令和4年における交通事故の発生状況について，https://www.npa.go.jp/bureau/traffic/bunseki/nenkan/050302R04nenkan.pdf (2024年6月18日アクセス) より引用］

(1) 飲酒および薬物

(i) 飲　酒

飲んだアルコールは消化器から急速に血液内に吸収され，目，耳，脳など運転に不可欠な感覚器官を鈍麻させる．このため，飲酒後は，「動体視力が低下し，視野も狭くなる」，「判断力・注意力が低下し，見落としが増える」，「気持ちが大きくなり，危険な運転をしがちになる」，「ブレーキ操作やハンドル操作が遅れがちになる」などの危険な運転をしやすくなる．また，飲酒による事故に遭う危険性は，自動車だけではなく，自転車，歩行者にもあてはまる．飲酒運転に対する刑法・道路交通法の改正と厳罰化や懲戒解雇等の社会的制裁などによって飲酒運転事故件数は減少傾向にある (**図6-12**)．

(ii) 薬物関連の交通事故

総務省消防庁によると，2009年1月～2014年6月までの過去5年半に，危険ドラッグ[*6]とみられる薬物を使用して意識を失うなどして救急車で搬送された人は4,469人となった．2014年4月，旧薬事法の改正によって，指定薬物の単純所持と使用が禁止されたことや2014年6月に東京・池袋で7人が死傷した乗用車の暴走事故をきっかけに，警察が取り締まりを強化したことで危険ドラッグが絡む事件の摘発が増えた．警察庁によると2014年中に危険ドラッグ関連で検挙した840

NOTE

[*6] **危険ドラッグ**：合法ドラッグ・脱法ハーブ等と呼ばれるドラッグを「違法 (脱法) ドラッグ」と呼んでいたが，2014年7月22日，厚生労働省および警察庁が新呼称名を「危険ドラッグ」に選定したため，現在は「危険ドラッグ」と呼んでいる．「合法ドラッグ」「ハーブ状の危険ドラッグ」などと称して販売されるため，あたかも身体影響がなく，安全であるかのように誤解されているが，すでに規制されている麻薬や覚せい剤の化学構造を少しだけ変えた物質が含まれており，身体への影響は麻薬や覚せい剤と変わらない．それどころか，麻薬や覚せい剤より危険な成分が含まれていることもある．幻覚や異常な興奮状態に陥った結果，事故や犯罪を引き起こしてしまうケースが発生している．ハーブ状の危険ドラッグを吸ったあとに車の運転をして歩行者をはねたり，吸ったあとに死亡する事件などが後を絶たない．

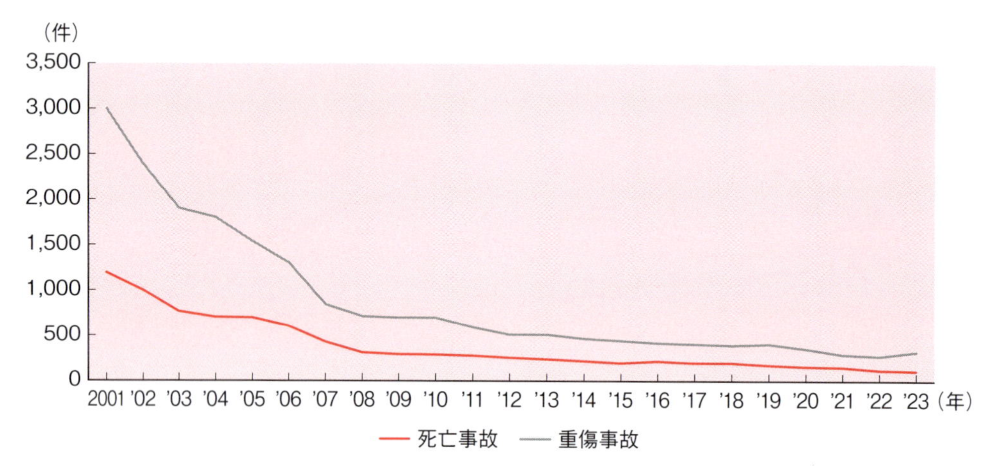

図6-12 飲酒運転による事故件数

［警察庁交通局：令和3年における交通事故の発生状況等について，https://www.npa.go.jp/publications/statistics/koutsuu/jiko/R05bunseki.pdf（2024年5月21日アクセス）より引用］

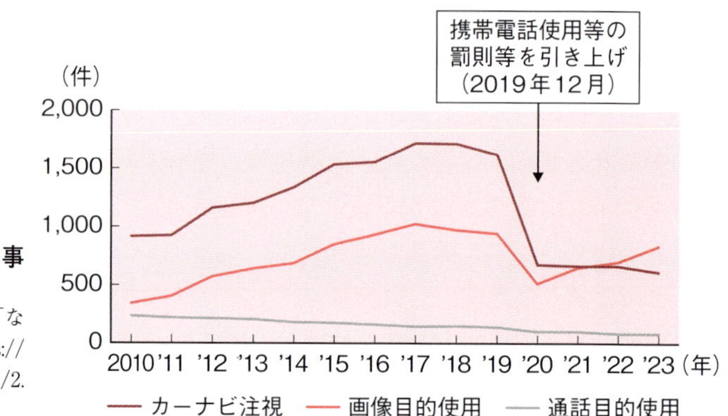

図6-13 携帯電話等使用による交通事故件数

［政府広報オンライン：やめよう！ 運転中の「ながらスマホ」違反すると一発免停も！，https://www.gov-online.go.jp/useful/article/201707/2.html（2024年5月21日アクセス）より引用］

人のうち，危険ドラッグ乱用者は631人で，危険ドラッグの摂取後に交通事故を起こす，あるいは無免許運転をするなどの交通法令違反は前年の4倍の160人であった．

(2) 運転中の携帯電話等使用の危険性

スマホをもってスマホ向けのゲーム画面をみながら運転してわき見運転となり，追突する・横断中の人を死亡させるという事故「ながらスマホ」が2016年から2021年にかけて8件発生している．携帯電話等使用による交通事故は増加傾向にあり（**図6-13**），2019年12月に厳罰化され，その後，減少に転じた．アイカメラを用いた視線を計測する実験では，スマホ画面をみていると，視線は画面に集中し，前方の視界には向けられなくなっていた．運転中の携帯電話の使用は，前方不注意となりやすく，運転操作への負担が重く危険であることを認識すべきである．

(3) 過労運転

高速道路での居眠り運転防止に向けた効果的な対策に関する調査研究（高速道路調査会：2015年3月）によると，違反別にみて，「前方不注視」は全事故のほぼ半数であり，死亡事故では約4

割を占め，高速道路において最も生じやすく，重大事故につながる排除すべき違反であるといえる．この前方不注視に内在する大きな要因の1つとして，一瞬の居眠りがあると考えられる．わが国における居眠り事故の実態は不明であるが，文献調査から死亡事故の3%程度を占めると予測できる．一般道での事故類型別の状況では，追突が最多である．

職業運転者の場合は，不規則勤務での就労，しかも夜間・深夜の乗務が多く，長時間運転や長時間拘束にともなう疲労の発現頻度が高くなる．長距離運転では，途中仮眠での睡眠の質的・量的な不十分さが次の運転や翌日の運転に直接影響し，しばしば往路運転での疲労を持ち越した状態で復路運転を開始することになる．トラック運転手の場合は，荷積みや荷降ろし作業などの重筋労作の負担も軽視できない．2021年の警察発表による過労運転等による死亡事故件数は24件であるが，漫然運転345件，安全不確認276件，わき見運転253件，動静不注視41件となっている．この中には過労によるものが相当数含まれているのではないかと推察される．

ⓒ 高齢者の運転問題

加齢にともなって発症しやすい中枢神経疾患は，脳梗塞，脳出血などの脳血管障害が全体の半数以上を占めている．認知症は，40歳代から出始め，70歳代以降に急増する．また，循環器疾患では，肺動脈血栓塞栓症，狭心症あるいは心筋梗塞などが運転に直接的な危険を及ぼす．そのほか，視力，聴力の低下は運転者ばかりでなく，歩行者においても同様の支障をきたす．

最近の事故統計から高齢者の特徴をみると，対向車の見落としやスピードの目測を誤って交通事故の被害者になるだけでなく，逆走やブレーキとアクセルの踏み間違えで加害者になる事例が増えている．その対策として現在，高齢者講習（1998年から75歳以上，2001年から70歳以上義務化）が実施されている．この講習に関して道路交通法が2022年5月に改正され，75歳以上の対象者に運転技能検査が義務化された（**図6-14**）．このような検査においては，検査時点での判定は運転可能と思われても，それ以降，次の更新まで運転に問題のない状態が維持されるとは限らない．**図6-15**に運転免許自主返納件数の推移を示した．免許更新後，日頃の健康状態について運転適性を欠く事態になっている人が年々増加傾向にある．

高齢者の交通事故が増える中，自治体により公共交通機関利用を優遇しているところがある．比較的交通の便がよい名古屋市（65歳以上），横浜市（70歳以上）などでは，所得に応じて費用負担を軽くした敬老パスが発行されている．このような措置がされていない地域では，運転に支障を感じていても車を運転しなければならない可能性がある．高齢者講習のような規制は交通事故防止の観点からやむを得ないが，高齢者の生活とどう折り合いをつけていくかが課題である．

ⓓ 自動車運転に障害となりうる健康状態と運転規制

道路交通法が一部改正（2013年）され，「一定の病気等に係る運転者対策」が変更されることとなった．2011年に発生したクレーン車による死亡事故の遺族から，意識障害を起こす持病を有する者が不正に取得できないような運転免許制度の構築について要望があったこと，2012年に京都市で死傷者多数の交通事故が発生したことなどを考慮したものである．

特定の病状の申告を義務付けた改正道路交通法が施行された2014年6月から1年間に，免許の

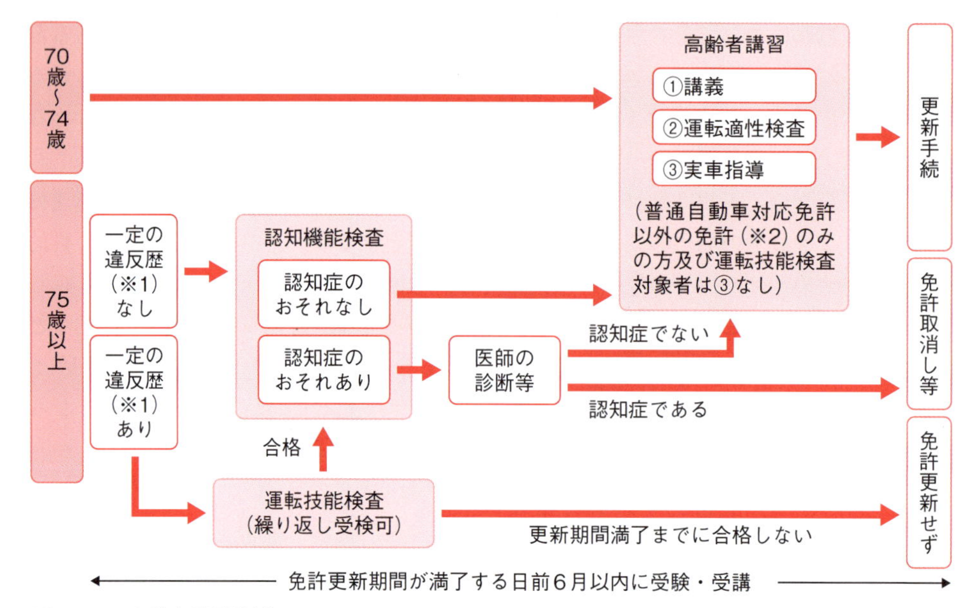

図6-14 高齢者講習制度

※1 運転技能検査の対象となる違反行為：信号無視，通行区分違反，通行帯違反等，速度超過，横断等禁止違反(法定横断等禁止違反，指定横断等禁止違反)，踏切不停止等・遮断踏切立入り，交差点右左折方法違反等(交差点右左折方法違反，環状交差点左折等方法違反)，交差点安全進行義務違反等(交差点優先車妨害，優先道路通行車妨害等，交差点安全進行義務違反，環状交差点通行車妨害等，環状交差点安全進行義務違反)，横断歩行者等妨害等，安全運転義務違反，携帯電話使用等

※2 普通自動車対応免許以外の免許：原付，二輪，大特，小特

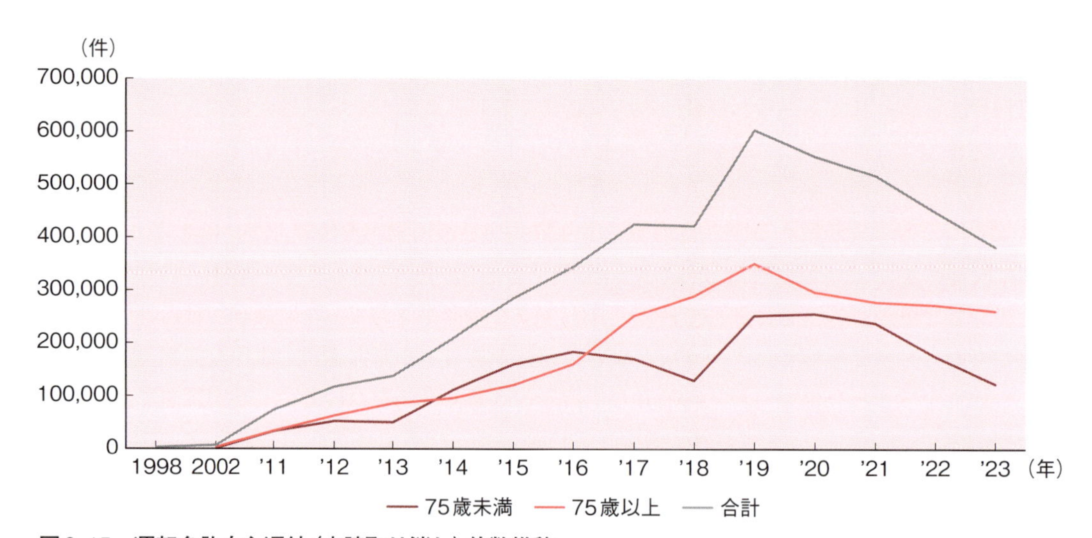

図6-15 運転免許自主返納(申請取り消し)件数推移

[警察庁：運転免許統計，https://www.npa.go.jp/policies/application/license_renewal/pdf/rdhtransition_r05.pdf (2024年5月24日アクセス)を参考に作成]

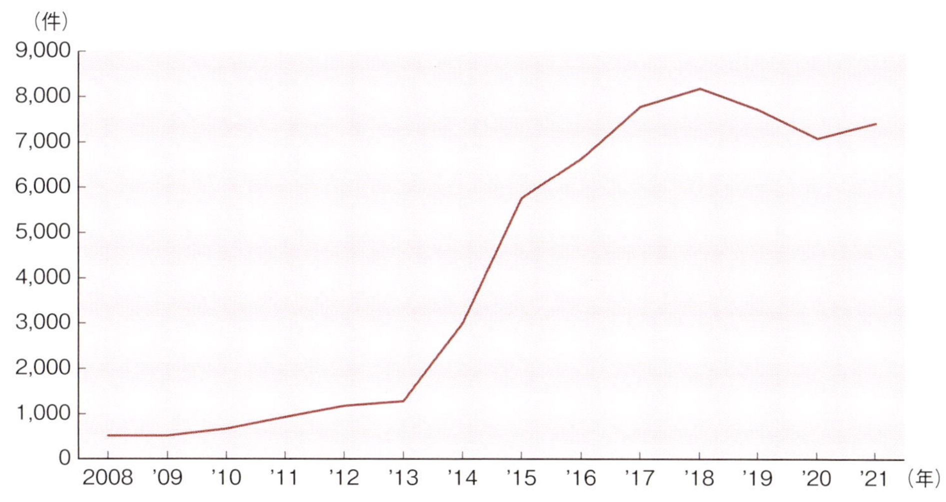

図6-16 病気等による運転免許取り消し件数推移
[警察庁：運転免許統計を参考に作成]

取得・更新時に記載する「質問票」で病状がある旨を申告した者は11万1,489人であった．義務化前の2013年中の約1万8,000人と比べ，6倍以上に激増した．申告者のうち，医師から「運転に支障がある病状」と診断され，取り消しや停止の処分に至ったのは1,415件であった．本人や家族からの相談，事故捜査や認知機能検査が端緒となったケースも含めた処分の総数は7,711件で，2013年6月～2014年5月の3,064件から約2.5倍に増えた．**図6-16**に病気等による運転免許取り消し件数の推移を示した．

運転免許の取り消し・停止にかかわる病気とは，道路交通法および政令で定めるものをいうが，具体的には，統合失調症，てんかん，再発性の失神，無自覚性の低血糖症，認知症，脳卒中などで，運転に支障をきたす症状をともなう場合である．免許取得の可否や免許の行政処分は，病気の症状や程度によって個別に判断することになる．

話題 2 スキーバス事故をめぐる問題

軽井沢スキーバス転落事故は，2016年1月に群馬県・長野県境付近で，定員45人の大型観光バス（2002年登録三菱製）が道路脇に転落し乗員・乗客41人（ほとんどが大学生）中15人が死亡した交通事故である．このようなバスは，2010年には約600万人に利用されているが，過当競争になり格安バスが出現している．貸し切りバスの事業者については，2000年の道路運送法の改正により規制緩和を行って以降，およそ倍増している．車両保有台数が10両以下の事業者が全体の7割を占める．旅行会社がコスト削減を強要し，運行会社の安全対策がおろそかになっているとの指摘がある．同業界では，法令改正（夜行バス運転手1人あたりの走行距離上限400 kmかつ9時間まで）の結果，多くの路線で2人体制となったため，現状は慢性的な運転手不足の状態で運行しているようである．格安で利益を上げるには稼働率を上げるしかなく，運転者に負担が及ぶという悪循環に陥りやすい．

この事故については速度超過やシートベルト着用の怠りなどが指摘されているが，運転者の凍結道路の経験不足も考えられる．夜間の凍結道路は細心の注意を払って低速走行することが必要であるが，雪国の夜間走行では，気象条件により路面の凍結や車両のブレーキシリンダーの凍結も運転中，念頭に置かなければならない．そのような条件が重なった場合，スピードが出ていると冬用タイヤを着用していたとしても車両は制御不能となり，運転者はパニックに陥る危険がある．

利用者にとっては格安の方がありがたいが，ツアー会社とバス運行会社が別々のことも多く，適正に運行管理がなされているかなどの安全性のチェックは運行会社まかせとなっている．ことに夜間のバス運行では過去にも悲惨な事故が起きているので，安全を優先するなら日中運行のバスか鉄道を利用する方がよい．

4 自動車の運転と健康障害

ⓐ 自動車の普及が運動不足の一因

われわれの生活は，時代とともに大きく変化してきた．車社会，エレベーター，エスカレーターなど，便利になればなるほど歩く時間は確実に短くなってきている．波多野の調査によると，バス通勤をしている労働者の1日の歩数の平均は約8,280歩であるのに対し，マイカー通勤をしている労働者の1日の歩数の平均は約3,620歩であった．家から「ちょっとそこまで」歩くという感覚が，徒歩で5分程度だとすると，その往復は10分間で1,000歩にあたる．家からバス停まで，駅の乗り換え，駅から会社までを「ちょっとずつ」歩くと，それだけで3,000歩を歩くことになる．自動車通勤に比べてバス・電車通勤の人の歩行量が多い理由はここにある．

宮島らのタクシー乗務員205人の血液臨床生化学データと運動量について調査した報告によると，長時間・深夜勤務の多いタクシー乗務員の1日の歩数は3,000歩台が最多で，血液検査などの結果は，有所見率が高かった．また，肥満度20％以上の者は全体の20％に達していた．歩数と医学的検査項目との関係では，タクシー乗務員のうち，1日の歩数が5,000歩未満の者は動脈硬化を予防する高比重リポタンパク（HDL）-コレステロール値や全身持久力の指標である最大酸素摂取量が有意に低下し，拡張期血圧が有意に高くなっていた．長時間運転に従事する職業運転者は肥満や運動不足の者が多く，各種疾患の発症率が高いと考えられる．

ⓑ 職業運転者の心疾患

国土交通省によると，運転者の疾病により事業用自動車の運行を継続することができなくなった事案は，2013（平成25）年から2017（平成29）年までの5年間で，1,201件の事案の報告があった．報告された運転者1,201人のうち，心臓疾患，脳疾患がそれぞれ14％を占めている．このうち，死亡した運転者224人の疾患別内訳は，心臓疾患が51％を占め，大動脈瘤および解離が14％を占めている．

心臓疾患，大血管疾患に関連する健康起因事故[*7]発生のメカニズムとして，生活習慣の悪化（食べ過ぎ・睡眠不足・運動不足など）ならびに勤務環境の悪化（運転によるストレスや長時間勤務など）が健康状態を悪化させ，病気の発症を誘発する．その結果，運転に影響する症状が発現し，意識の喪失，運転操作困難ならびに認知能力低下等を招き運転中の事故発生に至るとされている．

予防のために事業者ができることとしては，従業員全員に対して機会をとらえて生活習慣改善を促すとともに定期健康診断を実施し，健康状態の経年変化を観察することである．事後措置としては，有所見者のスクリーニング検査実施や要治療者の医療機関の受診勧奨を行い，注意すべき症状を把握・管理（治療・経過観察）するなど産業医の関与も重要である．

ⓒ 運転と腰痛

運転者は腰痛を起こしやすいが，これは長時間の座位姿勢が根本原因である．さらに自動車の運転時には加速・減速・旋回時に腰椎や姿勢を維持する筋肉に負荷が加わることになり，走行時の振動も同様に負担となる．腰痛には，筋疲労，筋力低下，腰椎への過重な負荷，血行不良などが関係している．

運動不足などで筋力が低下すると，悪い姿勢の原因になる．運転時には腹筋がゆるんでいるため，腰椎とそのまわりの筋肉に余分な力が加わり続けることになる．

トラック運転手ではバス運転手に比べて腰痛のリスクが高い．長距離トラック運転手では，腰痛有訴率は40～60%，腰痛既往を有する者の率は70～80%に及んでいる（井谷ら（1988年）：建設労働者，保育士，車両修理作業者，農業従事者と同等またはそれ以上に高率）．発症経過は非災害性に徐々に発症する例が70～80%を占めており，また，エックス線写真所見には異常の認められない者が多く，慢性的な筋疲労に起因する筋・筋膜性の腰痛が主体であると考えられる．

トラック運転手の腰痛発症には，荷物の積み下ろし作業による腰部負担，睡眠時間の不規則性（疲労回復の阻害要因），長時間の運転作業や余暇時間の不足なども関連している．

腰痛予防策としては，長距離運転などでは，適宜，足腰のストレッチなどで姿勢の矯正や血流の回復をはかる必要がある．職場としては，直接あるいは間接的に腰痛発症の原因となりうる作業条件を改善することが重要である．従来は，安静第一といわれていたが，当初の動くことができない状態を脱したら，ストレッチや筋力維持のためのエクササイズを行い，普段の活動を維持するように努めることがよいとされている．職場で腰痛に対する理解を深め，急性期には休暇あるいは作業の軽減策をとれる体制を確立することが重要である．

ⓓ 肺血栓塞栓症（いわゆるエコノミークラス症候群）

エコノミークラス症候群とは，航空機旅行に関連した深部静脈血栓症，さらにこれに引き続い

NOTE

[*7] **健康起因事故**：脳・心臓疾患や体調不良等，運転者の健康状態の急激な悪化により自動車の運転に支障を及ぼしたことによる交通事故，乗務中断のこと．

て発症する肺血栓塞栓症のことである．航空機などによる長時間の旅行中，じっと長時間座ったままでいると，足の静脈の血流がうっ滞し，血栓ができることがある．欧米では古くから知られており，1946年にボストンからベネズエラへの14時間に及ぶ航空機旅行により下肢静脈血栓症を起こした症例が初めて報告された．血栓を溶かす薬を投与すれば助かることが多いが，重症例は発症から短時間のうちに致死的となりうる．肺動脈を詰まらせる血栓は大腿深部のものが多い．座り続けると，この部分の血管が圧迫されて血液循環が悪くなり，血栓ができやすくなる．そして，血栓が血流に乗って肺の血管を閉塞する．肺血栓塞栓症は自動車の運転中にも発症することがある．

この疾患の予防対策としては，1時間に1回程度は椅子から腰を上げたり，3～5分程度足首や膝の屈伸運動をして，血流の停滞を防ぐことが有効である．また，1時間あたりコップ半分程度の水分補給をすることや，アルコールによる脱水を防ぐために過度の飲酒を控えることも大切である．

5 自動車交通網の発達と環境問題

ⓐ 自動車排出ガスによる健康被害発生の構図

排ガス中に含まれる健康被害をもたらす物質は，窒素酸化物（NOx）[*8]，浮遊粒子状物質[*9]（粒子の小さいPM2.5[*10]は排気微粒子とも呼ばれる）などがある．窒素酸化物は，刺激性があり，窒素酸化物の汚染がひどい地域で生活していると呼吸器障害を起こすことが知られており，酸性雨や光化学オキシダント[*11]の原因物質にもなる．排気微粒子は，空気中に長くとどまる性質をもち，気管支や肺まで入り呼吸器系疾患やがんの原因となる物質が含まれるため，健康影響の面から最も懸念されている大気汚染物質である．

排ガスによる健康被害発生は，その地域の通過交通量（とくに大型車混入率）の増大とそこに居住・生活する人との曝露量・反応関係を有する．①排ガス発生源となる自動車を製造・販売す

NOTE

*8 **窒素酸化物（NOx）**：大気環境分野で，NOx（ノックス）という場合，一酸化窒素（NO）と二酸化窒素（NO_2）をまとめて指す場合が多い．燃料に含まれる窒素化合物や空気中の窒素が高温燃焼時に酸化されることにより発生する．

*9 **浮遊粒子状物質（SPM：suspended particulate matter）**：大気中を漂う10 μm以下（1/100 mm以下）の粒子について環境基準が定められている．東京都の調べでは47.7％が自動車排気粒子，微小な粒子（2 μm以下）では実に56.1％以上が自動車排気粒子である．自動車からは窒素酸化物や硫黄酸化物（ディーゼル燃料の軽油由来）として排出されたガス状物質が大気中の反応で酸化されて微小な二次生成粒子になるため，微小粒子の7割近くが自動車由来と考えられている．

*10 **微小粒子状物質（PM2.5）**：通常，SPMは，直径10 μm以下のものをいうが，それより小さい，直径2.5 μm以下のものは，「PM2.5」と呼ばれている．火力発電所，工場や事業所，自動車，船舶，航空機などから燃料の燃焼によって排出される硫黄酸化物，窒素酸化物，溶剤や塗料の使用時や石油取扱施設からの蒸発，森林などから排出される揮発性有機化合物などのガス状物質が大気中で光やオゾンと反応し，PM2.5が生成される．PM2.5は，燃料の燃焼などによって，直接排出されるものもある．PM2.5は粒子の大きさが非常に小さいため，肺の奥深くにまで入り込みやすく，喘息や気管支炎などの呼吸器系疾患や循環器系疾患などのリスクを上昇させる．とくに呼吸器系や循環器系の患者，高齢者や子どもなどは影響を受けやすい．

*11 **光化学オキシダント（オキシダント）**：工場や車から出る窒素酸化物や炭化水素（揮発性有機化合物（VOC））が太陽からくる紫外線のエネルギーによって反応してできるオゾンやPAN（ペルオキシアセチルナイトレート），アルデヒドなどの汚染物質である．オキシダントは1つの汚染物質の名前ではなく，オゾン，PANなどの総称である．オキシダント濃度が高くなると，目やのどに刺激を与え，目がチカチカする，のどが痛い等の症状がみられることがある．

るメーカーの対策技術採用の有無や低排出ガス車の開発・提供状況，②排出ガス規制[*12]や対策を管掌する政府の対応（健康被害が認知されてから対策がとられるまでの期間がどうであったか）に影響を受けることになる．

(1) 自動車メーカーと政府の対応

自動車から排出される窒素酸化物の大半，排気微粒子のほとんどはディーゼル車から排出されている．これまではどんなに工夫してもディーゼルエンジンから排出される微粒子をゼロにする技術は実用化されておらず，より低排出の副室式燃焼システムはコストが高いため，直噴式が主に採用されてきた．自動車メーカーは，排ガス問題を抱えたディーゼル車の製造を避けてガソリン車を製造販売すべきであったが，現実には1970年代後半以降，トラック分野で猛烈なディーゼル化を推し進め，大都市の大気汚染と健康被害をいっそう深刻にした．また，政府がディーゼル燃料の軽油にかける税金を安くしていることがディーゼル車の普及に拍車をかけた．ディーゼル車の排気微粒子の危険性は古くから明らかとなっており，米国では1982年から規制がはじまったが，わが国の規制（自動車NOx法）は1993年からであり，約10年間，規制の緩い状態でディーゼル車が普及することとなってしまった．

その後，自動車走行量の伸び等により，単体規制，車種規制の効果が相殺されたため，自動車NOx法が目的とした二酸化窒素（NO_2）の環境基準の達成が困難となった．また，ディーゼル車から排出される排気微粒子の大気環境基準の達成率が大都市部を中心に低かったため，2001年6月に自動車NOx法の改正法（自動車NOx・PM法）が成立した．この法律には，一定の自動車に関して，より窒素酸化物や排気微粒子の排出の少ない車を使う「車種規制」が盛り込まれている．この規制によって，大都市圏（首都圏，近畿圏，愛知・三重圏）で使用できる車が制限された．中央環境審議会大気・騒音振動部会自動車排出ガス総合対策小委員会（2022年4月）は，総量削減基本方針に規定されている「2020年度までに窒素酸化物対策地域および粒子状物質対策地域において二酸化窒素と浮遊粒子状物質の大気環境基準を確保する」という目標はほぼ達成されたと評価した上で，今後の自動車排出ガス総合対策の在り方について取りまとめた．その概要は，①環境基準値を超過する可能性が十分に低い濃度レベルには至らなかった測定点が一部あったこと等から，引き続き現行の自動車NOx・PM法に基づく各種施策を継続することが必要，②より環境性能のよい車への代替が進むこと等で，さらに環境改善が期待されることなどから，5年後（2027年）を目途に制度の在り方について改めて検討するべき，③対策地域の指定とその解除について都道府県が申請することができるが，これまでその判断規準がなかったため，対策地域の

NOTE

[*12] **自動車排出ガス規制**：大気汚染防止法や自動車NOx・PM法，都道府県によるディーゼル車規制条例などが含まれる．近年はとくに，ディーゼルエンジンから排出される窒素酸化物（NOx）・浮遊粒子状物質（PM），硫黄酸化物（SOx）の排出規制が厳しくなっている．現在，日本国内で行われている自動車排出ガス規制の手法は，単体規制（一定の走行条件下で測定された排出ガス濃度が基準を満たしていない車両の新車登録をさせない），車種規制（中古車も含む基準を満たしていない車両の新規登録，移転登録および継続登録をさせない），運行規制（排出ガス性能の劣る車両の流入阻止や渋滞緩和を図り，沿道の大気汚染を防止する）と呼ばれる3種に大別される．首都圏（埼玉県・千葉県・東京都・神奈川県），大阪府・兵庫県・愛知県で実施中のディーゼル車規制条例による規制や，尾瀬・乗鞍スカイライン・上高地で自然保護のために行われるマイカー規制が運行規制にあたる．

指定解除の判断基準を明確化した．国においては，都道府県から申請があった場合には，判断基準に基づき慎重に審査を行うことが必要であるとしている．

環境面で負荷が少ないといわれている電気自動車（EV）*13の世界の新車販売比率は，2022年時点で14％である．米国などでは2030年頃までに新車販売の50％以上をEV化する政策が進められている．わが国では．EVの販売比率は3％で，導入はそれほど進んでいないようである．現時点での技術的デメリットとして，車両本体の価格が高い，充電時間が長い，充電できるスタンドが少ないといった点があげられ，普及しづらい要因となっている．

話題 3 フォルクスワーゲン（VW）による排ガス試験をめぐる不正問題

米ウェストバージニア大による路上で実施した排ガス試験の同大報告書（2014年）によると，VWのディーゼル車で基準値の最大35倍の窒素酸化物（NOx）を検出した．不審に思った同大が米環境保護局（EPA）に連絡し，試験中かどうかを見分ける不正ソフトの存在が判明した．この種のソフトは約10年前から搭載されるようになったという．ディーゼル車は低燃費だが，NOxや粒子状物質（PM）などの大気汚染原因物質が多く排出される．排出を減らすにはNOxを分解する高価な排ガス処理装置を搭載する必要がある．不正ソフトは走行時にハンドルが一定時間動かないなど，検査場での特殊な測定方法を検知し，試験のときだけ浄化システムを働かせるようにしていたとみられる．

(2) 人の居住・生活する環境の環境基準達成状況

環境省の2019年度大気汚染状況によると，全国の自動車排出ガス測定局（自排局）*14におけるNO_2の環境基準達成局の割合は2005年度から90％以上に改善し，2019年度には100％になった．自排局での浮遊粒子状物質（PM2.5）については2004年度から90％以上に改善し，2019年度には98.3％となった．「自動車から排出される窒素酸化物及び浮遊粒子状物質の特定地域における総量の削減等による特別措置法」（「自動車NOx・PM法」）の対策地域における浮遊粒子状物質の状況は，2014年度から100％達成を維持している（**図6-17**）．

NOTE

*13**電気自動車（EV）とハイブリッド車**：電気自動車とは，電気をエネルギー源とし，電動機で走行する自動車である．略称は一般的にEVが用いられる．化石燃料を燃焼させる内燃機関をもたないことから，走行時に二酸化炭素や窒素酸化物が出ないゼロエミッション（環境を汚染したり，気候を混乱させる廃棄物を排出しないエンジン，モーター，しくみ，または，その他のエネルギー源を指す）車の1種である．近年の排出ガス規制や他の追随を許さないエネルギー効率の高さ，全固体電池の実用化の目処が立ったことなどから次世代自動車として最も期待されている．ハイブリッド車は2つ以上の動力源を備えている車のことを指す．一般的には，ガソリンで動くエンジンと電気で動くモーターの2つの動力源を備えた自動車を指すことが多くなっている．ハイブリッドカーはエンジンとモーターを組み合わせているため，燃費の効率がとてもよく，ガソリンの消費が遅く，給油が必要な回数が少ないことによって実質的な手間が減ることもユーザーにとっては大きなメリットといえる．

*14**大気測定局の種類**：測定局は，主として一般環境大気測定局（一般局）と自動車排出ガス測定局の2種類に分類される．一般環境大気測定局は，大気汚染防止法第22条に基づいて，環境大気の汚染状況を常時監視（24時間測定）する．自動車排出ガス測定局（自排局）は，大気汚染防止法第20条および第22条に基づいて，自動車排出ガスによる環境大気の汚染状況を常時監視する．

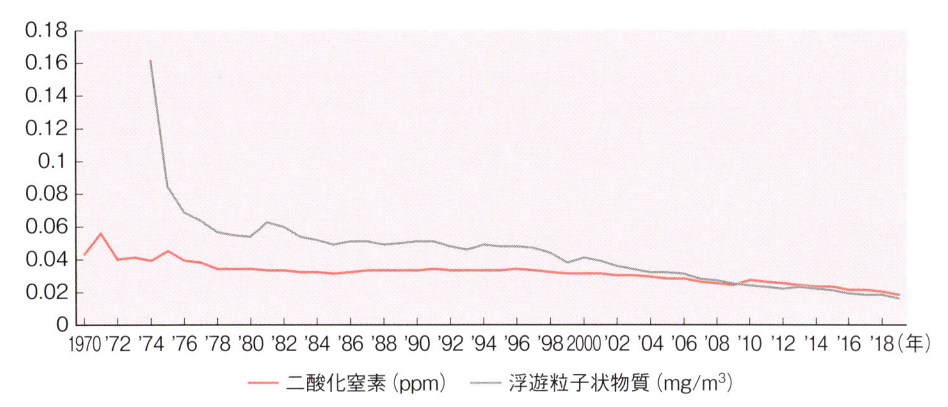

図6-17 二酸化窒素と浮遊粒子状物質の自排局の年平均値の推移
［環境省：主な大気汚染物質の濃度測定結果，平成23年度大気汚染状況，https://www.env.go.jp/air/osen/jokyo_h23/index.html (2024年6月14日アクセス) を参考に作成］

光化学オキシダントの測定局数は，1,166局（一般局：1,136局，自排局：30局，令和元年度）であった．このうち，環境基準達成局は，一般局で2局（0.2%），自排局で0局（0%）であり，依然としてきわめて低い水準となっている．光化学オキシダント濃度が注意報レベルの0.12 ppm以上となった測定局は，主に大都市およびその周辺部に位置している．2019年の光化学オキシダント注意報等の発令状況は，発令都道府県数が33都府県，発令延日数が99日であり，2018年（19都府県，80日）と比較して，いずれも増加した．

ⓑ 騒　音

騒音は，昼間には会話を妨害し，夜間には睡眠を妨害する．特定の疾患や健康問題を有する人など（入院患者，病気療養中の者，視力・聴力の障害を有する者，小児，高齢者など）は騒音の影響を受けやすい．

環境省が2020年度に行った自動車騒音常時監視（全国845地方公共団体の延長67,706 kmの道路で自動車騒音の状況の監視が行われ，それらの道路に面する約921万9,000戸の住居等を対象）によると，昼間（6〜22時）・夜間（22〜6時）のいずれかまたは両方で環境基準を超過していたのは51万8,800戸（5.6%）であり，そのうち昼夜間とも環境基準を超過していたのは25万600戸（2.7%）であった．幹線交通を担う道路[*15]に近接する空間における394万2,500戸のうち，昼間・夜間のいずれかまたは両方で環境基準を超過していたのは36万4,000戸（9.2%）であり，そのうち昼夜間とも環境基準を超過していたのは17万3,800戸（4.4%）であった．昼間・夜間のいずれかまたは両方で環境基準を超過していた割合が最も高かったのは都市高速道路[*16]であり，都市

NOTE

[*15] **幹線交通を担う道路**：道路法第3条に規定する高速自動車国道，都市高速道路，一般国道，都道府県道および市町村道（市町村道にあっては4車線以上の区間に限る）．

[*16] **都市高速道路**：首都高速道路，阪神高速道路，名古屋高速道路，福岡高速道路，北九州高速道路および広島高速道路である．

高速道路に近接する空間における9万9,800戸のうち1万6,800戸（16.4％）であった．こうした数字をみると，人間の健康の保護と生活環境の保全のために定められた環境基準が，とくに都市部では達成されていないことがわかる．

1980年代から千葉，西淀川，川崎，倉敷，尼崎，名古屋南部，東京と続いてきた大気汚染裁判では行政に対して，道路交通政策の転換を迫る判決も出ている．判決や和解により国の法整備の充実や道路を管理する国土交通省の大気汚染観測局の増設や排出ガス規制の施策，あるいは自動車メーカーに対する低公害車の開発・提供等が促されてきた．一般市民がこうした恩恵を受けることができているのは，自動車公害被害者の訴えとそれを支援する人々の行動によるところが大きい．しかし，多くの運転者は，判決は道路整備や交通管理をつかさどる行政に対して下されたのであり，道路を利用する自分たちに責任が及ぶとは考えていない．道路を利用する不特定多数が便益を得ている加害者であり，沿道に住む特定少数の人々に集中的に公害[*17]などの被害が及んでいるという構図を理解する人でも，自分が加害者の1人であるとは考えたがらない．自動車公害を少しでも抑えるには，交通渋滞を減らすためにマイカーの使用はできるだけ控えること，エンジンの空ぶかしや急発進・急加速をやめること，アイドリングストップを実行することなど，われわれ1人ひとりの身近な生活を見直し，実践することである．また，現在，2台も3台も自動車を所有している家族も少なくないが，その自動車が本当に必要なのか所有台数を見直すことも必要であろう．

NOTE

[*17] **公害**：「公害」は，環境基本法（2条3項）により，事業活動その他の人の活動に伴って生ずる相当範囲にわたる大気の汚染，水質の汚濁，土壌の汚染，騒音，振動，地盤の沈下及び悪臭によって人の健康または生活環境に係る被害が生ずることと定義されており，大気汚染，水質汚濁，土壌汚染，騒音，振動，地盤沈下および悪臭の7種類の公害は，「典型7公害」と呼ばれている．

C 住宅と健康

1 住宅と健康の基本原則

人類は，雨風などの自然環境や外敵から身を守るシェルターとして，住宅や建物を築き上げてきた．シェルターとは，好ましくない気象条件，危険な動物，外部の空気汚染など，直接的かつ広範囲に及ぶ環境中の危害要素から居住者を保護するものである．そして，仕事や学校などの活動に対する休息の場でもあり，外部空間とは異なった独自の空間として築き上げられる．

われわれは日常，生活時間の約9割を室内で過ごしており，そのうち約6～8割の時間を住宅の中で過ごしている．そのためシェルター内の環境も，日常生活の大半をその中で過ごすわれわれにとっては非常に重要であり，居住者の健康に悪い影響を与えるものであってはならない．

18世紀後半の産業革命により，英国では都市部へ多くの労働者が流入した．その結果，都市内の環境は著しく悪化し，労働者の多くが過密で非衛生な環境で生活していた．1847年には英国全土でコレラが流行し，多数の死者が発生した．そのため衛生状態の改善を目的として，世界初となる公衆衛生法が1848年に制定された．この法律は，現在の英国の住居法の起源となっている．「衛生」とは，「生を衛（まも）る」ことを意味し，生命および生活をまもり，生活の質（quality of life，QOL）を向上させることを目的としている．衛生は，19世紀の欧州で，産業革命後の都市化による住環境の悪化による伝染病の蔓延などに対応する中で生まれた概念である．

健康とは，「病気でないとか，弱っていないということではなく，肉体的にも，精神的にも，そして社会的にもすべてが満たされた状態（well-being）（日本WHO協会訳）」である．APHA（米国公衆衛生協会）の住宅衛生委員会は，1938年に健康住宅の基本原則を定めた．この原則では，生理学的要求，心理学的要求，感染予防，事故防止の4要素に関する30項目の基本原則を定め，肉体的，精神的，社会的健康のための必要最低限度としている（**表6-2**）．この原則では，産業の発展にともなう都市生活環境の悪化に対応し，衛生的な環境を確保するための基礎的要件として，防湿を含む温熱環境，空気質，採光や照明，騒音防止などの生理学的要求，個人のプライバシー保護や家族の団らん，地域社会とのつながりの確保や景観への配慮などに関する心理的要求，住居の過密防止や飲食物の衛生確保などによる感染予防，火災や転倒，感電などによる事故防止など，幅広い要素が網羅されている．

APHAの基本原則は，米国の保健社会福祉省と住宅・都市開発省が共同で2006年に公表した健康住宅参照マニュアルにも受け継がれ，わが国の厚生労働省や国土交通省の施策などでも参考にされている．英国の住居法では，この基本原則に基づいて，保健衛生上の見地から住宅の評価条件を定め，地方公共団体の環境衛生調査員が住宅の監視や指導を行い，住宅の質的向上を進めてきた．

1948年に設立された国際的な健康問題や公衆衛生を扱う国際連合の組織である，WHO（世界保健機関）は設立当初から今日に至るまで，長年にわたり住宅と健康の問題に取り組んできた．WHOは，APHAの住宅衛生委員会とも連携し，1961年に公表した住宅の公衆衛生的な側面に関

表6-2 米国公衆衛生協会による健康住宅の基本原則

	基本原則
生理学的要求	1. 寒さに対する適切な温熱環境 2. 暑さに対する適切な温熱環境 3. 良質な空気質 4. 適度な日光照明の導入 5. 直射日光の導入 6. 適度な人工照明の設置 7. 騒音防止 8. 運動や子どもの遊戯用の適切な空間
心理学的要求	9. 個人のプライバシーの確保 10. 家族の団らんの確保 11. 地域生活への参加が可能な場所 12. 過度な疲労をもたらさない適切な住宅設備機器 13. 住居や居住者を清潔に維持する設備機器 14. 良好な景観への配慮 15. 地域社会の一般的な社会基準との調和
感染予防	16. 安全で衛生的な給水 17. 住居内での汚染に対する給水システムの保護 18. 伝染病の感染予防に配慮した屋内便所 19. 住居内における下水汚染に対する保護 20. 住居近辺の不衛生状態の回避 21. 伝染病を媒介する害虫の駆除 22. ミルクと食品の貯蔵設備 23. 感染予防のため寝室の空間を十分に確保
事故防止	24. 構造的な倒壊危険性の防止 25. 火災や延焼防止 26. 火災時の適切な避難設備 27. 感電や電気火災の危険防止 28. ガス中毒の防止 29. 転倒や負傷の防止 30. 自動車交通による近隣への危害防止

[Winslow et al.：Basic Principles of Healthful Housing-Preliminary Report of the Committee on Hygiene of Housing. Am J Public Health Nations Health 28(3)：351-372, 1938を参考に作成]

する報告書(Expert committee on the public health aspects of housing)の中で，居住環境は，「家族や個人の身体および精神の健康や社会福祉のために必要または要求されるすべての必要なサービス，施設，設備，装置を含む構造で，風雨や危険などを避けるシェルターや囲いとして人類が利用する物理的構造」と定義している．したがって，住宅と健康のかかわりは，住宅そのものだけでなく，その周辺や地域社会まで関与しており，APHAの基本原則が受け継がれている．WHOは1989年に住宅の健康原則を公表しているが(**表6-3**)，APHAの基本原則とほぼ共通している．

表6-3 世界保健機関（WHO）による住宅の健康原則

健康の要求に関する原則	健康行動に関する原則
1. 伝染病に対する保護 ・安全で適切な給水 ・排せつ物の衛生処理 ・固形廃棄物の処分 ・地上排水 ・個人と家庭内の衛生 ・食品安全 ・伝染病に対する構造的な防御 2. 負傷，中毒，慢性疾患に対する保護 ・住宅の構造や備品 ・室内空気汚染 ・化学物質の安全性 ・住宅の職場利用 3. 心理的および社会的ストレスの最小限化 4. 住環境の改善 5. 十分な情報に基づいた住宅の適切な使用 6. 特別なリスクを有する集団の保護	7. 健康擁護 8. 社会経済政策 9. 開発，計画，管理の過程 10. 住宅の供給と使用にかかわる教育 11. 共助と自助

［WHO：Health principles of housing, 1989 より引用］

話題 4 衛生学者としての森林太郎（森鷗外）

森林太郎（森鷗外）は，文学者として著名であるが，東京帝国大学医学部卒業の医師であり，医学博士でもあった．森林太郎は，ドイツで衛生学を学び，わが国で住宅と健康の研究を行っていた．1888年に「日本家屋説自抄」という論説を発表し，衛生面において，木材の優れた調温機能，土地の汚染の影響，換気の重要性などについて論じている．1893年には「造家衛生の要旨」という演説を行い，都会は田舎よりも疾病や死亡の割合が高く，その原因の1つとして住宅と健康の問題を取り上げている．都会と田舎の家屋の違いとして，採光，風通し，空気質，土壌汚染，井戸水の汚染を指摘している．壁材の含水率にも言及しており，含水率の高い家屋では，咽頭や腎臓への影響があるため，新築時には壁材の含水率の検査を行うよう推奨していた．

2 衛生環境の向上

ⓐ 水道施設の普及と健康

1847年には英国全土でコレラが流行し，わが国でも明治初頭にコレラが発生した．水道の汚染は水系消化器系伝染病の罹患リスクを増大させる．そのため，衛生対策として住宅における水道施設の整備が始まった．わが国では，水道施設の整備が進み，塩素消毒が導入されたのにともない，乳幼児死亡率やコレラ，赤痢，腸チフス，パラチフスなどの水系消化器系伝染病患者数が大幅に減少した（**図6-18**）．住宅の衛生環境の向上に対する水道の果たす役割はきわめて大きい．

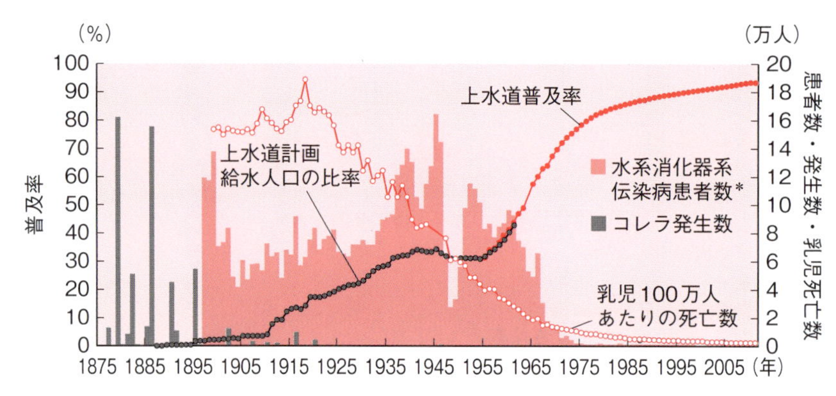

図6-18 上水道の普及と水系消化器系伝染病患者数および乳児死亡数の推移

*水系消化器系伝染病患者数はコレラ，赤痢，腸チフス，パラチフスの1897年以降の患者数．1921年に東京市水道で塩素消毒開始．

［国土交通省水資源部：日本の水，p7，2014より引用］

表6-4 世帯人数別の居住面積水準の例

		世帯人数別の住戸専用面積（例）（単位：m^2）			
		単身	2人	3人	4人
誘導居住面積水準	一般型	55	75【75】	100【87.5】	125【112.5】
	都市居住型	40	55【55】	75【65】	95【85】
最低居住面積水準		25	30【30】	40【35】	50【45】

【 】内は，3〜5歳児が1名いる場合．

［国土交通省：令和5年度住宅経済関連データ，https://www.mlit.go.jp/statistics/details/t-jutaku-2_tk_000002.html（2024年6月14日アクセス）より引用］

ⓑ 居住面積水準

住居の過密性は，個人のプライバシー保護や家族の団らんの確保などに関する心理負荷や，住居内における感染症の二次感染拡大などの問題に関与する．わが国では，1941年に日本建築学会が定めた庶民住宅基準の中で，居住室の収容許容限度を畳数に基づき規定して以降，建設省（現，国土交通省）の住宅建設五ヵ年計画における居住水準を経て，現在では2006年9月に閣議決定された住生活基本計画において，最低居住面積水準と誘導居住面積水準が定められている．

最低居住面積水準は，健康で文化的な住生活を営むのに必要不可欠な住宅の面積に関する水準として設定されている．誘導居住面積水準は，豊かな住生活の実現に向け，多様な生活様式に対応するために必要と考えられる住宅の面積の水準として設けられており，都市の中心およびその周辺における共同住宅での居住を想定した「都市居住型」，都市の郊外および都市部以外の一般地域における戸建住宅居住を想定した「一般型」の2つの水準が設定されている（**表6-4**）．

わが国における居住面積水準は徐々に向上しており，2018年の統計によると，最低居住面積水準を達成している世帯の割合は92.7%，最低居住面積水準は達成しているが誘導居住面積水準を達成できていない世帯の割合は33.0%，誘導居住面積水準を達成している世帯の割合は59.7%

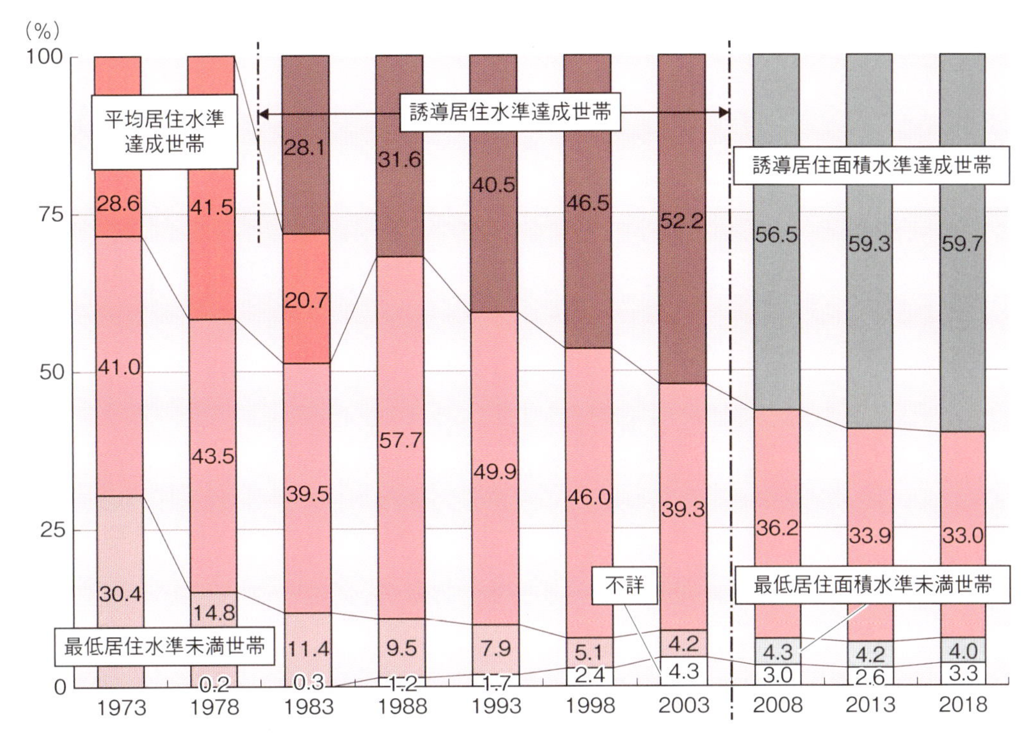

図6-19　わが国における居住面積水準の推移
[国土交通省：平成26年度および令和3年度住宅経済関連データより引用]

であった(**図6-19**). 2008年以降の最低居住面積水準および誘導居住面積水準は2003年以前の基準とは若干異なるため単純には比較できないが，1973年に最低居住水準を達成していない世帯の割合は30.4%であったのに対し，2018年にはその割合は4.0%まで低下している．また，1973年に平均居住水準(平均的な世帯が確保することが望ましい居住水準)を達成している世帯の割合は28.6%であったが，2018年には59.7%まで増加している．また，わが国の居住面積水準について，諸外国との比較を1人あたりの住宅床面積で行うと，米国ほど広くはなく，欧州の先進諸国と比較しても少し狭い．ただし，関東大都市圏，その中でもとくに借家では1人あたりの住宅床面積がかなり低くなっている(**図6-20**).

ⓒ 温熱と健康

ヒトが感じるさまざまな熱的感覚を温熱感覚という．これには暑さ寒さの温冷感，空気の乾湿感や気流感などが含まれる．温熱感覚には気温だけでなく，湿度，気流，輻射熱(ふくしゃ)(遠赤外線の熱線で直接伝わる熱．放射熱)が影響し，温熱の4要素と呼ばれている．さらにヒトの着衣量やエネルギー代謝量の2要素も温熱感覚に影響することから，これら6要素が重要となる．

高温環境における生体の障害は熱中症と総称される(第4章D 2 ⓓ 参照)．熱中症は高温多湿といった環境条件に長時間さらされ，さらに激しい労作をともなったりした場合に，発汗などによる体温調整が機能しなくなり体温上昇，多量発汗による脱水や塩分(ナトリウムなど)の減少,

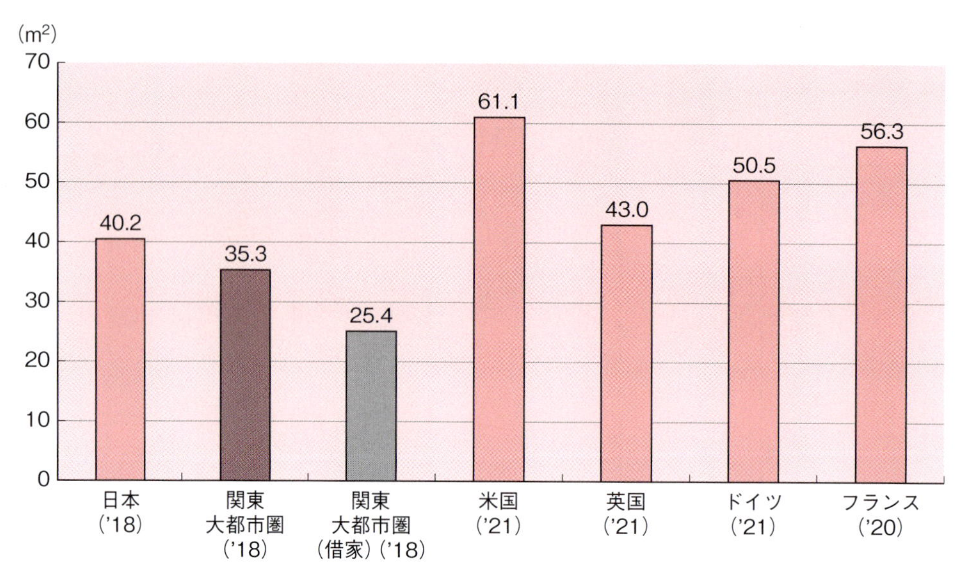

図6-20　1人あたりの住宅床面積

資料　日本：総務省：平成30年住宅・土地統計調査（データは2018年），米国：U.S. Census Bureau：American Housing Survey 2019（データは2019年），http://www.census.gov/，英国：Department for Communities and Local Government：English Housing Survey Statistical data sets（データは2019年），http://www.communities.gov.uk/，ドイツ：Bevölkerung nach Nationalität und Geschlecht：Bevölkerung nach Nationalität und Geschlecht 1970 bis 2020 in Deutschland，https://www.destatis.de/DE/Themen/Gesellschaft-Umwelt/Bevoelkerung/Bevoelkerungsstand/Tabellen/deutsche-nichtdeutsche-bevoelkerung-nach-geschlecht-deutschland.html，Statistisches Bundesamt（Destatis）：2020，Gebäude und Wohnungen. Bestand an Wohnungen und Wohngebäuden Bauabgang von Wohnungen und Wohngebäuden Lange Reihen ab 1969-2020，2.1.3 Bestand an Wohngebäuden in den Jahren 2010-2020，https://www.destatis.de/DE/Themen/Gesellschaft-Umwelt/Wohnen/Publikationen/Downloads-Wohnen/fortschreibung-wohnungsbestand-pdf-5312301.html，フランス：Insee：enquête logement 2013，http://www.insee.fr/（2024年6月18日アクセス）

注1）床面積は，補正可能なものは壁芯換算で補正を行った（米×0.94，独仏×1.10）.

注2）米国の床面積は中位値（median）である.

注3）ドイツのデータは，調査の実施年（データ）と報告書の発表年が異なる.

［国土交通省：令和5年度住宅経済関連データ，https://www.mlit.go.jp/statistics/details/t-jutaku-2_tk_000002.html（2024年6月14日アクセス）より引用］

血流不全が起こり，筋肉，脳，腎，肝など多臓器に障害が起こる病態のことである．高齢者や小児，持病があったり元々脱水状態や体調が悪い人に起こりやすい．軽症の場合は，めまい，立ちくらみ，大量の発汗，筋肉の硬直などの症状がみられ，中等症では頭痛，吐き気，嘔吐，倦怠感，虚脱感などの症状が出現する．重症になると意識障害と発汗停止がみられ，痙攣（けいれん）や肝・腎機能障害を合併し，死亡する場合もある．

近年，地球温暖化や都市部のヒートアイランド現象などにより，熱中症は増加している（**図6-21**）．熱中症死亡の大半が6～9月に発生しており，年齢では65歳以上，発生場所では住居が多い（**図6-22**）．日本救急医学会の全国調査（Heatstroke STUDY 2006, 2010, 2012）によると，住宅でのエアコンの未使用者と非設置者の重症度が高かったと報告されている．諸外国の研究では，自宅に空調があること，空調のある場所を訪れる，あるいは訪れるための手段があること

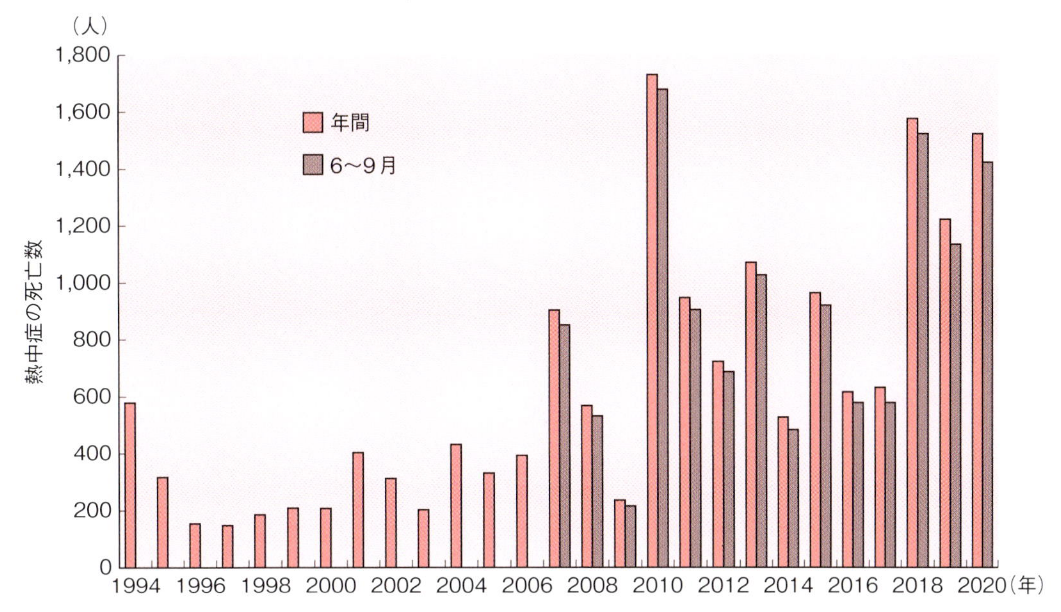

図6-21 熱中症の死亡数の年次推移

国際疾病傷害死因分類における「自然の過度の高温への曝露」として集計．6〜9月期統計における2007年から2019年は確定数，2020年は概数．年間統計はすべて確定数．

［厚生労働省：人口動態調査より引用］

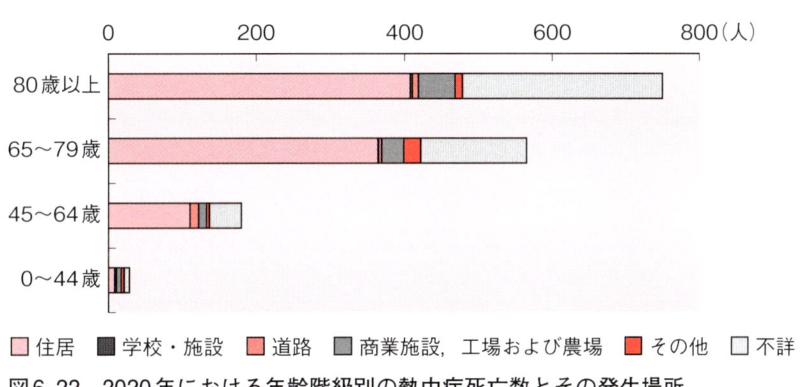

図6-22 2020年における年齢階級別の熱中症死亡数とその発生場所

［厚生労働省：人口動態調査より引用］

は，熱中症関連死を減少させる独立防御因子と報告されている．熱中症のリスク要因には，気温以外に運動や労働，高齢，独居，日常生活動作の低下，精神疾患や心疾患などの基礎疾患などが関与するが，室温の確認と適切な調節は熱中症予防に重要な役割を果たす．

暑さ指数として，湿球黒球温度（wet bulb globe temperature，WBGT）が熱中症予防の指標に利用されている．WBGTの単位は「℃」ではあるが，気温とは異なる．WBGTは，人体に対する熱ストレスを評価する指標であり，気温，湿度，日射・輻射熱の3要素で計算される．日本生気象学会からWBGTを用いた日常生活における熱中症予防指針が公表されており（**表6-5**），日射がない室内における温度と湿度を用いたWBGTの簡易的な推定方法が示されている．室温に

表6-5 日常生活における熱中症予防指針

WBGTの基準域	注意すべき生活活動の目安	注意事項
危険 (31℃以上)	すべての生活活動で起こる危険性	高齢者においては安静状態でも発生する危険性が大きい．外出はなるべく避け，涼しい室内に移動する．
厳重警戒 (28℃以上31℃未満)		外出時は炎天下を避け，室内では室温の上昇に注意する．
警戒 (25℃以上28℃未満)	中等度以上の生活活動で起こる危険性	運動や激しい作業をする際は定期的に十分に休息を取り入れる．
注意 (25℃未満)	強い生活活動で起こる危険性	一般に危険性は少ないが激しい運動や重労働時には発生する危険性がある．

［日本生気象学会：日常生活における熱中症予防指針Ver.4，2022より引用］

限ったおおよその目安として，高齢者や基礎疾患有病者など体温調節能が低下している人に対しては，室温が28℃を超えないようエアコン等で調節することが推奨されている．

寒冷な居住環境では，室温の低下により血圧が上昇し，循環器疾患のリスクが増大する．また，寒冷な空気は，喘息等の閉塞性気道疾患や気道感染のリスクを上昇させる．WHOは，室内の寒冷による健康影響を防止するために十分な室温を確保すること，具体的な室温としては，温暖または寒冷な気候の国では寒冷期の室温として18℃以上を推奨することを住宅と健康のガイドラインで勧告している．ただし，高齢者，小児，慢性疾患（とくに循環器疾患）の有病者に対しては，長期間の影響等を考慮し，18℃よりも高い温度が必要とされる可能性を示唆している．

湿度を表す指標として，相対湿度がよく利用される．相対湿度とは，ある温度の飽和水蒸気量に対するそのときの空気中の水蒸気量の比率である．湿度によるヒトや室内環境への影響にはさまざまな要因がある．

エアロゾル（気体中に浮遊する微小な液体または固体の粒子）化したインフルエンザウイルスは低湿度で最も安定で，培養細胞によって異なるが，ウイルスの不活性化率が最も高い相対湿度は40～60％の範囲といわれる．カビの生育防止には70％以下が必要であり，ダニの至適生育湿度は70～80％であるといわれる．上気道のアレルギー症状は20～30％から30～40％への加湿で改善されると報告されている．静電気によるヒトへの影響では，カーペット歩行時の人体の帯電圧は相対湿度の上昇とともに低下するが，ヒトが静電気ショックを感じる下限の3 kVにするには相対湿度は40～50％程度必要といわれる．目や皮膚の乾燥防止には30％超，鼻粘膜の乾燥防止には10％超必要といわれており，相対湿度が低いと目の刺激症状やPTF（角膜前涙液層）の変質が増加することから，40％以上の相対湿度がPTFには好適とされている．これらの知見より，相対湿度40％は30％以下のレベルよりも目や気道には良好であると考えられている．また，30％や35％の相対湿度では，建物室内に関連した鼻水や鼻づまり，息切れ，めまいなどの症状が増加することから，相対湿度40％以上が推奨されている．したがって，これらの知見を総合すると，相対湿度の推奨範囲はおおよそ40～70％となる．

ⓓ 湿気やカビと健康

居住環境では，ウイルス，細菌，カビ，ダニ類，ペットアレルゲン，衛生害虫アレルゲン，花粉などの微生物因子への曝露によって，広範囲の健康影響を引き起こす可能性がある．また，湿気や換気もこれらの因子に大きく関与する．WHO欧州事務局は，とりわけ湿気とカビを重視し，湿気とカビに関する室内空気質ガイドラインを2009年に公表した．このガイドラインにおいて，湿気とカビによる健康影響は，既存の疫学研究等のエビデンスを調査したうえで，喘息の増悪，上気道症状，喘鳴，呼吸困難，1年以内に発症した喘息，呼吸器感染との関連性が十分あると判断されている．ただし，気管支炎やアレルギー性鼻炎に関しては証拠が限定的，肺機能変化やアトピー性皮膚炎に関しては証拠が不十分と判断されている．

湿気やカビの量と健康影響との関係については，これまでのところ科学的知見が不足しており，室内濃度の指針値は設定されていない．しかし，湿気やカビが喘息や呼吸器感染と関連のあることは確かなので，水や湿気の侵入を防ぐなど，建物の適切な設計施工や維持管理が重要である．また，湿気管理には，適切な温度制御や換気も必要である．そして，空気のよどみがないように室内空間全体を効率よく換気することが重要である．

ⓔ 燃焼生成物と健康

粒子状物質（PM2.5，PM10*[18]）や一酸化炭素は，室内空気を汚染する燃料の燃焼生成物として重要である．発展途上国では，燃焼生成物による呼吸器系疾患が公衆衛生上の大きな問題となっている．WHOの推計によると，世界中で約24億人の人々が，調理，暖房，照明などでクリーンな燃料や技術を利用できない状態にあり，住居内の空気汚染が原因で2020年に全世界で320万人が死亡し，そのほとんどが南アジアやアフリカの低中所得の国々と推定されている．また，これらの死因は，脳卒中23%，虚血性心疾患32%，慢性閉塞性肺疾患19%，下気道感染症21%（そのうちの44%が5歳未満の小児の肺炎），肺がん6%と推定されており，これらの疾患の主要な原因として，室内での固形燃料（木，木炭，石炭，動物の糞，農作物の廃棄物）の燃焼による粒子状物質や一酸化炭素への曝露をあげている．

とりわけ発展途上国では，これらの物質の空気中濃度を測定することが技術的および経済的に困難である．そこでWHOは，家庭用燃料の燃焼に関する室内空気質ガイドラインを2014年に公表した．燃料に関する対策としては，とくに低中所得の発展途上国において，LPG（液化石油ガス），バイオ（生物）ガス，天然ガス，エタノール，電気式などのよりクリーンな燃料に改善するよう推奨している．また，燃焼生成物の目標排出基準を設定している（**表6-6**）．

ⓕ 騒音と健康

不快や迷惑に感じたり聴覚障害を起こしたりする好ましくない音を騒音という．ヒトに対する

NOTE

*[18] **PM2.5，PM10**：PM2.5とは，大気中に浮遊する粒子のうち，粒子径が2.5 μm以下の微粒子で，粒子径が10 μm以下の粒子をPM10という（第6章Bも参照）．

表6-6 WHOによる燃焼生成物の目標排出基準

物質	器具	目標排出基準
PM2.5	煙突や排気フードを有する器具 排気口のないストーブ，ヒーター，燃料ランプ	0.80 mg/分以下 0.23 mg/分以下
一酸化炭素	煙突や排気フードを有する器具 排気口のないストーブ，ヒーター，燃料ランプ	0.59 mg/分以下 0.16 mg/分以下

［WHO：WHO guidelines for indoor air quality：household fuel combustion, 2014より引用］

表6-7 WHO欧州事務局による環境騒音（上限）のガイドライン

	昼間	夜間（睡眠障害）
交通騒音	53 dB（L_{den}）	45 dB（L_{night}）
鉄道騒音	54 dB（L_{den}）	44 dB（L_{night}）
航空機騒音	45 dB（L_{den}）	40 dB（L_{night}）
風力発電騒音	45 dB（L_{den}）	現時点は設定不可
娯楽騒音（ナイトクラブ，パブ，フィットネス，スポーツイベント，コンサート，音楽イベント，音楽鑑賞（ヘッドホン）など）	年平均70 dB（$L_{aeq,24\,h}$）	

※L_{den}：昼夕夜時間帯補正等価騒音レベル，L_{night}：夜間の等価騒音レベル，$L_{aeq,24\,h}$：24時間等価騒音レベル

［WHO Europe：Environment Noise Guidelines, 2018より引用］

騒音の影響は，睡眠妨害*19，睡眠障害*20，アノイアンス（騒音による不快感の総称），小児の知能の発達に対する悪影響，心血管系疾患，聴力障害，耳鳴り，精神疾患などである．騒音の発生源には，道路交通，鉄道，航空機，工場，建築や土木工事，公共事業（道路や河川の整備など），風力タービン，近隣騒音などがある．屋内の騒音では，空調機器の音，事務機器の音，家電製品の音，近隣騒音などがある．住居内での典型的な騒音影響は，睡眠妨害，アノイアンス，会話妨害であるが，夜間騒音と不眠症，認知機能の低下，高血圧，心筋梗塞，精神疾患との関係が示唆されている．

WHO欧州事務局は，家屋正面における屋外騒音レベルのガイドラインを2018年に公表している．夜間騒音のガイドラインは睡眠障害のリスクに関する知見に基づいて定められている（**表6-7**）．

3 室内空気汚染

ⓐ 室内空気質と健康

居住環境の中で，最も健康に有害な影響を及ぼすのは室内空気汚染である．そのため，室内空

NOTE

*19**睡眠妨害**：何らかの外的要因によって睡眠が妨げられる状態．

*20**睡眠障害**：高頻度の睡眠妨害等により，入眠困難，中途覚醒，早期覚醒，睡眠の質の低下が生じ，日中に疲労感や，集中力の低下，眠気，頭痛，胃腸の症状などを生じている状態．

表6-8 室内空気中に存在して健康影響を及ぼす可能性のある因子

	形態や特性	例
化学因子	無機物（気体） 無機物（粒子） 有機物	二酸化窒素，一酸化炭素，二酸化硫黄，オゾン，塩素 ダスト（鉛，銅，木粉），鉱物繊維，粒子状物質，たばこ煙 揮発性化合物（ホルムアルデヒド，有機溶剤，殺虫剤）
生物因子	微生物 植物 節足動物 その他	ウイルス，細菌，糸状菌，カビ，原生動物，真菌由来の毒素 種子植物（花粉） ダニ類，媒介生物（蚊，ゴキブリ） げっ歯動物（ラット，マウス），ペット（皮膚片，毛）
物理因子	知覚可能 知覚不能	温度，湿度，光，音 電磁場，電離放射線（ラドン）

［United Nations Center for Human Settlements：HS/459/97E, 1997より引用］

気質（indoor air quality，IAQ）を良質に維持することは公衆衛生上重要である．室内空気中に存在して健康に影響を及ぼす可能性のある因子は多数存在する（**表6-8**）．これらの因子の対象となる作用物質の排出源は，合板・接着剤・塗料・防蟻剤などの建築材料，洗浄剤・防虫剤・芳香剤などの家庭用品，開放燃焼型暖房器具や調理器具・空調設備などの設備器具，喫煙やヒトの代謝物・衛生状態などの生活起因があげられる．つまり住宅や建物だけでなく，居住者の住まい方や暮らし方も強く影響する．

物理因子では，温度と湿度がとくに重要である．高温の室内では熱中症を生じる可能性が高まる．高温高湿度下では，カビやダニ類の繁殖を高める．カビやダニの死骸はアレルゲンとなり，アレルギー症状の原因となる．土壌中に含まれるラドンが地下や石造建材から発生し，室内空気を汚染することが欧米で問題となっている．ラドンは無色無臭の気体であるが，構造が不安定なため，時間とともに放射性崩壊していく放射性同位体である．肺に付着して内部から肺を放射線被曝させるため肺がんの原因となる．ヒトやペットが持ち込む病原性微生物が感染症の原因になり，同様に花粉がアレルギーの原因になることがある．鉱物繊維の1つである石綿（アスベスト）の吸入は，肺がんや悪性中皮腫を引き起こす原因となる．喫煙によるたばこ煙は喫煙者のみならず，その煙を吸う周囲の非喫煙者の健康にも影響を及ぼす．開放燃焼型暖房器具や調理器具などの不完全燃焼によって発生する一酸化炭素は，重篤な中毒症状を引き起こす原因となる．また，建築材料から放散される揮発性の化学物質が，シックハウス症候群や化学物質過敏症などの健康障害に結びついていると考えられている．

ⓑ シックハウス症候群と化学物質過敏症

わが国では1990年代半ば頃より，シックハウス症候群や化学物質過敏症と呼ばれる病態が大きく取り上げられるようになり，室内空気中の化学物質に焦点をあてた対策が進められてきた．これらの病態について，厚生労働省の研究班は，2004年に医学的知見をまとめている（**図6-23**）．化学物質過敏症は，必ずしも居住に由来する健康障害ではないが，化学物質過敏症の多くが住宅の新築や改装などで生じていることから，居住環境との関係が深い．

厚生労働省は，室内空気中の化学物質対策として，これまで13種類の物質に対して室内濃度

シックハウス症候群

① 医学的に確立した単一の疾患ではなく，居住に由来するさまざまな健康障害の総称を意味する用語
② 主な症状：
(i) 皮膚や眼，咽頭などの皮膚・粘膜刺激症状
(ii) 全身倦怠感，頭痛・頭重などの不定愁訴
③ 発症関連因子：
ホルムアルデヒド等化学物質，カビ，ダニなど
④ 室内濃度指針値は，必ずしもシックハウス症候群を直ちに引き起こす閾値ではないため，診断に際しては総合的な検討が必要

化学物質過敏症

① 微量化学物質に反応し，非アレルギー性の過敏状態の発現により，精神・身体症状を示すとされるもの
② その病態や発症機序について，未解明な部分が多い
③ 診断を受けた症例には，中毒やアレルギーといった既存の疾病による患者が含まれている
④ 病態解明を進めるとともに，感度や特異性に優れた臨床検査方法および診断基準が開発されることが必要

図6-23 シックハウス症候群と化学物質過敏症に関する医学的知見
［厚生労働省：研究班室内空気質健康影響研究会報告書，2004より引用］

表6-9 厚生労働省の室内濃度指針値

化学物質	室内濃度指針値（μg/m³）	主な排出源
ホルムアルデヒド	100（0.08）	合板，接着剤
トルエン	260（0.07）	接着剤，塗料
キシレン	200（0.05）	接着剤，塗料
パラジクロロベンゼン	240（0.04）	防虫剤
エチルベンゼン	3,800（0.88）	断熱材，塗料，床材
スチレン	220（0.05）	断熱材，塗料，床材
クロルピリホス	1（0.00007）*小児0.1	シロアリ駆除剤
フタル酸ジ-*n*-ブチル	17（0.0015）	軟質塩ビ樹脂，塗料
テトラデカン	330（0.04）	接着剤，塗料
フタル酸ジ-2-エチルヘキシル	100（0.0063）	軟質塩ビ樹脂，塗料
ダイアジノン	0.29（0.00002）	シロアリ駆除剤
アセトアルデヒド	48（0.03）	合板，接着剤
フェノブカルブ	33（0.0038）	シロアリ駆除剤
ノナナール	41（0.007）暫定値	合板，接着剤
総揮発性有機化合物	400 暫定目標値	内装材，家具，家庭用品

（ ）内は25℃換算時の体積濃度ppm
*総揮発性有機化合物（total volatile organic compound，TVOC）は，個々の揮発性有機化合物の混合物の濃度レベル（総量）を示し，室内空気の汚染の程度を表す指標として扱われる．そのためTVOCの暫定目標値は健康影響の閾値とは無関係に設定されている．

指針値を定めてきた（**表6-9**）．室内濃度指針値は，現状において入手可能な科学的知見に基づき，ヒトがそれぞれの化学物質で示された指針値以下の曝露を一生涯受けたとしても，健康への有害な影響を受けないであろうとの判断により設定された値であって，シックハウス症候群や化学物質過敏症の発症との間の明確な対応関係は証明されていない．しかしながら，これらが明確になる前であっても，現時点で入手可能な医学的および毒性学的知見から指針値を定め，指針値を満足するような建築材料等の使用，住宅や建物の提供ならびにそのような住まい方を普及啓発することで，多くの人たちの健康障害を防止できるだろうという理念のもとに定められている．

シックハウス症候群の予防策は，室内の汚染物質の濃度を低減させることである．建築時の対策としては，住宅建材には有害性の高い揮発性化学物質が含まれない材料を選択することであ

表6-10 高齢者が居住する住宅の設計に係る指針の抜粋(住宅の専用部分の一部を要約)

	基本レベル
部屋の配置	・便所は高齢者等の寝室と同じ階(推奨レベルでは玄関，浴室，食事室，脱衣室，洗面所も含む)
段差	・日常生活空間の床は段差のない構造(5 mm以下の段差が生じるものを含む)
手すり	・階段，便所，浴室，玄関，脱衣所，廊下に設置
通路および出入口の幅員	・日常生活空間内の通路の有効な幅員が78 cm以上(推奨レベル85 cm以上) ・日常生活空間内の出入口が75 cm以上(推奨レベル80 cm以上)
階段	・安全な勾配と形状(勾配22/21以下，蹴込み*3 cm以下など)
便所	・介助可能な広さを確保(長辺の内寸130 cm以上，便器と壁の距離50 cm以上) ・腰掛け式の便器
浴室	・介助可能な広さを確保(短辺の内寸が一戸建て130 cm以上，一戸建て以外120 cm以上，浴室の面積が一戸建て2 m^2以上，一戸建て以外1.8 m^2以上) ・浴槽の縁の高さなどへの配慮
高齢者等の寝室	・面積9 m^2以上(推奨レベル12 m^2以上)
床と壁の仕上げ	・住戸内の床と壁の仕上げは滑りや転倒などに対する安全性に配慮
温熱環境	・居室，便所，脱衣室，浴室などの間における温度差をできる限りなくす ・ヒートショック防止のため断熱と換気に配慮し暖冷房設備などを使用可能とする
その他	・可能な限り便所と浴室に通報装置を設置 ・ガス漏れ検知器と火災報知器を高齢者が使用する台所に設置

*階段の踏み板の先端から，下の段の踏み板までの寸法．蹴込みがある方が階段を昇りやすくなるが，深すぎるとつま先を引っかける可能性があるため3 cm以下を推奨している．
[国土交通省：高齢者が居住する住宅の設計に係る指針より引用]

る．入居後は，有害性の高い揮発性化学物質を含む家具や家庭用品の使用を控え，日常的な換気を心掛けることである．空気清浄機などを補完的に使用することも有効である．

4 ユニバーサルデザイン

できる限り多くの人々に利用可能なように最初から意図して機器，建築，身の周りの生活空間などを設計することを「ユニバーサルデザイン」(第1章，話題1，p.4参照)という．とりわけ高齢者や障害者には，段差でつまずく，床が滑って転倒する，急な階段で落下する，浴槽で溺れるなど，さまざまな危険が住宅には潜んでいる．とくに高齢者では，住居内の急激な温度変化でヒートショックを引き起こし，循環器疾患をもたらす危険性もある．ユニバーサルデザインには，このような事故を未然に防止し，危険な要因を取り除き，居住者の日常生活動作を回復させ，さらに維持向上させる効果がある．

わが国では，「高齢者の居住の安定確保に関する法律」(2001年4月6日法律第26号)の基本指針に基づき，「高齢者が居住する住宅の設計に係る指針」(2001年国土交通省告示第1301号)が定められている．この指針では，一般的な住宅の設計上の配慮事項のほか，現に心身の機能が低下し，または障害が生じている「要配慮居住者」が住み続けるために必要とされる個別の住宅の設計上の配慮事項が示されている(**表6-10**に一部抜粋)．

参考図書

1　現代の健康観と健康問題概観

1. 内閣府：合理的配慮等具体例データ集．https://www8.cao.go.jp/shougai/suishin/jirei/index.html（2024年7月29日アクセス）
2. 厚生労働省：e-ヘルスネット　喫煙．https://www.e-healthnet.mhlw.go.jp/information/tobacco（2024年7月29日アクセス）
3. 国立研究開発法人国立がん研究センター：喫煙と健康　望まない受動喫煙を防止する取り組みはマナーからルールへ（2020年4月）．https://ganjoho.jp/public/qa_links/brochure/leaflet/pdf/tabacoo_leaflet_2020.pdf（2024年7月29日アクセス）
4. 内閣府：災害関連死事例集．https://www.bousai.go.jp/taisaku/hisaisyagyousei/kanrenshijirei.html（2024年7月29日アクセス）
5. 日本歯周病学会（編）：歯周治療のガイドライン2022．医歯薬出版，2022
6. 厚生労働省：令和4年歯科疾患実態調査結果の概要．https://www.mhlw.go.jp/content/10804000/001112405.pdf（2024年4月18日アクセス）
7. Beck JD, et al：Periodontal medicine：100 years of progress. J Dent Res 98：1053-1062, 2019
8. 公益財団法人8020推進財団：第2回永久歯の抜歯原因調査報告書．平成30（2018）年11月．https://www.8020zaidan.or.jp/pdf/Tooth-extraction_investigation-report-2nd.pdf（2024年4月18日アクセス）
9. World Health Organization：Global oral health status report：towards universal health coverage for oral health by 2030. 2022

2-A　身体と健康

1. 上嶋　繁，濱田　俊（編）：解剖生理学－人体の構造と機能及び疾病の成り立ち．南江堂，2020
2. 青峰正裕ほか：イラスト解剖生理学．第3版，東京教学社，2020

2-B　心と健康

1. 小林芳郎（編）：精神保健の理論と実際．保育出版社，2004
2. 武藏博文，惠羅修吉（編著）：エッセンシャル特別支援教育コーディネーター．第2版，大学教育出版，2013
3. 杉原一昭（監）：はじめて学ぶ人の臨床心理学．中央法規，2003
4. 鈴江　毅：高校生を対象としたメンタルヘルスリテラシー教育の取り組み．静岡大学教育学部研究報告 人文・自然科学篇 69：213-224，2019
5. 米国心理学会 American Psychological Association：The Road to Resilience, 2014

3-C　ウイルス感染症

1. 国立感染症研究所：コロナウイルスとは：https://www.niid.go.jp/niid/ja/kansennohanashi/9303-coronavirus.html（2024年7月3日アクセス）
2. 新型コロナウイルス感染症COVID-19診療の手引き第10.0版：https://www.mhlw.go.jp/content/001136687.pdf（2024年7月3日アクセス）
3. 新型コロナウイルス感染症COVID-19診療の手引き 別冊罹患後症状のマネジメント第3.0版：https://www.mhlw.go.jp/content/001159406.pdf（2024年7月3日アクセス）

4. 国立感染症研究所：新型コロナウイルス（SARS-CoV-2）の感染経路について：https://www.niid.go.jp/niid/ja/2019-ncov/2484-idsc/11053-covid19-78.html（2024年7月3日アクセス）

4-B　栄養と健康

1. J.S. Garrowほか（編），細谷憲政ほか（監）：ヒューマン・ニュートリション．医歯薬出版，2004
2. 菱田　明，佐々木敏（監）：日本人の食事摂取基準（2020年版）．第一出版，2020
3. 田地陽一（編）：基礎栄養学．第4版，羊土社，2021
4. 日本臨床栄養協会（編）：NR・サプリメントアドバイザー必携．第2版，第一出版，2015
5. 日本老年医学会（編）：老年医学テキスト．第3版，メジカルビュー社，2008
6. 日本肥満学会（編）：肥満症診療ガイドライン2022，ライフサイエンス出版，2022

4-C　運動と健康―運動の効果

1. 佐藤祐造（編）：糖尿病運動療法指導マニュアル．南江堂，2011
2. 荒木栄一（編集主幹），山田祐一郎（専門編集）：ヴィジュアル糖尿病臨床のすべて　糖尿病患者の食事と運動―考え方と進め方．中山書店，2014
3. 佐藤祐造ほか：わが国における糖尿病運動療法の実施状況（第1報）―医師側への質問紙全国調査成績―．糖尿病 58：568-575，2015
4. 佐藤祐造ほか：わが国における糖尿病運動療法の実施状況（第2報）―患者側への質問紙全国調査成績―．糖尿病 58：850-859，2015
5. 日本医師会（編）：健康スポーツ医学実践ガイド―多職種連携のすゝめ．文光堂，2022
6. 厚生労働省：健康づくりのための身体活動・運動ガイド2023，2024

4-D　運動と健康―運動による障害

1. 岩本幸英（監）：神中整形外科学．第23版，南山堂，2013
2. Kenneth L. Knight：Cryotherapy in Sport Injury Management. Human Kinetics Pub, 1995
3. Mark Harries (ed.)：Oxford Textbook of Sports Medicine. Oxford University Press, 1998
4. Starkey Chad (ed.)：Athletic Training and Sports Medicine：An Integrated Approach. Jones & Bartlett Pub, 2012
5. 日本体育協会指導者育成専門委員会スポーツドクター部会（監）：スポーツ医学研修ハンドブック―基礎科目．第2版，文光堂，2012
6. 日本体育協会指導者育成専門委員会スポーツドクター部会（監）：スポーツ医学研修ハンドブック―応用科目．第2版，文光堂，2012

5-A　乳幼児・小児の健康

1. 瀬木三雄：妊娠から出産まで．二宮書店，1950

5-C　働く人々の健康

1. 厚生労働省政策統括官（編）：令和2年度人口動態職業・産業別統計．厚生労働統計協会，2023
2. 全国労働安全衛生センター連絡会議：労働安全衛生をめぐる状況．安全センター情報（9）：2-63，2023

5-D 高齢者の健康

1. Hamer M, et al.：Physical activity and risk of neurodegenerative disease：a systematic review of prospective evidence. Psychol Med 39：3-11, 2009
2. Groot C, et al.：The effect of physical activity on cognitive function in patients with dementia：A meta-analysis of randomized control trials. Ageing Res Rev 25：13-23, 2016
3. Fried LP, et al.：Frailty in older adults：evidence for a phenotype. J Gerontol A Biol Sci Med Sci 56：M146-156, 2001
4. Blaum CS, et al.：The association between obesity and the frailty syndrome in older women：the Women's Health and Aging Studies. J Am Geriatr Soc 53：927-934, 2005
5. Hubbard RE, et al.：Frailty, body mass index, and abdominal obesity in older people. J Gerontol A Biol Sci Med Sci 65：377-381, 2010
6. Nanri H, et al.：Sex Difference in the Association Between Protein Intake and Frailty：Assessed Using the Kihon Checklist Indexes Among Older Adults. J Am Med Dir Assoc 19：801-805, 2018
7. Liao CD, et al.：Effects of protein supplementation combined with resistance exercise on body composition and physical function in older adults：a systematic review and meta-analysis. Am J Clin Nutr 106：1078-1091, 2017
8. Zhou J, et al.：Association of vitamin D deficiency and frailty：A systematic review and meta-analysis. Maturitas 94：70-76, 2016
9. Bischoff HA, et al.：Effects of vitamin D and calcium supplementation on falls：a randomized controlled trial. J Bone Miner Res 18：343-351, 2003

6-B 交通・輸送の革新と健康

1. 澤喜司郎：交通安全論概説．成山堂書店，2002
2. 北村隆一（編著）：ポストモータリゼーション― 21 世紀の都市と交通戦略．学芸出版社，2001
3. 波多野義郎（編著）：ウォーキングと歩数の科学．不昧堂，1998
4. 宇沢弘文：自動車の社会的費用．岩波書店，1974
5. Eduard F van Beeck, Gerard JJ Borsboom and Johan P Mackenbach：Economic development and traffic accident mortality in the industrialized world, 1962-1990. International Journal of Epidemiology 29：503-509, 2000
6. 国土交通省：生活道路の交通安全対策ポータル，https://www.mlit.go.jp/road/road/traffic/sesaku/anzen.html（2024 年 6 月 14 日アクセス）
7. 国土交通省：ラウンドアバウトのすすめ，https://www.mlit.go.jp/road/road/traffic/sesaku/pdf/roundabout.pdf（2024 年 6 月 14 日アクセス）
8. 東京都保健医療局：危険ドラッグってなに？，みんなで知ろう危険ドラッグ・違法薬物，https://www.hokeniryo.metro.tokyo.lg.jp/no_drugs/about/index.html（2024 年 6 月 14 日アクセス）
9. 国土交通省自動車局事業用自動車健康起因事故対策協議会：自動車運送事業者における心臓疾患・大血管疾患対策ガイドライン，2019，https://www.mlit.go.jp/common/001298073.pdf（2024 年 6 月 14 日アクセス）
10. 中央労働災害防止協会 介護事業・運送事業における腰痛予防テキスト作成委員会：運送業務で働く人のための腰痛予防のポイントとエクササイズ，2010，https://www.mhlw.go.jp/file/06-Seisakujouhou-11200000-Roudoukijunkyoku/0000041115_3.pdf（2024 年 6 月 14 日アクセス）

6-C 住宅と健康

1. 日本建築センター：A quick look at housing in Japan，日本語版．日本建築センター，2014
2. 日本救急医学会：熱中症診療ガイドライン 2015．日本救急医学会，2015
3. 東 賢一，内山巌雄：建築物環境衛生管理基準の解説と近年の知見．ビルと環境 134：4-17，2011
4. WHO Europe：WHO guidelines for indoor air quality：dampness and mould. World Health Organization Regional Office for Europe, Copenhagen, 2009
5. WHO Europe：WHO guidelines for indoor air quality：selected pollutants. World Health Organization Regional Office for Europe, Copenhagen, 2010
6. WHO：WHO guidelines for indoor air quality：household fuel combustion. World Health Organization, Geneva, 2014
7. WHO：WHO Housing and health guidelines, 2018
8. WHO Europe：Environmental noise guidelines, 2018
9. 日本生気象学会：日常生活における熱中症予防指針 ver.4，2022
10. 室内空気質健康影響研究会（編）：室内空気質と健康影響．ぎょうせい，2004

和文索引

き

く

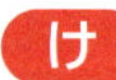

け

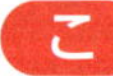

こ

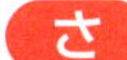

し

す

せ

そ

た

ち

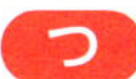

て

と

な

に

ぬ

ね

の

は

欧文索引

数字

A

B

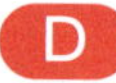

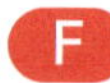

G

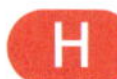

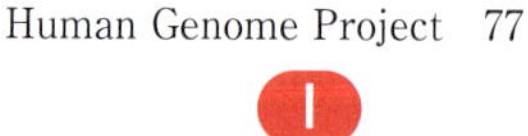

テキスト健康科学(改訂第3版)

2005年 9月25日 第1版第1刷発行
2016年 8月20日 第1版第9刷発行
2017年 2月 1日 第2版第1刷発行
2022年 2月15日 第2版第5刷発行
2024年 9月15日 改訂第3版発行

監修者 佐藤祐造
編集者 柴田英治, 松原達昭, 八谷 寛

発行者 小立健太
発行所 株式会社 南 江 堂
〒113-8410 東京都文京区本郷三丁目42番6号
☎(出版)03-3811-7236 (営業)03-3811-7239
ホームページ https://www.nankodo.co.jp/
印刷・製本 真興社
装丁 渡邊真介

Textbook of Health Science, 3rd Ed.

定価は表紙に表示してあります.
落丁・乱丁の場合はお取り替えいたします.
ご意見・お問い合わせはホームページまでお寄せください.

Printed and Bound in Japan
ISBN978-4-524-23448-6

Part

6

各種ケアへのエコー活用例

排便ケアへの活用例

保坂明美

Point

- 高齢者から医療的ケア児に至るまでの排泄トラブルに対してエコーによるアセスメントが可能になった。
- 在宅患者でエコーにより便貯留が確認されたが、すべての便を一度に排出することが困難とみられた事例。
- 在宅療養者の排尿障害・排便障害に対する正確で迅速なアセスメントが可能になった。

訪問看護ステーションフレンズは「世のため、人のため」をモットーに2006年に開設しました。日々の訪問のなかでは、排泄に関するトラブルに直面することが多くあります。

訪問先の利用者が、尿が出せない、便が出せないなどと訴えるとその場で腹部の触診などを行い対応法を検討しますが、すぐにケアにつなげるためには、タイムリーな医師の指示が必要です。

訪問看護師がエコーを用いて可視化することによって、医師からタイムリーな指示も得ることができ、すぐに必要なケアにつなげることができます。排尿障害や排便障害を有する高齢者には適切なアセスメントに基づくケアが重要であり、近年では看護師によるエコーを用いたアセスメントがスタンダードとなってきています。

そのために当ステーションでは、2020年に次世代看護研究所の排泄ケアコース中級までの研修で、スタッフ11名がエコー技術の研修を受けました。これによって、高齢者から医療的ケア児に至る利用者の排泄トラブルに対して、エコーによるアセスメントを行うことが可能になりました。

訪問看護において、エコーを用いて膀胱や直腸を可視化できたことで、尿閉および便秘の評価ができ、早期に介入できた症例を紹介します。

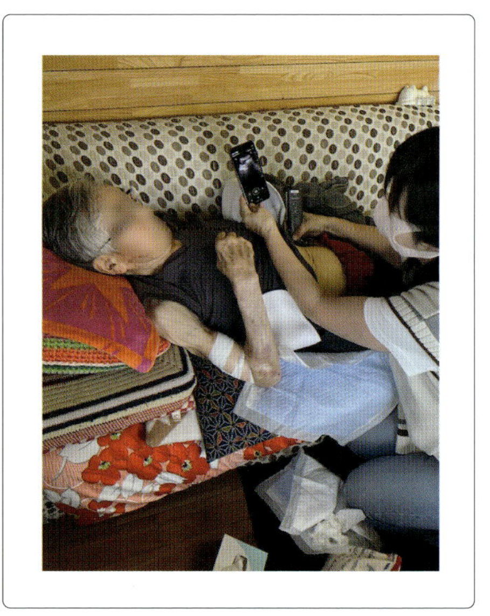

在宅でエコーを活用した排便ケアの様子

排便・排尿が困難な症例から

【症例の概要】

80歳代、女性。認知症、パーキンソン病。サービス付き高齢者住宅で夫と同居している。転倒を繰り返しており、1週間前から活動量が低下していた。排便は7日なく、浣腸を数回行うが排便がない状況であった。排尿量も減少しており、腹圧をかけながら排尿していた。発熱があり、食事量が少ないため、点滴を開始することとなり、訪問看護が開始となった。

■経過

ケアマネジャーから、「便が出ていない。出せない様子で、食事もとりたがらない。熱も出ているので大至急見て欲しい」という緊急の依頼がありました。そこで、すぐにエコーを持参して訪問しました。主治医には、訪問して観察した結果を後ほど報告すると連絡しました。

利用者は腹部膨満が顕著で、腹部不快感があるようでした。尿閉や便秘が疑われましたが、初めての訪問で本来の体型もわからず、視診や触診などのフィジカルアセスメントだけでは確認が困難でした。そこで、携帯型エコーによる観察を行うと、膀胱に1,000mL以上の尿、直腸に便貯留を疑う高エコー域が観察されました(図1、2)。

■結果

主治医に、エコー画像での所見を報告すると、導尿と摘便の指示が出されました。便が7日間出ておらず直腸内に嵌頓していたために膀胱も圧迫されていました。尿道も押されていたので尿道口もわかりずらく、カテーテル挿入に困難を要しました。

便は肛門すぐの位置にブリストル便形状スケール(BS)2の便が触れ、排出するのも痛がるため、直腸内で便を砕いての排出となりました。また、長時間の直腸内圧迫により充血している可能性があり、出血の危険性には細心の注意を払いました。

導尿を実施したところ1,500mL程度の排尿があり、その後、摘便にて硬便の排出がありました。排泄後、腹部膨満・腹部不快感が解消し

図1　膀胱のエコー画像

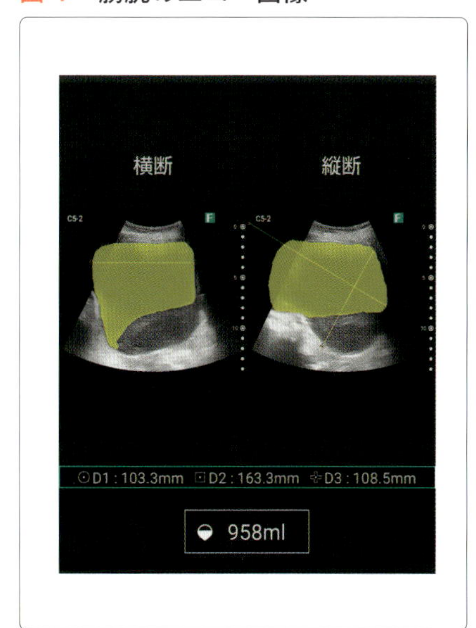

実際には画面に収まらないほどの広範囲で無エコー域が観察され、この測定値よりも多い尿量が認められた。

図2　直腸エコー画像

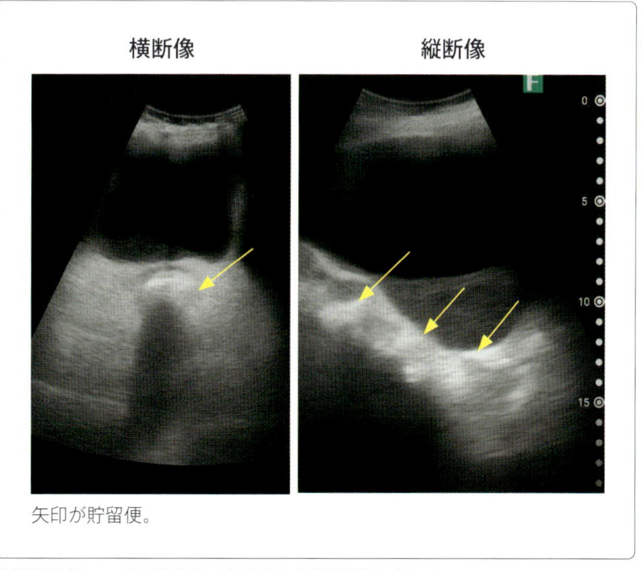

矢印が貯留便。

たことが確認され、本人は「喉が渇いた。ご飯が食べたい」と話されました。

エコー画像からは一度ですべての便を排出するのは難しいと思われ、翌日も摘便での排出となりました。

＊

腹部膨満・腹部不快感の症状に対して、エコーによる観察とアセスメントを行ったことで、尿閉・便秘に対する適切なケアを早期に実施することができました。訪問看護師がエコーによる膀胱・直腸の可視化を実施できることで、在宅療養者の排尿障害・排便障害に対する正確で迅速なアセスメントとケアが可能になった症例です。

エコーを活用したさまざまな例

現在、当ステーションでは、2台のコンベックスプローブと1台のリニアプローブのエコーを用いて、さまざまな方の観察を行っています。そのうち、パーキンソン病の方の便秘に対してのエコーを活用した例を紹介します。この方は、下剤を4剤服用し、さらに浣腸を使用して排便コントロールを行っていました。しかし、毎日夜間に便が出ないとコールがあったため、食事内容の調査やアルコール量の検証など食生活の見直しを行い、さらに毎日エコーでの便の観察を行い、便が直腸に降りてきていることを確認して排出を促すようにしました。

また、下剤を3剤服用されていた膀胱癌の方は、下痢が続いていたため下剤を止めたのですが改善できなかったため、腸内に便がつくられているかどうかや腸の蠕動運動の観察などをエコーで行いました。この方は下痢により低栄養となり、嚥下機能も低下していたため、嚥下の観察もエコーで行うようにしました。食事はゼリーから開始しましたが、最後はお粥を食べられるまでに戻りました。その結果、3週間でBS4の便が排出できるようになりました。

さらに、便秘と排尿障害のある医療的ケア児にも、毎日エコーで膀胱内の残尿量と腎の観察を行い、水腎の有無などを判断することができました。

経腸栄養により生じる便秘に対しても、便の位置をエコーで観察し、浣腸などのタイミングを図っています。

このように、エコーを活用することで患者さんの状態を可視化することができ、有効なケアにつなげることが可能になっています。

排尿ケアへの活用例

新関こずえ

- 膀胱内にバルーンの高エコー域の円と多量の尿が確認できたことから、尿道留置カテーテルの機能不全と考えられカテーテル再挿入になったケース。
- 膀胱エコーの結果、膀胱内にカテーテルを示す高エコーが確認できず、腟内への誤挿入が判明したケース。
- 残尿量と前立腺体積のエコー画像の結果から、前立腺肥大症が疑われ治療につながったケース。

尿道留置カテーテルの機能不全か、尿が生産されていなかったのか判断できた症例

【症例の概要】

Aさん、80歳代、男性。濾胞性リンパ腫。要介護5。

Aさんは、尿道留置カテーテルの閉塞を繰り返しており、尿の流出がないと連絡があり、緊急訪問してエコーを行った。

■膀胱エコーの観察結果とケア

膀胱内にはカテーテルのバルーンは確認できましたが、尿を示す無エコー域は確認できませんでした（図1）。尿の生産がされておらず、水分摂取不足になっていることがわかりました。

別の日の画像では、膀胱内にバルーンの円形と高エコー域の多量の尿が確認できました（図2）。

図1　尿の生産がされていないときのエコー画像

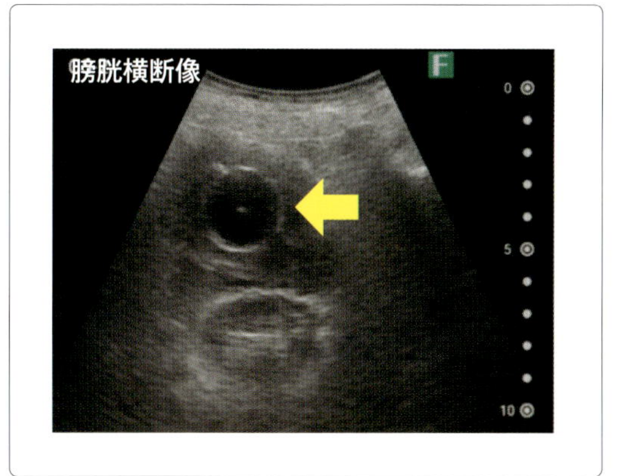

矢印はカテーテルのバルーン。
膀胱内に尿の貯留がない。

図2　カテーテルの機能不全のエコー画像

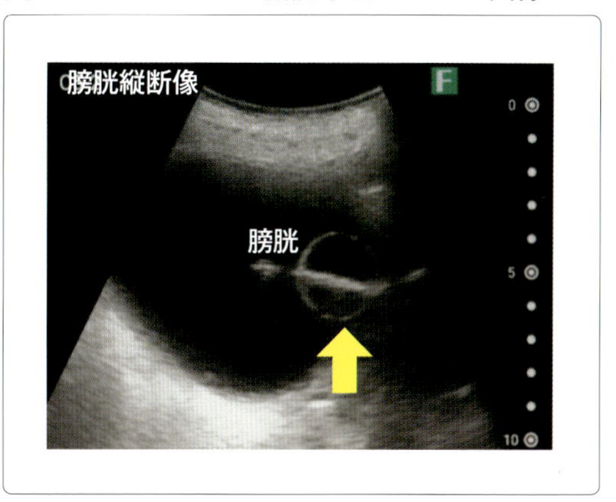

矢印はカテーテルのバルーン。

図3　膀胱に尿が 1,200mL 貯留していた症例の腎臓

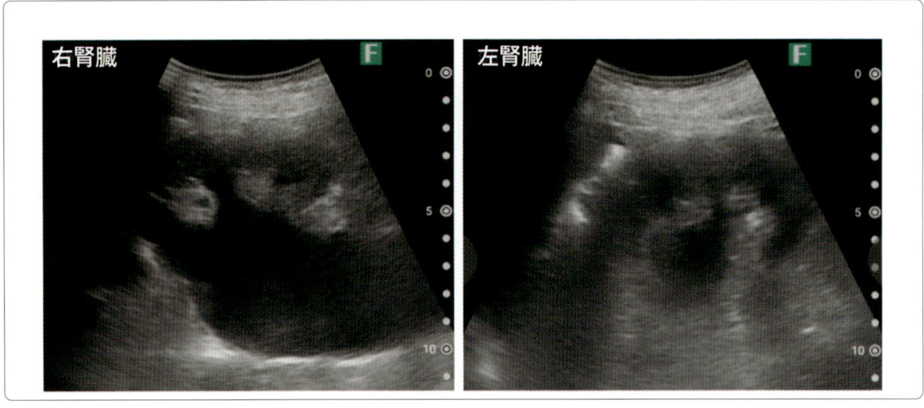

腎中心部に無エコー域（腎盂の拡張）が確認できた。

カテーテルの屈曲等も見られなかったため、カテーテルの機能不全と判断し、カテーテルの再挿入を行いました。

Aさんとは別の人の画像ですが、参考までに、膀胱に尿が1,200mL貯留していたときの腎臓のエコー画像を図3に示します。

尿道留置カテーテル留置の際、尿排出が確認できなかった症例

【症例の概要】

Bさん、90歳代、女性。間質性肺炎。要介護5。

カテーテルを適切に挿入したつもりでも尿の排出が確認できない場合、看護師はカテーテルの先端が膀胱に到達していないのかと不安になりがちです。当施設では、尿道留置カテーテルの交換の際にはエコーを使用できるように準備して、カテーテルの挿入直後に尿の排出が確認できなかったときは、エコーにより膀胱内を観察しています。

Bさんは、外性器の萎縮により外尿道口と腟口が1つの穴に見えており、外尿道口の観察ができない方でした。そのためカテーテル交換の際は、腟口への誤挿入に注意していました。

図4　腟内への誤挿入の例

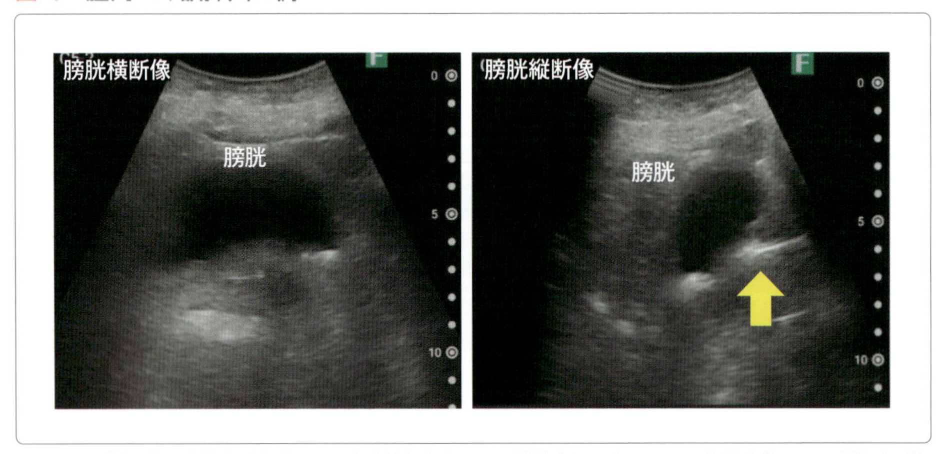

カテーテル挿入後、尿排出がなくエコーを実施したところ、膀胱内にはカテーテルを示す高エコーがなく、膀胱より深部（腟の部分）にカテーテル（矢印）を確認した。

カテーテル挿入後に尿排出がないためエコーを行いました。

■膀胱エコーの観察結果とケア

膀胱内にはカテーテルを示す高エコーは確認できず、膀胱より深部の腟が観察されるべき部位で確認できました（図 4）。腟内への誤挿入と判断し、新たに膀胱へカテーテルを挿入し直しました。

一方、正しく膀胱にカテーテルが挿入されていたけれど尿の排出がみられなかった女性のエコー画像を図 5 に示します。

図 5　正しく膀胱に挿入されていた例

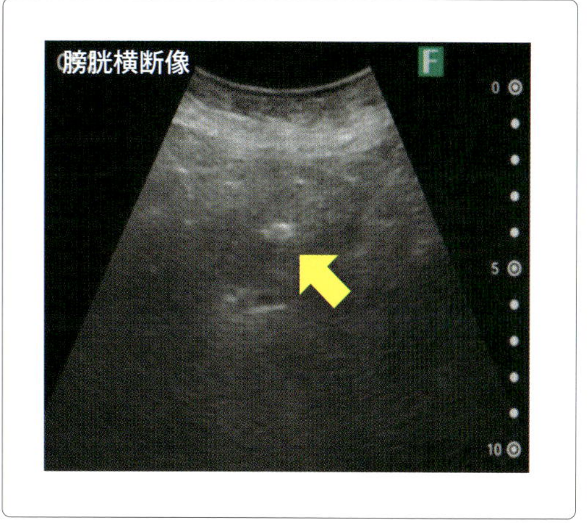

矢印はカテーテル。膀胱内に尿の貯留がないためカテーテルから尿の流出がなかったことがエコーを実施してわかった。

エコーによる観察の結果、下部尿路機能障害の治療につながった症例

【症例の概要】

C さん、70 歳代、男性。パーキンソン病。要介護 2。

C さんは、夜間の排尿が 3 回と多かったにもかかわらず本人は困難に感じていませんでした。訪問中に C さんが尿意を催しトイレに行くことがありました。C さんは残尿感を訴えたため、膀胱エコーを行って排尿後の膀胱内尿量（残尿量）を計測しました。

■膀胱エコーの観察結果とケア

残尿量は 165mL でした（図 6）。前立腺は円形で膀胱への突出も見られ（図 7）、前立腺肥大のエコー像に特徴的な所見が観察できまし

図 6　排尿直後の残尿量を計測

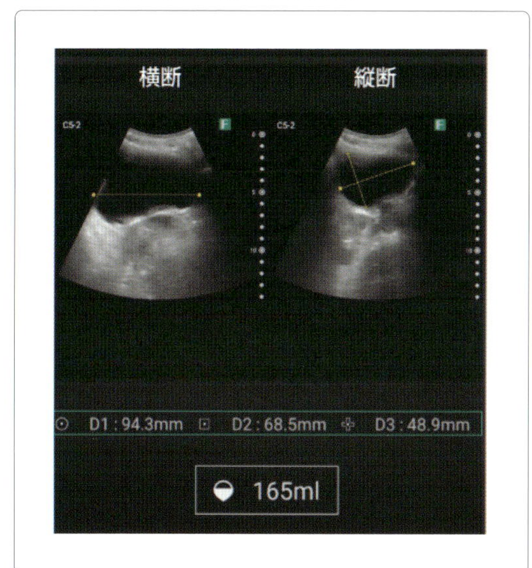

排尿直後の残尿量をエコー（富士フイルム iViz air）の膀胱尿量自動計測を使用して測定した。

図 7　下部尿路機能障害の治療につながった症例（前立腺）

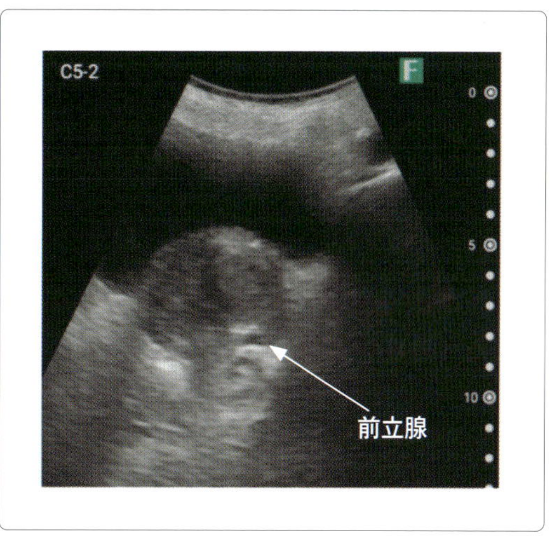

矢印は前立腺。

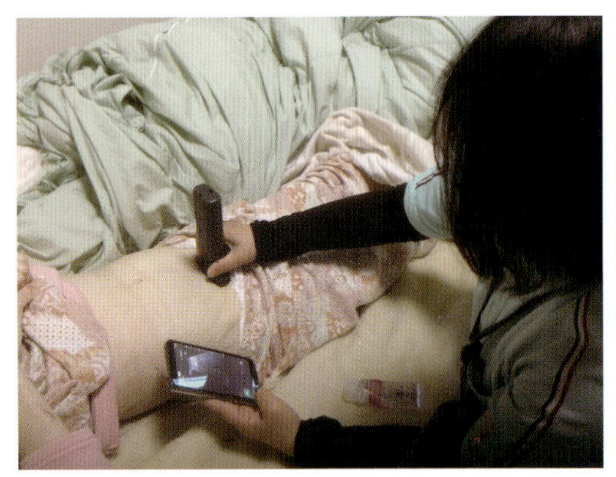
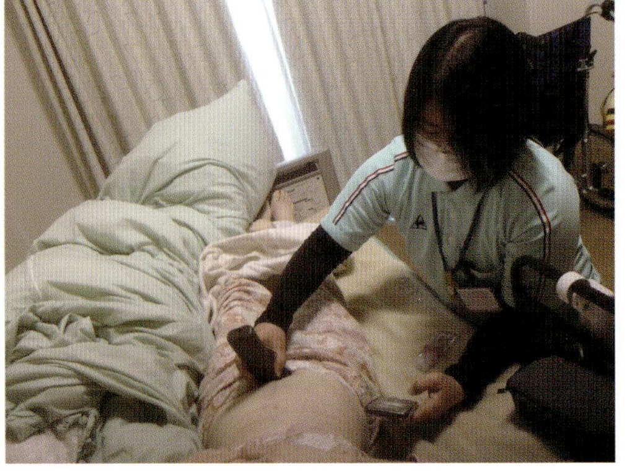

在宅で排尿ケアにポケットエコーを使用している場面。

図８　下部尿路機能障害の治療につながった症例（前立腺の体積を計測）

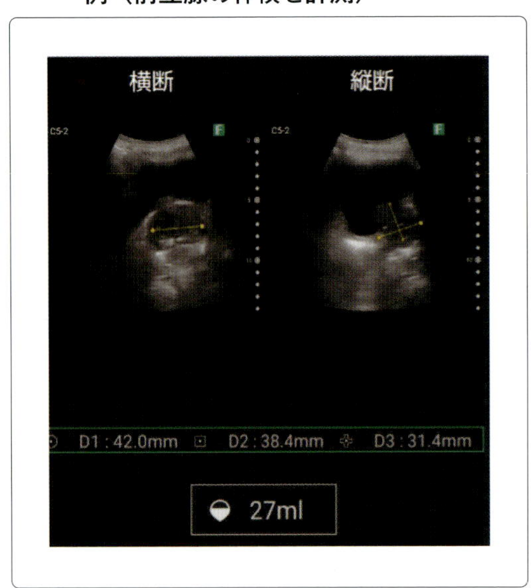

エコー（富士フイルムメディカル iViz air）の膀胱尿量自動計測機能を使用し、手動で前立腺に矢印を移動させ計測をした。

た。そこで、前立腺の体積を計測すると27mLでした（図８）。高齢者の残尿は50mL以上で尿排出障害が疑われます。前立腺体積が20mL以上のため前立腺肥大症も疑われました。

エコー画像をＣさんと共有したことで、前立腺肥大を指摘されていたことがわかりました。

Ｃさんの自覚症状とエコー画像を医師に示し、医師からはタムスロシン（ハルナール®）が開始となりました。服用開始後は１回尿量が増え、排尿回数の減少につながりました。夜間の排尿回数も減少したため睡眠が確保できるようになり、翌日の身体の動きに影響することも実感されました。

参考文献

1. 真田弘美，藪中幸一，野村岳志編著：役立つ！ 使える！ 看護のエコー，照林社，東京，2019：38-45.
2. 日本泌尿器科学会編：男性下部尿路症状・前立腺肥大症診療ガイドライン．リッチヒルメディカル，東京，2017.
3. 千葉裕，齋藤弥穂，関根智紀編：超音波エキスパート17 腎・泌尿器領域の超音波検査．医歯薬出版，東京，2016：68.

褥瘡ケアへの活用例 ：遠隔コンサルテーションによる

上茂名保美

Point

- エコー画像では、創部表面から１～３cm の深さに境界が明瞭な低エコー域が認められ、液体貯留、ポケット形成が疑われた。
- 触診により泥のような浮遊感、熱感が認められ、深部損傷褥瘡（DTI）疑いとされたが、全身性に影響がある感染のハイリスク症例とされ早期介入につながった。
- エコーのエキスパートと皮膚・排泄ケア認定看護師への遠隔コンサルタントによりエコー介入が可能になった。

深部組織の損傷が疑われる褥瘡では早期の重症度評価が必要であり、高齢者の場合、予後に直結します。エコーを用いた評価は、無侵襲で深部組織を可視化できるため、特に有用であるとされています。しかし、訪問看護の場では、エコーに習熟した者から指導を受けながら経験を積むことは容易ではありません。ICT を活用した遠隔コンサルテーションで、訪問看護師がエコー操作の支援を受けながら褥瘡を評価でき、早期介入から敗血症を回避できた例を報告します。

【症例の概要】

70 歳代、女性。要介護 4。施設入所中。既往にパーキンソン病（ホーン・ヤールの重症度分類Ⅴ度）。

褥瘡Ⅲ度以上で訪問看護依頼。仙骨部に褥瘡形成（他多数褥瘡形成あり）。発熱あり（36℃後半から 37℃後半）。訪問看護開始時には WBC9,400、CRP8.35、CK231 であったのが、その後 WBC8,900、CRP3.88、CK29 となる。

■経過

褥瘡は触診により泥のような浮遊感、熱感が認められ、深部損傷褥瘡（DTI）疑いと判断されました。深部に膿貯留などがあると感染の恐れがあるため、エコーでの確認が必要と考えられました（図 1）。エコーによる褥瘡観察についての知識はあったものの、実践経験はありませんでした。そこで、エコーのエキスパートおよび皮膚・排泄ケア認定看護師より ICT を活用したコンサルテーションを受けながら介入しました。エコー画像からは、創部表面から 1～3 cm の深さに境界が明瞭な無エコー域が認められました。液体貯留、ポケット形成が疑われたため、医師連携のもと排膿を行いました（図 2）。

その後の処置としては、精製白糖・ポビドンヨード軟膏の処方、ガーゼ、モイスキンパット、シルキーポアの貼用、おむつ使用、体圧分散マットレス使用となりました。さらに抗生剤 5 日間の内服となりました。ポケット内に精製白糖・ポビドンヨード軟膏を挿入し、洗浄時は綿棒でこすり、ポケット内を吸引し、微温湯 100～200mL にて洗浄して清浄化につとめまし

図 1　WOC による ICT コンサルテーション介入までの経過

深部損傷褥瘡（DTI）疑い

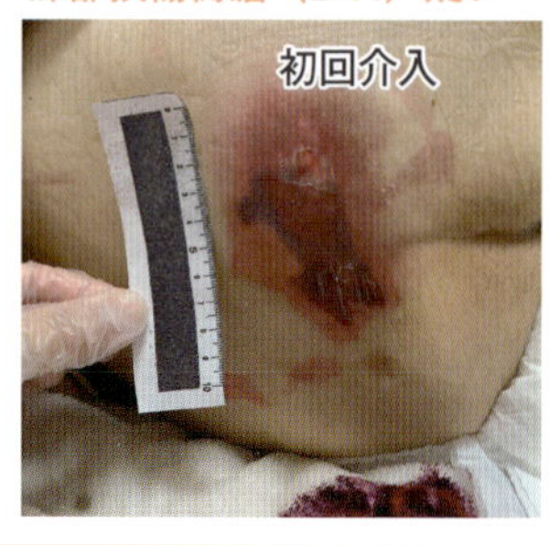

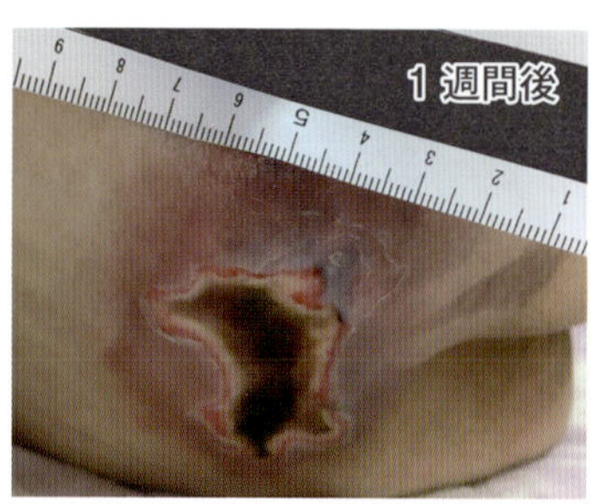

WOCN に ICT コンサルテーション

10 日目

DTI-e1s3l9g0n0P0
洗浄・アズノール
触診にて泥のような
浮遊感、熱感あり

DTI-e1s8l9g0N6P0
洗浄・ゲーベン・
メロリンガーゼ

DTI-e1s8l9g0N6P0
洗浄・ゲーベン・
メロリンガーゼ

深部に膿貯留などがあると感染の恐れがある
→エコーで確認

図 2　エコーによる DTI 疑い画像と正常な画像

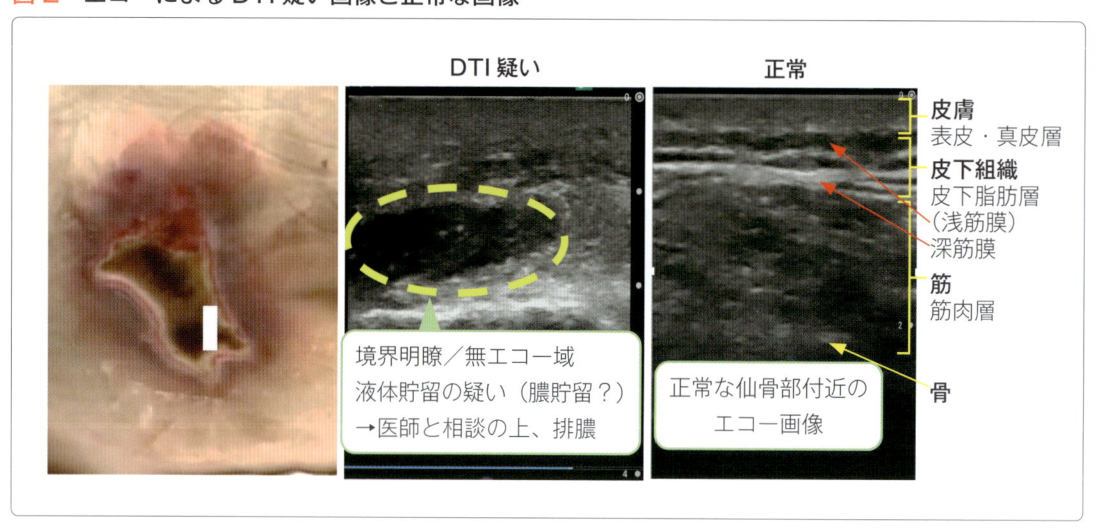

た。

精製白糖・ポビドンヨード軟膏によって壊死組織が徐々にデブリードマンされましたが、かなりの悪臭があり、灰色～緑黄色の滲出液が多量にありました。おむつは毎日夕方に交換してもらうように依頼しました。周囲の発赤部分は徐々に壊死組織が融解し、ポケットが明瞭化してきました。

その後もスパイク熱が続きましたが、訪問時に本人と施設スタッフに、水分、エンシュア、食事、クーリング施行を働きかけながら褥瘡ケアを継続したところ、褥瘡は収縮しポケットが消失しました（図 3）。

■結果

この症例では、エコーにより深部損傷を評価

図３　WOC 介入からポケット消失までの経過

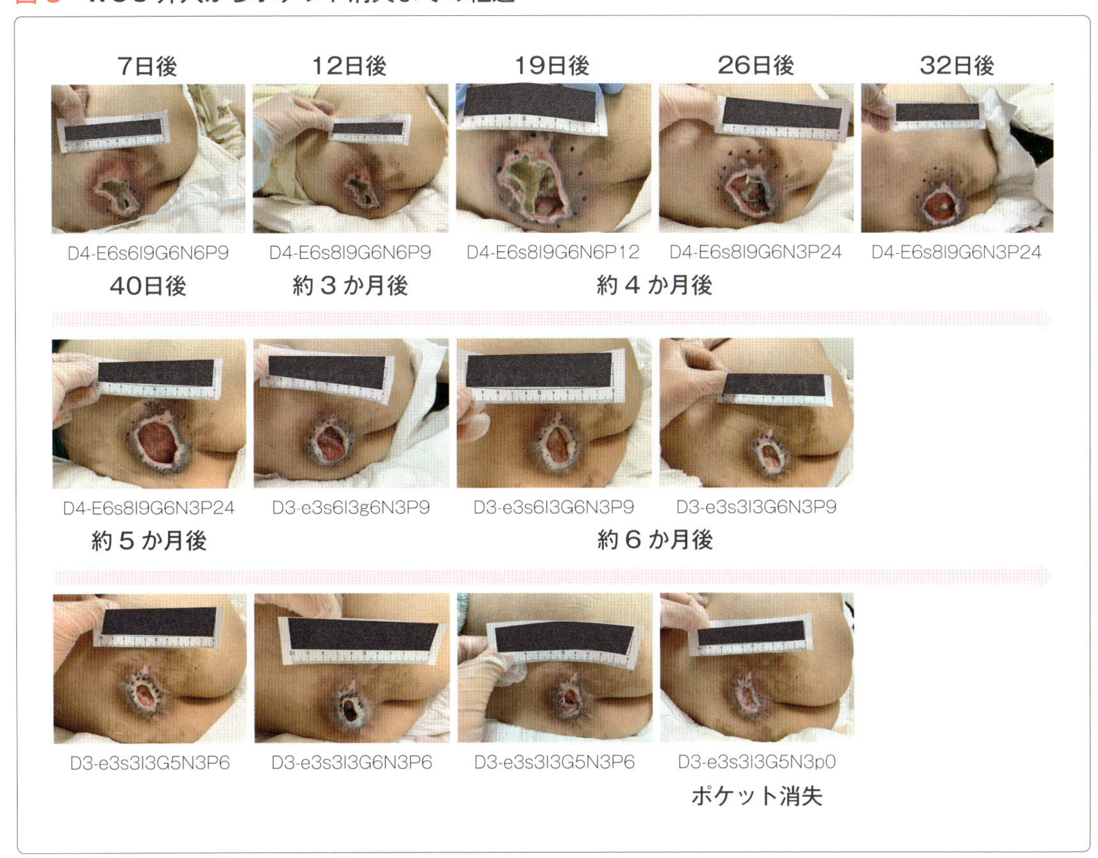

し、液体貯留があること、全身性に影響がある感染であると判断し、ハイリスク症例として早期介入につなげることができました。ポケットもエコーにより確認でき、排膿ができました。軟膏による化学的デブリードマンにて壊死組織を早期に切除することができ、敗血症の回避ができました。

実際のエコーの活用は、エコーのエキスパートおよび皮膚・排泄ケア認定看護師への ICT コンサルトにて行いました。タイムリーにエコーの指導とケアのアドバイスを受けられ、早期に医師と連携することができた症例です。

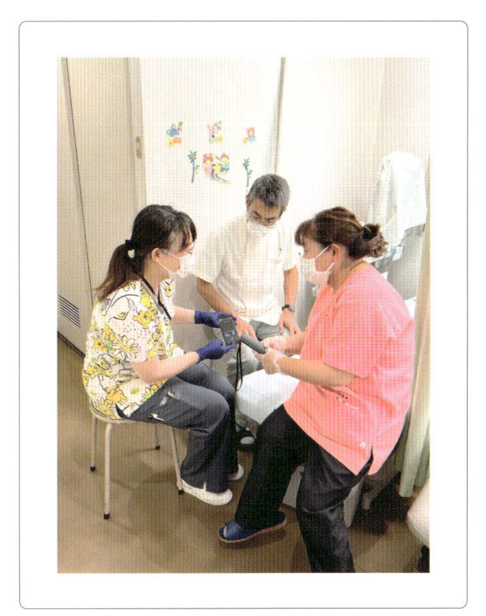

クリニックの医師とエコー画像を見ながらカンファレンスをする。

嚥下ケアへの活用例

西村和子

Point

- 反復唾液嚥下テスト（RSST）、改訂水飲みテスト（MWST）、フードテスト（FT）とエコーを組み合わせることで、咽頭残留の観察を行えるようになった。
- 自己喀出が行えることをエコーで確認することで、誤嚥リスクを低減させながら訓練を実施した。
- 咽頭残留をエコーで観察することにより、誤嚥リスクを低減させる方法について検討することができるようになった。

嚥下状態の評価において、エコーは梨状窩および喉頭蓋谷の咽頭残留の有無の評価に活用できます。訪問看護師が行う嚥下状態の評価は、簡易的なスクリーニングである反復唾液嚥下テスト（RSST）、改訂水飲みテスト（MWST）、フードテスト（FT）などを行っています。それらに頸部聴診法や酸素飽和度の測定を組み合わせて総合的に判断しています。しかし、実際には、見えないところを評価すること、さらに全身状態を考慮しながら判断することは非常に難しく、常に誤嚥リスクを考えながら行っています。エコーを活用することによって、嚥下機能と病態に応じたアセスメントとケアを行えるようになったと感じています。

嚥下状態のアセスメントにエコーを使う。

【症例の概要】

Aさん、80歳代、男性、パーキンソン病（ホーン・ヤールの重症度分類Ⅲ度）。

Aさんは誤嚥性肺炎を発症して入退院を繰り返していた。入院中に、嚥下内視鏡検査（VE）や嚥下造影検査（VF）を実施するが、経口摂取不可と診断され、胃瘻造設後自宅退院となった。退院後経口摂取の希望が強かったため主治医の許可を得た上で嚥下評価を実施した。嚥下障害を疑う所見としては湿性嗄声（分泌物の貯留を疑う）がみられた。呼吸状態と全身状態は安定している。

■初回スクリーニング検査

・RSST（反復唾液嚥下テスト）：2回/30秒

図 1　事前のエコー評価

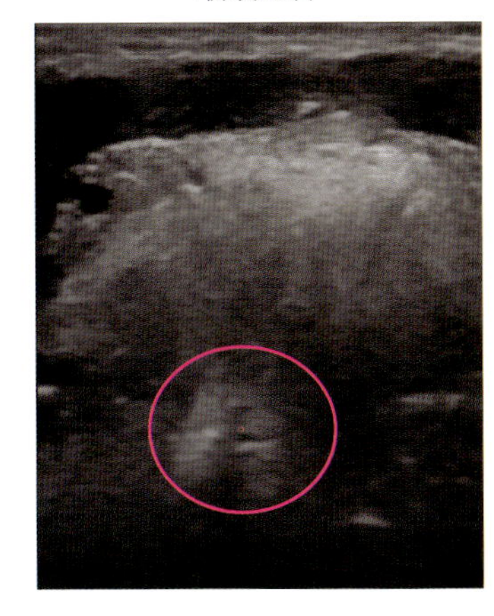

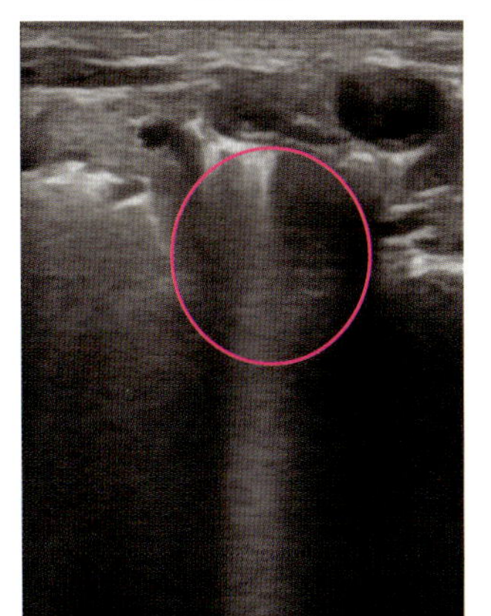

喉頭蓋谷および梨状窩に高エコーの残留物を認める。スクリーニング検査の結果からも咽頭残留による誤嚥リスクが高いと考えられた。

30 秒に 2 回以下は嚥下障害の可能性あり

・MWST（改訂水飲みテスト：1%とろみ水を使用）：3 点 /5 点満点中（嚥下あり、呼吸良好、むせる・湿性嗄声）

・FT（フードテスト）：3 点 /5 点満点中（嚥下あり、呼吸良好、むせる・湿性嗄声、口腔内残留中等度）

※スクリーニング検査の結果、誤嚥リスクが高いと判断した。

■エコーでの評価・訓練

エコー評価：喉頭蓋谷および梨状窩に残留を認める（図 1）。

1. 咽頭残留をエコーで確認。
2. 残留物の喀出を評価。
   - ・訓練前に分泌物の貯留の有無を確認
   - ・できるだけ深く吸気を行わせた後、強い咳をするように指示する咳・強制呼出手技を実施
   - ・分泌物が喀出されているかどうかをエコーで確認（喀出前、喀出後：図 2）

   ※自己喀出が行えることを確認することで、誤嚥リスクを低減しながら訓練が行えるかを評価した。
3. 嚥下障害に対して間接訓練・直接訓練を実施。

〈間接訓練〉

- ・基礎訓練として嚥下体操を実施
- ・舌骨上筋群など喉頭挙上にかかわる筋の筋力強化のため嚥下おでこ体操を実施
- ・呼気負荷を加えることにより呼気機能を向上させる呼気負荷トレーニング（吹き戻しを利用）

〈直接訓練〉

- ・姿勢の調整（体幹角度などさまざまな方法を試す）
- ・食品調整（とろみ付きお茶から開始）
- ・一口量の調整
- ・咽頭残留を減少させる嚥下手技を検討（複数回嚥下・反復嚥下など）

※残留が少なく直接訓練が行える姿勢および食形態を検討していった。

4. 直接訓練前後でエコー評価を実施。
   - ・残留の有無を確認し、残留を認めたときは咳・強制呼出手技を促し自己喀出を促す
   - ・自己喀出で使用したとろみ付きお茶が喀出

図２　エコーによる分泌物喀出の評価

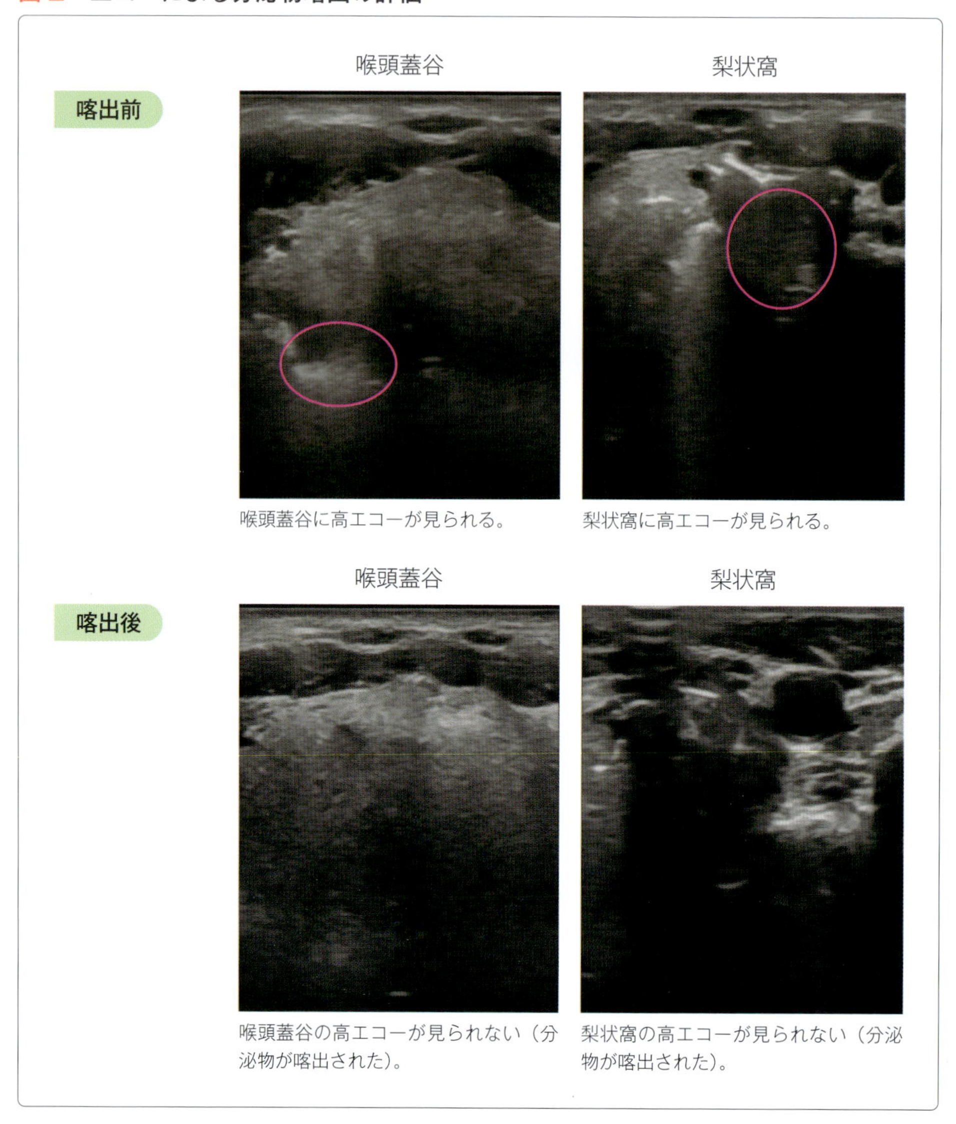

されたかを目視で確認した後、エコーを用いて残留物の有無を評価

■症例の結果と考察

この症例では、スクリーニングとエコーを組み合わせて観察を行うことにより、咽頭残留物の喀出方法の検討や咽頭残留しない姿勢や食品の選択、嚥下手技の検討につなげることができました。また、当事者に対して、画像を用いてフィードバックを行うことで視覚的に効果を実感してもらい、訓練効果を高めることにつながったと考えられます。

参考文献

1. 才藤栄一，植田耕一郎監修：摂食嚥下リハビリテーション 第３版．医歯薬出版，東京，2016.
2. 日本摂食嚥下リハビリテーション学会医療検討委員会，武原格，山本弘子，高橋浩二，他：訓練法のまとめ（2014 版）．日本摂食嚥下リハビリテーション学会雑誌 2014；18（1）：55-89.
3. 真田弘美，藪中幸一，野村岳志編：役立つ！ 使える！ 看護のエコー．照林社，東京，2019.

点滴ケアへの活用例

野田早智恵

Point

- エコー活用により、末梢静脈カテーテル穿刺および留置の確認が、より手軽にスピーディに可能になった。
- 抗がん薬投与時の血管確認の際、視診・触診ではわからなかった血管に対してエコーを用いることで最小限の侵襲で血管確保ができたケース。
- 壊死性抗がん薬の投与時にも、カテーテルが血管に沿う形で留置できていることが確認でき、安全に投与することができた。

エコー活用による末梢静脈カテーテル穿刺・留置確認

点滴ケアは針を穿刺するという侵襲を伴います。加えて、静脈炎や神経損傷などの合併症を引き起こす場合もあります。特に、抗がん薬の点滴では、血管外に薬液が漏れ出ると炎症や壊死を引き起こす薬剤もあります。安全に点滴ケアを提供するためには、確実な末梢静脈カテーテルの留置が必要です。

しかし実際の現場では、繰り返し行われる抗がん薬の投与などから、血管が細く脆弱になってしまい、血管確保に適した血管を見つけることは容易ではありません。血管を見つけることができたとしても、弾力性がなかったり、すでに採血で一度血管穿刺を行っている血管であったり、必ずしも最適部位に穿刺できないこともあります。そして、滴下速度の低下や点滴が滴下しないなどのトラブルが発生した場合にも、患者の自覚症状と視診によるアセスメントしか行うことができませんでした。

しかし、エコーを使用することによって画像を見ながら血管の太さ・深さ・走行など血管アセスメントを行うことができます（図1）。深部に走行している太い血管にもカテーテルを留置することが可能です。そして、確実に血管を捉えることができるため、穿刺回数の減少にもつながります。

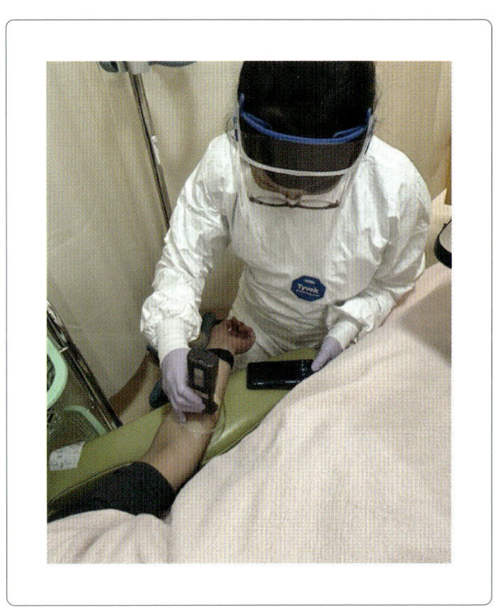

カテーテルの穿刺時の末梢静脈の確認。

さらには、末梢静脈カテーテル留置後に、カテーテルの位置や血管周囲の皮下組織の状態も

図1　エコーによる血管の太さや深さ、走行の確認

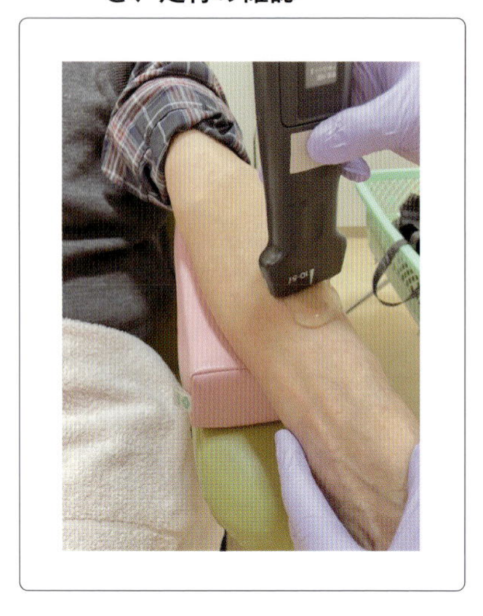

図2　穿刺後のカテーテル確認

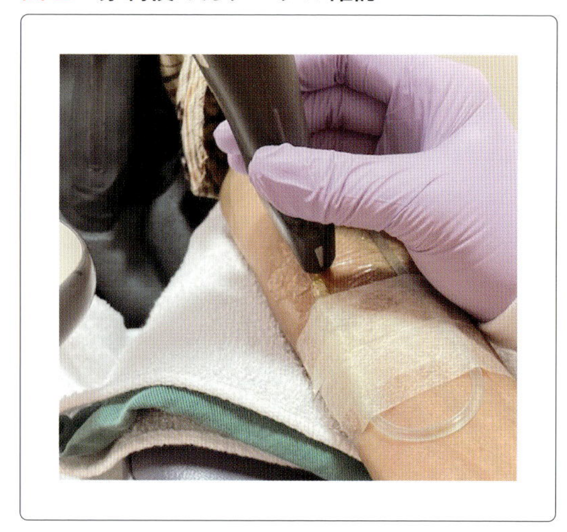

確認することが可能です。そのため、壊死性抗がん薬（以下、ビシカント薬）投与時の末梢静脈カテーテルの留置ではエコーを使用しています。

ビシカント薬投与時には、末梢静脈カテーテルの位置や状態の確認も行っています（図2）。留置針の固定には、エコーによる観察も可能な全面透明のテープを使用しています。このテープを使用すれば、穿刺後の観察も容易に行うことが可能となります。

抗がん薬投与時の末梢静脈カテーテルの留置にエコーを使った症例

【症例の概要】

Aさん。右乳がん。左上肢に末梢静脈カテーテルを留置。左上肢は駆血を行っても視診・触診では穿刺に適した血管を見つけることができなかったため、エコーを使用して末梢静脈カテーテルを留置することになった。

■エコーによる血管の確認

実際にエコーを使って約7～8mmの深さに血管を発見できました（図3）。

視診・触診ではわからなかった血管に対しエコーを用いることで、Aさんには最小限の侵襲で血管確保を行うことができました。Aさんからは「いつも点滴は失敗ばかりだけど、エコーを使ってもらえると安心ですね」という言葉をいただきました。

■抗がん薬投与時のエコーの利用

抗がん薬投与のため、末梢静脈カテーテルを留置しました。ビシカント薬投与直前に末梢静脈カテーテルの血管内留置の位置や状態の確認をエコーで行いました。エコーの長軸像を用いることで、血管内でのカテーテルの位置を知ることができ、かつカテーテル先端が血管壁にどのように接触しているのかを画像で見ることができます（図4）。

カテーテルが血管に沿う形で留置できており、壊死性抗がん薬も安全に投与することができました。

＊

このように、エコーを使用することで、今まで見ることのできなかった血管の太さや深さ、または内腔の性状などを、画像で確認できま

図３　エコー画像での血管

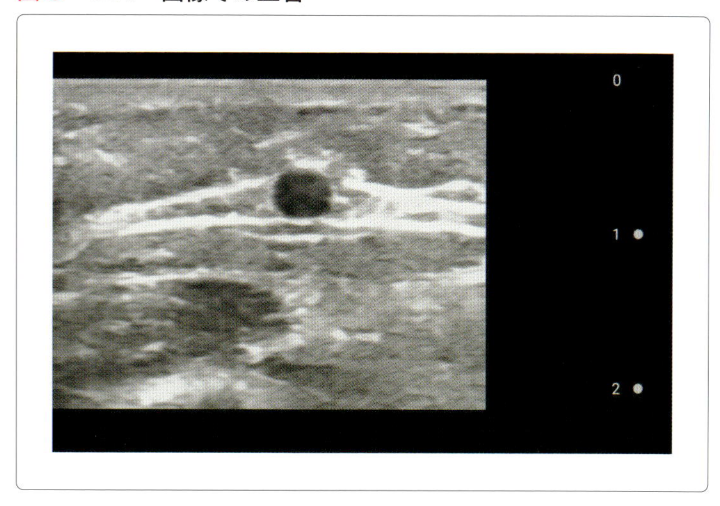

図４　カテーテル留置の様子

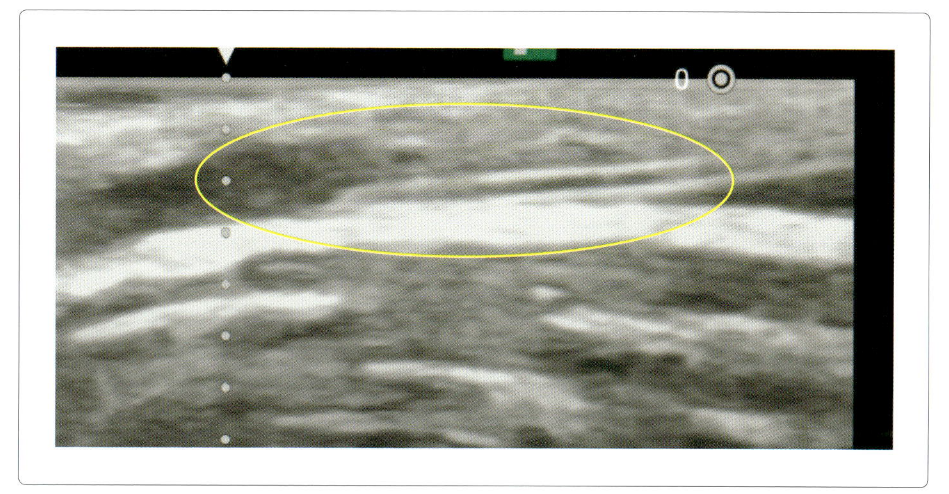

血管に沿うようにカテーテルが挿入されている。

す。患者に侵襲を与えることなく、より安全に確実に末梢静脈留置カテーテルの挿入に役立てることができます。

参考文献

1. 真田弘美，藪中幸一，野村岳志編：役立つ！ 使える！ 看護のエコー．照林社，東京，2019.
2. 日本がん看護学会，日本臨床腫瘍学会，日本臨床腫瘍薬学会編：がん薬物療法に伴う血管外漏出に関する合同ガイドライン 2023 年版．金原出版，東京，2022.
3. 濱口恵子，本山清美編：がん化学療法ケアガイド 第 3 版．中山書店，東京，2020.

エコー技術の遠隔支援：オンライン会議システム、AR技術

高橋聡明　三浦由佳

Point

- **訪問看護の場では、訪問看護師一人で判断してケアを行わなければならず、エコーを安心して使うためには遠隔支援システムが有用である。**
- **その１つが、遠隔地の専門家から画像の読影支援やプローブ操作の指導を受けるオンライン会議システムである。**
- **さらに、AR（拡張現実）技術を使って、言語だけでなく視覚的にも具体的でわかりやすい指導が受けられる。**

ポケットエコーは、スマートフォンサイズのコンパクトさから、どこにでも携帯可能であり、非侵襲的に体内を可視化することができます。この特徴から、近年は、病院内だけでなく、病院外の臨床現場、特に訪問看護においても広く利用が広がっています。

病院内では、エコーの適切な使用法や画像の解釈、それに基づく適切なケアの選択について、先輩看護師や医師に相談できる環境があります。しかし、訪問看護では、患者観察からアセスメント、ケアの決定に至るすべてのプロセスを看護師一人で行わなければならない状況があります。このように、病院とは異なる孤立した環境下で仕事をせざるを得ない訪問看護において、看護師がエコーを安心して有効活用できるよう支援するシステムが求められていました。

そこで注目されているのが、最先端技術を利用した遠隔支援システムです。ここでは、そのような取り組みの２つの例を紹介します。

オンライン会議システムの応用

１つ目が、オンライン会議システムの応用です。オンライン会議アプリやウェアラブルカメラ付きスマートグラスなどを用いて、遠隔地の専門家とリアルタイムで画面を共有し、専門家から画像の読影支援やプローブ操作の指導を直接受けられます（図１）。

オンライン会議システムは現在さまざまな場で活用されてきている技術ですが、特別な設備を必要とせず、一般に普及しているPCやタブレット、スマートフォンなどの既存のツールを組み合わせるだけで、臨床現場でも同様に利用できます。これまでにエコー教育の一環として遠隔での演習や客観的臨床能力試験（OSCE）の実施がされてきました。手技者の目線を遠隔の指導者と共有するために、ウェアラブルカメラを応用するなどの工夫も行われています。これらのオンライン会議システムの応用はすでに臨床実践でも使われており、エコー初学者の学習を助けることが可能となっています[1]。

図1　オンライン会議システムを活用した遠隔での OSCE 評価

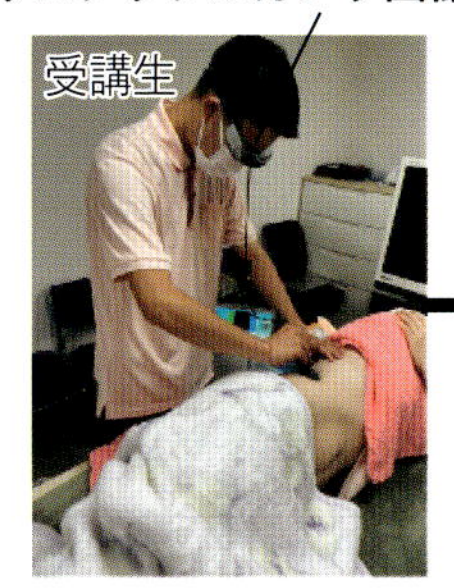

訪問看護事業所での
OSCE 受講の様子

オンライン会議
システムで共有

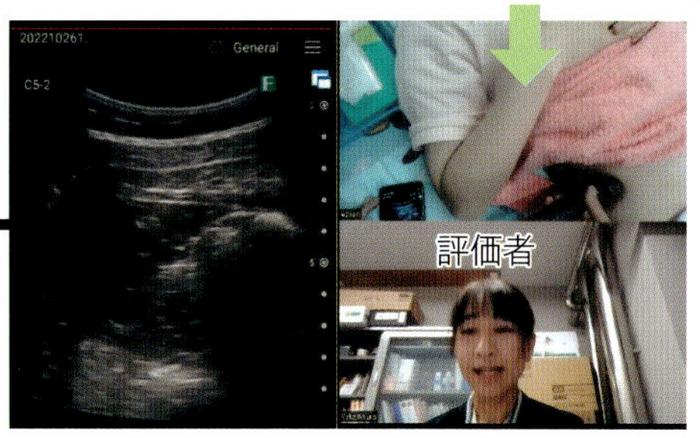

受講者・遠隔評価者間で共有する画面

図2　AR（拡張現実）による支援

受講生側

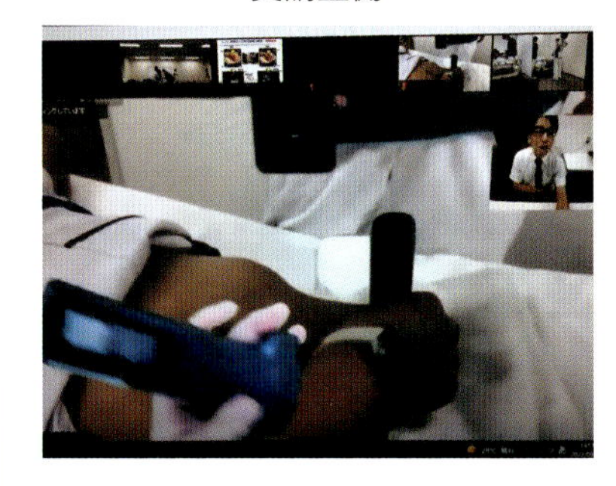

指導者側

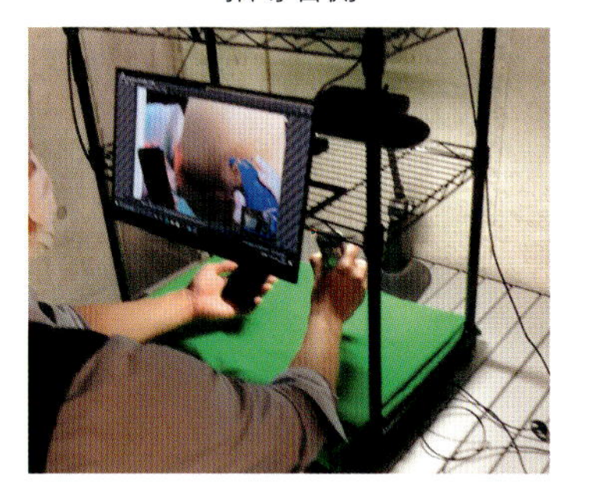

AR（拡張現実）技術の応用

オンライン会議システムによる言語だけによる指示には限界があり、対面でのサイドバイサイドの指導に比べると、ジェスチャーなどの非言語的なコミュニケーションが取りにくいという課題がありました。この点を解決するのが紹介例の２つ目、AR（拡張現実）技術の応用です（図２）。AR を用いることで、専門家の実際の手の動きなどをビデオ映像に重ね合わせて表示できるため、言語だけでなく視覚的にも具体的でわかりやすい指導が可能になります。すでに遠隔での訓練や OSCE において実施されるほか、実践でも用いられています[2,3]。さらに Hololens2（マイクロソフト社）などの AR グラス上で、HoloRemote（株式会社ホロラボ）などを使用すれば、両手を使えるハンズフリーの状態でインタラクティブな遠隔支援を受けられるようになってきています。

今後、こうした AR 技術がさらに発展していくことで、場所や人員に制約されるとなく、質の高いポイントオブケアエコーアセスメントを誰もが手軽に受けられるようになることが期待されています。

引用文献

1. 令和4年度内閣府事業 先端的サービスの開発・構築等に関する調査事業：看護師による AI 診断支援ソフトを用いたポータブルエコー活用.
https://www.chisou.go.jp/tiiki/kokusentoc/supercity/pdf/230526_houkokusho01.pdf（2024/6/13 アクセス）
2. Takahashi T, Kitamura A, Matsumoto M, et al: Introduction of augmented reality to the remote wound care nursing consultation system. Journal of Wound Care, 32（Sup8）:clxvi-clxx.
3. 令和2年度老人保健事業推進費等補助金 老人保健健康増進等事業 訪問系サービスにおけるロボット技術活用の効果検証事業 事業報告書.
http://www.rounenkango.m.u-tokyo.ac.jp/other/2021roukenreport.pdf（2024/7/25 アクセス）

今後の展望「セルフエコー」

高橋聡明　仲上豪二朗

Point

- これからの展望として、自分自身で超音波検査を行う「セルフエコー」が期待されている。
- 具体的には、尿失禁予防のための骨盤底筋訓練やCOVID-19の際の肺炎の状態確認、不妊治療における卵巣状態の評価などがある。
- 肝心の読影についても、必要な健康情報を抽出して示す自動画像処理技術も発展している。

超音波診断装置は広く普及しやすい「道具」

エコー技術の進歩とその広がりは、医療現場のみならず、私たちの日常生活においても変化をもたらしています。特に、リアルタイムでの画像取得能力と非侵襲性は大きな利点です。近年では、これらの基本的な特性に加え、携帯性の向上が見られ、さまざまなシーンでの利用が可能となっています。

具体的には、従来の診療室に限らず、病院内の患者のベッドサイドや、病院外のさまざまな場所で医療提供者による検査が行えるようになっています。この点において、エコー検査の利便性は大きく向上しています。それにより看護師が患者のアセスメントを行う際にも、エコー画像を利用することが可能になりました。これは、診断目的ではない画像取得のニーズに応える形で、医療現場での活用の幅を広げています。このような背景から、超音波診断装置は、過去に体温計や血圧計がそうであったように、広く普及しやすい「道具」へと変化しています。

例えば、2010年代初頭には、海外の著名なサッカー選手とその配偶者が、家庭で胎児の健康状態を観察する目的でポータブルエコー機器を購入した事例が報じられました。このような事例は、エコー検査装置がどれほど身近なものとなってきているかを示しています。日本国内においても、ポータブルエコー機器のレンタルサービスを提供する企業が現れ、個人での利用が広がりつつあります。懸念である超音波を用いることによる安全性については、日本超音波医学会[1]や国際産科婦人科超音波学会では、熱的および非熱的作用の安全性を評価するための基準を設け、IEC/JISでの認証を通じた安全性の確保に努めています。

さまざまな場で拡がるセルフエコー

このような背景から、近年では自分自身で超音波検査を行う「セルフエコー」に関する研究

図 1　セルフエコーの例

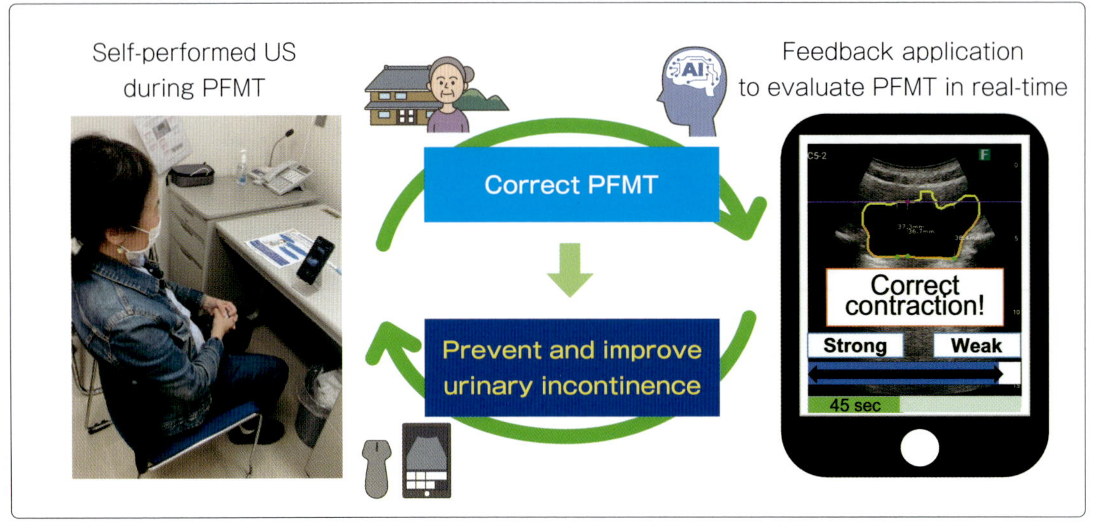

PFMT：pelvic floor muscle training

も進んでいます。これには、尿失禁予防のための骨盤底筋のトレーニングのフィードバックとしての活用[2]（図 1）やCOVID-19などの肺炎の状態確認[3]、不妊治療における卵巣状態の評価[4]といった多岐にわたる用途がすでに報告されています。

特に医療アクセスが困難となる郊外での遠隔支援などで活用されています。このような場合に読影を個人が行うことも想定されますが、超音波検査装置の読影には一定の技術を要します。しかし、その読影スキルに対する障壁を緩和できるような必要な健康情報を抽出し示す自動画像処理技術も発展しており、この分野の進歩を後押ししています[5]。

＊

本書にあるように、超音波検査装置は現在、日常的に使用される医療機器の1つとなり、看護師が聴診器のように手軽に使えるツールとして位置づけられています。今後は、血圧計のように一般家庭でも広く使われる日が来るかもしれません。

引用文献

1. 日本超音波医学会安全委員会編纂：超音波診断装置の安全性に関する資料，2023.
2. Muta M, Takahashi T, Tamai N, et al：Development of an e-learning program for biofeedback in pelvic floor muscle training for adult women using self-performed ultrasound: An observational study. Japan Journal of Nursing Science 2024, e12609. 1-9.
3. Pivetta E, Girard E, Locascio F, et al：Self-Performed Lung Ultrasound for Home Monitoring of a Patient Positive for Coronavirus Disease 2019. Chest 2020 Sep;158（3）:e93-e97. doi: 10.1016/j.chest.2020.05.604. PMID: 32892893; PMCID: PMC7468338.
4. Chung E, Petishnok L, Conyers J, et al：Virtual Compared With In-Clinic Transvaginal Ultrasonography for Ovarian Reserve Assessment. Obstet Gynecol. 2022 Apr 1;139（4）:561-570. doi: 10.1097/AOG.0000000000004698. Epub 2022 Mar 10. PMID: 35271530; PMCID：PMC 8936158.
5. Muta M, Takahashi T, Tamai N, et al: Pelvic floor muscle contraction automatic evaluation algorithm for pelvic floor muscle training biofeedback using self-performed ultrasound. BMC Women's Health 2024；24（1）：219. https://pubmed.ncbi.nlm.nih.gov/38575899/

索引

和文

あ

い

う・え

お

か

き

く

け

こ

さ

し

す

せ

そ

た

ち

て

と

な・に・ね・の

は

ひ

ふ

欧文

ポケットエコーで看護力アップ
ポイントオブケア 看護エコー

2024年9月4日　第1版第1刷発行

編　著　松本　勝、野村　岳志、河本　敦夫
監　修　真田　弘美、一般社団法人 次世代看護教育研究所

発行者　有賀　洋文
発行所　株式会社　照林社
〒112-0002
東京都文京区小石川2丁目3-23
電話　03-3815-4921（編集）
　　　03-5689-7377（営業）
https://www.shorinsha.co.jp/
印刷所　共同印刷株式会社

検印省略（定価はカバーに表示してあります）
ISBN978-4-7965-2631-9